何廉臣著全国名医验案类编赏析

主　编　崔金涛　郑承红
　　　　胡锡元　李文龙

科学技术文献出版社
SCIENTIFIC AND TECHNICAL DOCUMENTATION PRESS
·北京·

图书在版编目（CIP）数据

何廉臣著全国名医验案类编赏析 / 崔金涛等主编. —北京：科学技术文献出版社，2016.2（2023.7重印）

ISBN 978-7-5189-0923-0

Ⅰ.①何… Ⅱ.①崔… Ⅲ.①医案—汇编—中国 Ⅳ.① R249.1

中国版本图书馆 CIP 数据核字（2015）第 316717 号

何廉臣著全国名医验案类编赏析

策划编辑：孙江莉　责任编辑：张丽艳　宋红梅　责任校对：赵　瑷　责任出版：张志平

出 版 者　科学技术文献出版社
地　　址　北京市复兴路15号　邮编 100038
编 务 部　（010）58882938，58882087（传真）
发 行 部　（010）58882868，58882870（传真）
邮 购 部　（010）58882873
官方网址　www.stdp.com.cn
发 行 者　科学技术文献出版社发行　全国各地新华书店经销
印 刷 者　北京虎彩文化传播有限公司
版　　次　2016 年 2 月第 1 版　2023 年 7 月第 6 次印刷
开　　本　710×1000　1/16
字　　数　654千
印　　张　37.75
书　　号　ISBN 978-7-5189-0923-0
定　　价　98.00元

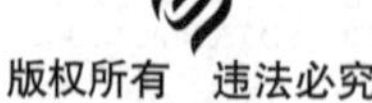

编委会

主　编　崔金涛　郑承红　胡锡元　李文龙

副主编　（以姓氏笔画为序）

邓玉萍　叶庆斌　刘惠武　李红梅

张　军　张利芳　张维丽　张　鹏

周念鹏　徐爱琴　徐辉甫　高　智

谢沛霖

秘　书（兼）　张利芳

审　稿　李家庚

编写人员

（以姓氏笔画为序）

王建华　王晓敏　王蔚华　邓玉萍　丑　丹
叶庆斌　卢丽君　付桃利　冯云霞　冯　丹
冯　雪　任君文　向　齐　刘　陈　刘　涛
刘梦婷　刘惠武　刘　颖　刘　静　许　丹
孙易娜　杨　洋　李文龙　李　红　李红梅
李旭成　李　珺　李雪松　李　敏　朱　旭
沈文明　肖　良　肖凤英　吴　迪　何娟娟
邱伯怡　佘久宁　余首德　余淑菁　张　军
张利芳　张显林　张　荻　张海强　张维丽
张　鹏　陈泽秦　陈斐斐　杜　恒　金战勇
周大平　周　芳　周念鹏　周　黎　郑　军
郑承红　郑　超　胡伟奇　胡良玉　胡锡元
倪　涛　徐爱琴　徐辉甫　郭　玲　高　智
黄　炎　崔金涛　彭碧波　喻　灿　储小腾
曾　浩　谢苗苗　谢沛霖　熊源胤　潘　微

序

何廉臣（1861—1929 年），名炳元，自号印岩，浙江绍兴人，幼习儒学，因再试秋闱不第，弃举子业，而专志于医。祖父何秀山，为绍派伤寒名家，何氏幼时已打下良好的医学基础。初从同邑沈兰垞、严继春等医家研习医理。随名医樊开周临证三年。后离绍出游访道，访求沪上、姑苏等地名家，来往密切。结为知己，并留居两地数年。

何氏廉臣之年代，清末民初也。彼时国疲民惫，列强环视，内忧外患，百业凋零。医运亦如国运，内有质疑岐黄之尘上，外有美誉西术之绕梁。社会贤达，无不持追慕西洋为时尚；各界名流，多是拿贬损灵素称快意。彼时国医，四顾茫然，进退维谷，战战兢兢，举步维艰。先有北京北洋政府，1912 年以中西医“致难兼采”为由，新颁布之学制及各类学校条例中，只倡医学专门学校（西医）而未涉及中医，斥中医药于医学教育系统之外，此即著名之“教育系统漏列中医案”。北洋政府排斥中医于正规教育系列之外，全国中医界奋起抗争，并组织“医药救亡请愿”，何氏与绍兴医界同仁一起全力支持。继是南京国民政府，1929 年 2 月召开第一届中央卫生委员会议，通过余云岫等提出之“废止旧医（中医）以扫除医事卫生之障碍案”，视中医为陈腐阻碍社会进步之羁绊。中医界在上海召开全国中医药代表大会，组织医药救亡请愿团，赴南京请愿。何廉臣因年迈体弱、重病缠身，本人未能亲自参加请愿活动。于是令其子幼廉代行，随裘吉生、曹炳章等北上抗议。两次抗争请愿，何廉臣均是重要成员之一。然不幸 1929 年秋病逝。

1904 年，中国废科举，兴西式学堂，西学东渐思潮涌甚，何氏广购西医学著作译本，悉心研究、饱饫新知。并以“研究医学及药学，交换知识，养成德义，振兴医学”为宗旨，积极创建中医学术团体、创办医学报、编写医学讲义、开办中医学校、主持绍兴中医考试、举行朔望学术汇讲。何曾先后任中国医学会副会长，绍兴医学会会长，神州医药总会外埠评议员，神州医药总会绍兴分会评议长等。1908 年 6 月何与绍兴医界同仁一起组建绍兴医药研究社，创办《绍兴医药学报》。该刊是我国近代最早的中医药期刊，何氏任副总编。

《全国名医验案类编》凡逾百万言，卷帙浩繁，而学者百读不厌者何也？非智凿臆说，确活色丰满故尔。该书分上、下两集，上集为风、寒、暑、湿、燥、火四时六淫病案，下集有温疫、喉痧、白喉、霍乱、痢疫、痘疫、瘄疫、鼠疫八种传染病案，整部医案收录清末民初80余位名家的医案400余例，记录完整、条理清晰、评述精当，为启迪后学、传承国医之史料。

值现时海宴升平，国富民阜；福履绥之，寿考绵鸿。黎民有康健之慕，杏林存活人之志。吾辈顺应潮流，以前贤何氏廉臣《全国名医验案类编》之病案为本，发赏析之慨，非有附凤之想，确存挂一之思。本书所有参编者，立足原文，参考古籍，着眼当今，从病症、病因、病机、证候几大方面，再次解读、审视、赏析医案，使医案分析更加全面科学、有理有据。在保持原著初始含义基础上，重新挖掘出新内涵。观今日国医之现状，医家或有歧途亡羊之惑，教材常拘照本宣科之泥。若现生动活泼之机，医案可为之也，盖因其翔实可信，丰富生动尔。

本赏析下笔之原则，秉持有一得，书一语，避无病呻吟，控信马由缰。所以著者诚惶诚恐，谨言慎笔。虽乏咏絮之才，确怀苦怜之心。不敢愧对前贤，更惧贻笑后学。耿耿之心，昭之可见。

或君等于万中之有一得，则吾等幸甚哉；或于国医沧海之加一瓢，则我辈之志也；或于后学之有裨益，则国粹之福矣；或于世间之益人康寿，则善莫大焉。寿人者，福己也，医之大德，莫过于斯。仅以斯言为此赏析之前序。

编者

目　录

上集　四时六淫病案

第一卷　风淫病案

第二卷　寒淫病案

第三卷　暑淫病案

第四卷　湿淫病案

第五卷　燥淫病案

第六卷　火淫病案

下集　传染病案

第七卷　时行温疫病案

第八卷　时疫喉痧病案

第九卷　时疫白喉病案

第十卷 时疫霍乱病案

第十一卷　时行痢疫病案

第十二卷　时行痘疫病案

第十三卷　时行瘄疫病案

第十四卷　时行鼠疫病案

上集

四时六淫病案

第一卷　风淫病案

冒风夹惊案（儿科）

周小农（住无锡）

病者　厚昆子，年四岁，忘其住址。

病名　冒风夹惊。

原因　素有暮汗，庚申二月十三日寐醒即起，出外冒风，陡闻爆竹而惊。

证候　一起即身热咳嗽，时发惊窜，咳痰不爽，状似欲痉而不痉。

诊断　指纹紫，脉搏数。此伏气在于肝胆，猝因风邪而起。

疗法　以荷、蒡、蝉、豉、前、桔、象贝等疏风开痰为君，桑、丹、藤、竹、栀、银等清泻肝胆以佐之。

处方　苏薄荷五分　炒牛蒡子六分　净蝉衣四分　淡香豉八分　前胡八分　苦桔梗四分　象贝五分　焦山栀八分　冬桑叶一钱　粉丹皮八分　双钩藤一钱　银花八分　鲜淡竹叶十片

复诊　一剂即汗，身热虽减，痰嗽如前，急进三汁饮顺气降痰。

次方　生莱菔汁　生雅梨汁各两大瓢　鲜薄荷汁四滴　重汤炖十余沸，温服。

三诊　溏便五次，咳大减。转气逆，微呻多眠，喉有痰声，口渴喜饮，此热壅肺也，仍进清肺降痰。

三方　甜葶苈五分　川、象贝各五分　马兜铃八分　银花八分　净蝉衣四分　冬瓜子一钱　鲜茅根二钱　鲜芦根三钱　鲜竹叶十片

另用西月石三厘　制雄精一厘　川贝母四厘　生白矾二厘研匀，药汤调下。

四诊　服后吐痰三口，上午热减，下午热起，气逆殊甚，口渴汗黏，指纹紫青，防有肺胀之险，急进加减苇茎汤消息之。

四方　活水芦根一两　冬瓜子一两　鲜枇杷叶一两（去毛筋净）

五诊　上午喘减，咳加多汗，头额之热已轻，姑进辛凉宣达、降胃清热法。

五方　银花八分　连翘一钱　蝉衣五分　前胡八分　焦山栀一钱　枳实八分　竹茹一钱　竺黄八分　知母一钱　马兜铃七分　净楂肉一钱

先用鲜枇杷叶五钱　鲜茅、芦根各五钱　鲜竹叶三十片　煎汤代水。

六诊　昨日下午热势未作，小溲清者渐红，眠少，气逆大平，夜间口渴不作，清晨热势更衰，惟咳仍多。

六方　前方去蝉衣、焦栀、知母，加光杏仁一钱、川贝钱半。

七诊　热又较盛，咳气微促，颧赤、唇干、小溲红，仍仿前法加减。

七方　银花一钱　连翘一钱　蝉衣五分　前胡八分　栝蒌皮一钱　枳实八分　淡竹茹一钱　知母一钱　马兜铃一钱　焦山栀一钱　枯芩八分　冬瓜子钱半　象贝八分

先用鲜茅、芦根各五钱，煎汤代水。

效果　二十日服后，大便一次，乃七日前积矢也。再服二煎，廿一晨吐痰甚多，其热全清而愈。

廉按　此即俗称急惊风之候。综观是证，明是蕴热挟痰凌肺作胀，早用二方清润，反致邪不外达，叠次以清宣降胃涤痰而应，可见小儿痰证之不易清肃也。惟其不易肃清，所以先后之间不容欲速，欲速则不达，有如是者，可为病家欲求速效者炯鉴。

赏析　本案患儿春季受风，又受惊恐，而出现身热咳嗽，时发肢体惊动，咳痰不爽，欲痉而不痉之证，当属风温重证。风温之名，首见于《伤寒论》。其病因感受春季或冬季之风热病邪而致。如叶天士所言："春月受风，其气已温。"又如吴坤安所言："凡天时晴燥，温风过暖，感其气者，即是风温之邪。"患儿外感时邪，内蕴痰热，暴受惊恐致病，其发病急，病情危笃。医者首按风温病邪在肺卫，用银翘散加减疏风开窍，清泻肝胆，再用三汁饮清润顺气降痰，后邪热入里，壅阻肺经，改用清肺平喘、降胃涤痰及祛痰镇惊之剂而后获效。廉臣先生以本案例明示后学者，小儿疾病转变迅速，在诊治中，应详询病史，细查体征，注意病情细微变化，方能预知病情变化，不致失治误治。同时，先生亦指出小儿痰证不易清肃，治之当求稳求效，当知欲速则不达之理。

冒风夹食案（内科）

严绍岐（住绍兴昌安门外官塘桥）

病者　沈小江，年十九岁，住昌安门外恂兴。

病名　冒风夹食。

原因 感冒外风，恣食油腻转重。

证候 初期微觉头痛，鼻塞喷嚏，略有咳嗽。不忌油腻，遂致咳痰不爽，胸闷气急。

诊断 两寸滑搏，舌苔边白中黄，后根厚腻。脉证合参，此食积阻滞于胃，风痰壅闭于肺也。

疗法 当用荷、蒡、前、桔为君，疏其风以宣肺，杏仁、橘红为臣，豁其痰以降气，佐莱菔子以消食，使春砂仁以和气也。

处方 苏薄荷钱半 炒牛蒡钱半 前胡二钱 桔梗一钱 光杏仁三钱 广皮红一钱 莱菔子三钱 拌炒春砂仁六分

效果 连服两剂，诸证轻减。惟咳嗽痰多、黄白相兼而稠黏，原方去薄荷、牛蒡、加栝蒌仁四钱、马兜铃钱半、片黄芩一钱，连进三剂。病人小心忌口，遂得痊瘥。

廉按 冒风即鼻伤风也，病人每视为微疾，多不服药、不避风寒、不慎饮食，必至咳逆痰多，胸闷胃钝，或身发热，始就医而进药，我见以数千计。此案方药，看似寻常，然服者多效。再嘱其避风寒、戒酸冷，病可全瘳，否则每成肺病，慎旃慎旃。

赏析 本案患者年少，外感风邪之后，自视微疾，不服药治，不忌油腻、不慎起居，以致饮食伤脾，脾失健运，痰湿内生，上贮于肺，使肺失宣发肃降。肺气上逆而为咳，胸闭气急而懑闷，两寸脉滑，舌苔边白中黄厚腻。正如东垣《脾胃论》言“若饮食失节，寒温不适，则脾胃乃伤”。该患者冒风外感，又脾胃内伤，故医者予以疏风宣肺，消食化滞法也。方用薄荷，牛蒡，前胡，桔梗以疏风宣肺，杏仁、橘红豁痰降气，佐莱菔子消食，砂仁和气醒脾，使诸证得减。后见咳嗽痰多，黄白相间而黏稠，故原方去薄荷、牛蒡，加栝蒌仁、马兜铃、黄芩以清肺降气，化痰燥湿而收功。先生以本案明示后学者，此类患者年少，多因大意，轻视此病，不及时就医，延误最佳治疗时机，转为慢性肺系疾病，而后悔莫及。若能及时治疗并避风寒，戒酸冷油腻之品，调畅情志，病可速速痊愈。

伤风案（内科）

何拯华（住绍兴同善局）

病者 张悦来，年廿四岁，业商，住张家葑。

病名 伤风。

原因 脱衣易服，骤感冷风。

证候 头痛发热，汗出恶风，两手微冷，鼻鸣干呕。

诊断 脉浮缓而弱，舌白滑。浮属阳，故阳浮者热自发。弱属阴，故阴弱者汗自出。其鼻鸣干呕者，卫气不和，肺气因之不宣也。

疗法 先发其汗，病自愈。初用桂枝汤护营泄卫，加杏仁者取其降气止呕也。继用肘后葱豉汤加蔻仁，通鼻窍以止其鸣，宣肺气以平其呕。

处方 川桂枝八分 光杏仁三钱 清炙草五分 鲜生姜一钱 生白芍七分 大红枣二枚

服后，呷热稀粥一杯。

接方 鲜葱白二枚 淡香豉二钱 鲜生姜五分 白蔻末四分（冲）

效果 进第一方后，周身漐漐微汗，诸证悉除，惟鼻鸣干呕如前。接服第二方，鼻气通而不鸣，干呕亦止。嘱其不必再服他药，但忌腥发油腻等食物自愈。

廉按 同一伤风，有风伤卫者，有风伤肺者，伤卫较伤肺为轻，故但用调和营卫之桂枝汤，专驱卫分之冷风以疏解之。然惟风寒伤卫，脉浮缓、舌白滑者，始为惬合。若误用于风温袭卫，轻则鼻衄，重则咳血失音，好用汉方者注意之。

赏析 本案患者正值当年，伤风涉卫，每觉身热即脱衣易服。骤感冷风，致其头痛发热，汗出恶风，两手微冷，鼻鸣干呕，脉浮缓而弱，舌苔白滑，实属桂枝汤证范畴。《伤寒论》桂枝汤证载曰“太阳中风，阳浮而阴弱，阳浮者，热自发，阴弱者汗自出”。又“鼻鸣，干呕者，桂枝汤主之”。指出人体感受风寒后，卫阳浮盛于外，与邪相争，即发热，故曰“阳浮”。营阴在内，虽未直接受邪，卫阳因伤风所涉不能外固，营阴不能内守而外泄，故有汗出，是谓“阴弱”。外邪袭表，肺气不利，则见鼻鸣。肺胃同主肃降，肺气不利，胃气因而上逆，故干呕。医者以调和营卫之桂枝汤作为首选，专驱卫分之冷风以疏解之，在后续方中酌选鲜葱白，淡香豉，鲜生姜，白蔻末冲服，通鼻窍以止其鸣，宣肺气以平其呕，使主证除，兼证去而体得安。先生以本案明示后学之人，伤风可分为卫表证和肺里证。表里相传之理也，故伤卫表较伤肺里证候轻，卫表可选桂枝汤调和营卫，驱卫冷风。入肺里则发热，可选银翘之类也。若开始即误辨，其法必南辕北辙，轻者鼻出血，重者咳血失音，临证需细分。

伤寒兼恶阻案（妇科）

陈良山（江西全省医学会）

病者 吴尧耕之女，年十九岁，住省城。

病名 伤风兼恶阻。

原因 体弱多痰，腊月行经。后感冒风寒，咳嗽发热，因食贝母蒸梨，以致寒痰凝结胸中。延医调治，投以滋阴降痰之品。复患呕吐，饮食下咽，顷刻倾出。更换多方，暂止复吐。病者辗转床褥，已越三月，骨瘦皮黄，奄奄一息。友人萧孟伯力荐余治，吴君乃延余往。

证候 呕吐不止，饮食罕进，咳痰稀白，大便干燥。

诊断 细按脉象，滑数有力，两尺不断，此孕脉也。何以有此久病？盖因受孕不知，旋因伤风咳嗽，以为贝母蒸梨可以治咳，不知适以凝痰。而医者不察脉情，泛用治痰通用之轻剂以治之，痰不下而气反上逆，遂成呕吐。所幸腹中有孕，虽呕吐数月，尚无大碍，否则殆矣。

疗法 用大半夏汤，先治其标以止呕，盖非半夏不能降胃气之逆，非人参不能补中气之虚，非白蜜不能润大肠之燥。开方后，吴曰：孕有征乎？余曰：安得无征！征之于脉，脉象显然；征之于病，若非有孕，君见有呕吐数月少纳饮食而不毙者乎？吴固知医，见余执方不疑，欣然曰：君可谓得此中三昧，余亦爱岐黄，略识一二，曩亦曾拟用半夏汤，群医非之而止，乃急以药进，至夜呕止酣睡。次早吴见余曰：非君独见，吾女几殆。乃立保胎和气之方，以善其后。

处方 仙半夏三两　白蜜三两　人参两半　河水扬二百四十遍煎服。

又方 安胎。

净归身三钱　抚川芎八分　高丽参三钱　漂于术二钱　酒条芩钱半　真阿胶三钱　大熟地二钱　法半夏钱半　蜜甘草钱半

墨鱼一两（熬水，去鱼）为引，水煎服。

效果 初方服一剂，呕吐即止，便亦略润，并无痰嗽，乃服次方四剂而胎安。嘱用饮食调养，而体健生子。

廉按 风寒咳嗽，必先辛散轻开、宣肺豁痰，使病从表入者仍从表出，则肺气自复清肃之常而咳嗽自痊。乃病家误服贝母蒸梨，医又不究病源，误用滋阴清补，酿成实证似虚。幸而患者中气尚实，故大便干燥，阴精未损，故受孕恶阻，犹可用大半夏汤救误，一击而中，应手奏功。惟用量究嫌太重，尚可酌减。安胎一方，系遵丹溪方加减，引用墨鱼，颇觉新奇。

赏析 本案患者体弱多痰，腊月行经时而感受风寒，症见发热咳嗽，因食苦寒之贝母蒸梨，又他医误投滋阴降痰之剂，致使寒痰结于胸中，痰不下而气反上逆。症见呕吐不止，饮食罕进，咳痰稀白，大便干燥。又脉滑数有力，两尺不断，皆为孕脉，证属伤风兼恶阻。《诸病源候论》曰：“恶阻病者……此由妇人元本虚羸，血气不足，肾气又弱，兼当风饮冷太过，心下有痰水，挟之而有娠也。”医者尊《金匮要略》“胃反呕吐者，大半夏汤主之”。方中仙半夏降逆止呕、燥湿化痰，白蜜润肠通便、润肺止咳，人参大补中气；一剂呕吐即止，便亦略润，痰嗽乃去；后续以安胎之法，药用当归、熟地、阿胶补血、润肺通便，川芎、黄芩小量调补血中之气，使气血和调兼以安胎，法夏降逆止呕、燥湿祛痰，高丽参、于术补脾肺之气，墨鱼汤为引兑入诸药，使滋养肝肾之效更宏，炙甘草补中兼以调和诸药，方虽四剂症除胎安，后继之食养，体健子安。廉臣先生认为本案感受风寒，本应辛散轻开，宣肺豁痰，使病从表入者仍以表出。病家误服川贝蒸梨，医又不探求病源，误用滋补清补，酿成实证似虚。幸而中气尚实，阴精未损，故孕娠恶阻，以大半夏汤救误，一击而中。

中风案（内科）

张锡纯（住盐山西门内时寓天津）

病者 谢君，年六十四岁，建筑工头，住沧州。

病名 中风。

原因 包修房屋失利，心中懊侬非常。旬日前即觉头疼，不以为意。一日晨起之工所，忽仆于地，状若昏厥。移时复苏，其左手足遂不能动，且觉头疼甚剧。医者投以清火通络之剂，兼法王勋臣补阳还五汤之意，加生黄芪数钱，服后更甚。

证候 脑中疼如刀刺，须臾难忍，心中甚热。

诊断 脉左部弦长，右洪长，皆重按有力。询其家人，谓其素性嗜酒，近因心中懊侬，益以酒浇愁，饥时恒以烧酒当饭。愚曰：此证乃脑充血之剧者。其左脉之弦长，懊侬所生之热也，右脉之洪长，积酒所生之热也，二热相并，挟脏腑气血上冲脑部。脑中之血管若因其冲激过甚而破裂，其人即昏厥不复苏醒。今幸昏厥片时而苏醒，其血管当不至破裂，或其管中之血隔血管渗出，或其血管少有罅隙、出血少许而复自止，其所出之血著于司知觉神经则神昏，著于司运动神经则痿废。此症左身偏枯，当系脑中血管所出之血伤其司左边运动之神经也。医者不知致病之由，竟投以治气虚偏枯之药，而此证此脉，岂能受黄芪之升补乎，所以服药后而头疼加剧也。

疗法 降血平脑。以牛膝善引上部之血下行，为治脑充血证无上之妙品，屡经实验，故以为君，佐以龙、牡、二石、楝、芍、玄参、胆草、炙甘、铁锈水等，潜镇清熄。

处方 怀牛膝一两 生龙骨六钱（打） 生牡蛎六钱（打） 川楝子四钱 生杭芍六钱 生石膏一两（研细） 代赭石六钱（生打） 乌玄参四钱 龙胆草三钱 生甘草二钱

效果 服两剂，头疼痊愈，脉亦和平，左手足已能自动。遂改用全当归、生杭芍、玄参、天冬各五钱，生黄芪、乳香、没药各三钱，红花一钱。连服数剂，即扶杖能行走矣。方中用红花者，欲以化脑中之瘀血也。为此时脉已平和，头已不疼，可受黄芪之温补。故方中少用三钱，以补助其正气，即借以助归、芍、乳、没以流通血脉，更可调玄参、天冬之寒凉也。

廉按 吾国所谓中风者，即西医所谓脑卒中也。中风之为病，古医向分中经，中络，中腑，中脏四端。西医谓此由血冲脑经之病，分脑充血、脑积血、脑出血、脑筋麻痹，亦有四端。据其剖验所见，凡以是病死者，其脑中必有死血及积水，是血冲入脑，信而有征。顾血行于脉络之中，何故而上冲伤脑，竟致血管破裂，西医亦未明言其原理。近世鲁人张伯龙氏，据《素问》调经论“血之与气，并走于上，则为大厥，厥则暴死，气复反则生，不反则死”一节，参用血冲脑经之说，谓脑有神经分布全体，以主宰一身之知觉运动，凡猝倒昏瞀，痰气上壅之中风，皆由肝火上亢，化风煽动，激其气血，并走于上，直冲犯脑，震扰神经而为昏不识人、㖞斜倾跌、肢体不遂、言语不清诸症，皆脑神经失其功用之病。苟能于乍病之时，急用潜阳镇逆之剂，抑降其气火之上浮，使气血不并走于上，则脑不受其激动，而神经之功用可复。其言如此，则既申明《素问》气血并走于上之真义，复能阐发血冲脑经之原因，则新发明之学理，仍与吾邦旧说隐隐合符，此即是案挥发中风即脑充血之原理也。所用方法亦属潜镇泄降，与张伯龙潜阳镇逆大致相同，惟重用牛膝至一两之多，则为实验之独见耳。

赏析 本案患者年六旬，因劳累过度，情绪不稳，病前先兆头痛，而仍不以为意，继以劳作，以酒浇愁，烧酒当饭。酒性温燥善行，终致肾阴不足，肝阳上亢，风阳内动，挟痰湿走窜经络，脉络瘀滞不畅，故突然倒地晕厥，左手足不能动弹。《素问·生气通天论》有："阳气者，大怒则形气绝，而血菀于上，使人薄厥。"本病之发生与体质、饮食、烦劳过度密切关联，风火痰热内闭经络，故左脉弦长，右脉洪长，血菀于上，故使人薄厥。但时医误判病因，误用补阳还五汤，致头痛更甚，后改用平肝潜阳熄风通络之品后，病情逐渐好转。廉臣先生认为，中风之病，需辨阴阳虚实，分清中经络、脏腑之别，中风者，可用血冲脑经之说以解之，即西医所谓"脑卒中"。平肝潜阳熄风通络法与前人张伯龙提出之潜阳镇逆之法大致相同，但其重用牛膝至一两之多，养阴补肾、引血下行此乃病案之独到之处。此牛膝者，为治脑充血证无上之妙品；其引血下行，冲脑经之血量减，上炕之血热燥风可随经下移；补养肝肾，强健腰膝，脑神之功可望早复；引药下行，使诸药平肝熄风之力更为宏健，重镇安神之力更为显著。

中风闭证案（内科）

陈作仁（住南昌中大街四川会馆）

病者 廖大新，年五十二岁，九江人，居乡。

病名 中风闭证。

原因 其人火体身壮，春感外风，引动内风，风火相煽而发病。

证候 初起头痛身热，自汗恶风：继即猝然昏倒，口眼㖞斜，痰涌气粗，人事不知。

诊断 左关脉浮弦数，右沉弦数，重按来去有力。显系风火相煽，挟痰涎上壅清窍，陡变昏厥闭证，此即《内经》所谓"血之与气，并走于上，则为大厥"也。其气复返则生，不返则内闭而外脱矣。

疗法 先以熄风开窍，通其窍闭为首要。急用羚角、钩藤以熄风，至宝丹合厥证返魂丹以通窍，竹沥、姜汁以开痰。俟神苏后，仿缪仲淳法，再进桑叶、菊花、蒺藜、花粉清热定风为君，石决明、蛤壳、栝蒌、川贝降气豁痰为臣，佐竹沥以通络除痰，鲜石菖蒲汁以通气清窍。必须风静痰除，仿许学士珍珠母丸法，以珠母、龙齿潜阳镇肝为君，枣、柏、茯神清养摄纳为臣，佐以西参、地、芍，为滋养阴虚者设法，使以石斛、鸡金，为增液健胃以善后。

处方 羚角片钱半（先煎） 双钩藤六钱 淡竹沥两大瓢 生姜汁四小匙（和匀同冲）

至宝丹一颗 厥证返魂丹二颗，研细，药汤调下

次方 冬桑叶二钱 滁菊花二钱 白蒺藜钱半 天花粉三钱 石决明一两 海蛤壳四钱（同打） 栝楼仁四钱（杵） 川贝母三钱（去心） 淡竹沥两大瓢 鲜石菖蒲汁一小匙（和匀同冲）

三方 珍珠母一两 青龙齿三钱（同打） 炒枣仁钱半 柏子仁三钱 辰茯神三钱 西洋参钱半 细生地三钱 生白芍三钱 鲜石斛三钱 生鸡金二钱（打）

效果 初方连进三剂头煎，大吐痰涎，神识清醒。续进次方三剂，已无痰热上涌，口眼㖞斜亦除。连进三方四剂，胃动纳食，人能行动而痊矣。

廉按 中风之为病，有触外风引动内风者，亦有不挟外风而内风自动者。此案虽由邪风外袭，而实则阴虚火亢。内风易动，故一触即发，亦当从内风主治，急熄风宣窍、顺气开痰为第一要法。所列三方，虚实兼到，层次井然，凌躐急功者，可取法焉。

赏析 中风闭证，有阳闭、阴闭之分。综观本案、脉证合参，属阳闭者也。阳闭之证神昏痰涌者也。患者素体强壮，春感外风而引动内风，肝阳暴涨，气血上逆，挟痰火上蒙清窍，而见头痛、身热、自汗、恶风，突然倒地，口眼歪斜，不省人事之症。《素问·调经论》云："血之与气，并走于上，则为大厥，厥则暴气复返则生，不返则死。"由于外风引动内风，故风火痰热之邪，内阻脉络，身热、气粗、左脉弦数，右脉沉弦而数。辨证既明，治疗必先清肝熄风，以辛凉开窍之品至宝丹随汤药服之或鼻饲之。继之育阴潜阳，以羚羊角清肝熄风，配以菊花熄风降火，则气血下归。虚实并用，攻补兼施，层次分明，诸证消除而病乃痊。

中风闭证案（内科）

高纨云（住赣州生佛坛前）

病者 潘世杰，年四十九岁，商界，山东人。

病名 中风闭证。

原因 元气素弱，久患痰火郁积，适中外风，引动内风而猝发。

证候 猝然昏倒，舌强不言，喉中痰塞，噫噫有声，四肢微瘛，不省人事。

诊断 脉浮滑数，右寸尤甚，舌苔黄滑，此《内经》所谓风癔也。由内风挟痰，闭塞清窍，故猝倒。足太阳脉贯舌本、散舌下，足少阴脉循喉咙、挟舌木，风邪猝中，而其脉不至舌本，故舌强不言，幸身软不直，尚可救疗。

疗法 先用周少川牛黄清心丸，以二参竹沥汤送下，使清窍开而神气自爽，客邪去而脉自至舌本，口自能言。继用外台竹沥饮，搜剔络痰，以清熄内风。

处方 苏扎参二钱 西洋参钱半 生姜汁四滴 清童便一杯 淡竹沥一两（和匀同冲） 调下牛黄清心丸两颗。

接方 淡竹沥两大瓢 甜水梨汁两大瓢 生葛汁一瓢 生姜汁四滴 和匀，重汤炖，温服。

效果 一剂，神识醒。去牛黄丸，再服二剂，各症减。三剂，语言清亮。终用竹沥饮，善其后而愈。

廉按 此治虚火冲逆、热痰壅塞、猝致昏仆之方法，故同一昏聩颠仆，而病因不同，则用药当然各异也。《资生经》云，凡中风由心腹中多大热而作，所谓猝中外风者，特其激动内风之引线耳。前哲缪仲淳、顾松园、叶香岩、王孟英辈，多用熄风清热，顺风开痰而效者，良有以焉。

赏析 本案中风闭证，属阴闭之范畴。患者素来体虚，加之长期痰火郁积体内。《黄帝内经》云："正气存内，邪不可干。"此患者正气不足，痰火内郁，又外感风邪，外风内火，挟痰湿上蒙清窍，内阻经脉，故突然晕倒不省人事，四肢痉挛。《黄帝内经·灵枢·经脉》又云："脾足太阴经脉入腹，属脾，络胃……挟咽，连舌本，散舌下。"由于气血亏虚加风火痰上扰，脾经受阻，脉不至舌本故舌强不能言，喉中痰鸣有声，脉浮数，苔黄滑。中风之病治疗各异，本案由外风引动内风，故先以熄风清热开窍祛痰之法以攘外，再拟清润之品以安内，故舌不强，言语自如，四肢活动自如，身体渐复。中风之病多由外风引动内风，情绪激动是其诱因。本案也诫医者在中风治疗，须辨明外伤挟内风之病因，方能对证下药。先辈多以熄风清热，顺风开痰之法治之，每多良效，我辈可析而用之。

中风闭证案（内科）

高纴云（住赣州生佛坛前）

病者 严文元，年五十岁，商界，住南京。

病名 中风闭证。

原因 素因气虚多痰，适感冷风而猝发。

证候 卒然痰涎壅塞，牙关紧闭，两手握固、屈而不伸，四肢厥冷。

诊断 六脉沉弦而紧，舌苔滑白淡黑。脉证合参，确为中风挟寒，寒痰壅塞气机之闭证。

疗法 先用冰片、麝香开窍宣气，皂角、附片温通开痰，以四味研末吹鼻，先通其闭。继宗薛氏用三生饮加参汁通阳益气，再入戈制半夏以驱痰涎。

处方 吹药麝香五厘 皂角四分 冰片七分 附片五分 研末吹鼻。

汤方 生南星一钱 生川乌一钱 苏扎参五钱（煎汁冲服） 生附片一钱 鲜生姜三钱 广木香五分 戈制半夏五分

效果 吹药一次即嚏，四肢随温，牙关得松。旋进汤药，一剂知，五剂已。后以广东参茸卫生丸调补而痊。

廉按 薛院判人参三生饮，施于中风挟寒，寒痰壅闭之危证，确系急救良法，若误用于积热酿痰、肝风冲逆，以致壅塞气道者，则反速其毙。故医者不必拘于西北多真中，东南多类中，及真中属实、类中属虚等说，以横于胸中，总须随证辩其虚实，析其寒热，而施治法也。

赏析 本案患者素体气虚痰多，猝感冷风而发中风闭证。症见痰涎壅塞，牙关紧闭，两手握固，屈而不伸，四肢厥冷，六脉弦紧，苔滑白而淡黑。《金匮要略》以“内虚邪中”立论。病家久病必虚，气血不足，脉络空虚，寒邪乘虚而入，致气血痹阻；且气虚则痰多，痰涎偏盛，风挟痰湿，上蒙清窍，内闭经络，故牙关紧闭，肢体强痉。寒痰乃阴邪，并阻阳气，故见四肢厥冷；观其六脉与苔象均为中风挟寒，寒痰壅阻气机之闭证。医者先开其闭，药用麝香，冰片开窍醒神。通其塞，附片温通，皂角善祛顽痰阻塞，四药研末吹鼻，一次即嚏，四肢随温，牙关松动，以救其急。续用生南星燥湿化痰、祛风止痉，川乌祛风除湿，生姜解表温中，木香行气健脾，制半夏除涎痰，加参汁通阳益气，汤药五剂，症祛人安。本案提示：治病当以辨证为先，患者素来气虚多痰，适感冷风而猝发，且四肢厥冷，六脉沉弦而紧，舌苔滑白淡黑均由于体虚并感寒致病；用药当以证为本，故以《太平惠民和剂局方》三生饮配制半夏，虽有违“十八反”，但痰涎非半夏而不祛，寒凝重证非川乌而不散。谨示后学之人，用药如用兵，兵贵精而不在多，能神而不拘法，方能直中病所。

中风脱证案（内科）

梁右斋（住玉山湖塘沿）

病者 姚家瑞妻徐氏，住驲门前。

病名 中风脱证。

原因 产后血虚，误于前医不问病之虚实，遽以产后普通方芎归汤加疏风发散药治而剧。

证候 产经十句钟，孩提包衣方全下，恶露过于常胎，头晕呕吐，憎寒壮热，舌苔粗腻，面色秽垢，头不能举，汗出不止。医投以芎归汤加发散一剂，未完，汗出如雨，大气欲脱，神识时愦。

诊断 六脉浮大鼓指，重按空而无力。确系阴血骤虚，内风暗动，孤阳上越之危候。

疗法 遵仲景桂枝加龙骨牡蛎汤增损。

处方 川桂枝一钱　杭白芍五钱　炙甘草钱半　左牡蛎五钱（生打）　龙骨三钱（生打）　西潞党钱半　黑附片六分　明天麻钱半　红枣肉六枚　生姜两片

二剂，汗收热除。第三天买药，遇其同姓药店官，谓其生产未过三天，这医生方内都不用当归、川芎以祛瘀血，诚属怪医。如果纯粹服此补涩药，恐怕将来汝妻要被这药补到瘀血，就要肚胀而死。遂于方内加当归、川芎各钱半。煎服一头煎，霎时间前证完全复作。夜半又来特招，询问始知其故，噫，医药岂可儿戏乎。

二方 前方加酸枣仁三钱，日进两剂。

效果 半月后诸证悉除，进以血属补品廿天，躯干精神始完满。

廉按 中风脱证，十中难痊一二，况在产后，尤为迫不及救。乃用仲景桂枝加龙牡增损，调营和卫，回阳固脱，投之辄应，尚属侥幸成功，不得谓此方概可救中风脱证也。惟药肆中人，但知普通常法，不知特别变法，遽尔背加药品，此种恶风，医药界当开公会，共同取缔，以免贻误病家。

赏析 张景岳力倡“非风论”，以“内伤积损”为中风病机之实。本案患者以憎寒壮热，头晕呕吐，恶露不止，汗出不止，头不能举为主证，辨证为中风脱证。该患者本为产后，气血俱虚，而前医不思病之虚实，以芎归汤配加疏散之药，致汗出如雨，大气欲脱，神识时愦，六脉浮大鼓指，重按空而无力，内风暗动，孤阳上越之势，一派虚脱之象。遵仲景桂枝加龙骨牡蛎汤调营和卫，回阳固脱，服药二剂，汗收热除。然患家在后轻听药店员之说，再次误加当归、川芎疏散之品而破固脱之法，故顷时前证复作！本案警示：产后中风脱证，阴血虚损严重，证情危险多变，医者当知达常变，调和营卫，回阳固脱为大法。骤用辛散，疏风活血之品，可使已脱之证更为严重，固脱之法不得生效。庸者不识其证，不辨虚实，脱证而用疏散之法，促其已散之阴血更耗，已见之险象更甚，此性命攸关，当尤为谨慎之！

中风偏枯案（内科）

高纪云（住赣州生佛坛前）

病者 唐罗氏，年四十五岁，住安庆。

病名 中风偏枯。

原因 体质素弱，虚风时动，适劳倦受风而发。

证候 猝然昏瞶，醒后左半身不遂，皮肤不仁，筋骨酸痛。

诊断 脉搏虚弱，左部尤甚。正如经云，虚邪客于身半。皆由气血偏虚，真气去，邪气独留，著于所虚之半边，阻隔脉道，以致偏枯不仁。

疗法 用八珍汤扶助气血，加虎骨、竹沥、钩藤、姜汁、天麻、桑寄生镇其虚风，消其络痰。

处方 西潞党二钱　漂于术钱半　云茯苓三钱　炙甘草一钱　当归二钱　酒白芍三钱　直熟地四钱　川芎一钱　淡竹沥两瓢（冲）　钩藤钱半　生姜汁四滴（冲）　明天麻二钱　桑寄生三钱　炙虎骨钱半

效果 每日服一剂，至四十余剂，病始告痊。

廉按 《内经》谓虚邪之风，与其身形两虚相得，乃客其形，是确指虚人而后中于虚风也，然犹系因虚受风。故经又有真气去，邪气独留、发为偏枯之说。偏枯难疗，二语尽之。此案既属偏枯，八珍汤加味，确系对证之良方，四十余剂而痊，洵不诬也。

赏析 《诸病源侯论》：“偏枯者，由气血偏虚，则腠理开。受于风湿，风湿客于半身，在分腠之间，使血气凝涩，不能润养，久不瘥，真气去，邪气独留，则成偏枯。”本案患者素体虚弱，虚风内动，又适逢劳倦受风，邪气独留于所虚之侧，阻隔脉道，以致偏枯不仁。医者以八珍汤补益气血，重在解身形虚之本也，再加镇虚风，消络痰之虎骨、竹沥、钩藤、姜汁、天麻、桑寄生，解身形虚之标。方中人参、熟地益气养血，当归、白芍养血和营，茯苓、白术健脾祛湿，炙甘草和中益气，川芎活血行气，加虎骨、桑寄生祛风湿，强筋骨，钩藤、天麻平熄肝风，白芍养血敛阳，竹沥善于透达经络火痰，使其风去、肝平、络脉通畅，气血充盈，则脏腑得养而安和。脏腑之真气充足，经脉之邪气已祛，标本兼治，治疗偏枯之典范也。

中风偏枯案（内科）

曾月根（住五华周潭）

病者 缪吉菴，年七十七岁，堪舆，住广东五华周潭。

病名 中风偏枯。

原因 素有哮喘，又兼老迈，元气亏损，风邪直中血脉。

证候 半身不遂，右手足不能举动，麻木不仁，略吐痰涎。

诊断 六脉俱缓，左关尤甚。缓非和缓，乃是怠缓，左关属肝，肝藏血，肝血少，脉无所养而缓。

疗法 当用木瓜、萆薢除湿痹，天麻、防风驱风邪，僵蚕因风而僵反能治风，续断能续而又能补，五灵脂逐风湿之疼，威灵仙行络中之气，虎骨去胫骨之风，乌药疏逆上之气，又恐风邪凝着难散，故用黄芪、当归、白芍之补而有力者以行之，血行风自灭也，松节、牛膝领诸药上出下行，俾其左宜左有，各不相悖，大意以去风湿之实而补正气之虚也。

处方 宜木瓜五两　川萆薢一两　白僵蚕一两　松节一两　黄芪一两　炒白芍一两　全当归一两　威灵仙一两　虎胫骨一两　乌药一两　淮牛膝一两　防风一两　天麻一两　续断一两　五灵脂一两

上十五味，用老酒浸一宿，取其蒸熟，晒干研末。仍用前浸之酒，调服五钱，渐加至一两。

效果 连服一旬，手足已见微效，二旬手能举动，三旬足能步履，终用归芍六君子丸，气血双补兼去宿痰而复元。

廉按 活络驱风，益气化湿，参以壮筋健骨，立方虚实兼到，配合颇费心机。虽然，神经之功用已失，肢体之偏废已成，痼疾难瘳，调复岂易，此等方法，亦有效有不效也。

赏析 本案病者素有哮喘，年老体衰、元气亏损、气血不足、脉络空虚，风邪乘虚而入，直中血脉而致偏枯。症见半身不遂、手足不能举动，麻木不仁。《景岳全书》曰："盖气虚则麻、血虚则木。其六脉俱缓，均为脉无所养而缓，尤以左关为甚，因左关属肝，肝经血少所致。"医者以祛风湿之实、补正气之虚而疗之。药用木瓜、萆薢、灵仙祛湿痹兼行络中之气；黄芪、当归、白芍补正气以促其行；天麻、防风、僵蚕驱风邪，乌药、续断行气止痛，温肾散寒；淮牛膝强筋骨、五灵脂逐瘀通络，引血下行，活血化瘀，止痛；虎骨去胫骨之风而止痛，强筋骨，松节祛风燥湿。本方用药考虑周全，虚实兼顾，并以诸药合老酒浸蒸制末调服，以促药效，终又以归芍六君子丸，调补气血，双补兼去宿疾而复元，实为精明之作。同时先生更进一步指出治病当因人而异，对神经之功用已失，肢体之偏废已成者当知固疾难瘳，调复不易，用此等方法，亦有效有无效也。

中风半身不遂案（内科）

熊鼎成（住清江樟树镇洋湖圩）

病者 杨生厚，年六十七岁，商人，住清江。

病名 中风半身不遂。

原因 素性嗜酒，晚年血气衰弱，猝感外邪而发。

证候 未病前二日，肝火已动，夜间神烦少寐。病发之日，午膳甫完，忽觉身体不支，猝然倒地，扶至床榻，左半身手足俱觉不仁，口眼歪斜，肢节三日不能移动，动则痛楚不堪，每日仅食粥一杯，不饿亦不便。

诊断 脉浮数而濡，左手微弦。脉证合参，病因嗜酒生湿，湿生热，热生风，风自内动，一触即发。今半身虽不仁，而神识清爽，外无寒热，先天素强，疗治尚早，加意调理，可望复原，久则血脉偏枯为难治。

疗法 外以鳝鱼血涂口眼歪斜处，牵之使正。内服汤剂，以熄风逐湿活络清肝为主，手足活动后，改汤为膏，调理自痊。

处方 羚羊角一钱（另煎，贫寒无力者不用亦可） 滁菊花二钱 明天麻二钱 双钩藤四钱 杜苍术钱半 川黄柏三钱 五加皮四钱 当归尾二钱 川牛膝三钱 石南藤二钱 白颈蚯蚓二钱 炙甘草一钱 嫩桑枝五钱为引。如便秘者，酌加大黄、蕲蛇、蚯蚓研末，淡酒冲服一钱，更妙。

效果 服药二剂，口眼歪斜处即正。四五剂后，手足渐能活动。半月后以原方十剂，熬成药膏，加黑驴皮胶、龟胶各二两，每日开水冲服五六钱，月余调理而安。药膏内酌加冰糖则易服。

廉按 东南中风之病，此因最多，丹溪所言，正是阅历之谈，此案断语，援引惬合，方亦切中病情。

赏析 本案患者年老气血衰弱，地处东南，素性嗜酒，饥饱失宜，脾失健运，聚湿生痰，痰郁化热；且未病前二日，肝火已动，夜间神烦少寐，多重因素夹杂而至，促其风自内动，清阳被扰，神失所养而猝然倒地，口眼歪斜，半身不遂，脉浮数而濡，左脉微弦，脉证合参，此乃内风而作。正如《丹溪心法》“东南之人，多是湿土生痰、痰生热，热生风也”。医者以熄风清肝，驱湿活络为法，用天麻、双钩、羚羊角平肝熄风止痉，黄柏、苍术、桑枝祛风除湿、利关节，五加皮、蕲蛇、石南藤、川牛膝祛风湿、活络逐瘀通经，并引血下行，当归养血活血，地龙清热止痛通络，菊花平肝，炙甘草和中理气而调和诸药。二剂服后，口眼歪斜复正，四五剂后，手足渐能活动，后续原方十剂熬膏，加驴、龟二胶，滋阴补血之品，日冲服五六钱至月余而安。该案提示：因地制宜之论宜常记于心，本案患者地处东南，为易生痰湿之地，素性嗜酒，成易生痰湿之体，有年老气血衰，脾肾不足，痰湿易成而肢体气血易亏，痰湿阻络，气血不荣，故易发中风。治疗当虑及于此，则遣方用药切中病情。

风温案（内科）

张锡纯（住盐山西门内）

病者 赵印龙，年近三旬，业农，住盐山城北许孝子庄。

病名 风温。

原因 孟秋下旬，农成忙甚，因劳力出汗甚多，复在树阴乘凉过度，遂得风温病。

证候 胃热气逆，服药多呕吐。因此屡次延医，服药旬余无效。及愚诊视，见其周身壮热，心中亦甚觉热，舌苔黄厚，五六日间欲食分毫不进，大便数日未行。问何不少进饮食？自言有时亦思饮食，然一切食物闻之，皆臭恶异常，强食之即呕吐，所以不能食也。

诊断 其脉弦长有力，右部微有洪象，知其阳明府热已实，又挟冲气上冲，所以不能进食，服药亦多呕吐也。

疗法 欲治此证，当以清胃之药为主，而以降冲之药辅之，则冲气不上冲，胃气亦必随之下降而呕吐能止，即可以受药进食矣。

处方 生石膏三两（细末） 代赭石一两（细末） 知母八钱 潞党参四钱 粳米三钱 甘草二钱 煎汤一大碗，分三次温服下。此方乃白虎汤加人参汤，又加赭石也。为其胃腑热实，故用白虎汤，为其呕吐已久，故加人参，为其冲胃上逆，故又加赭石。

效果 服药尽一剂，呕吐即止。次日减去代赭石，又服一剂，大便通下，热退强半。至第三日减去石膏一两，加玄参六钱，服一剂，脉静身凉，而仍分毫不能饮食，憎其臭味如前。愚晓其家人曰：此病已愈，无须用药，所以仍不饮食者，其胃气不开也。夫开胃之物莫如莱菔，可用鲜莱菔切丝，香油炒半熟，加以葱酱煮汤勿过熟，少调以绿豆粉俾服之。至作熟时，患者仍不肯服，迫令尝少许，始知香美，须臾服尽两碗，从此饮食复常。

廉按 热盛冲逆，用白虎汤加赭石清热镇冲，方极稳健。惟潞党参宜易西洋参，孟英谓西参与古时人参味苦微寒者相同，故案中人参白虎汤每用洋参，良有以也。

赏析 本案患者服药旬余无效，现证仍周身壮热，心中亦甚觉热，五六日不思饮食，闻之恶臭作呕。舌苔黄厚，脉弦长有力，右脉微洪。病起于劳作汗出后乘凉过度，为风温所袭。其证迁延有时，初治失法。病前劳力，汗出甚多，久病伤阴，周身壮热，本该渴饮，但因病邪入胃并挟冲气上逆，阳明腑实已俱，升降失调，故闻饮食呕恶，强饮即吐，大便数日未行。治以清胃降冲，以白虎汤加味治之，其生石膏辛甘大寒，清泻胃火，解肌逐热。知母，苦寒质润，清肺胃之热而生津，代赭石平冲降逆，人参补气健脾，养血生津。甘草、粳米益胃和中，又防石膏、知母大寒伤胃。服药三日后，热退大半，故减石膏而加玄参以凉血养阴，使脉静身凉。惟不欲饮食，当属胃气不升，故以鲜莱菔，消食导滞，化痰开胃。先生特别提示：本案辨证准确，遣方用药精准，疗效肯定，值得称赞。可更进之处在于党参与洋参之别，洋参益气养阴之力更强，白虎汤中更宜用之。

风温案（内科）

过允文（住宜兴徐舍）

病者 朱熙臣令郎，年十五岁，住宜兴竹巷。

病名 风温。

原因 感受温风，首先犯肺，早服滋养，邪热留恋。

证候 咽喉肿痛发热，咳嗽音哑不扬，痰黏胸痞。

诊断 脉右浮数，舌边尖红，苔白薄滑，证属风热伤肺。治宜辛平宣透，而乃误投滋腻，致邪胶固，久延恐成肺痨。

疗法 达邪宣肺，清肃气机，故以牛蒡、蒌皮为君，佐以沙参、杷叶、杏、桔等品，以冀热退咳爽。

处方 牛蒡子二钱 苦桔梗一钱 瓜蒌皮三钱 北沙参三钱 光杏仁三钱 冬桑叶钱半 鲜竹茹三钱 枇杷叶五片（去毛）

先用生萝卜四两、鲜青果两枚煎汤代水。服三剂，热虽退，咳不止。

又方 京川贝三钱 款冬花钱半 浙茯苓三钱 前胡二钱冬瓜子三钱 栝蒌皮二钱 光杏仁三钱 枇杷叶三片（去毛） 北沙参二钱

效果 五剂咳止而痊。

廉按 药用轻清，方效叶案，此风温轻证之治法。

赏析 本案病者风温之邪初袭犯肺，初治之时误投滋腻之品致邪热胶固，宣发肃降失司，风温之邪上扰，故见咽喉肿痛发热，咳嗽喑哑不扬，痰黏胸痞，舌边尖红，苔白薄滑，脉右浮数之证。若不按医理宗法，据证论药，恐致邪胶固，久延成肺痨。首辨其证，风温恋肺，“伤于风者，上先受之”，风性清扬开泄易袭阳位，故咽喉肿痛，喑哑不扬，此金实不鸣者也。误服滋腻，肺失宣肃，水湿内停，储痰于内，胶结于肺，故见痰黏难出，肺气不利，故而胸痞。故医者以宣肺达邪，清肃气机为法，处之轻清疏散之药，使留恋之邪外出。用牛蒡子、瓜蒌为君，清肺利咽，化痰泄热，臣以桔梗、冬桑叶疏风理肺，佐以竹茹、枇杷叶、杏仁清热化痰，使以莱菔、青果利咽化痰加强上药之效。本案轻宣外邪，清疏里热，表里俱清，为风温轻证之法。

风温暴泄案（内科）

钱苏斋（住苏州谢衙前）

病者 华镜文室，年三十岁，住苏城皮市街。

病名 风温暴泄。

原因 产后弥月，新感风温，发热咳嗽。第三日经邻医徐某，投桂枝汤，乃作暴泄，证势大剧。

证候 泄泻一昼夜十余次，津涸神昏，气促痰鸣，舌苔焦黄干燥，齿板面黝，目闭多眵，身灼热，渴饮无度。

诊断 脉弦而驶，证本风温犯肺，不与清解，反投辛温，肺热下移于大肠，乃作暴泄，《内经》所谓暴注下迫、皆属于热也。况产后营液先伤，利多又足亡阴，当此一身津液倾泻无余，非甘寒急救其津液，不足以挽兹危局，若误以为脾病，与以温燥升补之药，必阴下竭而阳上厥矣。

疗法 欲存阴必先止下利，欲止泻必先清肺热。因以白虎汤为君，专救肺热，佐以甘凉诸品以救津液，不得谓泄泻之证，忌进寒凉也。

处方 鲜霍斛二两 鲜沙参三钱 川贝母三钱 生甘草一钱 生石膏二两 鲜生地二两 鲜竹叶三钱 鲜芦根二两 肥知母三钱 麦冬肉三钱 竺黄片三钱

又方 塘西青皮甘蔗榨清汁一大碗，频频服之。

效果 用大剂甘寒，服竟日，而泻止津回，热解身凉，竟以大愈。后加西洋参、扁豆衣等，两日即痊。

廉按 风温误投桂枝汤，在上者轻则失音，重则咳血，在下者轻则泄泻，重则痉厥，此由鞠通之作俑也，为其所欺以误人者，数见不鲜。今用大剂甘寒以救误，竟得大愈，全在医者之处方对证、用量适当耳，然而幸矣。

赏析 《温病条辨》载曰："太阴风温、温热、温疫、温毒、冬温，初起恶风寒者，桂枝汤主之；但热不恶寒而渴者，辛凉平剂银翘散主之……"温病乃温热为患，治以辛温之品，势若抱薪救火，必助热劫阴，致病情加剧。古人云："桂枝下咽，阳盛则毙。"可见，桂枝剂尤其不能用于温病。鞠通先生之所以把桂枝汤作为全书第一方，并非其不辨伤寒与温病之别，更非主张以桂枝汤治疗温病，而实属违心之说。当时医家多崇《伤寒论》，对温病治疗也多如此，鞠通深明此景，尽管对太阴温病初起，力斥辛温发汗而主张用辛凉，但往往出现自相矛盾说辞，其中故有难言之隐，但极易为其所惑，而误人非浅。叶霖评曰"售奸欺世，莫此为极"。这种评价虽未免过于苛刻，但确实指出问题之实质。后世之人当慎之。

风温火逆案（内科）

荣锡九（住永川五间铺太平砦）

病者 荣锡九，年四十八岁，时住川东永邑五间铺观音桥。

病名 风温火逆。

原因 是年三月，春行夏令，温度太高，继以因公赴县，往来受热，故致此病。

证候 四月一日回家，沉睡昏迷、不省人事。延族兄诊视。以锡九素病吐血，身体极弱，误认为阴寒，进以补中汤，身灼如火。是由火逆，病势一变，幸次日发衄，衄后稍苏。

诊断 自诊脉浮数擘指。浮为风，数为热，身灼热焦痛干燥，此风温证也。

疗法 拟用银翘散加减，风温身灼，焦燥如火熏，非汗不解，焦燥阴伤，汗之反逆，只得养阴，听其自解。

处方 蜜银花三钱 青连翘三钱 大力子三钱 苦桔梗二钱 薄荷三钱 淡竹叶三钱 生白芍三钱 生甘草八分

效果 此方稳服一星期，胸腋头面，稍得汗解，得汗处肌肉便活，以外焦灼如前，将前方去大力，加真川柴胡三钱以为输转。又一星期，腰以上得汗，以下无汗。再一星期，汗至足胫，两足无汗、焦痛不敢履地。直服到四星期，全身皆得汗解，安好无恙矣。此证原误服补中汤，故缠绵不愈有如此久，然犹幸衄后人苏颇能自主，不然病久不解，未有不东扯西挪寒热杂投者，其为病不知胡底矣。

廉按 病本热厥，妄投补中，岂作中热气脱治耶？不然，何所见而率用提补耶！幸而鼻衄人苏，经治而愈，然亦险而幸矣。

赏析 叶天士言："风温者，春月受风，其气已温。""温邪上受，首先犯肺。""在卫汗之可也。"吴鞠通则提出："凡病温者，始于上焦，在手太阴"，温病初起，邪由上焦口鼻而入，侵袭肺卫，病变以肺卫为中心，针对温病初起，邪热在肺，尚未化火，治当辛凉解表，宣肺泄热，方用银翘散或桑菊饮，此二方皆"治上焦如羽，非轻不举"。至今，银翘散仍为治疗外感温热病之常用方。然银翘散辛凉清解是否取汗一直存在异议，以当代温病名家赵绍琴为代表之医家认为，银翘散组方在金银花、连翘、竹叶、芦根等辛凉清解之品中加入辛温发散之荆芥穗、豆豉、薄荷，且荆芥、豆豉、薄荷用量极轻，其用意不在发汗，而在开郁闭，透邪外达，使邪去热清，卫疏三焦通畅，营卫调和，津液得布，自然微微汗出而愈，虽不发汗而达汗出目的。本案特点是汗出处肌肉便活，以外焦灼如前，是汗法至效之例也。此证原本热厥，误服补中汤，故缠绵不愈有如此久，然犹幸鼻衄，衄后热泄人苏，经治而愈，亦属幸运。

风温喘促案（儿科）

张锡纯（住盐山西门内时寓天津）

病者 郝姓幼子，年五岁，住天津小南关柴市旁。

病名 风温喘促。

原因 季春下旬，感冒风温，医治失宜，七八日间，喘逆大作。

证候 面红身热，喘息极促，痰声漉漉，目似不瞬，危至极点。

诊断 脉象浮滑，重按有力，启口视其舌苔，色白而润，问其二便，言大便两日未行，小便微黄，然甚通利，且视其身体胖壮，阴分犹足，知犹可治。

疗法 欲治此证，当用《伤寒论》小青龙汤，然须重加凉药以辅之。

处方 麻黄一钱 桂枝尖一钱 五味子一钱 清半夏二钱 川贝母二钱（去心） 光杏仁二钱 生白芍三钱 干姜六分 细辛六分 生石膏一两（研细） 煎汤一大茶钟，分两次温服下。

说明 此方即小青龙汤加贝母、生石膏。《金匮》治肺胀作喘，原有小青龙加石膏汤，然所加石膏之分量甚少。今所以重用生石膏至一两者，为其面红身热，脉象有力，若不重用石膏，则麻桂姜辛之热，即不能用矣。又《伤寒论》小青龙汤加减之例，喘者去麻黄加杏仁，今加杏仁而不去麻黄者，因重用生石膏、麻黄即可不去也。

效果 将药服尽一剂，喘愈强半，痰犹壅盛，肌肤犹灼热，大便犹未通下，遂用生石膏、蒌仁各二两，代赭石一两，煎汤两茶钟，徐徐温服之，痰少便通而愈。

廉按 风温犯肺，肺胀喘促，小儿尤多，病最危险，儿科专家往往称马脾风者此也。此案断定为外寒束内热，仿《金匮》小青龙加石膏汤，再加川贝开豁清泄，接方用大剂二石蒌仁等清镇滑降而痊。先开后降，步骤井然。惟五岁小儿，能受如此重量，可见北方风气刚强，体质茁实，不比南人之体质柔弱也。正惟能受重剂，故能奏速功。

赏析 关于石膏之使用，在本案中显得尤为重要。然，我等当知晓使用石膏之禁忌。清代凌奂提出以下几种禁用石膏的情形：温热病多兼阳明，若头痛，遍身骨痛而不渴，不引饮者，邪在太阳，未传阳明，不当用。七八日来邪已结里，内有燥屎，往来寒热，宜下之，勿用。暑气兼湿作泄，脾胃虚弱者勿用。疟邪不在阳明而不渴，亦不宜用。产后寒热，由于血虚，或由恶露未尽；骨蒸劳热，由于脾胃虚寒，阴精不足，而不由于外感者，并勿误用。伤寒阴盛格阳，内寒外热，便青舌黑，属寒者，误投之，不可救也。概言之，口不渴，脾胃虚寒，阴盛格阳，血虚阴虚发热，及承气汤证、葛根芩连汤证之情况下当勿用或慎用石膏。关于石膏之服法，张锡纯提出一要徐徐温服，使药力常在上焦、中焦，而寒凉不至于下侵而致泻，既利于散热，又可护胃；二要多次分服，慎勿顿服等。

风温时毒案（内科）

过允文（住宜兴徐舍）

病者 周恒和妇，年五十二岁，住徐舍市。

病名 风温时毒。

原因 吸受风温，误服辛热。

证候 头面赤肿，壮热便闭，谵语昏狂，口大渴，舌鲜红，溲赤而短。

诊断 两脉洪数有力，已成阳明热盛之候。

疗法 先用釜底抽薪法，后用清凉品以消热毒。

处方 生川军五钱　元明粉三钱　生甘草一钱　济银花五钱　小枳实三钱　天花粉五钱　青连翘三钱　元参五钱

次诊 服一剂，下大便二次，色黑而坚，后少溏薄，尚有昏谵。

次方 生川军一钱　白池菊二钱　大青叶三钱　济银花五钱　冬桑叶二钱　天花粉五钱　生粉草一钱　活水芦根一两　生绿豆一两（煎汤代水）　羌活八分　紫雪丹五分（开水先下）

三诊 服一剂热减，再剂肿全消。惟津亏热不退，不能眠，甘寒复苦寒法。

三方 天麦冬各三钱　鲜生地五钱　小川连五分　鲜石斛三钱　济银花五钱　鲜竹叶三十片　大玄参三钱　汉木通八分生绿豆一两　丝瓜络三钱　辰砂染灯心三十支

效果 一剂清热得眠，三剂痊愈。

廉按 识既老当，方亦清健，是得力于河间一派者。

赏析 风温因感受风热病邪所致，以肺卫表热证为证候特征。本病四季均生，但多见于春秋。此案因误服辛热，出现壮热便闭，谵语昏狂，口大渴，舌鲜红，溲赤，两脉洪数有力之阳明热盛之证候，此与叶天士所言“温邪上受，首先犯肺，逆传心包”之候大不相同。然医者先以釜底抽薪之法，在方中以大剂生大黄等通便泻热，救急存阴，并配以紫雪丹，清热开窍，挽患者于危难之中，继以清热养阴，如麦冬、鲜生地、川连、鲜石斛、银花、鲜竹叶之属，使热清得眠而安。鞠通认为风温始自上焦，终自下焦，认为本病治疗下法始终可用。本案釜底抽薪法为有此意也。该案误服辛热，症状危重，医者因循河间六气皆能化火，以寒凉药为主，辨证准确，方药得当，疗效非凡。

风温发痉案（儿科）

陈作仁（住南昌中大街四川会馆）

病者 刘小孩，年甫二岁，南昌人，住城内。

病名 风温发痉。

原因 时值春令阳升，适被温风袭肺。外风引动内风，遂发痉而状如惊痫。

证候 初起热咳微喘，涕泪交流，显系风疹现象。前医妄投辛温风药，以致风助火势，陡变哭无涕泪，皮里隐隐见点，手足抽搐，目睛直视，角弓反张。

诊断 面赤兼青，指纹沉紫。此由疹毒内郁，热盛生风，仲景所谓状如惊痫、时时瘛疭是也。故世俗通称急惊，其实似惊而非真惊耳，然亦险矣。

疗法 急急救济，议以重剂清解法，重用银花、连翘以清热解毒为君，以芥穗、薄荷、浮萍、桔梗透疹宣表为臣，佐以桑、菊、钩藤熄风镇痉，贝母、竹黄利窍豁痰，使以甘草，和诸药解疹毒也。

处方 净银花三钱　青连翘二钱　苦桔梗七分　川贝母一钱　荆芥穗一钱　紫背浮萍钱半　苏薄荷七分　冬桑叶一钱　双钩藤钱半　滁菊花钱半　天竹黄半钱　生甘草五分

次诊 前方连进二剂，痉瘛已平，遍身已现红点。险象既除，谅无意外之虞。前方减去芥穗、钩藤，加杭白芍钱半、广陈皮八分，接进二剂。外用西河柳芽、鲜芫荽共煎水，洗前后手心足心，日洗二次。

三诊 遍体疹点满布，烧热渐退。惟咳嗽口干，大便未通，此系热邪伤阴所致，再当养阴清肺，以为善后调理。

三方 元参心二钱　杭麦冬二钱（去心）　鲜石斛二钱　川贝母钱半　白芍钱半　广陈皮五分　北沙参二钱　生甘草三分

效果 连进三剂，各证痊愈。

廉按 风温发痉，多由于外风引动内风，风动发痉，状如惊痫，病势之常也。奈专科一见此证，每称急惊，辄用挑法，因此偾事者，目见甚多。比案认为疹毒内郁，热盛生风，诊断颇有见地，用药层次井然，后学深可为法。

赏析 风疹又称为瘾疹，《金匮要略》有“风气相搏、风强则为瘾疹”。《诸病源候论》中有：“小儿因汗……风入腠理，与气血相搏，结聚起连成隐胗……瘙痒耳。”此案患儿风疹乃外感风热邪毒所致。风热邪毒从口鼻而入，郁于肺卫，蕴于肌腠，与气血相搏，发于肌肤而成。前医妄投辛温风药，以致风助火势，邪入肝经，化火动风。治以清解透疹，熄风镇痉。后期疹出，热渐退，惟咳嗽口干，大便未通，乃热邪伤阴所致，再以养阴清肺善后调理，而诸证痊愈。先生以本案例明示后学者，小儿发热出疹伴发痉，实为疹毒内郁，热盛生风，病证如此，病势之常也，不可一见此证，辄用挑法，当以重剂清解，后以养阴清肺善后足矣。

风温伏邪案（内科）

许翔霄（住无锡浒泗桥）

病者 徐锡甫，年甫弱冠，纱厂机工，住锡城。

病名 风温伏邪。

原因 冬稍受寒，伏而不发，至春感风，触动伏气而发病。

证候 身热懊侬，咳嗽咽痛，微寒便泄，鼻衄耳聋，吐痰黄稠。

诊断 脉形数大，重按带弦，舌红苔黄，断为肺胃痰热。盖气热则痰为火灼，色变黄稠，气燥则清窍不利，两耳失聪。咽通于胃，喉通于肺，今肺胃为风热渊薮，自然咽喉作痛。大肠与胃相连续，与肺相表里，热盛则下移于肠而便泄。兼证虽繁，仍不越乎风温之本因。

疗法 清痰热以保肺，存津液以养胃。

处方 泡射干六分　苦桔梗一钱　淡片芩钱半　黑山栀三钱　前胡一钱　青连翘三钱　细木通五分　六一散三钱（包煎）　鲜石斛五钱　竹叶三十五片　白茅根一两（去心）　此三味煎汤代水。

效果 服二剂后，咳爽痰活，热减泄止，后以清肺汤收功。

廉按 风温之为病，其因有二：一为新感，一为伏气。此证属太阴伏热感风而发，故用肃肺养胃以奏效，继用清肺汤以收功，尚属伏气风温之轻证治法。

赏析 对于伏气实质之认识，一持“伏寒”说，此说缘于《黄帝内经》“冬伤于寒，春必病温”，注家大都倡此观点，历代医家从之者甚众。二持“伏火”说，辨识此证鲜明者如戴麟郊云“温热为伏火，与风寒之因大异”。先生直言“凡伏气温热，皆是伏火”。本案患者，冬季受寒，春季感风而发病，而致身热懊侬，咳嗽咽痛，微寒便泄，鼻衄耳聋，吐痰黄稠，此为风温伏邪。风温伏邪之治疗，当以清热化痰，滋阴润肺为先，后专滋养肺阴为调，以清肺汤收功。叶天士所谓："风温者，春月受风，其气已温。"风为天之阳气，温乃化热之邪，风温从上而入，上焦近肺，熏灼肺卫，发热，恶寒，口渴，自汗，头痛，咳嗽，甚至出现神昏、谵语等"逆传心包"之证候，"所谓种种变换情状，不外手三阴为病薮"。先生析之风温入肺，气不肯降，形寒内热，肺气不得舒转，治之宜微苦以清降，微辛以宣通，肺气得以宣通肃降，病自愈。

风温兼伏气化热案（内科）

张锡纯（住盐山西门内时寓天津）

病者 陈百生将军，年四十六岁，寓天津广东路。

病名 风温兼伏气化热。

原因 因有事乘京奉车北上，时当仲夏，归途受风，致成温热病。

证候 其得病之翌日，即延为诊视。起居如常，惟觉咽喉之间有热上冲，咳嗽吐痰，音微哑，周身似拘束酸软。

诊断 脉象浮而微滑，右关重按甚实，舌苔白色，知此证虽感风成温，而其热气之上冲咽喉，实有伏气化热内动也。

疗法 病在初起，热虽不剧，而伏气之发动，必继有大热在后，宜少用表药解肌，重用凉药清里，石膏在所必需也。然膏粱之人其身体倍自郑重，当此病之初起而遽投以石膏重剂，彼将疑而不肯服矣，斯不得不先为开清解之剂也。

处方 薄荷叶三钱　连翘三钱　蝉退二钱　知母六钱　玄参六钱　天花粉六钱　生甘草二钱　煎汤服。

效果 翌日复诊，言服药后，周身得微汗，而表里反大热，咳嗽音哑益甚。言之似甚恐惧。诊其脉洪大而实，左右皆然。愚曰：君欲速愈乎？能听我用药，甚非难事，但重用生石膏四两，加粳米三钱，煎汤四茶钟，分四次徐徐温饮下，尽剂必愈，此事我能保险也。陈君闻之，欣然听从。遂命人向药房购整块生石膏（药房预轧细者恐溷有煅石膏）一斤，自轧细，秤准四两，加粳米三钱，煮至米熟，取清汤四钟，先温服一钟，后两点钟服一次，果尽剂而愈。

廉按 温风为新感，叶天士所谓"温邪上受，首先犯肺"是也。伏气化热为伏热，张路玉所谓"凡病伤寒而成温，发于夏至以后者为热病"是也。

方用表里双解，周身得微汗，而诸证反益甚者，胃家燥热上蒸故也。故用重量生石膏清燥解热。妙在将石膏同粳米煎汤乘热饮之。俾石膏寒凉之性，随热汤发散之力，化为汗液，尽达于外，所以人欲发汗者，饮热茶不如饮热稀粥也。然必尽一斤而始愈，可见石膏为凉药中极纯良之品矣。

赏析 廉臣先生不愧为清末民初之医学大家，学识精湛，经验丰富。曾言："余则师事樊师开周，专从叶法。凡类于叶法者，靡不讲求而研究之。"可见先生对叶天士学说研究极其重视，独具深度和广度。伏气温热病治疗，先生言："实火者，宣发其雍滞以逐毒外出；虚热者，清补其气血以逐毒外出。上焦则透而逐之，中焦则疏而逐之，下焦则攻而逐之，总以速祛其毒火。速祛其毒火有出路而已。"可见先生对于风温热毒之治疗，总以清热解毒为要。其阅张锡纯医案，感慨万分，并将本案作为运用石膏经验的经典案例。先生极其推崇生石膏一药，谓拯危救急，非此不可，当循环急灌，以救生死。言石膏寒凉之性，随热汤发散之力，化为汗液，尽达于外，所以人欲发汗者，饮热茶不如饮热稀粥也。然必尽一斤而始愈，可见石膏为凉药中极纯良之品。

风温夹食案（内科）

钱苏斋（住苏州谢衙前）

病者 吴吉人，年四十九岁，住苏城赛儿巷。

病名 风温夹食。

原因 素体瘦弱，食积易停，温邪由口鼻吸入肺胃，与痰滞胶结而发。

证候 初起表热，一日即解，能食不大便，痰嗽气逆。病届五日，曾陡作胀闷，喘急欲绝，旋即平复。迄十一日晨，始行大便一次，登厕方毕，腹中疠痛不止，冷汗如雨，气促脉微，昏谵痰嘶，面色晦黯，呼号欲绝。自晨迄晚，连易五医，俱言不治，或仅书生脉散方以固其正。余审其龈腭间有糜腐，与之语神识尚清，中气未夺，按其腹并不拒，但言绕脐剧痛，矢气臭秽而极多，量其热度，止九十八度。

诊断 脉甚细弱，而舌苔焦黄垢腻厚浊，此温邪与痰滞交结，阻塞肠胃间欲下而不得下，故有此剧烈之腹痛也。冷汗频流，此痛汗非脱汗也。脉虽微细，身虽无热，其人阳气素弱，邪亦不甚，但积滞太多，非一下所能愈者。兹当舍脉从证，先与急下之剂，不可误认为正虚欲脱之证，致犯实实之戒，反致不救也。

疗法 下法宜用汤，汤之言荡也。惟痰热宿滞，皆胶黏之物，淤积既久而又多，非一下即能荡涤无余者。观其满口糜腐、矢气叠转，胃将败而生机未绝。攻下之中又宜相度缓急，分数次以行之。

处方 礞石滚痰丸七钱，包煎 焦六曲三钱 莱菔子三钱 广橘红一钱 海蛤粉四钱 陈胆星一钱 制半夏三钱 炒枳壳一钱 瓜蒌实六钱 光杏仁三钱 山楂炭三钱 芒硝一钱（冲）

又方 川连七分 楂炭三钱 枳实钱半 制半夏三钱 白杏仁三钱 乌药钱半 苏梗钱半 六曲三钱 槟榔钱半 全瓜蒌七钱 川郁金钱半 大腹绒钱半

三方 枳实导滞丸七钱（包煎） 广橘红一钱 制半夏三钱 莱菔子三钱 白杏仁三钱 苏子三钱 瓜蒌实五钱

效果 服第一方，下宿垢甚多，腹痛缓，自觉未畅，矢气尚多。与第二方，又解一次，痛止痰平，但自言腹中宿垢尚多。再服第三方，又畅下宿垢甚多，糜腐去而舌苔脱去大半，下露淡红新肉。乃用石斛等养胃法，调理旬余而痊。

廉按 风湿夹食，食积化火酿痰，数见不鲜。此案诊断既明，方亦稳健可法。

赏析 温热病夹食，临床多见。由于发病之初患者胃纳尚可，饮食不节，或在病前就暴饮暴食。至病中肠胃积热，气机郁闭而出现烦躁懊憹、呕逆吞酸嗳腐气、腹满痞闷之症，如不及时宣达消导，则郁热积滞无所疏泄，二邪相互为虐，进而“阳明燥结”，内闭而为神昏谵语发狂。本案患者素体瘦弱，食积易停，感受风温，痰湿胶着，未能及时宣达消导，郁而化热，日久风、痰、湿、火四邪相互为虐，而致腹中绞痛不止，冷汗如雨，气促脉微，昏谵痰嘶，面色晦暗。按“在胃宜消，在肠宜下”之原则，先以礞石滚痰丸攻之，再以枳实、半夏、莱菔子等辛开苦降，使隔间阳气宣达，如此则痰消火灭。

风温夹食案（内科）

胡剑华（住景德镇毕家同）

病者 汪瑞庭，年三十八岁，米厂机师，住景德镇。

病名 风温夹食。

原因 夏历八月，酷热异常，初受风热而不觉。于八月十七日傍晚赴筵，嗜酒狂饮，多食油腻，夜深回家，觉渴甚，食生莱菔一枚。迨东方将白之时，自觉右胁疼痛，发热恶风矣。

证候 头痛身热，自汗恶风，怕寒胁痛，先在右胁，继移左胁，背亦隐痛，渴嗜冷饮，咳剧心烦，痰浓而黏。

诊断 脉数而尺肤热，舌中间靠右边一条黄腻而润。合参脉证，断为太阴风温而兼食滞。此《内经》刺热篇所云："肺热病者，先淅然厥起毫毛，恶风寒，舌上黄，身热，热争则喘咳，痛走胸膺背，不得太息，头痛不堪，汗出恶寒"也。

疗法 凡太阴风温，先宜轻宣清解，故用连翘、片芩、蝉蜕、豆豉为君；因其肺有痰热，复投栀子、牛蒡、杏仁清肺行痰为臣；兼有积滞，故用蔻仁、厚朴、陈皮、莱菔子宽中行滞为佐；又有胁痛彻背，故以芍、甘、延胡和血止痛为使。

处方 净连翘钱半　淡豆豉二钱　牛蒡子二钱（炒）　莱菔子八分（炒）　甘草三分　淡黄芩钱半　焦栀子一钱　苦杏仁二钱　川厚朴八分　陈皮一钱　延胡索二钱　净蝉蜕一钱　白蔻仁六分（冲）　生白芍四钱

复方 净连翘钱半　苦桔梗一钱　焦栀子一钱　淡黄芩钱半　川贝二钱　苦杏仁三钱　白茅根五钱　生甘草三分　牛蒡子二钱（炒）　银花二钱　栝蒌仁四钱（杵）　蝉蜕壳七分　淡竹沥两瓢（冲）

效果 服初诊方四剂后，诸证皆减。惟咳痰甚难，非三四声不能咳出，其痰甚浓，色白带黄，每逢咳时，牵动左胁作痛，接复诊方三剂痊愈。

廉按 清解消导，自是正治，方亦从叶法脱化，诊断引经证医，足见学有根柢。

赏析 本案患者初受风热，又嗜酒食肥甘厚味，加生食莱菔而致外感风热，内生痰饮，故见头痛身热，自汗恶风，怕寒胁痛，渴嗜冷饮，咳剧心烦，痰浓而黏，此为风温夹湿者也。《黄帝内经》云"肺热病者，先淅然厥起毫毛，恶风寒，舌上黄，身热，热争则喘咳，痛走胸膺背，不得太息，头痛不堪，汗出而寒"，以清解消导之法，连翘、片芩、蝉蜕、豆豉轻宣清解，复又投栀子、牛蒡、杏仁清肺行痰，蔻仁、厚朴、陈皮、莱菔子宽中行滞，白芍、甘草、延胡索活血止痛，如此方可风止热退痰消。清代名医叶天士依据脾胃生理特性提出"脾宜升则健，胃宜降则和"，本案属太阴风温，病位在太阴，当以太阴喜好调理之，清解消导，自是正法，方亦脱化于叶法，诊断引经证医，足见学识渊博。

风温挟湿案（内科）

郑沛江（住湖州潘公桥）

病者 徐寡妇，年二十余岁，业农，住南通通兴镇西。

病名 风温挟湿。

原因 夫病瘵死，抑郁为怀，是其夙因。冬伤于寒，是其伏因。辛勤田野，加冒风雨，新感风湿，是其诱因。

证候 初起体热，咳嗽胸闷，身痛头疼，便泻口渴，不甚引饮。早经前医，历投凉解疏化等剂。嗣黄安仁先生介绍予诊，病已月余，神倦瞀瘛，口燥咽干，大便不行，溲赤而涩，月汛二期不至，奄奄待毙。

诊断 脉微欲绝，舌绛苔少。予断为真阴已亏，故脉微神倦。肝脉上巅，肝热，故头疼不减。舌绛者胃阴将亡也，苔少者胃气犹存也，咽干口燥者，伏寒化火、阴虚火旺也。眼目昏花、暗中见鬼谓之瞀，肝筋被灼、筋不得伸谓之瘛，火炽于上则瞀（目乃火之户），风淫于筋则瘛（肝主筋）。经云：诸热瞀瘛，皆属于火。又曰：诸风掉眩，皆属于肝。详审病机，其为水亏木旺也无疑。至于大便不行、天癸逾期，又是血虚液涸之症，小溲赤涩乃肝旺而失疏泄之职，幸而胃动知饥，客邪已去十分之八九，此则尚有生机也。

疗法 治以大队浓浊之阿胶、龟胶、鳖甲、生地，填阴补隙壮水制火为君，臣以平肝之白芍、牡蛎，佐以杏仁、麻仁通幽泻火，五味敛阴，使以甘草调养胃阴，犹恐不足，令药前吞生鸡卵一枚。

处方 生白芍三钱 陈阿胶钱半（烊冲） 龟胶钱半（烊冲） 大生地三钱 炒麻仁三钱 五味子一钱 生牡蛎三钱 粉甘草二钱 连心麦冬三钱 炙鳖甲四钱 甜杏仁三钱（去皮，杵）

效果 两剂而脉起，瘛止神清，苔生，便溺畅利，饮食稍进。惟四肢无力，不能起床，渐次调补，逾两月而汛至，体健而愈。

廉按 辨证详明，处方精切，从吴氏三甲复脉汤加减，潜镇摄纳，为治内虚暗风之正法，是得力于《温病条辨》者。

赏析 廉臣先生称“同一伏火，而湿火与燥火判然不同”。其论燥火，遵天士卫气营血之训，分实火、虚火二途。“实火从伏邪入血，血郁化火，火就燥而来”“虚燥从伏邪伤阴，阴虚生火，火就燥而成”，均属“有热而无寒”之邪。燥火“其邪必伏于血络”，《黄帝内经》所谓“内舍于营”是也。大凡肝络郁而相火劫液，液结化燥者，火盛则发于少阳胆经，风动则发于厥阴肝经；心络郁而君火烁阴，阴虚化燥者，上蒸则发于太阴肺经，下烁则发于少阴肾经，而无不累及阳明胃腑者，以胃主一身之津液也。该案详细论述伏气温病发病之病机变化，辨证施治之理论之旨归。患者平素抑郁为怀，又冬伤于寒，且新感风湿。不料前医只辨其标，投凉解疏化等剂，而致真阴亏损。郑沛江详审病机，认为水亏木旺，胃阴将亡，以吴氏三甲复脉汤加减，潜镇摄纳，收效颇显。

风热案（内科）

梁右斋（住玉山湖塘沿）

病者 刘源生之母陈氏，年五十一岁，住驷门前。

病名 风热。

原因 风热客于会厌，咽痛音哑。医以养阴清肺，咽痛愈而胸闭，畏寒而恶食。易医以温表主之，遂变发热肢痛。又易医以桂麻姜辛投之，又变淋漓气馁头晕。医又谓病变冬温，投以达原饮，遂变气促郑声（喊叫乱言为谵语，声细语重为郑声），耳鸣舌燥，诸医束手，告以不治。

证候 汗流如雨，雨若涂朱，举动气促，神昏耳鸣，交睫郑声，舌燥无津。

诊断 脉微而数，按之有神，根气尚在，犹可挽回于末路。

疗法 清淡平补，以生津养神为主。

处方 西洋参八分　辰茯神三钱　夜交藤三钱　鲜石斛四钱　白芍三钱　柏子仁二钱　女贞子钱半　生甘草八分　乌芝麻五钱（炒）　服五剂。

复诊 汗收气平，神宁卧静，面红退，舌津生。以前方加鳖甲、龟板各四钱，野台参五分，熟地四钱，服三十余剂。

效果 调养月余，身体方能复原。

廉按 杂药乱投，病随药变，幸其人根气尚坚，犹可挽回于末路，然亦侥幸之至矣。故病家择医，不可不慎之于始也。

赏析 详读本案，笔者感慨，刘母幸遇名医梁右斋，乃万幸之极，否则其性命必歹于庸医之手。患者初外感风热，客于会厌，咽痛音哑，当以疏风清热，驱除外邪治之，然医者却以养阴清热法治之，而致寒包火。再医不辨虚实寒热，竟以温法主之，后更以桂麻姜等辛辣之品医之，终致患者表证变里证，轻证变重证，气随津脱，热扰心神。久病不受补，先生清淡平补，生津养神，方用西洋参、石斛、女贞子、柏子仁等补气生津，茯神、夜交藤、芝麻等养心安神。待患者津液稍生时，再加鳖甲、龟板、台参、熟地等滋腻之品调养月余，方痊愈。

廉臣先生在此道出病始择医之重，实乃告诫医者首诊至要也。首诊用药不慎，误诊误治，一误千里。慎之，则能诊出机要，药到病除。

三阳风热证案（内科）

陈务斋（住梧州四方井街）

病者 吴兴，年三十岁左右，广西藤县。体壮。

病名 三阳风热证。

原因 劳心太甚，昼夜不能安眠，心神焦躁，火热渐升。诱因出巡，适值天气乍寒乍热，感受风邪。素因性直而刚，过于疲劳，往往肝气郁怒，久郁而火暴发。

证候 起则头目疼痛，肢体困倦，肢表麻木挛急，骨节疼痛，寒热往来，目赤唇焦，渴饮呕逆，呻吟不息。继则全体大热，昼夜不休，鼻干口燥，气逆喘急，口苦耳聋，形容憔黑，谵语昏狂，危殆异常。

诊断 左则浮洪弦数，右则浮滑数，六脉有力而实。脉证合参，风热证也。奈阅前医之方，以温散治风之药，愈服则风愈生、火愈盛，而病岂不危乎。今所幸者，脉尚未脱，谅能救治。

疗法 汤剂用疏风羚犀钩藤汤。取莲心、玉竹、羚羊、磨犀清心肝郁热柔润熄风为君，钩藤、柴胡、蝉退、木瓜解表和里舒筋活络为臣，石膏、知母、胆草、粉葛平阳明胃热润燥生津为佐，木通、皂角利水化痰通关开窍为使。二服则燥热已减，谵语已除，人事醒而不昏，肢表不挛。惟头部仍痛，体中发热，诊脉浮洪已除，只见弦数。又用平阳退热汤，取其清心肝而平君相，疏表和里，清热解肌，生津平胃。连数服，热退体和，头痛已除，渴饮亦止。惟腹满大便燥结十日不行，诊脉数而有力。又用大承气汤，推荡大肠去郁热。连三服，得下十余次，腹中不满，略能进食。惟四肢重倦无力，步履困难。又用荣筋逐湿汤，取其活血荣筋，宣通筋络，清热去湿。连数服，则肢不倦。惟元气太弱，语言艰涩，诊脉已弱无力。又用参芪宁神汤，取其补气生津，清心宁神，运脾健胃，滋阴去湿。

处方 疏风羚犀钩藤汤方

羚羊角钱半 磨犀尖二钱 钩藤勾五钱 生石膏五钱 莲子心五钱 川柴胡一钱 明玉竹三钱 生葛根一钱 川木瓜三钱 蝉退钱半 肥知母四钱 牙皂角一钱 龙胆草二钱 汉木通钱半 煎服

次方 平阳退热汤方

生石膏五钱 钗石斛三钱 知母四钱 胆草二钱 川萆薢三钱 羚羊角一钱 莲子心四钱 丝瓜络三钱 木通钱半 青蒿三钱 煎服。

三方 大承气汤方

川厚朴三钱 川枳实四钱 生大黄四钱 元明粉三钱 煎服。

四方 荣筋逐湿汤方

川木瓜三钱 桑寄生五钱 威灵仙二钱 川黄柏三钱 生土薏六钱 归身钱半 云茯苓三钱 丝瓜络三钱 生牛膝三钱 防己二钱 嫩桑枝六钱 煎服。

五方 参芪宁神汤方

花旗参三钱 生白芍三钱 破麦冬四钱 淮山药三钱 开莲米四钱 薏苡五钱 酸枣仁二钱 云茯神四钱 川杜仲二钱 正龟胶一钱 炙黄芪二钱 煎服。

效果 十日燥平渴止，谵语已除，人事已醒，热退体和。二十日食量大进，三十日元气已复，精神壮健。

廉按 此肝络伏热，因感外风，从阳明而外溃，故一发即热盛风动，病势剧烈，非犀羚白虎汤加减不足以杀其势，大承气汤不足以芟其根，善后二方，亦有力量，故能效如桴鼓。惟方中柴葛，劫肝阴而伤胃汁，究宜慎用。

赏析 先生指出新感与伏气之本质区别在于“新感温热，邪从上受，必先有气分陷入血分，里证皆有表证侵入于内也；伏气温病，邪从里发，必先由血分转入气分，表证皆里证浮越于外也”，并称“肝胆为发温之源，阳明为成温之薮”，此乃伏气温病之特点。该患者素性刚直，过于疲劳，肝气郁怒，又感受风邪，而成顽疾。何谓三阳？太阳表，阳明里，少阳肝胆者也。治疗本病亦当三阳同理，逐一治之。方用羚角钩藤汤熄风止痉，是少阳肝胆经，再平阳退热，后因阳明腑实而大承气汤通腑下泄此阳明者也；后以活血荣筋，宣通筋络，清热去湿之荣筋逐湿汤，再用参芪宁神。全方分而治之，因时度势，清、消、下、补等方法灵活用，堪称后学者之典范。

风热咳血案（内科）

韩绪臣（住镇江薛家巷）

病者 李镜湖，年三十六岁，学界，扬州人。

病名 风热咳血。

原因 初因感风，舍肺咳嗽，自以为操劳过度，妄食滋补，风从热化，肺络乃伤。

证候 咳声不扬，颧红气促，右胁隐痛，痰中夹血。

诊断 脉浮而芤，左胜于右。盖肺居高部，乃一身行气之司令脏也，处气交之中，最有直接关系，六淫之侵，易于感触，故伤于风者，上先受之。风舍肺腧则咳，若能节饮食、慎起居，风散则咳自已。妄食滋补，助痰遏风，风居肺络，久而酿热，气道为痰所壅，则咳声不扬，风热因郁难伸，则痰中夹血，气壮之人，肺痈因此，气虚之辈，肺痿由来，右胁隐痛者，乃气痹不宣也。所服之方，罔不从虚论治，徒然塞气生痰，吾所不取也。

疗法 轻清透达，理气活痰，君以旋覆、杷叶、桑菊，清肺络以开肺痹，佐以橘皮络、川贝、郁金、莱菔子，开其痰结，丝瓜络、金橘皮、新绛之属，清营理郁，兼能化瘀。

处方 旋覆花一钱（布包） 枇杷叶三钱（去毛） 冬桑叶三钱 杭菊花钱半 橘皮、络各一钱半 川贝母三钱 广郁金钱半 莱菔子钱半 丝瓜络三钱 金橘皮一钱 新绛屑一钱

效果 日服一剂，别无加减，约半月，咳畅痰豁，血止气舒而愈。

廉按 清肺通络，顺气豁痰，不专止血而血自止，为治咳血之巧法，学者宜注意之。

赏析 患者初感风邪，舍肺咳嗽，后又误以过劳，乱食滋补之品，而使风从热化，肺络损伤，而致咳声不扬，颧红气促，右胁隐痛，痰中夹血。该为风热证。风为阳邪，其性数变，肺为华盖之脏，伤于风者，上先受之。风热袭肺，肺失清肃，故咳嗽，热邪煎津为痰，痰阻气道，故咳声不扬；肺阴亏耗，伤及血络，故痰中带血。在此先生道出肺部病变传变规律：盖肺居高部，乃一身行气之司令脏也，处气交之中，最有直接关系，六淫之侵，易于感触，故伤于风者，上先受之。风舍肺腧则咳，若能节饮食、慎起居，风散则咳自已。妄食滋补，助痰遏风，风居肺络，久而酿热，气道为痰所

壅，则咳声不扬，风热因郁难伸，则痰中夹血，气壮之人，肺痈因此，气虚之辈，肺痿由来，右胁隐痛者，乃气痹不宣也。风热咳血，治以轻清透达，理气化痰。方以旋覆花、枇杷叶、桑叶、菊花，清肺络以开肺痹，佐以橘皮络、川贝、郁金、莱菔子开其痰结。廉臣先生提示，咳血之法，不能仅仅止血，要究其病因，追根溯源，不能独见血而止血。

风热夹痰案（内科）

梁右斋（住玉山湖塘沿）

病者 朱永兴之幼子，二岁，住社稷坛。

病名 风热夹痰。

原因 客腊发现痰病，三月有余。前医屡以搜风化痰，燥热温中，愈服愈重，奄奄一息。

证候 满面青筋扛起，遍身瘦如鸡骨，喉间痰声漉漉，气喘汗出，十指黑筋扛起，时有寒热口渴，大便泄青色水粪，溺涩赤短，惟瞳神灵活。

诊断 纹紫脉数，青筋扛起，大便泻青，此厥阴经风热为病。

疗法 以辛凉清风，润燥豁痰。

处方 冬桑叶八分　双钩藤钱半　丝瓜络钱半　栝蒌仁钱半　嫩桑枝一钱　白池菊一钱　淡竹茹钱半　川贝母八分　枇杷露、旋覆露合成一两，分冲

效果 一剂知，二剂痰热均减，至四剂病若失。

廉按 风热夹痰，最易激动肝风，上冲神经，陡变状如惊痫。似此辛凉熄风、清润涤痰，处方轻灵可喜，方中如再加羚角，犹为着力。

赏析 患者两岁幼儿，脏腑娇嫩，发病迅速，易虚易实，易寒易热，易生传变。患者痰病三月有余，前医又屡以搜风化痰、燥热温中之品治之。燥热伤津，炼津为痰，痰热互结，故致病情加重，壮热食气，痰热伤津，机体失于濡养，故患儿体瘦如鸡骨，喉间痰声漉漉，气喘汗出，十指黑筋突起，时有寒热口渴，大便泄青色水粪，此乃厥阴肝经风热病，当以辛凉清风，润燥豁痰，方中以桑叶、菊花辛凉疏泄，川贝母、淡竹茹清热化痰，枇杷露、旋覆露、栝楼仁宽胸宣肺，降气化痰，丝瓜络祛风化痰，诸药合用，共奏辛凉熄风，清润祛痰之效。小儿惊痫可见小儿神气怯弱，突受惊吓，惊

则气乱，以致心无所倚，神无所归，血无所统，故出现一时性惊厥；心气受损，精神失守，虑无所定，则频繁惊惕；肝主疏泄，调畅情志，主筋脉，肝属木合于青色，心神紊乱累及肝之疏泄、调畅，故症现惊惕抽搐，面呈青色，大便色青，指纹青紫；心主血脉，推行血液，心气紊乱，而至脉象数乱。

风热夹积案（儿科）

梁右斋（住玉山湖塘沿）

病者 李爿仔之子，半岁，住小西门内陈氏祠堂。

病名 风热夹积。

原因 七月初旬，患积热泻数次，粪如泡成蛋花。医治以藿香、苍术、桔梗、葛根等药，泻未止而增口渴。易医又以川朴、法半夏等温燥药治，至十四夜，脑陷肢冷而转重。

证候 面青白，目上窜，口渴，舌苔微黄，神迷倦卧，气逆肢厥，溲长频频。

诊断 气逆口渴溲长，肺有热也，面青肢厥，肝经风热甚炽也。幸指纹未射甲，虽危尚可挽救。

疗法 顺气清肺，涤热平肝为主。

处方 北沙参二钱　原麦冬一钱　海蛤粉一钱　片芩一钱知母钱半　杭白芍钱半　生甘草六分　石决明三钱　全枯蒌一钱（杵）

外针少商穴三呼。

复诊 据述夜半十句钟，手足温而神苏。惟气促便溏，形瘦神弱。急以提补平剂消息之。

复方 东洋参六分　炒麦冬五分　生玉竹八分　抱木茯神一钱　杭白芍八分（炒）　炒扁豆八分　炒糯米一撮　服五剂。

效果 经两星期调补而痊。

按 凡春末及夏秋之间，小儿患烧热泄泻，粪如泡成蛋花，或如菜绿色，泄出直射甚远，粪门焮红，指纹细淡红沉滞，腹痛呕吵，四肢逆冷，甚至目窜倦卧，气逆痰壅，均属太阴阳明，燥病居多。或兼暑风。初起治法，宜清凉兼微辛微苦之药。若热稍减，而舌苔淡薄，速宜清淡滋养之品，调补肺脾津液。若舌黄腻燥黑，急宜调胃承气汤下之以救津液为要。穆十数年来，试验准确，毫无疑义，兹录初起及善后大法于下，就有道而正之。

廉按 婴儿风热夹积，患者最多，病亦善变，全在医者随机策应，对证发药，未可以一定之成法执而不化也。此案方法及案后按语，特其临证一得之见识耳。

赏析 本病案当辨证为湿热泄泻，长夏多湿，故外感泄泻以夏秋多见，其中又以湿热泻最常见。病初按风寒泻使用辛温燥药误治，加之泄泻伤阴，致气阴两伤，如叶天士在《临证指南医案·泄泻》所述，久患泄泻"阳明胃土已虚，厥阴肝风振动"，而出现面青目窜，气逆肢厥。治拟清热化湿，平肝止泻。湿热腹泻病初起，宜清凉兼微辛微苦之药；若热稍减，而舌苔淡薄，宜清淡滋养之品，调补肺脾津液；若舌黄腻燥黑，急宜调胃承气汤下之以救津液为要。在此亦告知后人，舌苔在辨识津伤中之价值。本案明示后人，小儿泄泻善变，易伤津伤阴，医者应随机应变，对证用药。

风湿案（内科）

何拯华（绍兴同善局）

病者 余瑞林，年三十七岁，业商，住绍兴城之咸欢河沿。

病名 风湿。

原因 素体阳虚，肥胖多湿。春夏之交，淫雨缠绵，适感冷风而发病。

证候 头痛恶风，寒热身重，肌肉烦疼，肢冷溺涩。

诊断 脉弦而迟，舌苔白腻兼黑。此风湿相搏之候，其湿胜于风者，盖阳虚则湿胜矣。

疗法 汗利兼行以和解之，用桂枝附子汤辛甘发散为君，五苓散辛淡渗泄为佐，仿仲景徐徐微汗例，以徐则风湿俱去，骤则风去湿不去耳。

处方 川桂枝一钱　云茯苓六钱　泗安苍术一钱　清炙甘草四分　淡附片八分　福泽泻钱半　酒炒秦艽钱半　鲜生姜一钱　红枣二枚

效果 一剂微微汗出而痛除，再剂肢温不恶风，寒热亦往。继用平胃散加木香、砂仁，温调中气而痊。

廉按 春夏之交，淫雨缠绵，病如伤寒者，多风湿证。临证时当别其风胜湿胜，辨其阴虚阳虚，庶免颟顸误人之弊。病既阳虚湿胜，仲景徐徐微汗，真治风湿之金针，此案殆得长沙之薪传欤。

赏析 “肥人多痰多湿。”“百病兼痰。”《景岳全书》云：“痰即人之津液，无非水谷所化，但化得其正，则形体强，营卫充；若化失其正，则脏腑病，津液败，而气血即成痰浊。”患者居潮之地边，素体阳虚，体胖多湿，适逢春夏之交，淫雨绵绵，再外感风寒，风寒湿交杂而至，发热身重，肌肉烦痛等。风为阳邪，其性疏泄，寒性收引，故见头痛恶风；湿为阴邪，其性黏滞，风湿相搏，痹阻肌肉关节，而致肢冷肌肉烦痛。治以发汗解表，淡渗利湿。医家以桂枝、附子汤辛甘发散，五苓散淡渗利湿，如此风去湿化。因脾胃为生痰之源，继用平胃散加减温中调气而愈。先生告知我辈，临证施治当辨风胜或湿胜，辨其阴虚或阳虚，如此，方可不误人性命。仲景徐徐微汗，实乃治疗风湿之金针。

风湿案（内科）

严绍岐（住绍兴昌安官塘桥）

病者 施小毛，年二十余岁，业商，住绍兴昌安门外侧水牌。

病名 风湿。

原因 素体阴虚多火，先冒春雨，继感温风而发病。

证候 初起寒热头疼，关节串痛。继即遍身微肿，渴不引饮，便溏如酱，溺短赤热。

诊断 脉右弦缓，左关尺微数，舌苔虽黄，黄而带腻。证虽风湿两感，而湿已从热化也。

疗法 先用七味葱白汤，辛淡法以通络祛风，使风湿从微汗而解；次用木防己汤加减，辛凉淡法以利湿泄热，使已从热化之湿从小便排泄；三用五叶芦根汤，清芬甘凉，醒胃生津，以清余热。

处方 青防风一钱　苏叶嫩枝钱半　生姜皮一钱　淡香豉三钱　左秦艽钱半　络石藤三钱　鲜葱白四枚　嫩桑枝一两

次方 木防己钱半　丝通草钱半　生苡仁四钱　青松针三钱　桂枝木七分　拌飞滑石三钱（包煎）　丝瓜络三钱　嫩桑枝一两

三方 冬桑叶二钱　淡竹叶二钱　炒黄鲜枇杷叶五钱（去毛抽筋）　建兰叶三钱　生侧柏叶二钱　去皮鲜茅根一两

效果 服一方两剂，微微汗出而恶寒除，头疼减；服次方两剂而溺利热退，身痛微肿均瘥；服三方胃气大动而停药。

廉按 同一风湿，有风寒挟湿者，有风温挟湿者，外因之感受不同，内因之体质亦异，而处方选药，当然各殊。此案三方，清灵熨帖，多从叶氏方法脱化而来。

赏析 医家主张寒温一统，以六经辨时病。先生依据“吾绍地居卑湿”，且天时温暖等地理人情，认为疾病中时病多于杂病，以时病论，伏气多于新感。时病中夹湿者、寒包火者居多，故其辨证重湿与伏气，而不拘泥于经方、时方之定论，施治主芳淡渗以清透之“绍派伤寒”特色。该案患者施某，素体阴虚，先冒春雨，再感风温，风湿夹杂，上犯于头，故见寒热头疼，舌苔黄腻。治以祛风除湿清热为法则，先用七味葱白汤通络祛风，再用木防己汤利湿泄热，继用五叶茅根汤醒胃生津。先生称“本案三方，清灵熨帖，多从叶氏方法脱化而来”。

风湿相搏案（内科）

施瑞麟（住兰溪东门外孝子牌坊）

病者 章桂林，年廿二岁，住兰溪北乡前陈庄。

病名 风湿相搏。

原因 今岁八月下旬，受兵灾，心甚惶恐，逃避于山林，冒风淋雨，夜卧于山林而成此证。

证候 手脚缝肢节肿痛，不能转侧，卧于床褥月余，痛楚难忍，不呕不渴，饮食少进。

诊断 脉浮而迟滞，舌苔白滑。脉证合参，此风湿相搏之证也。经云：“风则痛，湿则肿。”《伤寒论》云：“风湿相搏，身体烦疼，不能自转侧，不呕不渴，脉浮虚而涩者，桂枝加附子汤主之。若其人大便坚、小便自利者，去桂枝加白术汤主之。”余仿其法，先用小续命汤加灵仙、西藏红花之类，用酒冲服，连服三剂，未见获效。又用疏风通经活血之剂，诀云，治风先治血，血行风自灭。服三四剂，而身体稍能转动，痛亦稍止。

疗法 用当归、生地、红花活血养血为君，用海风藤、伸筋草、川续断、桂枝、五加皮通其筋络为臣，用羌独活、西秦艽、桑寄生、钻地风、千年健治风为佐，用白术、茯苓利湿为使，加广木香以行其气，加酒以和其血，然行血必须行气，经云，血居于先，气推于后，使血气流通而病自愈。

处方 白当归四钱　大生地二钱　西藏红花八钱　海风藤钱半　伸筋草钱

半　羌独活各钱半　千年健钱半　桑寄生钱半　钻地风钱半　生白术二钱　浙茯苓二钱　川桂枝八分　川续断钱半　西秦艽二钱　宣木瓜二钱　广木香八分

加好酒冲服，服八九剂。

效果　旬余稍能运动，月余而能行步。至四十余日，其肿已消，其通已止而病愈矣。

廉按　活血祛风，舒筋通络，此等证用药，不过如是。

赏析　绍派伤寒学家依据"吾绍地居卑湿"之地理特点，从实践中体会到，患时病者每多挟湿，故辨证重湿，施治主化湿，与效法仲景而习惯于辛温中佐以甘润之北方伤寒学派显然有异。医家言："吾绍地居卑湿，天时温暖，人多喜饮茶酒，恣食瓜果，素禀阳旺者，胃湿恒多，素体阴盛者，脾湿亦不少。一逢夏秋之间，日间受暑，夜间贪凉，故人病伤寒兼湿为独多。"该患者章某，外感风湿，手脚缝肢节肿痛，不能转侧，卧于床褥月余，痛楚难忍，不呕不渴，饮食少进。风与湿痹阻经络，流窜关节，则肢体关节游走性肿痛。治风先治血，血行风自灭，治以活血养血、疏风通络、行气利湿，细加调养，方能药到病除。该病案为治疗风湿病之典范，治法方药乃称经典。

风湿夹痰案（内科）

袁桂生（住镇江京口）

病者　邹允坤，年二十八岁。

病名　风湿夹痰。

原因　因夏间冒雨赶路，感受风湿，遂病腹胀腿肿，下及两脚。初在上海某医院医治，服泻药不效。九月来镇江，延予诊治。

证候　发热胸闷，腹胀不舒，溲赤。

诊断　脉象软滑，舌苔黄腻。盖湿热蕴伏，兼有痰滞。

疗法　用半夏泻心汤、小柴胡汤、小陷胸汤合方，化痰滞以清湿热。

处方　仙半夏三钱　小川连一钱　黄芩钱半　川柴胡一钱　栝楼仁四钱（杵）　淡干姜六分

次诊　热退胸宽。惟遍身关节作痛，因于清利湿热方中，加散风药以治其痛。

次方　赤茯苓三钱　焦山栀三钱　猪苓二钱　泽泻二钱　广皮红一钱

西茵陈三钱　羌活八钱　秦艽钱半　川牛膝三钱　嫩桑枝两尺（切寸）

三诊　此药服后，次日忽大喘不止。速予往诊，视之果喘息不宁，精神疲惫，不能起坐。诊其脉，两手俱细弱无神，舌色亦转光而无苔，面色黄淡。盖病退而元气大虚欲脱矣，议急急益气敛神以固脱。

三方　潞党参三钱　西洋参三钱　大熟地四钱　枸杞子三钱　胡桃肉三钱　炙黄芪三钱　五味子五分　淡干姜八分　炙甘草五分

四诊　明日其伴某君复来延诊。谓予曰，先生真神人也。昨药服后，喘息即止，而神气亦宁，安睡一夜。予遂偕往观之，果安静如平人，但起坐时仍觉喘促，因嘱以原方再服一剂。

五诊　此药服后，喘则定矣，而腹忽胀大如怀孕之妇人，大小便不通，乃以资生丸方加减，改作煎剂。

五方　潞党参三钱　炒白术三钱　云茯苓三钱　炙甘草六钱　广藿香一钱　生薏苡三钱　炒扁豆三钱　怀山药四钱　湘莲肉七颗　广橘红一钱　南芡实四钱　南山楂二钱　六神曲二钱　炒蔻仁一钱　炒麦芽钱半　桔梗一钱　福泽泻二钱　广木香八分　橙皮一钱

效果　一服而胀松，接服五剂，胀全消，每餐能进饭一碗余，并能起立行走，但觉腿脚酸痛无力而已。其时该舰奉调急欲赴宁，乃于前方去山楂、神曲，加炒熟地炭、牛膝、杜仲等药，以与之而行。

说明　大凡虚实复杂之病，其中必多转变，医家当随其机而应付之，曲折变化，一如其病，苟稍执滞，其不复败者几希。虽然，此岂可与浅人道哉。

廉按　风湿夹痰，虚实杂糅，故以认证为先，对证发药，或化痰滞以清湿热，或利湿热兼散风邪，或益气敛神以固脱，或调中益气以宽胀，皆因病以定方，不执方以治病，随机策应，故能默收敏效，未可以寻常风湿例视也。

赏析　本案患者，夏间冒雨感受风湿，拖延至九月，方延袁医诊治。湿郁而化火，煎津为痰，故见脉象软滑，舌苔黄腻，盖湿热蕴伏，兼有痰滞，治疗以清热化痰，开胸散结，方用夏、连、芩、柴、栝、姜，如此热退胸宽。因关节作痛，治以清热利湿，疏风散邪；后因病退元气大伤而成喘，再益气敛神而固脱；再因二便不通而调中益气。综观该病案，风湿夹痰，虚实交杂，乃临床疑难重证。绍派治外感证以祛邪为首务，俞根初曰："病去则虚者亦生，病留则实者亦死，虽在气血素虚者，既受邪气，如酷暑严寒，即为虚中挟实，但清其暑散其寒以去邪，邪去则正自安。"何秀山也说："凡治伤寒，必先去病，病去则虚者亦生，病留则实者亦死，不拘风寒暑湿温热疫疠，总以逐邪为功。"

风湿飧泄案（内科）

尹矩山（住济南西小王府）

病者 徐鉴秋，年近五旬，业农商，嗜烟，住山东平阴县河北牛角店。

病名 风湿飧泄。

原因 素呼雅片，眠食无节，秋初夜间乘凉庭中，忽闻邻有盗警，狂奔村外，匿田禾中，因感风湿，患泄泻不止。

证候 面黄瘦黧黑，飧泄数月，医治罔救。药甫入口，旋即泻出，夜稍闭目，则遗矢满床，因之四肢疲乏，腰膝酸痛，形衰气短，目花耳鸣，种种败象毕露。

诊断 脉两寸虚大微数，两关浮弦而空，尺细弱无力。脉证合参，此飧泄日久，脾肾两虚之候也。前医不求病因，不论体质，始用克伐分利之药，继以温燥蛮补之剂，久之脾土愈衰，肾水亦竭。幸而两尺脉弱而不小，手足尚温，头面无虚汗之发，胃中尚容谷少许。《内经》论疾诊尺篇云："飧泄脉小者，手足寒难已。"兹据各现象观之，尚不难治。

疗法 因用莲子、芡实、山药、人参，甘淡之品以补脾气为君，且莲子、芡实皆生水中，性涩不燥，补脾而不伤肾；更以补骨脂、菟丝子、巴戟、覆盆、五味等酸甘微辛者，化阴以补肾阳为臣；牛膝、木瓜、山萸肉皆舒肝之品，可以为佐；再加升阳祛风药如升麻、柴胡、羌独活，均以为使；大剂浓煎，调赤石脂末，顿服。

处方 莲子肉三钱　南芡实三钱　淮山药二钱（炒）　人参钱半　补骨脂二钱　巴戟天二钱（去心）　菟丝子二钱（制）　五味子三十粒　覆盆子一钱　川牛膝一钱　宣木瓜钱半　山萸肉钱半　升麻五分　川柴胡一钱　羌独活各八分　外用赤石脂二钱，煅为末，调服。

效果 服二三剂泄止，余证亦减，惟觉稍闷。后于原方内去升、柴、羌独活、赤石脂，加陈皮一钱、广木香三分，服四五剂，旬日痊愈。

廉按 飧泄原属于风，风木一盛，土必受戕，脾气因而下陷，升补之法，正宜用也，惟牛膝、羌独宜删。

赏析 中土不足，土不生金，致肺金不足，脾肺气虚，运化失职，宣肃无力，大便不调。脾胃虚弱，肺气失调，津液不能正常输布，则聚而为湿，凝而为痰。痰湿内贮于肺，肺之宣肃功能失常，亦可下流大肠，蕴于大肠，导致大肠不固，出现泻痢之证。患者外感风湿，泄泻不止，又经误治，则病入膏肓，症见面黄瘦黧黑，药甫入口，旋即泄出，夜稍闭目，则遗矢满床，因之四肢疲乏，腰膝酸痛，形衰气短，目花耳鸣，此乃风湿泄泻证。虚不受补，故以补脾气益肾，佐以舒肝之品，加祛风之药，如此方能虚可补，邪可去，标本兼治之。患者因脾气下陷，故用升补之法。先生称应去牛膝、羌独三药，也恐其在此影响升补之功。按现代医学来看，此乃急性胃肠炎，久未愈形成慢性，长期呕吐腹泻，一派脱水之象，临床遇此证可借鉴之。

风湿脚气夹肾虚案（内科）

李伯鸿（住汕头仁安里）

病者 黄谷生，年三十二岁，新闻界，住汕头。

病名 风湿脚气夹肾虚。

原因 日则政务劳形，兼奔走各机关以访查新闻，夜则撰稿劳心，加之花酒应酬，辄夜深始归，如斧伐枯树。由是思伤脾，色伤肾，脾肾气虚，风湿因而乘虚入经络，下袭两足而发病。

证候 两足肿痛，行履不能，日夜呻吟痛苦，食入即呕，卧病月余，职务催迫，更觉心闷气促。

诊断 脉左尺滑而细数，右尺浮而涩弱。脉证合参，浮为风，滑为湿，风湿中于下肢，脉细数涩弱，肾气更亏于内，外形所以发为脚气证也。况事罢带疲入房，内交外困，心肾两劳，竭泽而渔，难供需索，精髓消铄，血不荣筋，足焉有不痠痛者哉。

疗法 先以加减三痹汤，去风湿而止痛，继用加减六味以补肾，外治以野葛膏，更用龟桑胶，以荣血而淘汰花酒余积。

处方 潞党参三钱　赤茯苓四钱　炙甘草二钱　制首乌六钱　鲜石斛六钱　鲜生地四钱　川杜仲二钱　川牛膝三钱　续断三钱　左秦艽二钱　川桂枝二钱　独活二钱　花槟榔三钱

次方 山萸肉三钱　肉苁蓉三钱　巴戟天三钱　丹皮二钱　泽泻二钱　云茯苓四钱　大生地四钱　淮山药四钱　羌活三钱　鲜石斛六钱　制首乌四钱　川牛膝三钱　千年健三钱　走马胎三钱

三方 嫩桑枝一斤　生乌龟两只（重约一斤）　宣木瓜四两川牛膝一两

效果 后赠余匾，其跋云：丙戌秋，余患脚气，跬步不行，而身兼政界报界，不能久病不出。急延西医治，不效，复延中医治，又不效，床笫呻吟月余，苦难言状。先生到诊，施以内外兼治术，是夕获安枕卧，越两旬而痊愈云云。

廉按 探源叙证，明辨以晰，处方选药，精切又新，真治内伤肾虚外感脚气之佳案也。

赏析 肾藏精，人之生殖与肾密切相关。《素问·上古天真论》谓："女子七岁，肾气盛，齿更发长，二七而天癸至，任脉通，太冲脉盛，月事以时下，……丈夫八岁，肾气实，发长齿更，二八，肾气盛，天癸至，精气溢泻，阴阳和，故能有子……"随着年龄增长，后天失养，肾精之消耗越来越严重，倘若不懂节俭，强力使内，色欲过度，肾精失养，肾气不衡，则病风湿脚气之类也。

患者日间劳心劳力，思虑伤脾，夜间花天酒地，色酒伤肾，再感风湿，乘虚入络，下袭两足。首方健脾利湿，祛风止痛，方用参、苓、草健脾益气，艽、桂、槟榔祛风除湿，生地、杜仲、牛膝、续断、独活补肾壮骨，全方祛风湿止痛；待邪去后再予以滋补之品六味地黄汤补肾壮水，先去邪，再补虚，避免闭门留寇；再以野葛膏，龟桑胶细细调养而痊愈。先生高度评价该案"真治内伤肾虚外感脚气之佳案也"。

风寒洞泄案（内科）

萧惠俦（住赣县洪成巷）

病者 钟曾氏，年五十七岁，体强，住赣县。

病名 风寒洞泄。

原因 平素体强，春间小受感冒，不耐服药。越旬余，病变溏泄，缠绵至于秋初。

证候 气亏色白，瞑卧小安，匙水下咽，须臾泄去，泄时必欠而呕，呕则晕。

诊断 脉沉细如蛛丝，或有或无，脉证合参，此为洞泄转变之证。然审其所因，则自肝邪始。盖所受感冒，正《内经》所云："以春甲乙伤于风者为肝风。"未经疏散，乘其不胜，袭入仓廪而为殃。故经又云："久风入中，则为肠风飧泄。"乃纠缠日久，中焦无汁变化，血日以衰，气无所附，中因不守而病变。医又以枳朴等触犯虚虚，累及肾气，致使幽阑洞辟，将肠胃素所积蓄，尽数掀空。兹所幸者，宁卧尚有时间，足征其禀赋丰厚，二气未肯遽离。不然年老久病之躯，一经呕泄，立即打破昆仑，尚何有救药之余地乎，因是断为可治。

疗法 用参、术、苓、草补虚升提为君；然肝主疏泄，不敛戢，肝风病根终莫能去，因用萸、梅治肝以为臣；加入木瓜、五味子、白芍等收摄脾胃肾耗散之气以为佐；合和浓煎，调二石之末，以止下焦之脱而为使。一昼夜宜尽二剂，少少与之，频频卧服。盖病势已造其极，缓则难以图功，少则不至顿下，频则药力无间，卧则药可少留。

处方 高丽参三钱　漂于术三钱　白茯苓三钱　炙甘草二钱　乌梅三枚　山茱萸二钱　宣木瓜二钱　五味子二钱　杭白芍二钱　赤石脂末三钱　禹余粮末三钱

又方 生台党四钱　漂于术三钱　明附片三钱

效果 次日即能出厅理事，就诊脉亦转，诸证悉退，饮食略进。遂定第二方，嘱其多服莫间。

廉按 久泻伤脾，自当以补摄为主，此案方法，更见周到。

赏析 脾司中气，主运化，主升清，恶湿，主统血，主肌肉。主四肢，开窍于口舌，其华在唇，后天之本，与胃为表里，与心肺相生，与肝肾相克。固肠止泻用药：寒泻如煨姜、益智仁、肉果；热泻如黄连、白头翁、秦皮；久泻如禹余粮、赤石脂、诃子、石榴皮。禹余粮能涩肠止血，多用于治疗泄泻、带下及出血等症。禹余粮始载于《神农本草经》，被列为上品。《伤寒论》中记载“汗家，重发汗，必恍惚心乱，小便已阴疼，与禹余粮丸。”“伤寒服汤药，下利不止，心下痞硬。服泻心汤已，复以他药下之，利不止，医以理中与之，利益甚。理中者，理中焦，此利在下焦，赤石脂禹余粮汤主之。复不止者，当利其小便。”患者春受风寒，又因误诊，大便溏泄，缠绵至于秋。脾胃极弱，气血亏虚，脾胃为后天之本，治以四君子汤补虚升提，山茱萸、乌梅疏肝养血，木瓜、五味子、白芍收敛耗散之气，此乃固本培元。先生曰“久泄伤脾，自当以补摄为主”，以参、术、附而收功！

风痹案（内科）

杨华亭（住牟平养马岛杨家庄）

病者 杨占亭，年五十八岁，山东牟平县养马岛之社长，住中原村。

病名 风痹。

原因 前清武生，因挽弓两臂用力太过，曾受重伤，幸少年时血气方刚，调治而愈。至上年十月十二日，风雪在地，被石滑倒，当即起立，皮肉未伤，初尚未觉。

证候 第二日晨起时，稍觉两臂微痛，至五六日，忽而肩背疼痛，忽而手足不能屈伸，忽而项强不得回顾，从此日重一日，百药无灵。

诊断 本年四月六日，召予诊之。脉左右手寸关弦紧而实，上溢出寸，两尺稍缓，惟左手肝部弦紧带急。脉证合参，此为风痹。《内经》痹论曰："痹之安生？曰，风寒湿三气杂至，合而为痹也。其风气胜者为行痹，寒气胜者为痛痹，湿气胜者为著痹。"寿夭刚柔论曰："病在阳者名曰风，病在阴者名曰痹，阴阳俱病，名曰风痹。"此风寒乘虚入于经络之中，当年老时，气血俱衰，气衰无以行血，血衰无以养筋，又兼少年用力太过，至老而发作也。所幸者脏腑未病，饮食如初。脉弦紧而实，弦则主风，紧则主寒，弦紧兼见，则为风寒无疑，实者浮中沉三部皆见也，左手肝部弦紧而急，即经所谓经络皆实，是寸脉急而尺缓也。《金匮》血痹篇云："左寸口关上小紧，宜针引阳气令脉和，紧去则愈。"《圣济总录》风湿痹论曰："风湿痹者，以风湿之气伤人经络而为痹也。"西医云：凡人知觉运动，必赖脑脊两髓。若骨压肉压浓水压，或胞衣坏髓液坏，或受寒湿，或积败血，则脑髓不安，致令脑气筋妄行其力，而风痹之证起矣。

疗法 针灸并用。第一日刺手太阳经肩外俞穴针入六分，二刺天宗穴针入五分，三刺臑俞穴针入八分，四刺肩贞穴针入五分，五刺腕骨穴针入三分，左右手共十刺。后刺足少阳胆经风市穴针入五分，二刺足阳明胃经阴市穴针入三分，三刺足三里穴针入五分。予用黄帝九针式内之毫针，以金作之刺针。手法用先泻后补之法，泻则泻其有余之风，补则补其气血之不足。入针时，医以右手大指退后右转，泻以老阴之八数行三周，共二十四数。再行一飞三退之法，令患者呼气一口，再将大指前进左转，补以老阳之九数行三周，共三九二十七数。再行一退三飞之法，令患者吸气之时，以右手出针，速将左手紧扪其穴，勿令气散血出。

第二日肩背疼痛之处，已去十之三四，脉弦紧之象，稍微和缓，惟项强之症如初。即刺督脉经风府穴针入三分，二刺足少阳胆经风池二穴针入三分，后刺手十宣穴各针一分，手法亦行先泻后补之法，以少阴六数泻之，行三周，一十八数。令患者吸气一口，再补以少阳之七数，行七周，共七七四十九数。令患者吸气一口，以右手出针，速将左手紧扪其穴。惟十宣穴无手法，以三棱针刺之，微出血。

第三四日因风雨为针刺避忌之日。

第五日脉弦紧之象已去十之五六，出寸之脉，亦不见矣，项强之症如失，肩臂亦能屈伸而不通，两腿稍能行走。此日针手阳明经之肩髃穴针入八分，二针曲池穴入五分，三针合谷穴入三分，四针手少阳中渚穴入三分。手法与第二日同。予临行云：敝人不能久居家中为君诊治，因烟埠（即芝罘）有事，请君去烟同寓，行孙真人阿是穴之法，何处痛以何处刺之，庶能速愈。况君久居家中，家事累心，久而久之，脏腑受病，则手续又难一层。伊闻言甚喜，定于明晨去烟。

第六日早十时，坐轮赴烟，同寓靖安公司内。下午同伊至澡塘沐浴，去时伊枕木枕休息，即觉项部微痛，少时回寓，坐未一刻，项强之症陡来。此日天雨，针家避忌。伊痛不能忍，不得已刺风府一穴，风池二穴、大椎一穴入五分，风门二穴入五分。手法用龙虎龟凤四法疗之。手法行完，项强之痛已去。

第七八九日，未行刺法。见其症日退一日，医者不可每日行针，盖经络之气血，惯亦不灵矣。

第十日晨起时，风雨交作，至下午天晴，伊忽受外感证。《内经》云：伤寒一日刺风府，先针风府穴留三呼二，针风池二穴留七呼三，针风门二穴留七呼三。手法用泻法而不补。

第十一日外感证愈，惟缺盆骨微痛，两膝寒冷。灸手少阳经天髎穴左右各七壮，足少阳胆经肩井穴左右灸五壮，足阳明胃经三里穴左右各灸二七壮。

灸病手法：用樟木一片，厚三分，外口宽长一寸四五，内口圆直径三分。黄帝云：灸不三分，是谓徒冤。乃言成丁之年艾球之大小也。艾叶以五月五日采者为佳，用时暴干，入臼捣细，筛去尘土，撮去艾叶中之硬梗，洁白如棉，俗名艾绒。灸几壮，先将艾绒团成几球。出汗之手，不可令团，因艾湿难燃。再以墨将穴点正，以樟木板放于穴上，外用绒布一块，内剪一孔，套于樟木板之外，预防艾火落于肉上。外用香油灯（即芝麻油）一盏，镊子一把，水碗一个。将艾球于灯火上燃之，看艾球焯与木板齐，患者必呼痛，急镊下放于水碗之内。再取一球，轮流灸之。莫妙患者忍受一刻之苦，待艾球之火已灭，则一壮能有十壮之功效。灸完时过四五小时，灸处必起水泡。用金针刺破，将水挤出，用西药布贴之，外缚以合口膏，古人用竹内皮贴之，予初用此法，多有成疮之患。

效果 二十天，风痹之证已愈，至阴历五月八日回里。

廉按 论证援引详明，取穴确有薪传，非平日研究《甲乙经》及《针灸大成》者不办。此等验案，学者宜注意焉。

赏析 患者曾有外伤，风雪天寒，滑倒再次发病。现年事已高，气血俱衰，气虚无以行血，血虚无以养筋，风寒乘虚袭于经络，血虚失养，致肩背疼痛，手足不能屈伸，颈部活动受限，症属痹证之范畴，脉弦紧而实，辨证属风寒湿痹。取小肠经之肩外俞穴、天宗穴、臑俞穴、肩贞穴、腕骨穴以通络止痛。足少阳胆经风市穴、足阳明胃经阴市穴有祛风散寒之效，足三里为多气多血之足阳明胃经之合穴，有治病求本之功，故局部取穴与辨证取穴结合，针刺手法先泻后补，补泻手法为捻转补泻、呼吸补泻与开阖补泻结合，泻则泄其风寒湿之邪，补则补其气血之不足。次诊：脉弦紧之象，稍微和缓，惟项强之症如初。选取颈项部之风府穴、风池穴，予以先泻后补之法以疏经通络止痛，并予以十宣穴，以三棱针刺之，微出血，以驱除瘀滞之血。后期主要以局部取穴为主，选取手阳明经之肩髃穴、曲池穴、合谷穴，手少阳中渚穴，结合辨证取风府、风池、风门之穴，手法以泻法而不补，并在天髎穴、肩井穴、足三里穴予以艾灸治疗以散寒除湿，以上治疗共奏祛风散寒除湿止痛之效。医者医针、灸、药样样精通，堪称时医典范！

风痹案（内科）

高玉麟（住黑龙江南门内）

病者 杜君，年五十余岁，钱庄总经理。

病名 风痹。

原因 体肥多湿，痰郁经络，致四肢痹而不仁。

证候 左半身自头面至足跟筋骨疼痛，皮肤不敢近衣被，耳鸣目糊，不食便阻。

诊断 脉左关弦涩，右关缓结，脉证合参，此湿痰挟风而作也。夫湿生于脾，上结为痰气，流于脏腑，则湮郁气道，散于四肢，则阻闭经络，凝结既久，气血难通，偶感风邪，官骸作废，此风痹之所由来也。

疗法 内服自配回天再造丸，外用太乙神针药灸尺泽、风市两穴。

处方 真方回天再造丸。

真蕲蛇四两（去皮骨，并头尾各三寸，酒浸，炙取净肉）　两头尖二两（出乌鲁木齐，非鼠粪也，如无真者，以炙白附子代之）　真山羊血五钱　北细辛一两　龟板一两（醋炙）　乌药一两　黄芪二两（蜜炙）　母丁香一两（去油）　乳香一两（焙，去油）　麻黄二两　虎胫骨一两（醋炙）　甘草二两

青皮一两　熟地二两　犀角八钱　没药一两（焙，去油）　赤芍一两　羌活一两　白芷二两　血竭八钱（另研）　全蝎二两半（去毒）　防风二两　天麻二两　熟附子一两　当归二两　骨碎补一两（去皮）　香附一两（去皮毛）　元参二两（酒炒）　制首乌二两　川大黄二两　威灵仙二两五钱　葛根二两五钱　沉香一两（不见火）　白蔻仁二两　广藿香二两　冬白术一两（土炒）　红曲八钱　草薢二两　西牛黄二钱五分　草蔻仁二两　小川连二两　茯苓二两　僵蚕二两　姜黄片二两　松香一两（煮）　川芎二两　广三七一两　桑寄生两半　当门子五钱　桂心二钱　冰片二钱半　辰砂一两（飞净）　天竺黄一两　地龙五钱（去土）　穿山甲二两（前后四足各用五钱，油浸）

上药必须道地，炮制必须如法，共研细末，择日于净室内炼蜜和合，捣五千杵为丸，重一钱，金箔为衣，外用蜡皮包裹。

每日一丸，服时用四物汤煎送。即用当归三钱、赤芍二钱、生地钱半、川芎八分、朝东桑枝五钱（酒炒），如延累右半边亦痹者，前汤合四君子汤煎送前丸。即用潞党参三钱　生于术二钱云茯苓三钱　炙甘草四分　朝东桑枝五钱（酒炒）　青松针五钱

太乙神针药方

艾绒三两　硫磺二钱　台麝　乳香　没药　松香　桂枝　杜仲　枳壳　皂角　细辛　川芎　独活　穿山甲　雄黄　白芷　全蝎各一钱

上为末，称准分量，和匀，预将火纸裁定，将药铺纸上厚分许，层纸层药，凡三层卷如大指粗细，杵令极坚，以桑皮纸糊六七层，再以鸡蛋清通刷外层，阴干，勿令泄气。

附用针法

用生姜一大片，厚二分许，中穿数小孔，平放应针穴道上。用白面捏一小碗，如酒杯大，碗底亦穿数小孔。将神针药料析出，再加艾绒少许，捏作团，置于面碗内点燃，平放于姜片之上，顷刻之间，药气即可透入。如觉甚热，将姜片略抬半刻，即再放下。看碗底药将燃尽，取起另换。每一次换药三四回，便可收止，每日或一次或二次不拘。

附穴

尺泽穴　在肘中动脉处，即肘弯横纹当中，屈肘纹见。

《金鉴》云：屈肘横纹筋骨罅中。

风市穴　端立，垂手于股外，中指尖到处。

效果　外治用神针一星期一次，内服丸药一颗，用药汤调下。约月余始痊。

廉按　风痹久延，每成风缓，《圣济》谓风缓即瘫缓。其病因气血虚耗，

风寒湿气痹着筋骨，肢体缓弱串疼。此案所用回天再造丸，与圣济大活络丹，药品大同小异，能治肢节痛痹及虚人痿躄，服此颇验，而尺部痠痛，痿软不仁，亦多神应，诚肢体大症必备之要方。惜配合需时，价值太昂，不如仍用大活络丹较为便利，以其市肆所备耳。太乙神针外治，虽亦有效，惟血虚生热者，不可擅用。

赏析 本案患者痰湿体质，又感受风寒湿邪，使肌肉、关节、经络痹阻而形成痹证。《杂病源流犀烛·诸痹源流》："痹者，闭也。三气杂至，壅蔽经络，血气不行，不能随时祛散，故久而为痹。"久病气血伤耗，痹证日久复感风邪，气血亏虚，脉络空虚，风邪则乘虚而入，阻于络脉；风寒湿邪，痰湿瘀血留滞经络，以致气血不得宣通，营卫失其流畅，故见肢体挛痛，关节屈伸不利等。本证本虚标实，用方祛风通络化痰加以益补气血，配合太乙神针，疗效极佳。方用自配回天再造丸，方中虫类入络，走窜能通经活络；羌活、防风、藿香豆蔻等祛风化湿；黄芪、羊血、四物汤通络补气补血；细辛、桂枝温通经络，属标本兼顾之法。本组方特点：一选周身诸经之祛风药同时合用，以疏散风邪，不拘于一经之证；二祛风药与养血滋阴药配伍，以防风邪化热伤阴及血虚筋脉失养；三是祛风药与活血通络药配伍，以达活血散风，除去气血痹阻之目的。且用药道地，取材考究。徐灵胎说："顽痰恶风，热毒瘀血，入于经络，非此方不能透达，凡治肢体大证，必备之药也。"

风湿成痹案（内科）

陈艮山（住南昌塘塍上大街）

病者 陈雨洲之媳李女士，进贤人，寓南昌。

病名 风湿成痹。

原因 素因性急善怒，时患小腹痛，溺艰涩，频下白物，经水忽断。中医治之，时愈时发。后随夫留学东洋，赴医院治疗，医云子宫有毒，必须剖洗方能见效，愈后三月，且能受孕。果如所言。分娩后旧病复发，再往该院请治。医云无法。再剖纵愈，而子宫亦伤，不能复孕，力劝回国。旋觉腹中有一硬块，时痛时止，时作冷热，白带淋漓，面色黄瘦，饮食少进。他医目为大虚证，用八珍加龟胶，连进数剂，忽患周身浮肿，白带更甚，阴烧不退，群医束手。

证候 一身浮肿麻痹，少腹痛，带下频频，日夜烧热，舌苔白滑淡灰。

诊断 两脉沉迟。断为风寒湿三气合而成痹。

疗法 仿仲景治风湿例，君以苍术、泽泻燥湿，佐以麻、桂透表去风，引用姜皮导至皮肤。一剂胸部稍舒，举动稍活。再用川萆薢、威灵仙、泽泻、川乌、天麻、秦艽、麻黄、桂枝、茯苓皮、大腹皮、冬瓜皮等药数剂，肿消食进。惟两脚肿胀未消，乃用鳅鱼炒蒜头食之。

处方 苍术二钱 泽泻二钱 麻黄二钱 桂枝钱半 姜皮三钱为引。

又方 川萆薢四钱 威灵仙四钱 泽泻片三钱 制川乌二钱 明天麻二钱 秦艽二钱 麻黄二钱 桂枝二钱 茯苓皮二钱 大腹皮三钱 冬瓜皮三钱 水二碗，煎成一碗，温服。

效果 服初方一剂稍愈，再服次方，逐渐加减，十余日肿消热退，食亦渐加。食鳅鱼炒蒜头，两脚肿亦消尽。再教以早服人参养营丸三钱，夜服龟龄集三分。调理三月余，白带愈，经如期，旋受孕生子。可见医者不能复孕之言，亦有不足信者也。

廉按 断证老当，处方雄健，宜乎得奏全功，然非精研《伤寒论》及《金匮》，确有心得者不办。

赏析 本案为风寒湿痹阻脉络而致。《黄帝内经·素问·痹论》：“风寒湿三气杂至，合而为痹。”患者素往肝气郁滞，湿盛带下，又因以八珍汤误治，留邪湿滞，风寒湿邪闭阻经络，遂出现少腹痛，带下频频。湿性重浊黏滞，湿留于肌肉，阻滞关节，故致手足沉重，活动不便，又感风邪，风性善行而数变，风湿流注于筋脉关节，遂一身浮肿麻痹，日夜烧热；寒邪凝滞遂腹中硬块，少腹疼痛。治则以风、寒、湿同治，以苍术、泽泻燥湿消肿，妙在麻黄、桂枝二味药，取麻黄汤之意，麻黄汤为风寒表实而设，用之湿病，除身体烦疼之症。麻黄汤得术，虽发汗不致过汗；术得麻黄，并能行表之湿。风寒湿停滞肌表，以姜皮温化水饮，引水外至肌表。水肿得缓后则以利湿消肿，温经散寒为治则病遂愈，胎复得，妙哉！先生评价：非精读深究《伤寒论》及《金匮要略》者，确难有心得。

风水肿胀案（内科）

周小农（住无锡）

病者 胡养泉妇，忘其年龄住址。

病名 风水肿胀。

原因 平素嗜烟肝旺，且有痰红。壬寅产后患此，实因早浴而起。

证候 恶风无汗，头面独肿，四肢亦肿，腹微胀而溺少。

诊断 脉浮濡，苔薄白滑，脉证合参，浮主风，濡主水，水渍膜腠，故发肿而微胀，风袭皮毛，故恶风而无汗，此仲景所谓风水肿也。

疗法 以麻杏开肺发表为君，五皮达膜消肿以佐之。

处方 净麻黄五分　光杏仁三钱　新会皮钱半　浙苓皮四钱　生桑皮三钱　冬瓜皮三钱　生姜皮一钱　葱须二分

复诊 一剂，即周身汗出溱溱，浮肿骤退。不事调理善后，反而不知节食，芥辣鸡香冰酒恣食无忌。越数日肿复发，来诊有微词，从脉舌审知其情，切责之，其亦愧服，遂仿原方加减以调治之。

次方 生桑皮三钱　浙苓皮三钱　新会皮钱半　大腹皮三钱　莱菔子二钱（炒）　苏噜子二钱（杵）　冬瓜子四钱　枳椇子四钱

效果 连服三剂，小水畅解，肿遂渐退，胃动纳馨而痊。

廉按 五皮饮加麻黄、附子，为昔者吾友周雪樵君首创之良方。调治水肿及风水肿，其人素无肝火者，投无不效，所载验案颇多。今此案五皮饮加麻杏，较周氏方尤为稳健，深得徐子才轻可去实之妙用（徐云轻可去实，麻黄葛根之属）。其妙处全在麻黄一味，非但开肺发汗，使水气从皮肤排泄，而其余力尤能通利水道，使水气从小便排泄，故日本医士独推麻黄为治水肿之特效药，洵不诬焉。

赏析 本案为风水之病，风邪外袭，内舍于肺，肺失宣降，水道不通，以致风竭水阻，风水相搏，流溢肌肤为水肿。因风致水，来势急而在于表，故病初可见脉浮、恶风，水为风激而泛溢周身，故见全身肿胀。风为阳邪，其性轻扬，风水相搏，故水肿起于头面。水湿之邪，浸渍肌肤，壅滞不行，以致肢体浮肿。《金匮要略·水气病》：“诸有水者，腰以下肿，当利小便；腰以上肿，当发汗乃愈。”是以麻黄发汗解表，配杏仁降肺气，散风寒，一宣一降，通调水道；茯苓皮利水渗湿，兼以补脾助运化，生姜皮辛散水饮，桑白皮肃降肺气以通调水道；复诊水肿已渐消，但不注意饮食，数日复发，遂去麻黄、杏仁，加用大腹皮行水气，消胀满及理气消食之品，病乃痊愈。本案之妙在于麻黄一药，非但开肺发汗，使水气从皮肤排泄，而其余力尤能通利水道，使水气从小便排泄。五皮饮加麻黄、附子，调治水肿及风水肿，其人素无肝火者，投无不效。

风疹案（内科）

何拯华（绍兴同善局）

病者 雷陈氏，年三十四岁，住绍兴城内小坊口。

病名 风疹。

原因 风袭于表，热郁于络。

证候 头痛身热，自汗恶风，咳嗽喉痛，面部颈项先见细点，色红带紫。

诊断 脉浮而数，右寸独大，舌边尖红，苔薄白滑。浮为风，数为热，此风热郁于血络而发疹，疹属肺病，故右寸浮大，然尚在欲发未发之时。

疗法 速用辛凉开达，以荷、蒡、蝉、蚕为君，能疏风以透疹；臣以银、翘、大青，清宣血热以解毒；佐以茅根、青箬，清通血络以泄热；使以鲜荷钱，亦取其轻清透热，热势一透，则疹自畅达，而风热亦乘机外泄矣。

处方 苏薄荷钱半 净蝉衣一钱 蜜银花二钱 鲜大青四钱 牛蒡子钱半（杵） 白僵蚕一钱 青连翘三钱 鲜荷钱一枚先用鲜茅根二两（去衣） 青箬叶五钱煎汤代水。

效果 进一剂，疹即外达，头痛恶风均止。二剂疹已透足，喉痛亦除，惟咳嗽黏痰，原方去蝉、蚕、银、薄，加栝蒌皮二钱、枇杷叶五钱畅肺降气，川贝三钱、前胡钱半化痰止嗽。连服三剂，痰嗽大减。嘱其用鸡子白两枚，开水泡汤，冲入真柿霜钱半，调理而痊。

廉按 风热发疹者轻，温毒发斑者重，斑属足阳明胃病，疹属手太阴肺病，吴鞠通混而未别，章虚谷已辟其谬。此案系肺病风疹，当然以辛凉开达、轻清透络为正治，方亦轻灵可喜。

赏析 透法，有透达表邪，驱邪外出，透泄疹毒，使皮疹易于发出的作用。凡出疹者，疹应出而未出，或疹出不畅时，皆可辛散透表，使疹顺利出透，不致发生变证，其用于出疹初期。清法即清热法，是用寒凉药物清解疹毒邪热的治法，其用于出疹中期。在运用清法时，常加入凉营解毒、凉血活血之品。本证为肺经气分热邪波及营络所致，邪热内郁于肺，故身热而不恶寒，肺热波及营分，窜于血络，则外发红疹，热郁肺气不宣，则为咳嗽胸闷。陆子贤在《六因条辨》中言“疹为太阴风热”。风温初起，虽邪在于表，但已具化热之机，故宜辛凉解表而不宜辛温发汗，风温忌汗，或透风以热外，或渗湿于下，不与热相搏，势必孤矣。方用薄荷、牛蒡子、蝉蜕、僵蚕、银花、连翘、大青叶等，共奏祛风宣肺、清营透疹之效。本案妙在六经辨证准确，药到病除。风热发疹者轻，温毒发斑者重，斑属足阳明胃病，疹属手太阴肺病，吴鞠通混而未别，章虚谷已辟其谬。本案系肺病风疹，当然以辛凉开达、轻清透络为正治，方亦清灵可喜。

风痧窜筋案（内科）

周小农（住无锡）

病者 黄韵笙，忘其年，住无锡。

病名 风痧窜筋。

原因 素因遗泄，甲辰患风痧时病之后，足软无力，以商业事繁，煎方不便，来求长方。

证候 春夏阳升之候，每患遗泄，神倦呵欠，足胫痿软乏力。

诊断 脉大少和，苔薄白。脉证合参，良由阴液内耗，风痧余热，窜走筋络，以致两足痿软。然苟非精血不足，风阳何能入里耶，久延恐成痿躄。

疗法 育阴荣筋为主，补气佐之。

处方 大生地六两 沙苑子三两 菟丝子三两 覆盆子三两 制首乌六两 白归身三两 生白芍三两 熟玉竹四两 金毛狗脊三两 桑椹三两 潞党参三两 生绵芪三两 生于术二两 浙茯苓三两 川杜仲二两 千年健二两 生苡仁四两 广橘络三钱 虎骨胶一两 川断二两 线鱼胶一两 阿胶一两 鸡血藤一两

上药依法制煎膏，每服一两，朝夜开水化服。

效果 服之颇验，药完足健，遗泄亦止。

廉按 风痧之为病，有传染性者，谓之疫痧，无传染性者，谓之时痧。其形色红而琐碎，似麻非麻，似疹非疹，世俗通称为红斑痧。初起用疏风发表，急透痧毒，从外排泄，往往一药即愈，何致余热内窜，流走筋络。此案窜筋之原，良由精血内耗为其素因，故经谓邪之所凑，真气必虚，虚则邪气半从外达，半从内窜。方主育阴荣筋，佐以补气，使正足邪自去之法，凡男妇肝肾不足，或遗精，或带下，腰足痿软无力者，亦可借以调补。惟橘络用于膏滋之中，效力甚微，不如易以广皮一两，健运脾胃，以助消化为稳妥。

赏析 本案患者素体虚弱，又感风痧时疫，久则肝肾亏虚，精血不能濡养筋骨经脉，故渐成痿证。《临证指南医案·痿》："夫痿证之旨，不外乎肝、肾、肺、胃四经之病。盖肝主筋，肝伤则四肢不为人用，而筋骨拘挛。肾藏精，精血相生，精虚则不能灌溉诸末，血虚则不能营养筋骨。肺主气，为清高之脏，肺虚则高源化绝，化绝则水涸，水涸泽则不能濡润筋骨。阳明为宗筋之长，阳明虚则宗筋纵，宗筋纵则不能束筋骨以利机关。"痿证久则伤及肾元，水愈亏则火愈炽，而伤阴愈甚。方以虎潜丸为底，药用虎骨壮筋骨；菟丝子、杜仲、狗脊之属温肾益精；当归、白芍、阿胶养血柔肝；又以治痿独取阳明，则茯苓、白术等扶脾益胃以振后天本源。全方共奏滋补肝肾，养阴填精之效。

风痉似惊案（儿科）

何拯华（绍兴同善局）

病者 章山麓之子，年五岁，住道墟。

病名 风痉似惊。

原因 去年冬，气暖失藏，今春寒温间杂，小儿上受风温，先伤肺经而起。

证候 初起寒热自汗，咳逆气粗，继即肢牵目窜，烦躁神蒙，痰壅鼻煽，甚至口噤痉厥。

诊断 脉浮洪滑数，舌尖边红，苔滑微黄。脉证合参，即张仲景所谓"风温之为病，剧则如惊痫，时时瘛疭"，亦即徐嗣伯所谓"痰热相搏而动风，风火相乱则闷瞀"，病虽似惊而实非真惊也。

疗法 初用桑菊饮加减，辛凉开肺，驱风泄热；继用羚麻白虎汤，加生莱菔汁雅梨汁，甘寒咸降，熄风镇痉，以涤热痰；善后用吴氏五汁饮加减，清余热以养胃阴。

处方 霜桑叶一钱　滁菊花一钱　双钩藤钱半　苏薄荷七分　光杏仁钱半　天竺黄八分　京川贝一钱（去心）　茯神木二钱

次方 羚角片八分（先煎）　明天麻八分　生石膏四钱（研细）　知母二钱　生甘草四分　蜜炙蜣螂一对　生莱菔汁　雅梨汁各一瓢（分冲）

三方 甘蔗汁一瓢　雅梨汁一瓢　生藕汁半瓢　生荸荠汁半瓢　鲜生地汁一瓢　加枇杷叶露一两，重汤炖滚十余沸，温服。

效果 初方一剂不应。改服次方，叠进两头煎，大便解后，热减神清。

终进三方，连服二剂，热净胃动。嘱用甘蔗雅梨煎汤，调理而痊。

廉按 风痉似惊，由温邪陷入，阴液内耗，陡动肝风，挟痰热上冲神经，以致或痉或厥，实非惊恐致病也。若于病未猖厥之前，先以辛凉开肺，继以甘寒化热，佐以润剂降痰，两候自能痊可。奈病家惶惧，辄云变惊，于是专科动辄挑惊，乱推乱拿，药则动用冰麝香片，耗散心神，每致不救，良可慨焉。此案于肝风大动，气血并上之时，开肺涤痰，清镇肝阳，使气火俱潜，则上升之血自降，肝风顿熄，神经即平，而诸证自除矣。

赏析 该案患儿因气候反常，应寒反暖，感受春季风热病邪，出现发热汗出，气促鼻煽，痰涎壅盛，烦躁神蒙，甚至口噤痉厥，脉浮洪滑数，舌尖边红，苔滑微黄。病因痰热壅肺之风温，而非暴受惊恐所致。风温之邪，内耗阴液，引动肝风，挟痰热上冲经脉，以致或痉或厥，似惊恐致病，而非惊风。治以疏风清热，润肺化痰。《温病条辨·解儿难》：“风温咳嗽致痉者，用桑菊饮。”起病早期病邪未盛之时，先以辛凉开肺，继以甘寒化热，佐以润剂降痰，即可获效，但因病患担心病情变化，医者往往动用麝香片等药物，易耗散心神，反而疗效不佳。先生以本案例明示后学者，在诊治中，应详询病史及病症，细查体征，才能辨证准确，用药精准，最终方可药到病除。

偏头风案（内科）

熊鼎成（住樟树集善医院）

病者 杨鹤鸣，年四十二岁，教员，住湖北。

病名 偏头风。

原因 向无习惯性头痛，因染梅毒，曾注射新洒尔沸散（即新六零六），病愈后，偶以饮食不节，发生本病。

证候 未病前胃肠时患秘结。一日午席未终，头部左半边发生剧痛，牵及上下臼牙亦痛，面呈苍白色，夜间痛楚尤甚，不能片刻安神，呻吟不已，症状险恶。

诊断 脉浮弦而急数。弦为风，数为热，风热相搏，故疼痛剧烈。梅毒亦能发生偏头痛病者，虽曾用注射剂疗治，必系余毒未清。又凡西药之有毒者，疗病虽得奇功，每发生副作用，病者头痛，以注射洒尔沸散后而发，此亦一重大原因。总之病名偏头风，脉又弦数可征，无论其病因如何，必主肝经风火为殃无疑。肝属木，为风脏，位东方，故风病多发于左也。

疗法 天麻为头风圣药，寻常偏头痛，佐以白芷、川芎等味，治之立应。此证有上种种原因，加以胃肠秘结，益足以使头痛加剧，故虽用前药，而病仍不解。风火交煽，势将燎原莫制，非厉行平肝泻火，病必危殆。方宜加入蕲蛇、蚯蚓强有力之追风药，并重用硝黄，清其肠胃自愈。

处方 明天麻三钱 香白芷四钱 川芎三钱 蕲蛇钱半 白颈蚯蚓钱半 生锦纹三钱 芒硝三钱

效果 服药一剂，未十分钟，头痛立止。二剂后痊愈，并未再发。凡遇此证病轻慢性者，去大黄、芒硝，新病用此，药到病除，真神方也。若缠绵日久，风毒深入脑髓神经，非多服不为功，患此者宜豫为之加意焉。

廉按 发明病理，衷中参西，方亦极有力量，宜乎两剂奏功也。

赏析 本案病因复杂，然归根到底，必主肝经风火为殃而无疑。肝属木，为风脏，位东方，故风病多发于左也。素体阳盛，或恼怒焦虑，情志不遂，气郁化火，肝火上炎，上扰清窍，或火劫阴津，阴不敛阳，肝阳上亢，均可发为眩晕头痛。《黄帝内经》云："诸风掉弦，皆属于肝。""肝热病者……其逆则头痛员员，脉引冲头也。"病者素有梅毒旧疾未愈，加之外感风热，热为阳邪，其性炎上，风热中于阳络，上扰清窍，头痛而胀，故用川芎、白芷疏风解表；痛则连齿，半边剧痛，乃肝经循行之位，为肝经风火所致，治应平肝熄风，天麻乃头风圣药，辅以蕲蛇、蚯蚓祛风通络；既往阳明便结则辅以通腑药，通腑排毒。全方用药简明，结合经络辨证奏效甚佳。

脑风头痛案（内科）

王经邦（住天台栅门楼）

病者 郑姓，年五十二岁，业商，住象山石浦。

病名 脑风头痛。

原因 由于风邪入脑。

证候 头连巅痛，经十阅月，百方无效。

诊断 脉浮缓而大。脉证合参，断为脑风头痛。

疗法 苍耳治头风为君，佐藁本以治顶痛。

处方 苍耳子二钱 川藁本一钱

效果 服一剂，明日发厥，正不胜邪，人谓升散药之咎，殊不知苏后，其病遂失。

廉按 经谓“风气循风府而上，则为脑风。风从外入，令人振寒汗出头痛，治在风府”。此案头连巅痛，确是脑风头痛，方用苍耳能使清阳之气上升巅顶为君，藁本专治巅顶痛为佐，药虽简单，却合病机，宜其一击而中，病邪即退。

赏析 “脑风”源于《黄帝内经》。《素问·风论》有言：“风气循风府而上，则为脑风。”认为其病因实乃外在风邪寒气犯于头脑而致。由于贼邪深居脑府之络，脑髓为病。其痛有时难忍，头中沉闷不快，甚或脑转目眩，心烦不安，日久不愈，其症状特点有异于其他头痛。《普济方·头痛附论》云：“若人气血俱虚，风邪伤于阳经，入于脑中，则令人头痛也。”盖督脉沿脊柱中间，上行头顶，贯脊属肾，入里络脑，总督一身之阳。头为“清阳之府”，今命门火衰，督脉虚寒。所谓“籁高之上，唯风可到”，故遇冷风寒邪外袭经络，上犯巅顶，使清阳之气凝滞，阻遏脑络而为脑风头痛。方以苍耳散风祛湿止痛，能使清阳之气上升巅顶为君，藁本祛风散寒，除湿止痛，专治巅顶痛为佐，两药相伍，直达病所，契合病机，一击而中。

头风害目案（内科）

张锡纯（住盐山西门内）

病者 王君，年近五旬，高等检察厅科员，住奉天。

病名 头风害目。

原因 处境不顺，兼办稿件劳碌，渐觉头痛，日浸加剧。服药无效，遂入西人医院，治旬日，头疼未减，转添目疼。

证候 越数日，两目生翳，视物不明，自言脑疼彻目，目疼彻脑，且时觉眩晕，难堪之情，莫可名状。

诊断 脉左部洪长有力。脉证合参，知系肝胆之火，挟气血上冲脑部，脑中血管因受冲激而膨胀，故作疼。目系连脑，脑中血管膨胀不已，故目疼生翳，且眩晕也。因晓之曰，此脑充血症也。深究病因，脑疼为目疼之根，而肝胆之火挟气血上冲，又为脑疼之根。

疗法 当清火平气，引血下行，头疼愈而目疼生翳及眩晕，自不难调治矣。其目翳原系外障，须兼用外治之法，用磨翳药水一瓶，日点眼上五六次，自能徐徐将翳尽消。

处方 怀牛膝一两　生杭芍六钱　生龙骨六钱（打）　生牡蛎六钱（打）

代赭石六钱（生打） 乌玄参四钱 川楝子四钱龙胆草三钱 生甘草二钱
磨取铁锈浓水煎药。

附磨翳药水方

生炉甘石一两 蓬砂八钱 薄荷叶三钱 蝉退三钱（带全足，去翅土）

上药四味，先将前二味药臼捣细，再将薄荷、蝉退煎水一大钟，用其水和所捣药末入药钵内，研至极细。将浮水者，随水飞出，连水别贮一器。待片时，将浮头清水，仍入钵中，和所余药渣研细，仍随水飞出。如此不计次数，以飞净为度。若飞过者还不甚细，可再研再飞，以极细为度。制好，连水贮瓶中，勿令透气。用时将瓶中水药调匀，点眼上日五六次。若目翳甚厚，已成肉螺者，加真藏硇砂二分另研，调和药水中。此方效力，全在甘石生用，然生用则质甚硬，又恐与眼不宜，故必如此研细水飞，然后可以之点眼。

效果 服一剂，觉头目之疼顿减。又服两剂，其头疼目疼眩晕皆愈，视物亦较真。

廉按 头风害目，即西医所称之脑充血也。近世眼科专家虽不知脑充血之病理，然知其为肝热生风，逼血与气，并走于上，轻则为头目痛，重则为晕厥。其方用羚角、石决明、真珠母、生玳瑁、石蟹、桑叶、滁菊、谷精草等潜镇清熄，亦颇有效。外用切法，以极细毫针十数支扎成一把，于两太阳及脑后，轻轻刺切，先出黄水，继放瘀血。约两星期一切，辄多默收敏效，余见之屡矣。此案直断为脑充血，用降血下行之法，大致与眼科相同，而药价则便宜多多矣。经济困难者，不可不知有此法。惟重用牛膝一味，为降血导下之峻品，必先查问明白，男则有否遗精，女则有无血崩素因，如其有之，慎毋重用以招谤，后学宜注意之。

赏析 头为诸阳之会，手足之阳经均循头面，厥阴经亦会于巅顶。由于脏腑经络受邪之不同，头痛之部位亦各异。大抵太阳头痛，多在头后部，下连于项；阳明头痛，多在前额及眉棱等处；少阳头痛，多在头两侧，并连及耳部；厥阴头痛，则在巅顶部位，或连于目系。本案脑疼彻目，目疼彻脑，当属厥阴头痛。患者处境不顺，兼劳碌，致肝气不顺，肝阳上亢，气血上冲清窍，出现头痛连目，时觉眩晕。《脉经·头痛》认为“足厥阴与少阳气逆，则头目痛”。这些均与情怀和气机之畅达、肝之疏泄以及气血津液代谢有关。所以，肝失疏泄是本案头痛之发病基础，气机失常是始动因素，气血逆乱、络脉失和为病机关键。方用平肝潜阳，清肝泻火之法，正符《素问·至真要大论》“谨守病机，各司其属……疏其血气，令其调达，而致和平”之原则。

头风害目案（内科）

何拯华（绍兴同善局）

病者 张谢氏，年三十六岁，住绍兴偏门外张家葑。

病名 头风害目。

原因 体素肝热，适感风温，头痛屡止屡发，酿变头风。医者不辨病源，误用头风套方，如荆、防、藁、芎等辛燥升散，遂巅痛而延累左目。

证候 时而头巅疼，时而左目痛，左目痛轻则巅疼甚，巅疼甚则眼痛轻，互相消长，累月不愈。甚至肝热冲动水轮，当瞳人处忽变白色，忽微蓝色，忽而缩小，忽而昏矇。

诊断 脉左浮弦搏数，右浮洪或散大，沉按细涩，舌边紫赤。脉证合参，病之本在于肝，肝之脉络于巅，肝之窍开于目，而其所以互相消长者，病之标则在于脑。脑有十二对神经，其肝热冲激于头巅神经则头巅疼，冲激于左目神经则左目痛也。其冲动水轮，当瞳人处而形色乍变者，以目系入脑，脑之精为瞳人，全赖玻璃体中之水晶样液以保护之，今被肝热冲激，深恐明角罩中之水晶样液被蒸冲而浑，则瞳人生翳迷矇，不能明辨三光五色矣。故世有一目失明而头风顿愈者，殆因脑中之血热，已从目窍排泄而出欤。

疗法 首当潜镇清熄，故以羚角、石决、珠母等具有灵动之性质，潜镇肝阳以熄内风为君，而羚角尤擅清肝明目、直达巅顶，善平脑热之长，入于咸平镇潜之中，奏功尤速。然诸痛皆属于心，心热则肝热，肝热则脑热，故又以童便、川连咸苦达下以泻心，白芍、胆草酸苦泄火以泻肝为臣。佐以酒炒生牛膝，取其上行入脑下行纳冲，善引头目之血热从速下降。使以青葙子，随羚角直清脑热，能散瞳人处昏矇也。

处方 石决明一两（生打） 珍珠母一两（生打） 小川连八分 龙胆草一钱 生白芍五钱 生淮牛膝五钱（酒炒） 青葙子三钱 羚角尖一钱（磋研极细，药汤调下） 清童便两钟（分冲）

次诊 前方连服四日，巅疼眼痛悉除，当瞳人处变像亦减十之六七，舌边紫转红色，脉搏浮洪弦数均已大减。惟视物不甚清爽者，以目得血而能视，目血为肝热消耗，精光不足故也，法当滋肝血以益肾阴。

次方 陈阿胶钱半（烊冲） 生白芍四钱 大生地四钱 大熟地四钱 甘杞子钱半 黄甘菊二钱 沙苑子三钱（盐水炒） 菟丝子三钱（盐水炒） 谷精珠钱半 羊乌珠一对

效果 次方连服十剂，肝血充而肾阴复，目自还光而明矣。

廉按 头风害目，惟妇女为最多。皆因血郁生热，血热生风，风动而逼血上脑则脑充血，脑充血则神经被逼，著于头巅之知觉神经则痛在头巅，著于眼部之知觉神经则痛在眼，此新发明之病理也。此案论病探源，一眼觑定肝脑，则骊珠在握，而选药处方，自然精切。初方妙在羚角，羚之灵在角，角之灵在脑，其性凉而味咸，故善平脑热，其色白而气腥，故能消肝肺血热瘀积。凡内障之脑脂下注，瞳神变色，外障之黑珠白珠云翳遮厚等证，果能重用此药，奏效如神。其清肝明目、熄风镇痉，尤有特长。惜近时价值太昂，如欲代之，惟羖羊角一味，即俗称黑羚羊，性质功用与羚角大同小异，价又便宜大半也。接方妙在谷精珠、羊睛两味。凡眼病诸证悉退，滋养日久而视物尚不清爽者，其因有二：一由灵窍不通，一由睛光不复。谷精珠善通灵窍，羊睛善能还光，所以十剂即能回复原状者，此也。

赏析 先生有言头风害目，惟妇女为最多。皆因血郁生热，血热生风，风动而逼血上脑则脑充血，脑充血则神经被逼，著于头巅之知觉神经则痛在头巅，著于眼部之知觉神经则痛在眼，此新发明之病理也。此论现读来似有其弊，然思路难能可贵，为现代病理生理之雏形也。中医学中之“头风病”主要表现为头痛，早在《阴阳十一脉灸经》中就有“头风病”之记载，中医究“头风”之病因，不外乎内外，与风、寒、暑、湿、火、肝、脾、肾、气、血、痰等。肝阳上亢，目属于肝，肝阳上扰证，目受其累，故发本病。本案辨证清晰、病因明确，乃体素肝热、外感风温、误用辛燥之品而成，故首以清热熄风、镇肝潜阳药物为君，辅以引血下行、清心泻火、柔肝明目之品，重在清泻，因火热耗津，复诊时使用大量滋阴养肝之品以明目，用药一气呵成，而愈沉疴。

目风案（内科）

何拯华（绍兴同善局）

病者 凌长友，年三十六岁，住凌家岸头。

病名 目风。

原因 风热上受，首先犯目。

证候 头痛恶风，身热自汗，目白眼睑红肿生眵，或痒微痛，迎风流泪，视物羞明。

诊断 脉右浮数，左浮弦，舌边尖红，苔薄白。色脉合参，《内经》所谓风入系头，则为目风眼寒也。虽云眼寒，实则眼受风热也，新医学谓之沙眼。究其病理，泪液为风热所逼，则分泌泪液较速，故一迎风即流泪。其流出之泪液，被风燥热耗，则渐稠而或痒，生眵而微痛。目中风热既盛，则目睛之光线弱，不克抵抗外来阳光，故羞明。其脉浮弦而数者，浮弦属风，数为风热内逼而上盛也。

疗法 先用硼酸水洗目，内服则以清风散火汤为主。盖以风气通于肝；肝开窍于目，故用桑、菊、荆、丹辛凉散风以泄热为君；风热盛则血瘀痛痒，故以归尾、赤芍、红花破瘀开结为臣；然目白属肺，眼睑属脾胃，故佐以黄芩清上焦，焦栀清三焦，使肺脾胃之瘀热上从气道、下从水道排泄而去，则风热清而痛痒自除；使以夏枯花散郁结者，须知眼病多郁结，无论红肿痛痒，必以开郁散结为先也。

处方 冬桑叶二钱 荆芥穗一钱 归尾钱半 片红花六分 焦山栀三钱 滁菊花二钱 粉丹皮钱半 赤芍钱半 酒炒片芩钱半 夏枯花钱半

效果 连服四剂，诸证皆减。惟红痛未除，原方去芥穗、栀、芩，加酒炒生川军、酒洗龙胆草各钱半，叠服三剂，痛痒亦止。目尚羞明，原方再去生军、胆草、归尾、赤芍，加细生地四钱、白归身一钱、生白芍三钱、盐水炒甘杞子一钱、生羊睛珠一对，俾目得血而能视。连进十剂，光线复原而愈。

廉按 《内经》谓“五脏六腑之精华，皆上注于目”，目非自病，必因外感，或因内伤，以致脏腑有偏寒偏热偏衰偏盛，影响于目而始病。故医必查明病因，因外感而病目者，治愈外感则病根除，而目病自愈，何用眼药为，因内伤者亦然。须知病因为治疗要诀，即为治万病之定例，病因既明，无论其病态多端，见之确，守之定，投药直攻，效如桴鼓。此案因风病目，当然以散风清目为首要，方亦面面顾到，轻稳灵通。惟此病愈后，切忌辛辣酒物助痒延烂，试观眼病烂痒喜食辛辣者，未有不痒烂更甚也。

赏析 此病案为外感风热，结于睑里，胞睑脉络壅滞，气血失和而发本病；风邪外袭，客于胞睑则见眼痒，羞明流泪；风热壅滞胞睑脉络，则眼睑红赤；全身则有头痛恶风，身热自汗；热入血分，循经上攻，壅滞胞睑，则睑内红赤；热盛则灼热刺痛羞明；舌红脉浮数均为风热邪盛之象。肝开窍于目，肝经上联于目系，《灵枢·脉度》：“肝气通于目，肝和则目能辨五色矣。”肝经风热，目赤痒痛，则治以内外同治法，以硼酸外洗以清热消肿，收泪止痒；内服首剂则以疏风清热平肝明目之品辅以凉血祛瘀之药，疗效较佳；复诊红肿未除，则以清肝泻火之法，清热降火以退红肿，遂可痊愈。本案辨证精准，虽为风热，但用药时佐以凉血祛瘀之品，则热退肿消事半功倍。

目风眼痒案（内科）

何拯华（绍兴同善局）

病者 孔春林，年念八岁，业农，住南门外谢墅村。

病名 目风眼痒。

原因 素嗜辛辣酒物，适冲风冒雨，遂发目疾。

证候 眼睑作痒，似烂非烂，头重怕风，四肢倦怠。

诊断 脉左浮弦，右软滞，舌苔白腻。浮弦为风，风动则痒，软滞为湿，湿重则烂，苔白而腻，尤为风湿触目之明证也。

疗法 内外并治，外用洗药，内用荆、防、蒺、蝉疏风止痒为君，赤苓、蕤仁去湿收烂为臣，然眼痒必擦，烂亦必揩，揩擦则发电生热，故重用滁菊、谷精以清热散风为佐，其烂者必因风湿，风湿盛必有留瘀，故用红花为使以消散瘀血也。

处方 荆芥穗钱半　青防风一钱　白蒺藜钱半　净蝉蜕八分　赤苓三钱　蕤仁霜一钱　滁菊花二钱　谷精珠一钱　片红花七分

洗方 羌活钱半　防风钱半　蕤仁钱半　生桑皮三钱　净胆矾二分

如洗时有刺激性，改用硼酸水，放入白矾少许，常在痒烂轻轻频抹亦妙。

效果 三剂轻减，再进三剂而痊。

廉按 目风痒烂之症，其因虽多，总不外受风则眼痒，兼湿则眼睑烂。此案内外二方，虽皆清稳有效，若眼睑有泡点高起、或生椒粟疮等，必须用毫针轻轻刺破，方能立时止痒。惟病者须忌辛燥油腻，更避冲风冒雨，则其病庶可痊愈。

赏析 《医宗金鉴·眼科心法要诀》眼痒歌：“眼痒皆因肝胆风，痒生眦睑黑白睛，外用广大重明洗，内服荆防羌乌芎。”本案以眼痒为特点，病机为风、湿搏结于胞睑，合而致病。风胜则痒，湿胜则烂；患者平素食甘味厚，脾胃湿热内蕴，胞睑属脾胃，湿邪上犯胞睑，则睑弦糜烂；加之外感风邪，风易上袭，则眼睑作痒；头重怕风，四肢倦怠，脉左浮弦，右软滞，舌苔白腻为风湿蕴结之表现。内外同治法，外用洗眼法：胆矾能敛湿止痒，羌活、防风、桑白皮、葳蕤祛风止痒祛湿；内服以祛风药为主，辅以祛湿，兼以清热之品以防化热，并以红花活血祛瘀，共奏祛风祛湿止痒之功效，用药配伍面面俱到。治病求本，先生明确提出本病调理之禁忌：惟病者须忌辛辣油腻，更避冲风冒雨，则其病庶可痊愈。

目风流泪案（内科）

何拯华（绍兴同善局）

病者 杨谢氏，年三十岁，住绍兴昌安门外杨江。

病名 目风流泪。

原因 内因肝经郁热，外因感冒温风。

证候 初起头胀，微觉怕风，继即两目红肿，眵泪交流，流下面皮自知烫灼。

诊断 脉左浮弦兼数，舌边红，苔白薄。此迎风流泪之症，初起为风泪热泪，久则变为虚泪，视物羞明也。

疗法 先用洗目七星散以治外，继用散风止泪汤以治内。方用荆芥、蔓荆、菊花为君，以清散其风邪；草决、蕤仁、丹皮为臣，以泄热而止泪；然非归、芍、夏枯，无以养肝血而开郁热，故又以为佐；而使以炒车前者，取其利窍下渗，收吸泪管之作用耳。

处方 荆芥穗八分　滁菊花二钱　蕤仁一钱　白归身一钱　夏枯草钱半　蔓荆子二钱　草决明三钱　丹皮钱半　生白芍二钱　炒车前钱半

洗方 洗目七仙丹，为治风热流泪发痒之轻剂。

防风　蝉衣　银花　薄荷各一钱　散红花四分　净胆矾二分　煎汤，先熏后洗。

效果 风外并治，三日减轻，五日两目复原而愈。

廉按 流泪之症有三：一为风泪，无故见风即流泪，不能自禁；二为热泪，眵泪交流，红肿热痛；三为虚泪，一交秋冬，常流冷泪。此案处方用药，但为风泪热泪者设法，若治冷泪则无效。

赏析 本案内外合邪而致病，内有肝失疏泄，木郁化热，上承于目，外有风热之邪上犯于目，停留泪窍；风热伏于双目眦，故两目红肿，泪液受灼，热泪频多；风热壅于胞睑，则见红肿；风热袭表，则恶风、头胀。内外合治：外治运用了洗眼法及熏眼法，防风、蝉衣祛风，银花、薄荷清热，红花祛瘀，胆矾敛湿止痒，共奏祛风清热止泪；内服菊花、蔓荆子既走肝经，又有祛风散热之功效，与荆芥共为君药，臣以泄热凉血之品，加强祛风散热之效，佐以当归、白芍、夏枯草养肝血去郁热。流泪之症有三：一为风泪，无故迎风即流泪，不能自禁；二为热泪，眵泪交流，红肿热痛；三为虚泪，一交秋冬，常流冷泪。本案处方用药，但为泪热泪者设法，若治冷泪则无效。全方表里同治，妙在车前草一味使热从下焦走，从而达到泄热止泪之效。

风火眼疾案（内科）

王理堂（住九江西门外）

病者 桂兰英妇人，年二十八岁，芜湖人，住九江张官巷。

病名 风火眼疾。

原因 感受风热，首先犯目。

证候 左眼赤痛，流泪羞明，大便秘，小便赤。

诊断 脉浮数，舌苔黄。此即含有传染性之时眼痛也。

疗法 先用桑菊红花汤熏洗两目。内服以荆、蝉、桑、菊、密蒙、青葙清散风热为君；然赤痛由热郁血分，故以茺蔚、赤芍、明砂行血止痛为臣；佐以酒浸生川军使血热从下焦分消，谷精、蕤仁明目止泪；使以蒺藜，通络以活血也。

处方 荆芥穗一钱二分　蝉衣八分（去翅足）　霜桑叶一钱　白菊花钱半　密蒙花一钱　青葙子一钱二分　茺蔚子钱半　夜明砂二钱　谷精珠钱半　酒浸生川军八分　赤芍二钱　白蒺藜钱半　蕤仁五分（去油）　水煎服。

次诊 连服三剂，眼白已渐退。惟眼珠尚有红丝，痛而羞明流泪。改用杞菊四物汤加味，凉血泄热以止痛。

次方 鲜生地三钱　生赤芍二钱五分　当归须钱半　抚川芎四分　白池菊三钱　北枸杞一钱　白蒺藜一钱八分　川红花八分　四制香附五分（打）　茺蔚子钱半　净蝉衣五分　淮木通六分　水煎服。

三诊 昨服方三剂，大效。白眼珠红丝退净，眼痛痊愈。今将四物汤前方去赤芍换白芍，生地换熟地，归须换归身，加桑菊养血驱风以善后。

三方 大熟地四钱　杭白芍二钱五分　当归身三钱　抚川芎五分　冬桑叶八分　白菊花一钱五分　水煎服，二剂痊愈。

效果 服初方白眼珠红退，尚有红丝；服二方红丝退净，眼痛除；服三方眼明如常。

廉按 此治风火时眼，妙在生川军一味，则升散与泄降互用，为眼科表里双解之良法，虚证不宜。

赏析 本案外感风热之邪或猝感时邪疫毒，热邪入里，气机受阻，累积血分，以致经络阻隔，气血凝滞，血壅气滞交攻于目；火郁不宣，循经上扰，气血壅滞于目而目痛，风热无以宣泄，结聚于目，使目赤；肺气肃降失司，大肠结热，热邪难以宣泄，热盛耗津，玄府郁闭，则溲赤便结。治以内外合治：外治运用了熏眼法，以桑菊红花汤祛风清热、活血通络；内服以祛风泄热之品，以赤芍、明砂、茺蔚子等入血分之药为君药，以清热凉血，又以生川军一味既可泄热通便凉血，使热从下走，又可逐瘀活血解毒，表里双解；之后继以祛风清热凉血为治则。此治风火时眼，妙在生川军一味，升散与泄降互用，为眼科表里双解之良法，虚证不宜。本案为风热入里郁而化火，表里双解而痊愈。

目风生翳案（内科）

范琴若（住金华清渠十字街）

病者 江银仙女，年十五岁，体瘦，住金华清渠。

病名 目风生翳。

原因 初由风热侵目，失治而内陷生翳。

证候 两目微红不痛，但见白翳侵睛，目多羞涩难开，视物不清。

诊断 脉浮弦涩。浮弦属风，涩属瘀热。此由风热盘踞目白，目白属肺，肺热络瘀而生翳也。

疗法 外用搐鼻散，以宣肺窍。内服汤药，以白芨、木贼、蝉退、蛇蜕去翳为君，归、地、荷、芎、枯芩活血解热为臣，佐以桔、甘宣肺气以达膜，使以砂仁、车前运气化以泄余热也。

处方 白芨二钱　木贼草钱半　净蝉退七个　蛇蜕五寸　归尾一钱　细生地三钱　苏薄荷八分　川芎七分　枯黄芩一钱（酒炒）　苦桔梗一钱　甘草梢五分（生）　砂仁三粒　车前子八钱

效果 初诊二剂，眼转红肿略痛。中用手术外治。末诊二剂，日渐翳去肿退，目光回复而痊。

廉按 此治风热生翳之方法，若实热与阴虚皆忌。风药助火劫阴，故医必查明原因，随证发药为首要。

赏析 翳者，掩也，遮也，障也，还有郁结积滞之义。目翳者，即在眼之透明体上郁结积滞而混浊，以致障蔽视力之谓也。本案病初为风热袭表，上犯于目，失治而外邪入里化热，久而气血瘀滞，内陷生翳。风热侵袭，上犯白睛，内夹肺火，肺热及肝，气轮邪盛，肺金凌目，侵犯肝经，肝火偏盛，上承于目，病传黑睛，气血瘀滞，故内陷生翳。治法亦是内外合治，外治运用了搐鼻法，搐鼻散组方：细辛、半夏、皂角，将其放入鼻腔，取嚏以治眼病，具有宣肺通窍，疏散外邪之功效。古人喻之为开锅盖法，使邪毒不闭，令有出路。内服疏风清热去翳明目为治则，白芨、木贼、蝉蜕、蛇蜕皆可退翳明目，并配合手术治疗遂可明目翳去。

喉风案（儿科）

孙少培（住南京仓巷）

病者 孙西海（即少培次子），年五岁，住南京仓巷。

病名 喉风。

原因 平素口腹不慎荤腥，痰滞俱重，阻遏气机，酿痰为咳，喉音顿失。

证候 咳有痰声，痰难唾出，始起即觉音哑，至夜半转为音嘶，次晨视其喉，下关微有白点。

诊断 喉风一证，与白喉相近，每当盛行之时，死亡载道。征诸喉科专书，虽载有各种喉风图考及治法，遇有是病发生时，尝依法施治，结果则收效甚少。次男西海患是病，日暮时忽咳嗽，至夜半渐觉音嘶，痰声亦响，心疑为喉风。次晨起急视其喉，蒂丁下垂，喉关微有白点，动则生喘，诚为喉风重证。乃邀中医濮凤笙君、西医欧阳晓堂君，共商治疗方法。濮君先至，诊脉诧曰："患者气息虽粗，精神甚爽，且行走如常，喉中微有白点，以证象论，何至六脉皆闭，断为喉风初期。六脉俱闭者，乃痰火壅遏，空窍闭塞，盖肺主一身之气，《脉经》云：气动脉应阴阳之义，是病痰火上干，清肃之令不行，故六脉俱闭也。斯时用药，恐有缓不济急之虞。"适欧阳君亦至，诊视以后，公决先用血清注射法以开其闭。手术既毕，越一小时脉即回，濮君复审察一度曰："证虽险恶，所幸医治尚早。颊红唇绛者，肝胃伏火为虐。《内经》谓一水不能胜二火，然阳盛者阴必虚，今按脉滑大而实，滑者痰也，大者虚也，实者胃实也，书云下之则愈。惟斯时险象已过，用药宜遵《内经》补上治上制以缓之义。"爰共商治法，制法如下。

疗法 汤液疗治，以糯米专于补肺，并清金化热之沙参为君，甜杏仁、川贝母止嗽化痰为臣，海浮石活痰定喘为佐，更用花粉止渴、疗喉痹，白蜜润燥通幽为使。

处方 糯米一撮　南沙参三钱　甜杏仁二钱　海浮石二钱　川贝母三钱　花粉三钱　先以糯米煎汤代水，煨药加入白蜜三钱冲服。

效果 照方一剂服完，喘即平。次日濮君来诊，则曰病已转危为安。惟咳嗽音哑，饮水作呛，肺虚显然。补肺之品，无有出糯米之右者，食粥作呛，何妨煮烂饭与之。以后逐日来诊，但审察其形状而已，逾半月喉音乃复。

廉按 喉风有实有虚，此治肺虚喉风之方法，故仿前哲钱仲阳阿胶补肺散意，方亦清稳。濮凤笙君素以喉科名，品学兼优，人颇诚实。此案所述，决非谎语，后学不必以糯米黏腻，致生疑惑也。

赏析 该病案患儿所患之病为喉风重证，以咽喉红肿疼痛，呼吸困难，痰涎壅盛，语言难出为临床特点，属于急性喉梗阻之范围。因其发病急速，病情急重，故古人有“走马看喉风”之说。本病可由各种急性咽喉病发展而致，多因痰涎火毒，或疫疠，或肝郁气滞，或喉外伤等原因而致气血痰凝聚于喉，或异物堵塞于喉腔，终致气道阻塞或狭窄而为本病。患儿平素嗜食荤腥，为痰滞俱重之体质。起病后，先用血清注射法开闭解其急，后观其颊红唇绛，脉滑大而实，此为肺阴虚胃热盛之征象，用药遵《黄帝内经·素问》至真要大论篇第七十四“补上治上制以缓”。治疗以糯米、沙参为君，补肺清金化热，甜杏仁、川贝母止嗽化痰为臣，海浮石化痰定喘为佐，花粉止渴疗喉痹，白蜜润燥通幽为使。一剂中病，患儿喘息缓解，之后肺虚咳嗽声哑，用糯米粥食调养半月声音得以恢复。先生以本案例明示后学者，喉风有实有虚，本医案诊治肺虚喉风之法，是效仿钱乙之阿胶补肺散，取其“土为金母，培土生金”则肺病自愈之意。

缠喉风案（内科）

燕庆祥（住永修官塘区）

病者 姜孔印，年四十余岁，江西永修人。

病名 缠喉风。

原因 其人素好饮酒，奔走路途过多，感受秋燥而发。

证候 喉忽红肿，项外亦然，汤水不能下咽，痰涎壅塞，声如拽锯。发后约四句钟时，呼吸几绝，忽又发狂，手舞足蹈，六七人不能揿住。

诊断 虽因其狂不能诊脉，而证实见表面，一视便明。盖由肺胃积热，复感风燥，则明明为缠喉风。

疗法 此为急证，不可缓图。即嘱其用多数人，将病者揿住，用针刺两手少商穴，随用温水两钟、桐油两匙，将鸡翎蘸油探入喉内，连探两次，涌出许多痰涎，病势稍平。

处方 生石膏一钱 硼砂六分 牙硝三分 胆矾三分 元明粉两分 梅冰片二分 名白绛雪散。加牛蒡子八分、射干一钱、青黛六分共研细末，用笔管吹入喉中三次，其肿已消一半。

接方 牛蒡子一钱 青连翘二钱 煅石膏六分 川贝母二钱 元参三钱 苏薄荷一钱 金银花二钱 片芩一钱 名加减清咽利膈汤。外加紫雪丹五分、射干五分，药汤调下。

效果 服二剂，病即痊愈。

廉按 缠喉风一证，多属风痰缠喉，其来也速，其去也亦速，全在善治者辨证确当，治法敏捷，方能默收捷效。此案尚属轻证，故但用一外吹、一内服，两方奏功。

赏析 隋《诸病源候论》卷之三十喉咽肿痛候曰："风毒结于喉间，其热盛则肿塞不通，而水浆不入，便能杀人。"喉者，肺脏呼吸之门户，主出而不主纳。此病发病急骤，以呼吸困难，痰涎壅盛，语言难出为主，其传变迅速，病情危急。案之患者饮食不节，起居不慎，以致肺胃不和，素蕴积热，又感风邪疫毒，热蕴生痰，痰涎火毒，壅滞咽喉而病。治急则治其标，缓则治其本，治标以探吐法，用桐油蘸鹅翎毛向喉中搅动以催吐痰涎，针刺少商以泻法疏散邪热。又以吹喉法将绛雪散以铜管吹入喉中直达患处，以清热解毒，祛痰消肿；缓则以绛雪散口服清热化痰降火，本方选自宋《圣济总录·咽喉门》，专治咽喉肿痛之要药，再以中药清热祛痰利咽开窍，共奏良效。

马脾风案（儿科）

张际春（住泰兴北城外）

病者 李伯壎子，年四岁，住泰兴王垈。

病名 马脾风。

原因 赤痢延久，未节饮食，致痰滞内蕴，风寒犯肺。

证候 先咳嗽数日，喘生倏忽，声嗄鼻煽，身热，面淡白。

诊断 指纹隐伏，舌苔厚腻。病因风寒而痰闭于肺。经曰："诸气膹郁，皆属于肺。"肺合皮毛，为气之主。风寒既然外束，肺气焉得舒展，所以内蕴之痰，合邪而愈壅，气道愈塞，塞甚则危矣。

疗法 急用葶苈之苦大泻肺气，大枣之甘以保胃气，麻黄辛开，杏仁苦降，甘草甘缓，使肺受之邪，无可逗留其中，陈皮、茯苓以利其气，萝卜汁、姜汁以豁其痰。惟恐药不瞑眩，不足以救危痾于顷刻，按本草牵牛子主治马脾风证，故加牵牛子之猛，助诸药之力，俾可从大便而下也。

处方 水炙麻黄八分　葶苈子二钱（炒）　广皮钱半　光杏仁三钱　姜汁三滴（冲）　黑白丑二钱（炒）　赤茯苓三钱　炙甘草八分　萝卜汁一小匙（冲）　大枣五枚

效果 一剂，大便下白黏如痰，痰喘声嗄顿平。三四日后，痢亦随清。

廉按 万密斋曰：午属马，为少阴君火。心主热，脾主虚，心火乘肺，脾之痰升，故肺胀而暴喘，谓之马脾风。马脾风者，肺胀也，上气喘急，两胁煽动，鼻张闷乱，喘喝声嗄，痰涎壅塞，其证危急，宜急攻之。此案外因风寒，内因痰滞，故用麻黄汤去桂枝开肺气以散风寒，用苈、枣、陈、苓、卜姜二汁降肺气以豁痰滞，又佐以黑丑之气味猛烈，使痰浊从大便而下，较之但用牛黄夺命散尤为周到。与万氏以葶苈丸去防己加大黄除肺之热，合小陷胸汤除肺之痰，一治风寒挟痰而暴喘，一治风热夹痰而暴喘，临危取胜，异曲同工。

赏析 马脾风为小儿"暴喘而胀满"（《幼科证治准绳》）之危重证候。症见胸高气壅，肺胀喘满，两胁抬动，鼻翼煽动，大便秘结，神气闷乱。该病案患儿内蕴痰滞，外感风寒犯肺，出现咳嗽，喘促，声嗄鼻煽，身热，面淡白，指纹隐伏，舌苔厚腻，治疗用麻黄汤去桂枝开肺气以散风寒，用苈、枣、陈、苓、卜姜二汁降肺气以豁痰滞，又佐以黑丑之气味猛烈，使痰浊从大便而下，而使肺气得以肃降。先生以本案例明示后学者，小儿肺胀而暴喘，谓之马脾风，其证危急，宜急攻之。与万密斋以葶苈丸去防已加大黄除肺之热，合小陷胸汤除肺之痰，治风热夹痰而暴喘不同，本案例主治风寒挟痰而暴喘。两方虽不同，但治疗暴喘有异曲同工之妙。

肺风痰喘案（儿科）

何拯华（绍兴同善局）

病者 王姓孩，年一岁零两月，住琶山。

病名 肺风痰喘。

原因 素因儿衣太厚，内有伏热，继因风伤肺而暴发。

证候 身热面红，顿咳抱首，痰鸣气壅，忽然大喘，胸高鼻煽，右胁陷下。

诊断 脉不足凭，看指纹青浮而滞。此《内经》所谓“乳子中风热，喘鸣肩息”，龚云林所云“俗称马脾风”也。小孩最多，病势最急而险。

疗法 必先辛凉散其风，故以薄荷为君，辛润豁其痰，故以梨汁、姜汁为臣，然病势如此急烈，不得不用急救之药，故以保赤散为佐，庶能降痰如奔马，使以白蜜，不过缓保赤散之烈性而已。

处方 薄荷霜一厘　雪梨汁一杯　生姜汁两滴　净白蜜一小匙

上药和匀，器盛，重汤炖一时许，调下保赤散三厘。

效果 一剂即大吐痰而热退，二剂喘鸣已平，即能吮乳。原方去保赤散、薄荷霜，加鲜桑沥一小匙，疾竟痊瘳。

廉按 小儿风热暴喘，较之各种疾喘，尤为难疗，俗称马脾风者，言其病势之危急也。儿科名医万氏密斋曰：午属马，为少阴君火。心主热，脾主虚，心火乘肺，脾之痰升，故肺胀而喘，谓之马脾风。马脾风者，肺胀也。上气喘急，两胁煽动，鼻张闷乱，喘鸣声嗄，痰涎壅塞，其证危恶，宜急攻之。若至胸高肩耸，汗出发润，则不可治矣。此案方用保赤散，善能通气开痰，先使痰从口吐出，继则从大便而出，适合急攻之法，调入于降痰四汁饮之中，以柔济刚，处方配合颇有巧思，非杂凑成方者可比。

赏析 午属马，为少阴君火，心主热，脾主虚，心火乘肺，脾之痰升，故肺胀而喘，谓之马脾风。马脾风者，肺胀也。上气喘急，两胁煽动，鼻张闷乱，喘鸣声嗄，痰涎壅塞，其证危恶，宜急攻之。该病案，患儿素有内热，又感受风邪伤肺，出现发热顿嗽，痰壅气促而暴喘之急证，其病势危急，是小儿咳喘疾病中难以治疗之一种。若出现胸高肩耸，大汗淋漓，面唇指甲青紫，则其预后不佳。先生以本案例明示后学者，在诊治中对于小儿病势急烈之疾患，当用急救之药，方可不致失治误治，延误病情。如果用药得当，如本案所示，使用消食导滞，化痰镇惊之保赤散，调入于降痰四汁饮之中，以柔济刚，可通气开痰，使痰从口吐出或随大便而出，自然病去疾自愈。

风嗽案（内科）

黄衮甫（住金山吕巷）

病者 吴右，年三十四岁，雇工，住杨秀浜。

病名 风嗽。

原因 风水交袭，表里不宣所致。

证候 咳嗽渐作，咳痰黏腻，气逆不舒，额上略有微汗。

诊断 脉右浮弦，左迟，舌上白苔，辨证察脉，知属风水之咳嗽证也。夫肺主皮毛，皮毛者肺之合也。风水由皮毛而侵及肺，风邪既不外解，水邪又不下渗，壅闭上焦，窒碍呼吸，动则始咳，咳极则喘。

疗法 方用杏仁宣表，细辛、干姜、半夏化饮，五味子、茯苓、紫菀、款冬降气肃肺，治风水嗽之未化热者，非辛温之药，其孰能愈之。

处方 苦杏仁三钱 淡干姜五分 白茯苓三钱 生白果十粒 北细辛三分 五味子五分 款冬花三钱 炙甘草三分 制半夏三钱 炙紫菀三钱

效果 服药三剂而咳痊愈。

廉按 风寒外搏，水饮上冲，小青龙汤加减，却是对证良方。额上既有微汗，去麻黄加紫菀，茯苓宣肺利水，调剂亦有斟酌。

赏析 风嗽即感受风邪所致之咳嗽。《黄帝内经·素问》宣明五气说：“五气所病……肺为咳。”《诸病源候论·咳嗽候》有十咳之称，在《黄帝内经》脏腑咳之基础上，论述了风咳、寒咳等不同咳嗽临床证候。该案患者感受风邪，风水相搏，表里不宣，故咳嗽渐作；水饮内迫，肺气上逆，则痰腻、气逆不舒；表虚卫阳不固则额上有汗。风水相搏，小青龙汤本是治疗水饮内停证之主方，但患者表虚有汗，故去麻黄，以杏仁宣肺达邪，止咳平喘，用白果敛肺气、定痰喘，以茯苓渗湿利水，紫菀、款冬化痰止嗽。先生以本案例明示后学者，在诊治中，既要善用古方，但不可拘泥古方，应辨证施治，随证加减，调剂斟酌。

风咳失音案（儿科）

孙少培（住南京仓巷）

病者 丁贵之女，年四岁，住南京碑亭巷口。

病名 风咳失音。

原因 春病风温，病已小愈，越旬日忽咳嗽音哑，某医误用温表，次日即大汗大喘。

证候 面色青黯，头汗如注，咳喘音嘶，饮水作呛，目上视，不得眠，头倾肩抬，口鼻只有出气。

诊断 脉两手俱不应指，病势甚危。其声哑者，由于肺热，热盛则熬液成痰，痰因火而生，火因痰而炽，痰火交结，最易障碍清窍，以致变证丛生，肺失清肃之权也。前哲费建中云："肺虚者，咽水呛喉。"今仿其意，作虚脱证断。

疗法 肺虚必先补其母，故用潞党参、淮山药补脾为君，阿胶、糯米补肺为臣，杏仁、兜铃清金润肺，麦冬、五味敛肺定喘为佐，炙甘草、鸡子白和中清音为使。

处方 潞党参五钱　淮山药五钱（生打）　陈阿胶三钱（烊冲）　杜兜铃钱半　炙甘草八分　甜杏仁三钱　原麦冬二钱　五味子五分　鸡子白二枚　生糯米五钱　煎汤代水。

效果 一日连服两剂头煎，次日复诊，喘平汗止，语言如常。惟咳唾黏痰，肺虚而燥，进甘咸润燥法。原方去党参、淮药、兜铃、五味等四味，加暹燕窝一钱，北沙参、川贝、水晶糖各三钱。叠进三剂，再邀诊脉，六脉软滑有神，目灼灼有光，嘱其不必服药，用光燕窝一钱，葡萄干念粒，真柿霜一钱，调养旬余而愈。

廉按 此因风咳过用散削，肺气骤虚而变，看似危险，实则根本未漓，故用参麦散合阿胶补肺散大剂培元，挽回得及。若因病久元虚，见此现状，则肺痨末路，决难救济，此种方法，亦如水投石矣。

赏析 该病案，患儿风温病已小愈，余邪未清，突然出现咳嗽音哑，又误用温表，次日出现大汗大喘，面色青黯，目上视，不得眠，头倾肩抬，口鼻只有出气，脉两手俱不应指，此为肺热痰火交结之风咳过用散削，以致肺气骤虚之虚脱，其病势甚危，治疗虚则先补其母，培土生金，救逆固脱。先生以本案例明示后学者，小儿过用辛温消散之剂，易致肺气骤虚，出现虚脱症状，治用参麦散合阿胶补肺散大剂培元，或有回天之功。如若病久元虚，脏腑虚损日久之肺痨末期，突然出现虚脱症状，用此法治疗，多罔效。急性病与慢性病治疗过程中，突然出现危重证，抢救效果是不同的。因此，在诊治过程中，要注意把握患儿之整体状况，方能用对药，疾病之预后才了然于胸。

风哮案（儿科）

何拯华（绍兴同善局）

病者 朱姓儿，年九岁，住朱家湾。

病名 风哮。

原因 素有奶哮，由风伤肺而发。

证候 初起恶寒发热，面赤唇红，继则痰涎上壅，喉中䶎齁如水鸡声，或如拽锯，鼻煽口干，二便不利。

诊断 脉右浮滑搏数，左浮弦，舌苔黄白相兼。脉证合参，此由于痰火内郁，风寒外束。《内经》所谓“肺病者，喘咳逆气，身热不得卧，上为喘呼”是也。

疗法 非麻黄不足以开其肺窍，非石膏不足以清镇痰火，故以为君；然痰为有形之物，故又以橘、半、蒌、枳为臣，辛滑涤痰，化浓为薄，化薄为无；佐以杏仁下气降痰，使以甘草调和诸药也。

处方 麻黄五分　光杏仁钱半　生石膏四钱（研细）　清炙草五分　广皮红一钱　姜半夏钱半　栝蒌仁四钱（杵）　生枳壳一钱　生姜汁四滴　淡竹沥两瓢（分冲）

效果 一剂知，二剂诸证皆减，后用清金丹（莱菔子一两拌炒猪牙皂五钱研细，姜汁竹沥打面粉糊丸，如绿豆大，每服十丸，朝晚各一次，用金橘铺一枚，剪碎泡汤送下），调理旬日而痊。

廉按 小儿奶哮，往往由儿患伤风，乳母不知忌口，凡荤酒油腻盐醋酸咸姜椒辛辣芥菜面食等一概乱吃，以致乳汁不清，酝酿而成。成则颇难除根。此案汤丸二方，确切病情，宜乎投之辄效。惜近世畏麻黄石膏如虎，不肯放胆照服耳。

赏析 该病案患儿所患为哮病，相当于西医哮喘急性发作。哮指声响，喘指气息。该病以发作性喉间哮鸣气促，呼气延长为临床特点，严重者可见呼吸困难，不能平卧。如《病因脉治·哮病》所述：“哮病之因，痰饮留伏，结成窠臼，潜伏于内，偶有七情之犯，饮食之伤，或外有时令之风寒束其肌表，则哮喘之证作矣。”本病之发病，内责之于痰，如朱丹溪说“哮喘专主于痰”，与素体脾、肺、肾三脏功能失调有关；外责之感受外邪，接触异气，以及嗜食酸甜腥辣，活动过度，或情绪激动。哮喘发作期分为冷哮、热哮、寒包热哮、风痰哮、虚哮五个证型。该病案患儿辨证分型应属寒包热哮证，当以解表清里，止咳平喘为治则，方以大青龙汤或小青龙加石膏汤加减皆可应用，后以清金丹降气化痰调理可获显效。先生以本案例明示后学者，小儿哮喘成则难除，发病时如辨证确切，投药即可见效，奈何医者担心麻石辛散寒凉太过，不敢用药。因此，临床诊治，既要仔细观察患儿病症，用药时又要坚决果断。

风疟案（内科）

何拯华（绍兴同善局）

病者 韩瑞宝，年三十五岁，业商，住东关镇。

病名 风疟。

原因 夏令受暑，潜伏膜原，至秋感凉风而发。

证候 风袭于表，头疼自汗，淅淅恶风，暑伏于里，寒少热多，其状如疟，便溏溺热。

诊断 脉右浮弦，左浮滞沉数，舌边尖红，苔白兼黄。脉证合参，《内经》所谓“夏暑汗不出者，秋成风疟”也。

疗法 初用辛散开达，达原饮加减；继用和解表里，柴芩汤加减；终用养阴开胃，麦门冬汤加减。

处方 荆芥穗钱半　草果仁五分　花槟榔一钱　焦山栀三钱　防风一钱　卷川朴一钱　木贼草一钱　淡香豉三钱

次方 川柴胡一钱　生枳壳一钱　广皮红八分　青子芩钱半　苦桔梗一钱　仙露夏钱半　鲜生姜一钱　细芽茶一钱　阴阳水煎药。

三方 原麦冬钱半　北沙参一钱　北秫米三钱（荷叶包煎）　仙半夏一钱　鲜石斛二钱　鲜稻穗二支

效果 服初方一剂，头痛除、恶风已，寒热分清。服次方二剂，寒热虽减而不止。原方送下半贝丸三分，一日两次。四服而疟住。终服第三方，连进三剂，胃气健而病愈。

廉按 凡疟疾之因，外感不外风寒暑湿，内伤不外痰食。此案虽名风疟，但暑为内因，风为外因，先解其外，后清其内，此用药一定之步骤。其得力在第二方，和解清透，效果昭然。

赏析 风疟《黄帝内经·素问》金匮真言论篇认为："秋善病风疟。""夏暑汗不出者，秋成风疟。"生气通天论篇则云："魄汗未尽，形弱而气灼，穴俞以闭，发为风疟。"经云："夏暑汗不出者，秋成风疟。"《金匮要略》谓："风疟，先伤于寒，后伤于风。据此二说而论，是证之因，亦由长夏先受阴暑，至秋感风而发也。然而有暑无风惟病暑，有风无暑惟病风，必风暑合邪，始成疟病。"该病案，患者外感风寒，清阳不展，络脉失和，故头痛；风寒外束，暑伏于里，卫弱营强，故自汗恶风，寒少热多，其状如疟；暑多夹湿，损伤脾胃，故便溏溺热。暑为内因，风为外因，病在膜原，医者先以达原饮加减开达膜原，辟秽化浊，继用柴芩汤和解表里，终以麦门冬汤益气养阴，健脾和胃，使胃气健而病除。整个治疗过程，思虑清晰，主次分明。先生以本案例明示后学者，病因分内外，感邪有先后，病证分表里，用药也应遵循规律。而本案得力在第二方，和解清透，正对其证，效果显著。

伏风阴疟案（内科）

庄虞卿（住丽水第十一中学校）

病者 吕仲远，年逾三稔，体弱，住太平坊。

病名 伏风阴疟。

原因 平素体衰，因感风伏而不发，直至深秋，发为阴疟。

证候 寒热往来，三日一发，汗多苔白，饮食少思。

诊断 脉左寸虚大，右关弦缓。脉证合参，此由伏风而变三阴疟也。夫胃者卫之源，脾者营之本，饮食少思，脾胃之衰弱可知，正因脾胃累虚，营卫不和，而作寒热，正《内经》所谓秋成风疟也。

疗法 只宜脾胃双补，不必治疟，俾营卫调而寒热自已，此从源本施治，上乘法也。用桂枝、黄芪护卫，归、芍养营，参、草补益脾胃，姜、枣调和营卫。

处方 川桂枝一钱　生黄芪三钱　当归二钱　生白芍二钱　西潞党二钱　清炙草一钱　生姜一钱　大枣三枚

效果 十日寒热势衰，继以补中益气汤善其后，两旬疟遂痊愈。

廉按 阴疟之为病，阳分大虚必挟寒，阴分大虚必挟热。况汗多苔白，饮食少思，脾胃之虚寒，尤为显著。方用桂枝汤加参、芪、当归，营卫双调，确是对证疗治，自有奇功可据也。寒甚者，丁香、附子亦可加入。

赏析 阴疟又名三阴疟，《类证治裁·阴疟》云："疟邪伏于募原，浅者客三阳经，深者入三阴经，……以伏邪深入三阴，故名阴疟也。"《己任编》曰："凡疟将发时，与正发之际，勿施治，治亦无效。必待阴阳升极而退，此邪留所客之地，乃可服药治之。且当未发前二三时，迎而夺之。"三阴疟多发在处暑后，冬至前。发愈晚者去亦迟，以气令收肃故也。其发时亦不定，有前间一日，忽间二日发者，有前间二日，忽一日夜两发者，有连发二日，中间一日者，有间三日发不爽者，或不忌口，不节劳。该案患者素体虚，伏风变为三阴疟，脾胃虚弱，营卫不和，发为寒热。此时，脾胃虚弱为本，寒热往来为标，医者依"治病必求于本"之原则，以脾胃双补、调和营卫之治本之法，力求达到"正气存内，邪不可干"之治疗效果。先生以本案明示后学者，在标本辨证过程中，要分清疾病本质，方能对证治疗，自建奇功。

风泄案（内科）

何拯华（绍兴同善局）

病者 陈丽生，年三十岁，业商，居柯桥东官塘。

病名 风泄。

原因 暮春外感风邪，不服药而病愈，至首夏顿病飧泄。

证候 肠鸣腹痛，一痛即泻，泻多完谷，溺清而短。

诊断 脉弦而缓，左强右弱，苔薄白滑。凭脉断证，即《内经》所谓"春伤于风，夏生飧泄"也。腹痛而泻出完谷者，肝横乘脾也。故经云："脾病者，虚则腹满、肠鸣、飧泄、食不化。"

疗法 初用刘氏术、芍、陈、防等止其痛泻为君，佐川芎升散其伏风，炒麦芽消化其完谷；继用五味异功散升补脾阳为君，佐以白芍、煨姜酸苦泄肝。

处方 炒于术二钱 陈广皮一钱 川芎一钱 煨防风一钱 生白芍钱半 生麦芽钱半 荷叶一钱（剪碎拌炒）

次方 炒党参钱半 浙茯苓钱半 炒白芍二钱 煨姜五分 炒于术二钱 新会白一钱 清炙草六分

效果 进第一方两剂，痛泻大减，惟肢懈无力，胃纳甚鲜。进第二方三剂，痛泻止而胃气健。终用饭焗莲子，每日嚼十四粒，调养七日而痊。

廉按 风泄即肠风飧泄，《内经》所云“久风为飧泄”。此证甚多，医者往往误认为食积化泻，或误认为湿积所致，而不知伏风之为病，以致邪气流连，乃为洞泄，不可挽回者数见不鲜。此案引经证医，探源用药，妙在刘草窗法，确是飧泄专方，用多奏效。接方用钱氏异功散加味，惬合清气在下则生飧泄之经旨。故为医者，不可不精究《内经》也。

赏析 风泄又称风泻，古代医家多有提及。《杂病源流犀烛·泄泻源流》云：“风泄，恶风自汗，或带清血。由春伤风，夏感湿，故其泻暴。宜胃风汤。”《医学入门》卷四论风泻，为四季脾受风湿，亦名飧泻。该案患者肠鸣腹痛，大便泄泻，泻必腹痛，为肝旺脾虚，肝横乘脾之候。追本探源，“风木之气，内通乎肝，肝木乘脾”，故“今谓春伤于风，夏生飧泄者，此不即病之伏气也”。初起腹中绵绵作痛，肠鸣回转，愈痛愈剧，痛甚则泻，泻下极爽，有时气屎俱下，一倾而出，泻后腹痛显减，移时复作如前，痛甚再泻。如此周而复始，循环往复。一日数次，多则十余次。此因肝气郁而不伸故痛，郁甚则痛甚，郁极从大肠夺路而出故便泄。泄则肝气暂疏，故腹痛顿挫而暂缓。此病之因，每与精神情志相关，故发病前，往往情绪波动，痛与泻虽甚虽久，而胃纳不减，体力不衰，自有别于中土虚弱之慢性腹泻。医者先予痛泻要方，补脾泻肝，再用五味异功散，升补脾阳，健脾理气，效果显著。先生以本案例明示后学者，治病当引经典，方能思路开阔，辨证准确，以达到探源发旨之目的。

风肿案（内科）

何拯华（绍兴同善局）

病者 徐水生，年念五岁，业商，住绍城西郭门头。

病名 风肿。

原因 素因水停于下，现因风袭于上而发病。

证候 头痛恶风，面目浮肿，肿而且亮，两手微厥，足肿而冷，便溏溺短。

诊断 脉浮缓沉迟，舌白滑兼淡灰。脉证合参，浮缓为风，风性阳，轻清上浮，故面目独肿，沉缓为水，水性阴，重浊下凝，故足肿且冷。朱丹溪曰：面肿属风，足肿属水，洵不诬也。

疗法 麻附细辛汤合五皮饮主之，使风挟寒水之气，从皮里膜外排泄而出，则上下之肿，自然分消而去。然非温不能蒸水化气，泄气出汗，故用辛附之辛热，助麻黄以发风水之汗，若五皮饮不过以皮达皮，取其消皮膜之积水而已。

处方 麻黄一钱 北细辛六分 生桑皮四钱 冬瓜皮四钱 淡附片八分 新会皮钱半 浙苓皮四钱 五加皮三钱

效果 连服二剂，周身津津汗出，头痛及面目肿皆除。原方去麻、附，加丝瓜络四钱，用路路通十个、丝通草五钱，煎取清汤化水煎药。叠进三剂，小便畅利，足肿全退而愈。

廉按 此从仲景华佗之成方脱化而出，仿《内经》复方之法，凡治风挟寒水化肿，投无不效，其妙处全在麻黄一味。惟现在绅富病家，往往畏麻黄而不敢服，实则药在对证，对证即是稳当，非用通套疲药以塞责，谓之稳当也。就余所验，凡发风寒之汗，麻黄只用四五分至六七分即能出汗，发风水之汗，非一钱至钱半不能出，从未犯过汗亡阳之弊。奉劝病家，竟可放胆而服，不必畏忌。

赏析 该案患者水停于下、风袭于上，发为风肿。风肿出于《灵枢·五变》。又名痛风肿、痛风身肿。《丹溪心法·水肿》：“风肿者，皮粗，麻木不仁，走注疼痛。”《医学入门·水肿》：“风肿，即痛风肿者，肿面多风热，肿脚多风湿，关脉浮洪弦者，风热湿三气郁而为肿。因脾土不足，木火太盛，胃中纯是风气，所以清气不升，腹作嗔胀；浊气不降，大便闭涩。外证走注疼痛，面皮粗，麻木不仁。”《诸病源候论·风肿候》：“凡人忽发肿，或着四肢，或在胸背，或着头项。病久不瘥，则气结盛生热，化为脓血，并皆烂败。”《黄帝内经·灵枢》水胀：“水始起也，目窠上微肿，如新卧起之状，其颈脉动，时咳，阴股间寒，足胫肿，腹乃大，其水已成矣。”至于其发病原因，《黄帝内经·素问》水热穴论篇则指出：“故其本在肾，其末在肺。”是患者外感风邪，故头痛恶风，面目浮肿；内有寒水，故足肿而冷，两手微厥，水道不利；脉证合参，为风挟寒水之证。遂以麻黄为君，辛附为臣，起效后又加丝瓜络、路路通、丝通草祛风通络，利水除湿。整个过程，辨证准确，大胆施治，最终达到良好之治疗效果。

历节风案（妇科）

何拯华（绍兴同善局）

病者 何家福之妻，年四十六岁，住峡山。

病名 历节风。

原因 素因血气虚寒，现因风挟寒湿，直中血络，遍历关节而成。

证候 历节挛疼，痛不可忍，屈伸不得，难以转移，发作不热，昼静夜剧。

诊断 脉左浮弦急，右沉弱，舌苔白腻。脉证合参，张仲景所谓沉即主骨，弱即主筋，浮则为风，风血相搏，即疼痛如掣，历节痛不可屈伸是也。

疗法 乌头桂枝汤加减。方以乌头含麻醉性善能麻痹神经以止痛，故用之为君；臣以黄芪托里达表通行三焦，麻黄开皮达腠上行外通，使肢节留伏之寒湿一齐外出；佐以桂枝横行手臂，牛膝下行足膝，皆有活血除疼之作用；使以芍、甘、白蜜酸收甘润以监制之。

处方 制川乌八分　生黄芪钱半　净麻黄八分　川桂枝一钱　淮牛膝三钱（生）　生白芍钱半　清炙草八分　上药用水两碗，白蜜一匙，煎成一碗，温服。

次诊 前方连服两剂，痛虽渐减，而屈伸不利如前，形气羸弱，颇难支持，脉仍沉弱，惟左手浮弦已减。法当通补兼施，八珍活络汤主之。

次方 丽参须八分　浙茯苓三钱　全当归三钱　酒炒生地二钱　薄桂五分　生于术钱半　清炙草六分　羌、独活各五分　（酒炒）赤芍钱半　川芎一钱（蜜炙）　片红花六分　制川乌三分　酒水各一碗煎服。

效果 叠服四剂，挛痛已除，手足亦可屈伸，人能支持，步履可扶杖而行。遂嘱其服史丞相遇仙酒，一日两次，每服一小酒钟，旬余即痊。

廉按 《金匮要略》分历节病因有四：一因汗出入水中，二因风血相搏，三因饮酒汗出当风，四因饮食味过酸咸。此案即风血相搏，为历节痛风之总因，男妇犯此者最多。《病源》、《千金》、《外台》均谓之历节风，以其痛循历节，故曰历节风，甚如虎咬，故又曰白虎历节风。初方用乌头桂枝汤，必辨明风挟寒湿搏其血络，乃可引用。接方用八珍活络汤，亦必其人血气虚寒始为相宜。故医者治病，必先求其受病之原因及病者之体质，然后可对证发药，以免贻误，此为临证之第一要著。

赏析 该案患者以关节疼痛，痛不可忍，屈伸不得为主证，当为历节风。中医对该病早有记载，如《金匮要略·中风历节病脉证并治》指出：“病历节，不可屈伸，疼痛。”“诸肢节疼痛、身体魁羸，脚肿如脱。”《济生方》描述其发病原因为：“白虎历节，由体虚之人，将理失宜、受风寒湿者之气、命名筋脉凝滞、血气不疏，蕴于骨节之间。”《千金要方·诸风》谈到其预后：“夫历节风着人，久不治者，令人骨节差跌。”此病相当于西医之类风湿性关节炎、痛风性关节炎等。本案脉证合参，为风挟寒湿搏其血络，方用乌头桂枝汤加减，服方后，病势得缓，观其人血气虚寒之症，故接方用八珍活络汤，收效显著。先生以本案例明示后学者，“治病必求于本”，即既要明确受病之因，又要“因人制宜”，然后才能对证施药，这是医者临证之第一准则。

历节痛风案（内科）

严绍岐（住绍兴昌安门外官塘桥）

病者 张兆荣之妻，年四十一岁，住昌安门外杨港。

病名 历节痛风。

原因 素因血虚肝旺，暮春外感风热，与血相搏而暴发。

证候 头痛身热，肢节挛疼，不能伸缩，心烦自汗，手指微冷，夜甚于昼。

诊断 脉浮弦数，左甚于右，舌红苔白薄滑。脉证合参，此巢源所谓历节风之状，由风历关节与血气相搏，交击历节，痛不可忍，屈伸不得是也。

疗法 凡风搏血络瘀筋痹肢节挛痛者，当专以舒筋活络为主。故重用羚角为君，筋挛必因血不荣养，即以归、芍、川芎为臣，然恐羚角性凉，但能舒筋不能开痹，少用桂枝之辛通肢节为反佐，而使以薄荷、牛蒡、连芽桑枝者，疏风散热以缓肢节之疼痛也。

处方 碎羚角钱半（先煎） 当归须一钱 生赤芍钱半 川芎八分 桂枝尖三分 苏薄荷七分 炒牛蒡一钱 连芽桑枝一两

效果 连服三剂，外用冯了性酒没透绒洋布以搽擦诸肢节痛处，汗出溱溱，身热痛大减，手足亦能屈伸。惟神烦肢麻，溺秘少寐。即将原方去归、芎、桂枝，羚角改用八分，加淡竹茹三钱、鲜竹叶心三钱、辰砂染灯心三十支、莲子心三十支。又进三剂，夜能安眠，溺通麻除。终用炒桑枝二两、马鞭竹一两、鲜茅根一两、天津红枣四枚，每日煎服，调理而痊。

廉按 历节痛风：因于寒者，辛温发散；因于热者，辛凉轻扬，固已，但宜分辨痛状施治。如肢节挛痛、伸缩不利者，血虚液燥也，法宜滋血润燥，四物汤加首乌、木瓜、杞子、甘菊；肢节肿痛、遇阴雨更甚者，风湿入络也，法宜驱风活络，大羌活汤加小活络丹，肢节注痛、得捶摩而缓者，风湿在经也，法宜散风胜湿，灵仙除痛饮；肢节烦痛、肩背沉重者，湿热相搏也，法宜化湿泄热，当归拈痛散加减；肢节刺痛、停着不移者，瘀血阻隧也，法宜消瘀活络，趁痛散加减；肢节热痛、夜间尤剧者，阴火灼筋也，法宜滋阴降火，四物汤合加味二妙丸；肢节木痛、身体重滞者，湿痰死血也，法宜豁痰活络，半夏苓术汤加小活络丹；肢节酸痛、短气脉沉者，留饮也，法宜蠲饮涤痰，半夏苓术汤加指迷茯苓丸；历节久痛者，邪毒停留也，法宜以毒攻毒，麝香丸与乳香停痛丸间服；历节麻痛者，气血凝滞也，法宜通气活血，千金防已汤加五灵散。此案肢节挛痛、不能伸缩，与血虚液燥证虽相同，而病由风热搏血，则原因各异，故处方用药，亦自不同。可见病因不一一者因得之。《内经》所以治病必求于本也。

赏析 《景岳全书》曰："历节风痛，以其痛无定所，即行痹之属也。"《病源》云："历节风痛是气血本虚；或因饮酒腠理开，汗出当风所致；或因劳倦调护不谨，以致三气之邪遍历关节，与气血相抟而疼痛非常，或如虎之咬，故又有白虎历节之名。"《中藏经》曰："历节疼痛者，因醉犯房而得之，此其概也。大都痛痹之证，多有昼轻而夜重者，正阴邪之在阴分也，其有遇风雨阴晦而甚者，此正阴邪侮阳之证也，或得暖遇热而甚者，此湿热伤阴之火证也。有火者宜从清凉，有寒者宜从温热。若筋脉拘滞，伸缩不利者，此血虚血燥证也，非养血养气不可。遍身骨节疼痛，肢节如槌，昼静夜剧，如虎啮之状，乃痛风之甚者也，必饮酒当风，汗出入水，遂成斯疾。"该病案，患者肢节挛疼，不能伸缩，病属历节。患者头痛身热，心烦自汗，脉浮弦数，舌红苔薄白，此为外感风热之候。患者手指微冷，夜甚于昼，则为血虚之症，脉证合参，证虽属血虚津燥之候，但究其病因，为风热搏血，络瘀筋痹之故，故不以滋血润燥为治则，而是舒筋活络为主，兼以疏风散热，取得良好疗效，其后随证加减，终至痊愈。

赤游风案（内科）

李桎平

病者 幼童，年十五岁，忘其姓名住址。

病名 赤游风。

原因 偶感外邪，前医皆作痧证治，用开药表药不愈。

证候 两臂两腿发瘔瘤而色红，浮肿焮热，痒而兼痛。

诊断 脉现浮缓，遂断为赤游风，非痧也。由脾肺燥热而兼表虚，腠理不密，风邪袭入，怫郁日久，与热相搏，滞于血分，故色赤。

疗法 针药并用。先针刺百会（在前顶后一寸五分，适当头之正中）及委中（当膝腘窝之正中）二穴，寻按爪弹，俾气散而风解；继以四物汤活血止痛，加荆、防、蝉、独、柴、薄、桑皮等散风解热。

处方 细生地三钱 全当归二钱 赤芍一钱 川芎一钱 荆芥钱半 防风钱半 苏薄荷一钱 生桑皮一钱 蝉蜕一钱 川柴胡七分 独活七分

效果 服一剂，病稍减轻。次日复刺一次，又进一剂，至三日而痊。总使气血调和，针功收效。西医之刺神经，中医之刺经穴，名虽殊而实则一也。

廉按 赤游风惟小儿最多，皆由胎毒内郁，风热感触而发。其治法针刺与药物互用，自然奏功更速，手到病除。然针与药，其功相等，药之治病，一服不愈，必须再服，再服不尽，继以三服，针亦犹是，观此案而益信矣。

赏析 赤游风又名“游风”、“赤游丹”。多因脾肺燥热，或表气不固，风邪袭于腠理，风热壅滞，营卫失调所致。滞于血分则发赤色，名赤游风或赤游丹；滞于气分则成白色，名白游风。症见突然发作，游走不定，皮肤红晕、光亮、浮肿，形如云片，触之坚实，搔痒，灼热，麻木。多发于口唇、眼睑、耳垂及胸腹、背部等处。亦可伴有腹痛、腹泻呕吐等症。该案患者年幼，感外邪而发，前医者作痧证治，不愈。后审之脉证，症见四肢色赤痒痛，浮肿焮热，由脾肺燥热，风邪外袭，风热相搏于血分所致，诊为赤游风。《幼科心法要诀》曰：“赤游胎中毒热成，皮肤赤肿遍身行。”可见赤游风多见于小儿。赤游风证，多由胎中毒热而成，或生后过于温暖，毒热蒸发于外，以致皮肤赤热而红肿，色若丹涂游走不定，行于遍身，故名曰赤游风，多发于头面四肢间。故治宜施散风解热、活血止痛之法，治法得当，其针刺与药物互用，奏功更速。

鹤膝风案（内科）

熊鼎成（住樟树洋湖圩）

病者 金春霖，年三十六岁，商人，住清江。

病名 鹤膝风。

原因 病者前数月曾患有疑似之花柳症，治愈后，续因感受风湿，发生本病。

证候 初起左膝盖疼痛，久之渐发红肿，上下肌肉消瘦，形同鹤膝。医遵林屋山人方，治以阳和汤，病益加剧。患部赤热焮肿，膝弯屈如弓，不能履地，夜间骨痛筋跳，鸡鸣后始能安枕，饮食尚佳，二便微热。

诊断 鹤膝风方书论治，皆以风寒湿痹于膝，专主温补其气血，使肌肉滋荣，血气流行，其疾自愈。余证以历年疗病经验，似古法未能尽是，此证大都感受风寒湿三气居多。今细察病者舌苔微黄，脉左右俱弦数，风热已属可征。患部又红肿疼痛，证非阴性，尤属显然。医不凭脉辩证，误以鹿胶、炮姜等温补之剂助桀为虐，宜其病益剧。幸调养合宜，胃气犹旺，阴被劫而未损，病虽误药，加意疗治，尚可复原。

疗法 初诊宜厉行驱风逐湿，兼凉血解毒为主，继取柔润熄风之义，用滋阴养血之品以善其后。

处方 初诊方 驱风逐湿，凉血解毒。

五加皮四钱 杜苍术、川牛膝、川黄柏各三钱 真蕲蛇二钱 白颈蚯蚓二钱 生地三钱 归尾三钱 生甘草一钱 丝瓜络三钱 嫩桑枝一两 初服酌加大黄一二钱，服后去之。蕲蛇、蚯蚓研末，淡酒冲服，更妙。

又方 再诊方 滋阴养血，柔润熄风。

大熟地、当归各四钱 牡丹皮三钱 地骨皮三钱 五加皮三钱 川牛膝三钱 黑驴胶、龟胶、白颈蚯蚓各二钱 炙甘草一钱 嫩桑枝五钱

效果 服初诊方三四剂后，即有奇效，膝不痛，筋不跳。十余剂后，红肿亦退，足渐能行。二十剂后，改服滋阴养血之剂，月余痊愈。

说明 此证余用中药治疗外，兼采西法，以法国成药美卢白灵于患部施行肌肉注射，隔日一次，收效尤速。

廉按 此案不但风湿热三气，想必有慢性梅毒潜伏于胫膝之中，而酿变类似鹤膝。案中发明，劈去常解，殊有新识。前后两方，步骤井然，妙在初服酌加大黄一二钱以逐梅毒，真温故知新之佳案也。

赏析 患者以膝关节红肿疼痛、上下肌肉消瘦为特点，形如鹤膝，故属鹤膝风证。鹤膝风，早在《黄帝内经·素问》逆调论中已有相关记载，“肾者水也，而生于骨，肾不生则髓不能满，故寒甚至骨也……病名曰骨痹，是人当挛节也”。张景岳在《景岳全书》首次提出了“鹤膝风”之病名：“凡肘膝肿痛，腿细小者，名为鹤膝风，以其象鹤膝之形而名之也。或止以两膝肿大，腿枯细，不能屈伸，俗又谓之鼓槌风，总不过风寒湿三气流注之为病也。”是案论治，诸医家皆责之风、寒、湿，先以王洪绪治阴疽之阳和汤投之，导致病势加重。该患者证非属阴，医者不当辨证，而致误治。后改为驱风逐湿、凉血解毒之法后，即有奇效；热伤阴血，以滋阴养血，柔润熄风善后，病势得愈。先生以本案例明示后学者，活学活用，不能拘泥古法，辨证准确，才能指导治疗，达到驱邪外出目的。

鹤膝风案（内科）

庄虞卿（住丽水第十一中学）

病者 武桂章，年逾四稔，体弱，寓上真殿。

病名 鹤膝风。

原因 平素气血衰弱，风寒湿三气乘虚而痹于膝。

证候 两膝肿大，上下股胫枯细，足膝疼痛，筋脉不舒。

诊断 脉左尺浮缓，右尺迟弦，脉证合参，此鹤膝风证也。膝内隐痛，寒胜也，筋急而挛，风胜也，筋缓无力，湿胜也，风寒湿三气合痹于膝，故胫细而膝肿。但邪之所凑，其气必虚。治宜养其气血，俾肌肉渐荣，后治其膝可也。此与治左右偏枯之证大同，夫既偏枯矣，急溉其未枯者，得以通气而复荣，切不可急攻其痹，以致足痿不用。

疗法 用当归、川芎、酒芍、西潞、生芪、炙草、生白术、茯苓以补其气血，细辛、独活、灵仙、防风、秦艽、桂枝以祛其风寒，防己、川断、苡仁、木瓜、淮牛膝、五加皮舒筋而渗湿，加海桐皮、片姜黄、海风藤宣络而痛。

处方 全当归二钱 川芎一钱 酒白芍二钱 生黄芪三钱 炙甘草八分 生于术钱半 云茯苓三钱 北细辛七分 威灵仙一钱 独活一钱 青防风钱半 左秦艽钱半 川桂枝一钱 生苡仁五钱 木瓜一钱 淮牛膝钱半 五加皮钱半 海桐皮钱半 片姜黄一钱 海风藤钱半 每日服二剂。

效果 十日痛稍愈，足能伸缩，两旬膝肿退，四旬扶杖能行，两月步履如常矣。

廉按 鹤膝风初起，膝盖骨内作痛，如风气一样，因循日久，膝肿粗大，上下股胫枯细，形似鹤膝。总由足三阴亏损，风寒湿流注之为病也。此案发明因证，确实鲜明，方从大防风汤加减，看似药品太多，实则如韩信将兵，多多益善，四旬扶杖能行，两月步履如常，信然。

赏析 鹤膝风者，胫细而膝肿是也。《黄帝内经》云："膝者筋之府，屈伸不能，行则偻俯，筋将惫矣。治宜祛风顺气，活血壮筋。"喻嘉言曰："鹤膝风者，即风寒湿之痹于膝者也。如膝骨日大，上下肌肉日枯，且未可治其膝，先养血气使肌肉渐荣，后治其膝可也。此与治偏枯之证，大同小异。"患者以膝肿大疼痛，股胫枯细为特点，当属鹤膝风证。此病乃因其平素气血衰弱，风寒湿邪痹积于膝所致。此时，气血衰弱为其根本原因，故以大防风汤加减，以补益气血为主，辅以祛风除湿，宣络止痛，达到治病逐邪之目的。先生以本案例明示后学者，治病求因，对证施治，不在于药品多寡。即使看似药品繁多芜杂，然只要攻守得宜，调度得当，亦可韩信用兵，多多益善，不拘一格。

鹤膝风案（内科）

易华堂（住永川北门）

病者 周奠章，年甫二旬，住永川茶店场。

病名 鹤膝风。

原因 远行汗出，跌入水中，风湿遂袭筋骨而不觉。

证候 始则两足酸麻，继而足膝肿大，屈伸不能，兼之两手战掉，时而遗精，体亦羸瘦。疗治三年罔效，几成废人。

诊断 左手脉沉弱，右手脉浮濡，脉证合参，此鹤膝风证也。由其汗出入水，汗为水所阻，聚而成湿，湿成则善流关节。关节者骨之所凑，筋之所束，又招外风入伤筋骨，风湿相搏，故脚膝肿大而成为鹤膝风。前医见病者手战遗精，误认为虚，徒用温补，势濒于危。岂知手战者系风湿入于肝，肝主筋而筋不为我用，遗精者系风湿入于肾，肾藏精而精不为我所摄。溯其致病之由，要皆风湿阶之厉也，设非驱风去湿，其病终无已时。

疗法 择用仲景桂枝芍药知母汤，桂枝、芍药、甘草调和营卫，麻黄、防风驱风通阳，白术补土去湿，知母利溺散肿，附子通阳开痹，重用生姜以通脉络。间服芍药甘草汤，补阴以柔筋。外用麻黄、松节、芥子包患处，开毛窍以去风湿。

处方 川桂枝四钱 生白芍三钱 白知母四钱 白术四钱 附子四钱（先煎） 麻黄二钱 防风四钱 炙甘草二钱 生姜五钱

次方 生白芍六钱 清炙草三钱

三方 麻黄一两 松节一两 芥子一两 研匀，用酒和调，布包患处。

效果 服前方半日许，间服次方一剂，其脚稍伸。仍照前法再服半月，其脚能立。又服一月，渐渐能行。后守服半月，手不战，精不遗，两足行走如常，今已二十余年矣。

廉按 足胫渐细，足膝渐大，骨中痠痛，身渐瘦弱，此鹤膝风证也。其证有二：一本于水湿之入骨，重而难移，痛在一处而不迁；一本于风湿之入骨，轻而可走，其痛移来移去而无定。二者因证不同，治亦随之而各异。此案病因，系风湿内袭筋骨而成，法宗仲景，方亦对证，药既瞑眩，厥疾自瘳，真古方学派之佳案也。

赏析 鹤膝风指病后膝关节肿大变形，股胫变细，形如鹤膝者。该病多由经络气血亏损，风邪外袭，阴寒凝滞而成，致肌肉日瘦，肢体挛痛，久则膝大而腿细，如鹤之膝。中医记载治疗此病，以《续名医类案》卷十九记录最为详尽，于后世颇有裨益。该案患者足膝肿大，体亦羸瘦，为鹤膝风之证。前医者未明病因，以为虚证，误用温补，三年罔效；后医家见其手战、遗精，辨其为风湿之邪损及肝肾，遵循“治病必求于本”之原则，采取祛风除湿、温阳通络之法，疗效显著。而所用桂枝芍药知母汤出自《金匮要略》，为治久痹历节良方，本方由麻黄附子汤、芍药甘草附子汤、甘草附子汤、桂枝加附子汤（去枣），合知母、防风而成，共奏祛风除湿、通阳散寒之效。本案患者久病体虚，风湿侵入筋骨关节，营卫不利，气血凝涩，损及肝肾，用以桂枝芍药知母汤，方对其证。本案药效极好，病当愈合，其法宗仲景，又可为古方学派之佳案。先生以案明示后学者，因证不同，治法各异，医者需审证求因，方可准确判断，对证下药。

膝眼风案（内科）

庄虞卿（住丽水第十一中学）

病者 郑周坂人，年逾三稔，体弱，住米湖。

病名 膝眼风。

原因 初受风湿而不觉，继服滋补而疾作。

证候 膝盖上下隐隐作痛，两膝胖肿，屈不能伸。

诊断 脉左手浮紧，右手细缓，脉证合参，此膝眼风证也。其痛游走不定，风胜也，外见胖肿，湿胜也，屈不能伸，风湿袭于筋也。但风湿为痹，尽属外邪，经虽云“邪之所凑，其气必虚”。然留而不去则成为实，治宜驱风渗湿，勿投滋补，庶无留邪之患。

疗法 治风先治血，用当归、川芎、酒芍以活其血，灵仙、秦艽、防风、独活以祛其风，生苡仁、木瓜、茯苓以渗其湿，淮牛膝、千年健以壮其筋骨，痛久必入络，加钩藤、海风藤以通其络。然风湿去后，血液必伤，继以加减四物汤合新绛旋覆汤，养血舒络以善后。

处方 全当归钱半　川芎一钱　酒白芍钱半　威灵仙一钱　防风一钱　左秦艽钱半　独活一钱　北细辛七分　生苡仁四钱　木瓜七分　浙茯苓三钱　牛膝钱半　千年健钱半　双钩藤钱半　海风藤钱半　每日服两剂。

接方 酒洗当归钱半　细生地三钱　真新绛钱半　旋覆花钱半（包煎）　清炙草七分　酒洗白芍三钱　青葱管三寸（冲）（炒香）桑枝三两，煎汤代水。

效果 十日肿痛稍愈，半月足能伸屈，月余已能步履，终用接方以收全功。

廉按 膝眼风者，在膝盖下左右两旁空陷中隐隐疼痛是也。如风胜其痛则走注不定，寒胜则痛如锥刺，湿胜则外见胖肿。屈不能伸者，其病在筋；伸不能屈者，其病在骨；动移不遂者，沉寒痼冷之候也。日久失治，即渐成鹤膝风。此证辨证处方，理明辞达，法美意良，可为后学标准，惟沉寒痼冷者不效。

赏析 此证生于膝眼穴，又名鬼眼穴，在膝盖之下，左右两骨空陷中。由下焦素虚，外邪易于侵袭，先从膝眼隐隐作痛，如风胜，其痛则走注不定；寒胜，则痛如锥刺；湿胜，则外见胖肿。屈不能伸，其病在筋；伸不能屈，其病在骨；动移不遂，沉寒痼冷之候也，惟在临证宜详辨之。《外科心法要诀》指出膝眼风之发病部位、证候及病因：“膝眼风在鬼眼生，疼痛如锥胖肿形，下虚风湿寒侵袭，屈伸不遂温散灵。”该病案，患者膝盖上下隐痛，膝肿，屈不能伸，此为膝眼风之症，由风湿外袭，留滞关节为痹，虽有正气虚，但不宜滋补，治宜驱风渗湿，方可达到祛邪而不留邪之目的。又因肝藏血，又主风，风为用，血为体，故“治风先治血，血行风自灭”。医者以活血养血、祛风渗湿、强筋通络之法，收到良好效果，邪去后，再以养血舒络善后。先生以本案例明示后学，本案辨证处方，道理明白，表述畅达，方法适宜，疗效显著，正是我们学习仿效之处。

风痢便脓案（内科）

何拯华（绍兴同善局）

病者 金宝生，年二十六岁，业商，住绍兴府前。

病名 风痢便脓。

原因 初由春伤于风，至首夏恣食瓜果而病发。

证候 先水泻，后便脓，腹痛在脐上下，漉漉有声，四肢微冷，小便清白。

诊断 脉沉弦而软，舌苔白腻。予诊毕询患者曰：腹中响声，从几时起？患者答曰：初起即有。予曰：痢无响声。患者谓粪有白脓，里急后重。予云：肠鸣者风也，凡肠澼便脓，病虽在肠，而内关脾脏，皆由肝郁乘脾，此乃伏气所化之风痢也。

疗法 以小建中汤加减抑肝蠲痛为君，以白术健脾为臣，佐防风以祛伏风，使以陈皮、白芷行气败脓。

处方 炒白芍五钱　清炙草八分　大红枣四枚　炒于术钱半　白芷一钱　川桂枝一钱　黑炮姜六分　新会皮一钱　煨防风一钱　炒饴糖三钱

效果 服二剂，痛痢大减。原方加鲜荷叶一钱拌炒生谷芽三钱，再进二剂，痛痢止而胃健乃愈。

廉按 肠澼便脓，果由肠风及瓜果酿成，此案方法，确系历验不爽。故为医者，不可不研究汉方也，予日望之。

赏析 该案中，腹中响声，初起即有，可知春伤于风，伏风于肠；腹痛便脓，病在肠而关脾脏，肝郁乘脾；脉沉弦而软，中土虚弱，木邪克脾土；四肢微冷，小便清白，为中焦阳虚之候。夫中土虚弱，非甘邪不补；土受木克，非酸邪不安，当治以小建中汤加减。小建中汤出自张仲景《伤寒论》，由有“群方之魁”之称的桂枝汤倍芍药加饴糖化裁而来。《伤寒溯源集》说：“建中者，建立中焦之脾土也。”故很多伤寒学者将小建中汤看作温养中气之方。小建中汤用在此处，取其温中补虚，缓肝急，止腹痛之义；再佐以健脾祛风，行气败脓之法，故痛痢得减。方中重用芍药佐以大枣，以补营阴之不足；营出中焦，故臣以饴糖、甘草实中气，则营化有源；辅佐以桂枝、生姜以通脉行经，发散卫气之郁遏。先生以本案例明示后学，为医者当学习研究经方、汉方，知理、明理而达用。

产后血虚风乘案（妇科）

胡瑞林（住黟县五都横店）

病者 胡氏，年三十余岁，住陈间。

病名 产后血虚风乘。

原因 产后血虚风乘，瘀凝不去。

证候 产后五六日，头痛发热无汗，语言失常，心神昏愦，如见鬼状。

诊断 诊脉浮细，舌无苔，此欲作风痉也。心主血，产后血去则脉管缩小，气管放松，而风得乘气管之松，居膜腠而不泻。其未至痉而强直挛曲者，邪未行于经络也。产妇瘀犹未净，风邪挟痰上迷心窍，故心神昏瞶。肝主血而藏魂，心不生血，则肝亦不藏而魂无所附，游于目自见其魄，故如见鬼状。

疗法 以豆淋酒浸荆芥祛风为君，归芎生血活血，茯神枣仁宁心安神，远志、菖蒲开心利窍为臣，泽兰、丹皮、丹参破血和血为佐，寄生祛风，天竺黄豁痰为使，加入炙草以和诸药。

处方 荆芥穗二钱（大豆炒热用酒淋之，以酒浸） 大川芎一钱 熟枣仁二钱 泽兰叶一钱 石菖蒲八分 全当归三钱 云茯神二钱 炙远志八分（去骨） 桑寄生钱半 粉丹皮八分（酒炒） 赤丹参钱半 炙甘草五分 天竺黄三分

次方 去天竺黄、大川芎、泽兰叶、粉丹皮、荆芥穗。

效果 二剂头痛发热止，神气清。再服次方四剂平复。

廉按 此证血虚生风，必略受外邪所致。况兼瘀血未净，方用祛风化瘀，活血宁神，可谓标本兼顾。

赏析 该案，产后不久，发热无汗，为血虚发热。正如《内外伤辨惑论》卷中："血虚发热，证象白虎，惟脉不长实有辨耳，……此病得之于饥困劳役。"《证治汇补·发热》："血虚发热，一切吐衄便血，产后崩漏，血虚不能配阳，阳亢发热者，治宜养血；然亦有阳虚而阴走者，不可徒事滋阴。"《明医杂著·医论》："凡妇人产后阴血虚，阳无所依，而浮散于外，故多发热。"加之素体瘀凝，产后血虚后风邪乘虚挟痰上迷心窍，证见头痛，神昏，此为产后血虚风乘证。血虚瘀凝为本，风邪乘虚挟痰上迷心窍为标，医者以活血养血、祛风宁心开窍之法，标本兼治，效果昭然。正如《幼科

证治准绳》所说："病有标本，治有先后，有从标者，有从本者，有先标后本者，有先本后标者，有标本兼治者，视其急缓，不可胶柱而鼓瑟也。"该案，如若以"急则治其标"，见风止风，而因患者血虚生风，必受外邪，达不到治疗目的，故应采取标本兼治之法。先生以本案例明示后学，应用"标本"理论，分清主次缓急，方能合理治疗。

第二卷　寒淫病案

伤寒案（内科）

陈作仁（住南昌中大街四川会馆）

病者　周保善，四十一岁，江西新建人，住南昌城内。

病名　伤寒。

原因　初春积雪未消，晨起窗外闲步，偶感风寒，即伤太阳经。

证候　发热头痛，遍体痠疼，项强恶寒，蒙被数层，战栗无汗，病势甚暴。

诊断　左寸脉浮紧而数，右关尺两脉亦紧数，脉证合参，知系风寒两伤太阳之经证也。

疗法　仿仲景麻桂各半汤主之。盖初伤风寒，法宜发表，故以麻黄为君，杏仁为臣，桂枝解肌为佐，甘草、姜、枣和胃为使。又恐麻黄过猛伤阴，故加白芍以敛阴。

处方　净麻黄八分（先煎，去沫）　桂枝尖一钱　光杏仁二钱（去皮尖）　杭白芍二钱　生甘草一钱　鲜生姜三片　大红枣四枚

效果　服此药时，令食热稀粥一碗以助药力。始进一剂，得汗热减，各证均已小愈。惟口干思饮，大便不通，寒已化热，改以仲景人参白虎汤加味以逐余邪，原方加白芍、陈皮、薄荷者，亦取行气和血兼凉散之意。

又方　潞党参二钱　生石膏五钱（研细）　肥知母二钱　生甘草钱半　白粳米一两（夏布包）　外加杭白芍二钱　广陈皮一钱　苏薄荷六分

此方又接进二剂，七日内各证痊愈。

廉按　风寒两伤太阳，用麻桂各半汤泄卫和营，固属长沙正法，即寒已化热，口干思饮，且大便秘，邪热已传阳明之候，白虎汤法亦属仲圣薪传，惟案中未曾叙明气虚，潞党参一味，未免用得太骤。

赏析　本案，病者为外在风寒两邪所伤，太阳经先受之。起先正气未虚，故能奋力抗邪，见发热头痛，全身肢体痠疼，项背强痛，恶寒，战栗无汗，蒙

被数层亦不能发汗，病势急骤。此为太阳伤寒表实证。仲景太阳伤寒证以无汗、恶寒、身疼、脉浮紧为主症。病机关键在于寒邪凝滞，卫气郁闭。予辛温散寒以解其表。但医者予以麻桂各半汤泄卫和营；恐麻黄、桂枝伤阴，减其量，加白芍敛阴，发汗以解表寒。服方后诸症均有减轻，但去邪未尽，加之正气受损，卫外不固，外邪乘虚而内传入阳明，阳明阳气最盛，为多气多血之经，邪客阳明最易化热，耗损阴津，故有口干思饮，大便不通等津伤化热之证。再诊用党参，意在固护卫阳，截断外邪传里之道路，兼能益气生津。此时太阳表邪已化热里入阳明，表里俱热，用白虎汤法，清解里热。廉臣先生以此案明示后学者，太阳感受寒邪，必使卫阳郁闭。若当汗不汗，或虽经发汗，但汗出不彻，均使卫阳郁闭不宣，寒邪从阳化热入里。先生指出，党参使用时机是否嫌早，有闭门留寇之弊。

阳虚伤寒案（内科）

袁桂生（住镇江京口）

病者 骆达三，年约四十余岁，住本镇。

病名 阳虚伤寒。

原因 素禀阳虚，新感外寒而发。

证候 头痛恶寒，饮食无味。

诊断 脉息小滑，舌苔滑白，病势方张，慎防变重。

疗法 姑用葱豉二陈汤加荆芥、紫苏，疏散风寒以表达之。

处方 鲜葱白四枚　淡豆豉三钱　荆芥穗钱半　紫苏叶钱半　姜半夏三钱　广橘皮一钱

次诊 此药服后，忽喘息不能卧，头脑中觉热气上升，小腹左偏作痛，呕吐痰水，畏寒，手指厥冷，脉息沉弱，盖阳虚受寒之病，得发散而阳气益虚也。其头脑中觉热气上升者，脑力素衰，寒气逼龙雷之火上越也。其喘息不能卧者，肺肾两虚，不能纳气也。其腹痛呕吐痰水者，寒气内扰，气血不能通调也。其畏寒手指作冷者，虚寒病之本相也。乃与理中汤合六君子汤加味。

次方 别直参一钱　炒白术二钱　黑炮姜一钱　炙甘草八分　云茯苓三钱　姜半夏二钱　广橘皮一钱　上猺桂八分　东白芍三钱　五味子六分

三诊 服后喘吐俱平，腹痛亦止，能进稀粥半碗，但仍觉畏寒手冷，益信为阳虚矣。

三方 别直参一钱 炒白术二钱 黑炮姜一钱 炙甘草八分 姜半夏二钱

四诊 午后复诊，则汗止安睡，手足俱转温矣。仍以前方，又进一剂。

效果 自是遂能进粥，遂以六君子汤、资生丸等药，调养半月而痊。

廉按 伤寒当行发表者，必察其人本气阴阳无亏，方可径用。若真阳素亏，平日恶寒喜热，惯服辛温，大便溏滑者，此为阴脏，宜加附子、炮姜、黄芪、白术于发表药中，助阳御表，庶免虚阳外越之弊。此案汗剂虽轻，几致虚阳上越，变证蜂起，幸而改用温补，得力在理中汤一方，能用仲景之方以铲病根，获效所以神速，虽有小风波，而终归平静。

赏析 本案，患者平日恶寒喜暖，贯服辛温，素体少阴阳虚。今感受寒邪，伤及卫阳。卫阳即卫表阳气，为太阳之气，出于下焦，乃肾中阳气蒸化膀胱津液所生，受后天水谷之气而充实；下焦阳虚，卫阳化生不足，则温煦和固护肌表之功能失司。当少阴阳气不足，又外感风寒之时，最易两经同时受邪形成太阳与少阴两感证。此即太少两感也。但医者未识，误为单纯寒邪伤表，仍用葱豉二陈汤加荆芥、紫苏，疏散风寒以表达之，其少阴之阳益虚，而现头脑中觉热气上升，小腹左偏作痛、呕吐痰水、畏寒、手指厥冷、脉息沉弱等一系列阳微而阴盛之证。当给予温阳补气中佐以发表，亦四逆法之。廉臣先生以此案提醒后学者，用药当注意病体性质，不能一味见外感则发表散寒，应详询病症状，注意疾病特性，否则易致失治、误治。

夏月伤寒案（内科）

周小农（住无锡）

病者 王子珊，年三十余，住沪南。

病名 夏月伤寒。

原因 丙午夏杪，感冒新凉，就他医服栀、豉、香薷、滑、苏等剂，纤毫无汗，而形寒可披绒衫。

证候 热不甚，口亦不渴，凛寒无汗。

诊断 脉濡苔白，此伤寒，非伤暑也。

疗法 但用外治。

处方 用浮萍、薄荷、苍术、苏叶、葱、姜各五钱大剂，使其避风煎沸浴之，复薄衾而卧。

效果 遍身汗出，凛寒遂解。

廉按 此为体实者而设，若虚者熏足复衣，亦可取汗。

赏析 暑热病邪，伤人急速，停留卫分时间短暂，恶寒发热表证不明显，最易出现鼻咽干燥，口渴，面赤心烦，大汗出等火热之象，亦最易伤津耗气。本案患者时年三十，体质壮实，当六月杪夏，感以外邪，出现恶寒发热，无汗，肢体倦怠之症，医者根据夏月易感暑温，辨证未仔细，以暑温论治。予栀子、豆豉、苏叶清热解表，香薷、滑石，芳香化湿；患者服后，周身无汗，且恶寒更甚。热不甚，口亦不渴，凛寒无汗，此为夏月外感风寒。因患者体质壮实，寒邪尚停留在太阳之表，未有入阳明之里，予发表散寒。夏日，太阳之气最盛，加之患者体质壮实，未见太阳变证，适用发表散寒之药沸浴，再用裘衣覆盖助其药力，以免口服发汗过猛而再伤卫阳，使病邪留恋。先生在此告诫后人，体虚者夏感伤寒，可直接给予足浴覆之，使其发汗。避免体虚沸浴后，正气虚弱，不能祛邪外出，病邪乘虚而入里，出现变证。宜谨慎之。

伤寒失表案（内科）

陈作仁（住南昌中大街四川会馆）

病者 赵仰亭，四十二岁，江西南昌人，住进贤门外。

病名 伤寒失表。

原因 真伤寒证，迁延日久，寒化为热，律液受伤。

证候 头痛项强，大热无汗，口渴引饮，小便短赤，大便旬日不通，异常烦躁。

诊断 两关脉洪数鼓指，舌苔边白中黄。似此表证未除，里证又急，即仲景用大青龙汤之候也。

疗法 仿长沙圣法两解之，用麻黄发表为君，杏仁助麻黄为臣，以桂枝、甘草、姜、枣解肌为佐，以石膏质重泄热，气腥达表为使，又恐麻黄过猛伤阴，故加白芍以敛阴津。

处方 净麻黄八分（先煎，去沫） 光杏仁三钱（去皮尖）桂枝尖一钱 生石膏一两（研细） 生甘草钱半 杭白芍二钱 鲜生姜三小片 大红枣五枚

次诊 连进二剂，得汗热减，病势已有转机，惟口渴烦躁未除，又仿仲

景竹叶石膏汤加减续进。原方减去半夏者，为不呕也，加白芍陈皮者，以行气活血，较原方稍灵活也。

次方 淡竹叶三钱 生石膏六钱（研细） 潞党参三钱 杭寸冬三钱 生甘草钱半 白粳米一两（以夏布包，同煎） 杭白芍二钱 广陈皮八分 鲜生姜三片

效果 又叠进三剂，各证逐渐就痊。

廉按 伤寒失表，自以达表为首要，今仿大青龙法，轻用麻桂，重用石膏，发表清里，双方并进，始能发辛凉解热之汗。服后得汗热减，病有转机固已。惟热伤津液，继用竹叶石膏汤法清热生津，颇为惬当，可谓深得仲景薪传矣。

赏析 本案病者感受伤寒，迁延日久，表邪未解，入里化热形成表寒兼内热证候。表寒不解，头痛项强，两关脉洪数鼓指，舌苔边白中黄，此似表证俱在。当汗不汗，卫阳被表寒闭郁而化热，阳热内扰，故见烦躁。此表寒与内热，虽为两种不同的证候，然二者之间有着密切的内在联系。《伤寒论》曰“不汗出而烦躁”，即指明烦躁是由于不得汗出，阳郁不宣所致。单是表寒不解，用麻黄汤发汗即可。本证乃外寒兼内热，大青龙汤证之典范，再用麻黄汤不妥，须更用大肯龙汤外解风寒，内清烦热。轻用麻桂，重用石膏，发表清里，双方并进，方能发辛凉解热之汗。又恐麻黄过猛伤阴，故加白芍以敛阴。两剂后患者汗出热退，恐汗出再伤阴，且有口渴烦躁，故再予竹叶石膏汤加减，清余热并生津。可谓正中仲景心法也。

阴证伤寒案（内科）

王经邦（住天台栅门楼）

病者 刘铭彝，年二十八岁，天台县知县。

病名 阴证伤寒。

原因 腊月廿八日，去西乡白坭坦压回，即伤阴寒。

证候 恶寒甚剧，战栗动摇，烘以烈火，顷刻不离，舌苔边白中黑而滑。

诊断 脉沉而紧。沉紧为寒伤于里，《伤寒论》所谓无热恶寒者发于阴也。

疗法 初服麻黄汤不应，继用附子理中汤加味，温下理中以祛寒。

处方 高丽参一钱 炒居术二钱 淡附片钱半 炒川姜一钱 炙甘草一

钱　葱白九枚　生姜二钱

效果　服一剂，即遍身大汗，寒邪悉退而愈。

廉按　阴证伤寒，多由于病者元阳素弱，不胜阴寒之侵逼，一伤寒即直入阴经，因其身不发热，故俗称阴证伤寒，其实是阴经伤寒也。麻黄汤专治寒伤阳经，宜其不效，幸而转机尚捷，改用附子理中加味，扶阳理中，辛温逐寒，一剂即汗出寒退，否则恐吐利厥逆，骤变虚脱之危候矣。

赏析　《伤寒论》言："病有发热恶寒者，发于阳也；无热恶寒者，发于阴也。"发热与恶寒乃相互矛盾之证候，但此两证候可集中反映人体阳气之盛衰，抗邪能力之强弱。发热与恶寒并见，乃"感受外邪，阳气被邪气所伤，但未衰弱，仍有力与邪抗争，拒病于外而不得入于内"，故谓"发于阳"；若只见恶寒，不见发热，则机体阳气虚衰，无力与邪气抗争，病变已入于里，故曰"发于阴"。本案患者感受伤寒后见恶寒甚剧，战栗动摇，烘以烈火，顷刻不离，可知患者恶寒急剧，而无一丝发热。寒邪入里，阳虚阴盛，属少阴阳虚里寒证。寒邪已越太阳经，直入少阴，是以不能用发汗解表之麻黄汤，当以温阳益气，固本培元之附子汤或附子理中汤加味。若不及时，或错用即可出现阴盛于内，阳格于外之阴阳格拒之危候也。

伤寒阴结案（内科）

刘荣年（住历城东流水）

病者　刘景熹，年三十余，织布厂经理，现住省城。

病名　伤寒阴结。

原因　冬月伤寒，误服寒泻药而成。

证候　身体恶寒，腹胀满痛，不大便者二日。

诊断　脉浮大而缓，显系伤风寒中证。医家不察，误为阳明府证，误用大黄、芒硝等药下之，殊不知有一分恶寒，即表证未罢，虽兼有里证，亦当先治其表，仲景之遗法具在。今因误用寒泻药，以致寒气凝结，上下不通，故不能大便，腹胀大而痛更甚也，幸尚在中年，体质强健，尚为易治。

疗法　用桂枝汤去芍药加附子以温行之，则所服硝、黄，得阳药运行，而反为我用也。

处方　桂枝尖一钱　黑附子一钱　炙甘草五分　生姜一钱　大枣二个(去核)

效果　服药后，未及十分钟，即大泻两次，恶寒腹胀痛均除而痊。

廉按 桂枝附子汤，本治风湿相搏之寒证，今借以治误用寒泻之阴结，虽为救药误而设，然投之辄效，足见仲景经方之妙用无穷也。

赏析 本案医者以为：虽感伤寒，以其太阳伤寒之表证，但大便二日未行，脉浮大而缓，腹胀满痛，邪气已转属阳明，有太阳阳明并病可能。仲景遗法，有一分恶寒，便有一分表证，当先治其表，再兼治其里。但泻下后寒邪进一步内陷，正气损伤，阳气上不能祛寒外出，下不能温煦肠道，故见恶寒更甚，腹胀大胀满更重。幸而，患者体质壮实，未见伤寒泻下后，损阴伤阳，亡血失津之危重证候。误用寒泻药后，患者见寒气凝结，上下不通，阳气受损之证候，当予祛表通阳，温寒散结之法。以桂枝汤去芍药加附子以温行之，阳气得以通行，可以助消腹中寒结。桂枝驱风通阳，附子扶阳以温寒湿，生姜散寒以走外，炙草、大枣养正以护内。其中大黄、芒硝，借附子大辛大热之效，发挥泻下而不伤阳之功效。虽桂枝附子汤用于伤寒八九日，风湿相搏之寒证，但用于此误泻之证，是恰到好处，得仲景方真意也。

伤寒误遏案（内科）

李伯鸿（住汕头仁安里）

病者 俞金宝，年三十余，政界，住汕头。

病名 伤寒误遏。

原因 旅行遇雨，感冒发热，中医误用白虎汤，以致表邪内陷，寒热如疟，西医误以金鸡纳霜止疟，而病遂剧。

证候 啬啬恶寒，淅淅恶风，翕翕发热，鼻干口渴，头痛骨节痛，咳喘烦躁，小便热赤。

诊断 左寸浮紧，右尺洪实，脉证合参，乃太阳两伤风寒，邪从热化，内犯肺经也。

疗法 张氏冲和汤加减，以羌活治太阳肢节痛为主，副以防风驱风寒，苍术去风湿，芷、芎除头痛，片芩清肺热，木通、赤苓导赤利水，甘草缓急，解表后则治肺热，而咳当止矣。

处方 羌活二钱　防风钱半　苍术一钱　黄芩钱半　白芷钱半　川芎一钱　木通钱半　赤苓六钱

又方 葶苈三钱　牵牛二钱　桑白皮四钱　地骨皮四钱　桔梗一钱　紫

苑三钱　苏子钱半　宋公夏二钱　赤苓六钱　天津红四枚

效果　翌日汗出痛止，咳仍未除，服后治肺方三剂而愈。

廉按　洁古九味羌活汤，本治风寒湿郁而化热之正方，今因表邪正盛，反被凉遏误截，致邪内陷而化热，酌选此方加减，用得惬当。后方用钱氏葶苈丸、泻白散法加味，亦有力量，非疲药塞责者可比。

赏析　本案患者旅行冒雨，感受风寒湿邪，见恶寒发热，口干之症；医者误投白虎汤，清解阳明热，但患者风寒之邪并未入里，邪气仍停于太阳；卫阳被风寒所伤，失温煦护卫肌表之能，肌肤腠理不固。见啬啬恶寒，淅淅恶风，翕翕发热，恶寒加重之症。但医者再误投金鸡纳霜止疟，使风寒夹湿之邪淤积化热，伤及肺之宣发及肃降功能，故见鼻干口渴，咳喘、咽干、口燥，小便热赤等一系列内热之象。此当用发散风寒湿邪兼清里热之九味羌活汤，临床应用本方，尚须根据病情之轻重，辅以羹粥。若寒邪较甚，表证较重，宜热服本方，药后应啜粥以助药力，以便酿汗祛邪；若寒邪不甚，表证较轻，则不必啜粥。本方升散药和清热药之结合运用，正如顾松园《医镜》所言“以升散诸药而臣以寒凉，则升者不峻；以寒凉之药而君以升散，则寒者不滞”。再者，“分经论治”之思想亦在此体现，明示本方药备六经，通治四时，运用当灵活权变，不可执一。

伤寒热厥案（内科）

郑震竺（住汕头和安街）

病者　陈永吉　年十八，住汕头。

病名　伤寒热厥。

原因　初夏勤劳过度，伏热体酸，勉从苦力运动，意欲因出汗而免药，至晚遂发头痛。医用石膏、生地、麦冬之类，越三日而病剧。

证候　手足厥冷，不省人事，耳若无闻，头不着枕，面色及唇皆白，惟指甲红活。

诊断　脉左右俱伏，切诊已无可考，寒热从何分别，况证属危急，热药非可轻试。即嘱其兄取冷水一大杯，扶之令饮，一服而尽。遂知其口渴伏热，热深厥深，误服阴凝之品，遏热之所致也。

疗法　达郁通阳，泄热宣痞，方用柴胡疏其木郁，芍药通其阴结，甘草和其中气，枳实泄其痞塞，加木通宣其伏热，红花行血脉之瘀，黄芩清三焦之火，内解外达，血脉畅行，阳气舒畅，而热厥自愈矣。

处方 川柴胡钱半 杭白芍四钱 粉甘草八分 炒积实二钱 汉木通钱半 苏黄芩二钱 藏红花七分

效果 一剂知，二剂已，静养三日，而能如常作事矣。

廉按 寒厥用四逆汤，热厥用四逆散，研究伤寒论者皆知之，所难者辨证耳，一经药误，寿可立倾。前哲成无己、喻嘉言、陆定圃辈，多所发明，爰为节述其说。成氏曰：凡厥若始得之，手足便厥而不温者，是阴经受邪，阳气不足，可用四逆汤；若手足自热而至温，从四逆而至厥者，传经之邪也，四逆散主之。喻氏曰：凡伤寒病初得发热，煎熬津液，鼻干口渴便秘，渐至发厥者，不问而知为热也，若阳证忽变阴厥者，万中无一，从古至今无一也。盖阴厥得之阴证，一起便直中真阴经，唇青面白，遍体冷汗，便利不渴，身倦多睡，醒则人事了了，与伤寒传经之热邪，转入转深，人事昏惑者，万万不同也。陆氏曰：厥有阴阳二证。李士材谓阴厥脉沉弱，指甲青而冷，阳厥脉沉滑、指甲红而温。余谓阴证似阳，未可以脉沉弱、指甲青冷为凭。凡证见烦躁欲裸形，或欲坐卧泥水中，舌苔淡黄，口燥齿浮，面赤如微酣，或两颧浅红，游移不定，言语无力，纳少胸闷，渴欲饮水，或咽喉痛而索水至前复不能饮，肌表虽大热而重按则不热，或反觉冷，或身热反欲得衣，且两足必冷，小便清白，下利清谷，脉沉细或浮数，按之欲散，亦有浮大满指，而按之则必无力，是宜温热之剂，药须凉服，从其类以求之也。似此辨别，至为精审，学者宜细观之。

赏析 《伤寒论》言："少阴病，四逆，其人或咳，或悸，或小便不利，或腹中痛，或泄利下重者，四逆散主之。"此乃对四逆散厥证之最佳总结，此气郁致厥之证治也。厥阴之寒证，亦为阴盛寒极，阳虚不达四末，乃脾肾阳衰所致，当以回阳救逆为法。此两厥之证，临证之时，当细细审观，以免误投而害病。本案患者内有伏热，意欲大量劳作出汗而祛热。但未见明显好转，医者又误投以阴寒之品，使热邪深遏于里，不能外达，所谓热深厥亦深，故见手足厥冷，不省人事，头不着枕的热厥之证。当达郁通阳，泄热宣痞，此案医者所用为四逆散加减。《伤寒论》中厥阴热证有厥阴之邪，外出少阳，由阴转阳，见呕而发热之小柴胡汤证；有因邪热深伏，阴郁不伸而格阴于外，见脉滑而厥之白虎汤证；有腹胀满、下利、谵语，大肠有燥屎之小承气汤证；亦有下利后，余热不尽蕴郁胸膈，"按之心下痞"的虚烦证。不是所有热厥者，均当予四逆散主之，需分清厥深之程度和其相关兼证，知其犯何逆，随证治之。

伤寒戴阳证案（内科）

庄虞卿（住丽水第十一中学）

病者 戴刘氏，年逾五稔，形肥，住西园庙街。

病名 伤寒戴阳。

原因 平时气逆痰多，近日复感暴寒。

证候 初起发热恶寒，舌苔黑润，口虽渴而饮水不多，越三日气急痰鸣，头面嫩红，神昏不语，手足厥冷，大汗淋漓。

诊断 脉两寸浮滑而细，两尺豁大而空。脉证合参，此伤寒戴阳证也。寒邪激动水饮，以致水欲泛滥，故痰声漉漉，阴霾四布，真阳飞越，故面赤汗流，手足如冰，舌黑口渴者，乃真阳式微，如釜底无薪，津液不能升腾之象。病势至此，一发千钧，急救之法，其惟挽正回阳乎。

疗法 先用黑锡丹，以镇其上脱之阳，复用参、附、芪、术、炙草，以固其表里之衰，更加法夏、茯苓、生牡蛎，化痰收涩以为佐，俟其汗止阳回，手足温和，再加龟板、鳖甲、生芍、熟地之类以潜之，盖阳气以潜藏为贵，潜则弗亢，潜则可久，易道也。

处方 黑锡丹五钱（炖） 服五钱即止。

次方 西潞党三钱 附片二钱 炙黄芪三钱 生白术二钱 法夏二钱 清炙草一钱 茯苓三钱 生牡蛎五钱 每日二剂。

三方 前方加龟板八钱 炙鳖甲五钱 生白芍二钱 熟地四钱

效果 黑锡丹服下，立刻痰平气顺，一日汗止能言，手足温和。惟神识未清，自言自笑，遍身瘙痒，此心阳尚未复元之象。即于前方加炒枣仁二钱、红枣五枚。越三日，诸证悉退，月余康健如常矣。

廉按 伤寒戴阳，《伤寒论》所谓“少阴病，手足厥逆，其人面色赤”是也。惟戴阳之面赤，嫩红带白，与面色缘缘正赤者不同，为最危急之虚脱症。先重用黑锡丹，以镇上越之虚阳，固属急救之良法。继用参附、芪附、术附三方，合二除去广皮加牡蛎，挽正回阳，蠲痰固脱，法亦细密周到。妙在终加龟、鳖、芍、地、枣仁、红枣潜镇摄纳，深得“阴平阳秘，精神乃治”之经旨，其精心结撰之佳案，吾无间然矣。

赏析 少阴病，多见少阴阳气大衰，阳气不能外达于四末；阳衰至甚，阴寒内盛之象，即所谓伤寒戴阳证。此阴盛于下，格阳于上，故有反不恶寒之假象；残阳不能归根，扰于上部，故阴寒证中反见面赤，亦即假热之象。宜予破阴回阳，宣通上下。一诊以黑锡丹温壮下元，镇纳浮阳；再诊用参附回阳救逆，益气固脱，以救欲脱之阳，以芪附温阳益气固表，稳固表里阳气之虚衰，以术附化痰温阳，以解寒与水结之困。参附、芪附、术附三方配合，挽正回阳，蠲痰固脱，法亦细密周到。最后加用龟、鳖、芍、地、枣仁、红枣之类，以滋养阴液，使阳得阴助，生化无穷，真正实现“阴平阳秘”。

伤寒戴阳证案（内科）

张锡纯（住盐山西门内）

病者 王瑞亭，年四十余，京都贡士，住前门外西珠市口。

病名 伤寒戴阳。

原因 仲冬之时，感受风寒，两三日间，烦躁无汗，原是大青龙汤证，医者误投以桂枝汤，烦躁益甚。

证候 表里俱觉发热，头微觉疼，舌苔白而微黄。

诊断 脉象洪滑，两尺似不任重按。此乃伤寒成温，热入阳明之府，而犹微兼表证也。

疗法 宜以大剂凉润之品，清其府中之热，而少加表散之药辅之。

处方 生石膏三两（捣细，惟不可煅，用煅则伤人） 玄参一两 青连翘三钱 粳米五钱

煎至米熟，取汤两茶杯，为其两尺脉象不实，嘱其分多次，徐徐温饮下，不欲其寒凉下侵，或致滑泻也。

效果 孰意病家忽愚所嘱，竟将其药顿饮之。药力直趋下焦，上焦之燥热未除，下焦之泄泻转增。半日之间，连泻数次，多带冷沫，面色红似火炙，鼻孔黑似烟熏，关前脉大于从前一倍，数至七至，其精神骚扰不安，知其已成戴阳险证。急用野台参一两，煎汤冲童便（须四岁以上童子）半茶钟，置药碗凉水盆中，候极冷顿饮下。又急用玄参、生地、知母各一两，煎汤一大碗备用。自服参后，屡诊其脉。过半点钟，脉象渐渐收敛，至数似又加数，遂急将备用之药熬极热，徐徐饮下，一次止饮一口，阅两点钟，将药服尽，周身微汗而愈。

廉按 伤寒戴阳，其人面赤烦躁，气息甚粗，脉象虽大，按之无力，又

多寸盛尺虚，乃下焦虚寒，孤阳上越之危候。《伤寒论》少阴篇，用通脉四逆汤加减，收拾阳气归于下元，而加葱白透表，以散外邪，如法用之，每多速愈。今因大青龙证误投桂枝，虽同一烦躁，而面不姣红，尚属类似戴阳。方用仙露汤救误而多转折者，张氏原著谓："因病家不听所嘱，致服药有如此之失，幸而又愈，然亦险矣。"审是，则凡药宜作数次服者，慎勿顿服也。盖愚自临证以来，无论内伤外感，凡遇险证，皆煎一大剂，分多次服下。此以小心，行其放胆，乃万全之策，非孤注一掷也，其言甚是。

赏析 伤寒戴阳为少阴阴寒太甚，而反格阳于外。阴盛于内，则下利清谷，手足厥逆，脉微欲绝；阳格于外，则可见身热不寒，面色红赤。本证较四逆汤证重，若不及时救治，恐有亡阳之变。通脉四逆汤与四逆汤药味相同，但加大了干姜、附子之用量，其回阳救逆的作用较四逆汤更强。若在通脉之中再见面色红赤之症，是阴盛于下，格阳于上之戴阳证，当加用葱白以破阴驱寒，回纳阳气。本案患者感受风寒，未予及时发汗散寒，表寒未解，郁而化热，形成了表寒兼内热之证候；但医者误投桂枝汤，使其内热进一步加重。虽表现为脉象洪滑，但尺部脉象已出现不实，医者再投大剂量凉润之品，加表散之药且顿饮之，不但上焦之燥热未除，下焦阴寒更甚，见红似火炙，鼻孔黑似烟熏，其精神骚扰不安之戴阳险证。后医者用仙露汤救误而多转折。廉臣先生以此告诫后世，凡药宜作数次服者，慎勿顿服也。凡遇险证，皆煎一大剂，分多次服下，此乃万全之策也。

真寒假热证案（内科）

陈务斋（住梧州四方井街）

病者 陈黎氏，年三十余岁，广西容县，住乡，体弱，业农。

病名 真寒假热。

原因 饮食不节，过食生冷，消化不良，肠胃蓄湿，凝寒积冷，正气衰弱。诱因夏月天气不和，水湿太盛，感受风寒，皮肤郁闭而病丛生。

证候 肢体困倦，食量日减，体中恶寒发热，头目晕痛，口渴咽干，清涎涌逆。继则食量全缺，肢体困极，软而无力，口更大渴，清涎更涌，常见体中潮热，头目更痛，不能起立，胸隔满胀，腰痛腹痛，心神烦躁，小便微黄，唇焦而燥，舌苔胶黄。绝食一月，危在旦夕。

诊断 脉左右浮数无力。以脉证合参，真寒假热证也。此证因过食生冷瓜果，消化不良，停留肠胃，蓄湿积寒，阻遏正气不畅，脾土不运，不能布津散精，以致气血两亏，脏腑皆弱，腠理不实，皮肤疏泄。适夏月乍寒乍热，暴风暴雨，气候不佳，感受风寒，皮肤闭塞，卫气不能外达，风动木摇，水寒土湿，湿气渐长，阳气渐消，肾水愈寒，肝木愈郁，抑遏清阳，遂致上焦热燥，浊阴不降，中下凝寒，至清涎泛溢，阴凝于内，阳越于外，则脉现浮数，体热唇焦，舌黄，烦躁渴饮，表面虽热，里实中寒。前医以风热证治之，则更现燥渴，又以阴虚治之，更见胀闷，反助其凝寒，伤其正气，则孤阴不生，独阳不长，中土已败，绝粒月余，而证势危急万分。今所幸者，脉未散乱，谅能救治。

疗法 汤剂用理中汤，壮阳降逆，取熟附、肉桂、法夏暖肾壮阳，升清降浊为君，干姜、白术理中扶土，温脾燥湿为臣，防党、五味、白芍、归身活血养肝，助气生津为佐，砂仁、陈皮、茯苓利水化气，和胃醒脾为使。一服后，燥渴减，清涎略少。五服后，燥渴已除，咽喉不燥，清涎更少，体中略和。惟口中味淡，以肉桂汤作常茶欲之。但百物不思，惟欲食白古月，每日需两许。食之桂、古月与药汤知甜不知辛辣，内寒已极，诊脉沉迟，每味加倍。再连五服后，略思饮食，即食白粥一小碗，立时胸中胀满，证复如前，诊脉浮数，又将方每味加倍。再连五服后，病脉皆退如前，又思饮食，用干姜煎汤，入炒焦白米煎粥食之，方能消化。又将方中附、姜、术每味倍至四两，再连五服后，食量已进，略能步履。误食李子数枚，即时胸隔胀满，而病复如前，又不思食，又将方中姜、附、术每味倍至八两，再连十余服后，始知辛辣，病证已退，食进气强。

处方 壮阳降逆理中汤方

肉桂一钱　熟附五钱　干姜五钱　白术六钱（炒）　半夏三钱　陈皮钱半　茯苓四钱　白芍三钱（炒）　归身二钱　防党四钱（炒）　五味二钱　砂仁二钱

煎服后，连日将各味倍重，姜、附、术每味倍至八两一服。

效果 二十日清升浊降，渴止体和。三十日食量略进，元气略复。四十日食量大进，元气复旧。

说明 起则燥渴，脉证皆热，服清凉而病更甚，燥渴不止。温中壮阳，服之竟不燥渴，且姜、附、桂、古月之性辛辣，其食不知辣而知甜，可洞见脏腑之真寒，而姜、附、桂每味服去十余斤，始知辛辣，然后病除药止。愈后十余年，竟无一疾发生，常年健壮，可谓奇难之证矣。自古至今，真寒假热，真热假寒二证，不知误死者凡几。余诊治二十余年，已遇此二证数十人，皆奄奄一息，余定以真寒或真热，对证施方，皆能痊愈。特录真寒假热、真热假寒二证各一，以便研究。

廉按 前医认为风热阴虚，必用辛凉滋润之剂，致使寒凝湿聚，病自增重，方用附、桂、干姜以祛寒，苓、术、半夏以燥湿，所以见效。然非确有胆识者，不敢用此重量。

赏析 肾乃水火之脏，阴阳之根。若患者本身五脏虚弱，卫阳不足，少阴阳虚；再感寒邪，寒邪不经太阳，直中少阴，使得阴寒过甚，格阳于外，形成阴盛格阳之证。由于患者饮食不节，脾胃受伤，运化不足，寒凝聚集，脏腑皆弱，本身少阴阳虚明显。再感外在寒邪，极易导致阳虚极甚，阴寒凝滞，形成阴阳格拒之证候，故其证见里寒外热，实为真寒假热。应给予破阴回阳、通达内外。医者重用四逆汤（姜、附、白术每味倍至八两）回阳救逆，祛其下焦之寒凝；再用茯苓、术、半夏以燥湿，通化寒痰。此法半夏与附子，为中药学配方之中的十八反，用之得当，可药到病除，不当，可当即不还。此为非有胆识和经验者不敢为之者也。

太阴伤寒案（内科）

高玉麟（住黑龙江南门内）

病者 杨子荣，年逾四十，黑龙江人，住省城。

病名 太阴伤寒。

原因 赴城外戚家助忙，事繁食少，中虚受寒。

证候 脘腹大痛，吐水不止，四肢厥逆，舌苔边白，中灰滑。

诊断 脉左手弦大，右关弦迟，脉证合参，断为太阴伤寒。《伤寒论》云："太阴之为病，腹满而吐，食不下，自利益甚，时腹自痛。"适合杨君之病状矣。

疗法 用附子理中汤加味。以附、姜、桂、椒、吴萸温寒降逆，人参、甘草补中益气，白术、云苓去湿燥土，庶冰熔土燠，中宫自无疼痛之虞矣。

处方 黑附块一两　炒干姜六钱　紫瑶桂三钱　炒川椒三钱　吴茱萸四钱　吉林参三钱　炙甘草五钱　云茯苓六钱　炒白术五钱　水煎服。

效果 服药二剂，厥疾顿瘳。

廉按 寒伤太阴，必其人脾阳素弱，故邪即直入阴经。对证处方，附子理中加味，固属正治，妙在姜、桂、椒、萸，善止寒吐冷痛，故能二剂而收功。

赏析 “太阴之为病，腹满而吐，食不下，自利益甚，时腹自痛。若下之，必胸下结硬。”太阴主湿，太阴之为病，即湿气为病。湿为阴邪，湿淫于内，则脾阳受损，失去行津散津之功而为病。本案主证“脘腹大痛，吐水不止，四肢厥逆”，故断为太阴伤寒，此证惟陡进纯阳之药，迅扫浊阴，以恢复脾肾之阳，乃得收功再造。方中以附、姜辛热追阳为君，臣以参、术培中益气，佐以炙草和药，使以姜汁去阴浊而通胃阳。妙在干姜温太阴之阴，即以生姜宣阳明之阳，使参、术、姜、附收功愈速。用附子伍以川椒、肉桂、吴茱萸温中散寒，降逆止呕。廉臣先生以此案提醒后学者伤寒太阴病，其人素体必脾阳虚弱，用药除伍以固肾阳之药，以先天养后天之意，正治之法在临床上运用得体。

太阴伤寒案（内科）

陈作仁（住南昌中大街四川会馆）

病者 朱陈氏，年四十六岁，祖籍安徽，生长南昌省城。

病名 太阴伤寒。

原因 时当夏令，异常炎热，贪凉饮冷，感受阴寒。

证候 上吐下泻，腹痛异常，面青唇白，四肢逆冷，舌苔灰滑。

诊断 六脉沉迟似伏，脉证合参，显系阴经伤寒。但怀孕六月，得此阴寒危证，殊难措手。

疗法 此证非大剂附子理中，不及挽救，稍事迟延，恐误大事，岂能因六月之娠，而见危不救哉。兹特言明在先，急救其母为首要。遂重用黑附片、高丽参以升阳复脉为君，焦白术补土为臣，黑炮姜温中为佐，炙甘草和中为使，外加茯苓利水以分阴阳，木香、白芍行气和血，以助药力。

处方 黑附片四钱 高丽参三钱 焦白术三钱 黑炮姜三钱 炙甘草钱半 云茯苓四钱 杭白芍五钱 广木香八分

效果 此方连进二剂，吐泻腹痛，均已轻减，脉象亦起，病势幸有转机，原方将附片、炮姜均减半，加缩砂仁一钱，续进二剂，各证就痊。

廉按 此诚孕妇之急证，非重剂理中，复有何药可以救急。惟附子为堕胎百药冠，现今药肆所备，只有漂淡附片，其中有效成分有名无实，不如易以吴茱萸，善能止吐除痛，且于胎前药忌歌亦无切禁之条，较附子为稳健。

赏析 本案系患者过食生冷，寒湿内侵，脾阳受遏，清气不升，浊阴不降，以致上吐下泻；寒气内盛，阳气不伸，运化失常，故泻下清稀，腹满而痛。腹满而吐，食不下，自利益甚，自腹痛等系列症状皆提示燥不及，湿有余。湿太过为胃家实，湿太过亦为脾家实也。阳明提纲，言实不言满，太阴提纲，言满不言实。此五脏藏精气而不泻，故满而不能实，六腑传化物而不藏，故实而不能满之通例。治宜温运中焦，补益脾胃，使脾胃健运，升清降浊机能得以恢复正常。方中黑附片及高丽参回阳救逆，干姜温运中焦，祛散寒邪，恢复脾阳，炒白术补气健脾，恢复脾之运化功能，配以茯苓健脾利湿，利小便以实大便，达到止泻之目的，木香白芍行气和血，以助药力，甘草配白芍缓急止痛，之后加以行气安胎之砂仁，共凑成方。本案患者为高龄孕妇，较特殊，又系危重之证，药量小不能除阴寒。同时，廉臣先生亦提醒后学者在运用姜、附之大热之品时，要注意中病即止，循序渐进。且提出观点，方中附子若换成吴茱萸效果更佳。吴茱萸功于止吐除痛，对孕妇亦无禁忌。

少阴伤寒案（内科）

王经邦（住天台栅门楼）

病者 蒋尚宾妻，年六十二岁，住宁海东路蒋家。

病名 少阴伤寒。

原因 严冬之时，肾阳衰弱，不能御寒，致寒深入骨髓。

证候 头痛腰疼，身发热，恶寒甚剧，虽厚衣重被，其寒不减，舌苔黑润。

诊断 六脉沉细而紧，此古人名肾伤寒。《伤寒论》所谓“热在皮肤寒在骨髓”也。

疗法 宜麻黄附子细辛汤，以温下散寒。

处方 生麻黄一钱　淡附片一钱　北细辛七分

效果 一剂汗出至足，诸证即愈。昔医圣仲景，作此方以治“少阴病始得之，反发热脉沉者”。予屡治如前之脉证，非用此方不能瘳，故赘述之。

廉按 少阴伤寒，始得病即脉沉发热，略一蹉跎，势必至吐利厥逆。故乘其外有发热，一用麻黄治其外，一用附子治其内，然必佐细辛，从阴精中提出寒邪，使寒在骨髓者直从外解。有是病竟用是药，非精研《伤寒论》者不办。

赏析 少阴病初得，而反得发热之。“反”乃因少阴病属里虚寒证，应以无热恶寒为主，今病见发热，故谓之“反发热”，乃少阴阳虚复感外邪所致。因兼太阳之表证，故除发热外，当有无汗恶寒、头痛等症。然则太阳病其脉当浮，今脉不浮反沉，应非纯为太阳表证，为少阴虚寒之征象。证当属少阴阳虚兼太阳表证，又称太少两感证。正如尤在泾言：“此寒中少阴之经，而复外连太阳之证，以少阴与太阳为表里，其气相通故也。少阴始得本无热，而外联太阳则反发热。阳病脉当浮，而仍系少阴则脉不浮而沉。”本案系年老患者，本肾阳虚衰，外感风寒致病。患者出现头痛腰疼，身热恶寒，脉沉细而紧的一派寒象，以麻黄附子细辛汤解之，方中生麻黄辛温入肺经与膀胱经，善使太阳之寒邪由表而散；附子大辛大热，一能鼓舞阳气，以助太阳经发散寒邪，二能补肾阳，使寒气去而阳气自足，阳气足则湿邪亦自蒸化，且能防外邪再次入侵；细辛性辛温，伍麻黄附子则散寒除湿，助阳力大增。三药合用，一者散寒除湿力宏，二者阳气旺盛，使留于经筋经脉的风寒湿之邪由表而解，邪去正复而不复感。

少阴伤寒案（内科）

曾月根（住五华周潭）

病者 曾丽常，年三十四岁，兵营军需长，住广东五华文兴薮。

病名 少阴伤寒。

原因 辛苦异常，日夜劳瘁，一经感寒，邪传少阴，即从火化。

证候 一身手足壮热，不能言语，舌黑且燥。

诊断 脉微细而数。论中微细为少阴病之提纲，数者热也。凡操劳者病入少阴，从热化者多，从寒化者少，今一身手足壮热，所谓火旺生风，风淫末疾也。少阴肾脉夹喉咙，萦于舌底，其火一升，故舌强不能言。舌黑者，现出火极似水之色也。

疗法 黄连阿胶汤主之。方用黄连、黄芩之大苦大寒以折之，白芍之苦平以降之，又取鸡子黄定离中之气，阿胶填坎中之精，俾气血有情之物交媾其水火，则壮热退而能言，热退而舌不黑矣。

处方 黄连四钱　阿胶三钱　黄芩一钱　白芍二钱　鸡子黄二枚

上五味先煮三味去滓，内阿胶烊化尽，后内鸡子黄，温服。

效果 初服二剂，病势渐平，再服一剂，诸证皆退。惟两脚拘挛，后服白芍五钱、甘草三钱，二剂而瘥。以芍药、甘草含有人参气味，血得补则筋有所养，筋舒则拘挛自除。

廉按 少阴伤寒有传经直中之分，直中者多从水化，浅则麻附细辛汤证，深则四逆汤证，传经者多从火化。今因津枯热炽，舌黑燥而不得语，急急以黄连阿胶汤泻南补北，确是对证处方。终用芍药、甘草苦甘化阴，养血舒筋，亦属长沙正法。

赏析 肾为水火之脏，阴阳之本，少阴病分寒化证与热化证。寒化与热化在于少阴自身阴阳的偏盛偏衰。阴虚则热，阳虚则寒。阴虚而热化，所以本案见一身手足壮热。少阴病，心火上炎，故不能言语。阴虚水不足，不能制火，肾水不足，心火起，故治宜泻火养阴。临床可见少阴阴虚有火，心火不下，肾水不上，水火失济则是亢而无制之病象，与麻附细辛汤证皆为少阴伤寒，二者区别何在呢？后者主证太阳在表风寒之邪不解，为太阳少阴两感为病，当用麻黄附子细辛汤兼顾治之，温经发汗，温少阴之经，发太阳之汗，具有两解之意。麻黄宣发阳气治太阳之表，附子温少阴之里，细辛既和附子散少阴之寒又助麻黄散在表之寒。本案黄连阿胶汤则以黄连黄芩泻心火，心火下降，阿胶鸡子黄为血肉有情之品，可补心肾之阴，有“以有情补有情”之意。加芍药泻火化阴平肝，正如成无己言“芍药之酸收阴气而泻邪”，亦属长沙正法也。

伤寒夹湿案（内科）

丁佑之（住南通东门）

病者 方协恭，年五十三岁，皖人，住南通。

病名 伤寒夹湿。

原因 先伏湿邪，复伤于寒。

证候 恶寒发热，遍身疼痛，腰肢不举，不能转动。

诊断 脉象左浮右缓。浮乃伤寒之征，缓即蕴湿之候，脉证合参，此伤寒夹湿证也。

疗法 治宜寒湿兼顾，寒阴互病，闭塞不宣，势将凝冱，非辛温大剂不能胜任，拟麻黄汤加味。

处方 陈麻黄五分　川桂枝三钱　光杏仁三钱　宣木瓜二钱　薏米仁三钱　丝瓜络三钱　福泽泻二钱　生甘草五钱　生姜二片

效果 初服微效，再服大效，三服痊愈。

廉按 伤寒夹湿一证，江浙两省为最繁，通用五苓散加羌防，为对证处方之常法。今用麻黄汤加味，辛散淡渗，方虽异而法则同，妙在桂枝与木瓜，辛酸并用，善能舒筋止痛，三服痊愈，信然。惟薏苡仁一味，尚宜重用。

赏析 江浙地居卑湿，天时温暖，人多喜饮茶酒，恣食瓜果，素禀阳旺者，胃湿恒多。素体阴盛者，脾湿亦不少，一逢夏秋之间，日间受暑，夜间贪凉，故人病伤寒兼湿为独多。江南气候温润，感寒者少，感温者多，有“恒多夹湿”之特点。本案患者先伏湿邪，复外感于寒，故为伤寒夹湿证。伤寒发热，遍身疼痛，腰肢不举，不能转动，脉左浮右缓。太阳主一身之表，风寒外束，阳气不伸，故一身尽痛；太阳脉抵腰中，故腰痛，太阳主筋所生病。诸筋者，皆属于节，故而腰肢不举，不能转动。治疗上当兼顾清除寒湿，故以辛温大剂麻黄汤加减为主方治之。既能通过发汗解表，使湿从汗出，寒随汗解，又加桂枝木瓜温通阳气、祛湿止痛，薏米仁健脾利湿，标本同治。本案麻黄汤加味之妙用，廉臣先生大加赞赏，惟提出薏米仁一味，尚宜重用。

伤寒夹痰案（内科）

张锡纯（住盐山西门内）

病者 毛姓，年三十余，药肆经理，住盐山城东北张马村。

病名 伤寒夹痰。

原因 其人素有痰饮，曾患痰证甚剧，愚为治愈。隔数月又得伤寒证，经他医治愈两次，皆因饮食过度反复，医者再投以药不效，迎愚诊视。

证候 卧床眩晕不起，头微觉疼，面有火色，而畏食凉物，食梨一口，即觉凉甚，食石榴子一粒，心亦觉凉，视其舌苔淡而润，不觉燥渴。

诊断 脉洪长有力，右部尤甚，问其大便，数日未行，知其阳明府热已实也。

疗法 愚舍证从脉，欲投以大剂白虎汤。前医者在座，疑而问曰：此证心中不渴不热，且舌苔白润，畏食寒凉，无实火可知，以余视之，虽清解药亦不宜用，果何所据而用大剂白虎汤乎？答曰：其脉洪长有力，原系阳明实热之确征，投以白虎汤，洵为对证的方。其不觉渴与热，且舌苔淡白而润者，以其素有痰饮，湿胜故也；其畏食寒凉者，因胃中痰饮与外感之热，互相胶漆，致胃府转从其化，与凉为敌也。病者之父，素晓医理，遂笃信愚言，促为疏方。

处方 生石膏细末四两 知母一两 清半夏 甘草各三钱粳米四钱

俾煎汤一大碗，分三次温饮下。此方加半夏于白虎汤中者，因其素有痰饮也。

效果 两日夜间，上方略有加减，共服药四大剂，计用生石膏斤许，霍然痊愈，愚亦旋里。隔两日仓猝复来迎愚，言患者陡然反复，形状异常，有危在顷刻之虞。因思此证治愈甚的，何遽如此反复。及至，见其痰涎壅盛，连连咳吐不竭，精神恍惚，言语错乱，身体颤动，诊其脉象平和，微嫌胃气不甚畅舒。愚恍然会悟，因谓其家人曰：前者两次因饮食过度而病复，今则又因戒饮食过度而复也。其家人果谓有鉴前失，每日所与饮食甚少。愚曰：此次勿须用药，饱食即可愈矣。时已届晚八点钟，至明欲食三次，每次仍撙节与之，病若失。

廉按 此证初起，用越婢加半夏汤，为对证处方之常法。今侧重脉象，故胆重用膏、知，舍证从脉，别具卓识，非学验兼优者不办。

赏析 阳病见阳脉，阴病见阴脉，乃为之脉证相应。若阳病而见阴脉，阴病而见阳脉，即为之脉证不相应。何谓阴脉、阳脉？《伤寒论》辨脉法答曰："凡脉大、浮、数、动、滑，此名阳也；脉沉、涩、弦、微，此名阴也。"此乃阴脉阳脉之大致举例，但也不尽然，如弦脉有时亦属阳。既有脉证不相应之情，则临证之时，当辨明疾病之寒热虚实之真假，抓住本质而取舍。本案证脉不一，"……畏食凉物，食梨一口，即觉凉甚，食石榴子一粒，心亦觉凉，视其舌苔淡而润，不觉燥渴"似为寒证，而"脉洪长有力，右部尤甚，问其大便，数日未行"，知其阳明腑热已实也！本案从疾病诊治过程辨证分析，舍证从脉。《伤寒论》曰："伤寒脉滑而厥者，里有热，白虎汤主之。"医家抓住"大便数日未行"，阳明腑实证，脉洪长为主证舍证从脉，大胆应用大剂量石膏、知母，加清半夏燥湿化痰，病霍然痊愈。本案以麻黄汤加减治伤寒夹痰证，廉臣先生对本案医家的远见卓识及对经典的理解大加赞誉，医家用药如有神，因其学验兼优也。

伤寒夹阴案（内科）

燕庆祥（住永修官塘区）

病者 姜孔进，年近四旬，住江西永修北乡官塘区。

病名 伤寒夹阴。

原因 其人冒寒邪微热未除，入房耗精，更使寒邪乘虚直入前阴。

证候 大寒不止，少腹极疼，腰痛而堕，睾丸缩小，冷汗遍身，膝胫拘急。

诊断 两手尺脉非常沉细，按至骨乃有一毛之延，惟寸关稍和。以脉合证，此少明伤寒兼夹阴也。《伤寒论浅注》云：奇经冲任督三脉，皆行少腹之前，前阴受伤，故少腹痛，阴中拘挛，热上冲胸，膝胫拘急。盖由伤寒微热未除，男女交媾，邪从前阴而入也。是既感寒邪，又复耗精，宜其腰痛冷汗，阴茎拘急也。固属危证，然求医尚早，脉未尽绝，犹可于危中而得生全之路。

疗法 用黑附、黑姜为君，回阳益火以祛寒，用妇人裩裆烧灰为臣，取其能引邪仍由原路而去，肉桂为佐，俾虚火仍归原位，使以艾叶、甘草，引寒邪达外也。

处方 黑附钱半　黑姜一钱　肉桂八分　艾叶八分　甘草六分　以妇人裩裆烧灰，共水煎服。

效果 服一剂，阴茎头上微肿，病即减半。连服二剂，病痊愈。后更用附桂地黄汤加败龟板，服四剂，月余复旧矣。

廉按 此证似阴阳易而实非，非女劳复而却是，今用四逆汤合裩裆散加味，方较程钟龄用人参三白汤，马良伯用五苓散合豭鼠矢汤，尤为周到，所引陈修园说发明病理，语亦精凿，真苦心孤诣之佳案也。

赏析 《伤寒全生集》言："苦脉沉足冷，面赤微热，此皆夹阴伤寒也。"因房劳伤精而后骤感风寒，或夏月行房后，恣意乘凉，触犯风露所致。证见身热面赤，或不热而面青，小腹绞痛，足冷踡卧，或吐或痢，心下胀满，甚则舌卷囊缩，阴极发躁，或昏沉不省，手足指甲皆青，冷过肘膝。舌苔淡白滑嫩，或苔黑滑，舌本胖嫩。脉六部沉细，甚或伏绝，或反浮大无伦，沉按豁豁然空。治法外则灸关元、气海以回元阳；内则用参附再造汤助阳发表，或用麻黄附子细辛汤加人参、干姜以温经散寒。《重订通俗伤寒论夹阴伤害》曰："如脉伏绝，阴极发躁，继即神气昏沉，不省人事者，速用回阳急救汤，提神益气，回阳生脉。"本案病位在少阴，又兼及太阳、厥阴、太阴。而少阴肾阳在整个病程中至关重要，即平素体质之强弱，肾阳之充沛与否决定着病势的进退顺逆。归纳起来有三种：一为少阴素亏，二为房室伤肾或遗精，三为热病中失精。三者皆能使下元亏虚，真阳不足，正气衰弱。一旦不慎，感受寒邪，或恣意乘凉，或入河水中，或饮食生冷，则寒邪乘虚直中下元，虚寒相抟，深伏于内，或不即发热，或生寒热。

夹阴伤寒案（内科）

韩梅村（住泰安乡满庄）

病者 徐王氏，年四十，早寡，寄住泰安城里。

病名 夹阴伤寒。

原因 房劳后即食西瓜，又以马齿苋为饼，食毕又饮冷茶，至十点即病。

证候 初发腹微痛，后遂疼不可支。其男摩之揣之，行至广肠，而痛益亟，且拒按。

诊断 诊时已夜一点，病者若疯状，身体不顾，遍地乱滚。见余至，以首叩地有声。执其手按脉，迟数无定，或三至一止，或五至七八至一止，皆弦劲有力，遂断为实寒之证，非峻攻温下不能急救。

疗法 一说攻下，不惟病者投机，即其男亦首肯者再，曰：非大黄二两不可。余曰：嘻，此等寒结，有复寒下之理乎。即热下而病在广肠，轻则不及病，重用之，上中焦无病之处，其能堪此乎。又诊其疼处，确在少腹之右端，状如西瓜之半，坚如石。乃喻之曰：勿急，余即返，为治方药，保尔无险。

处方 以巴豆霜二分　麝香一分　雄黄一钱五分　广郁金二钱共捣为泥，入蜂蜡钱许，化合为丸。外又以广蜡三钱许包其外，取其不致骤化，及达病所，而猛药始发，庶专于病处有益。

效果 嘱分两次服之，每次如绿豆大者十五粒。病者求急效，一次而尽三十粒，红糖姜水送下，连饮数次，鸡鸣时已下三次如牛粪，而疼止，中气骤虚。即以十全大补汤峻补之，三剂而病遂失。

廉按 病因夹阴寒伤表，已为难治，寒伤里，更属难疗。今初用峻攻，继用大补，非经验宏富，胆识兼全者不办。妙在用和剂解毒雄黄丸加麝香，外用蜡匮，既能逐寒止痛，又不伤胃，直达病所，急而不烈，攻不嫌峻，为善用猛药之良法，较千金备急丸尤巧，然必险矣。此案足为房劳后，不忌生冷者当头棒喝。

赏析 夹阴伤寒，年轻人易患之险疾。此证非单指入房致病，其阳虚阴盛，伏寒化热者，是体质先亏，真阳不足，不能鼓邪外达，以致感邪而不即发。初起症状，不甚显著，以后热度转高，往往呈阳证假象，此即《伤寒论》少阴病之“反发热”也。仲景《伤寒论》曰：“少阴之为病，脉微细，但欲寐。”此病在起病之初，由于肾阳式微，邪从虚寒而化，故有脉微细，但欲寐等阴静衰形证也。其曰“反发热，脉沉者”，乃由于患者正气虚弱，寒伏于里，虽发热为由阴出阳之兆，而里阳不能鼓托，故脉不见浮而见沉。其关键在脉沉，故知为少阴之反发热，是即所指少阴而兼太阳之表。少阴里虚，不可发汗，兼表又得不发汗，故须以温经助阳以祛邪之法，使外邪之深入者可出，而里阳亦不因之外越也。本案患者因房劳之后嗜食寒凉之品，寒邪直中入里，发为里寒湿证。辨证见腹痛拒按，脉迟数无定，弦劲有力，故考虑为实寒证。治疗当以峻攻温下之法，给以和剂解毒雄黄丸加麝香，外用蜡匮，既能逐寒止痛，又不伤胃，直达病所，急而不烈，攻不嫌峻，为善用猛药之良法。

风寒夹痰饮案（内科）

袁桂生（住镇江京口）

病者 季姓妇，年约三旬，住本镇。

病名 风寒夹痰饮。

原因 乙巳二月，外感风寒，内蓄痰饮，抟结于中，不得下降，致成斯疾。

证候 咳喘，倚息不得卧，恶寒发热，头疼身痛，胸闷不舒，心痛彻背。

诊断 脉沉而滑，舌苔白腻，此风寒痰饮，内外抟结，肺气不得下降而成肺胀也。

疗法 用小青龙汤以驱风寒，合栝楼薤白汤以蠲痰饮。

处方 麻黄四分　桂枝四分　淡干姜五分　北细辛四分　生白芍钱半　五味子五分　甘草五分　栝蒌仁三钱（杵）　干薤白三钱（白酒洗捣）　姜半夏三钱

次诊 服后得汗，而寒热喘息俱平，惟身痛咳嗽未已。易方以桂枝汤和营卫，加干姜、五味子各五分，细辛三分以治咳。

效果 一剂效，二剂更瘥，因贫不复延诊，逐渐愈。

廉按 小青龙汤为治风寒外抟痰饮内动之主方，临证善为加减，莫不随手而愈。况合栝蒌、薤白辛滑涤痰，当然奏效更速。接方桂枝汤加味，修园治身痛咳嗽。凡夹痰饮者，辄用五味、姜、辛，推为神应之妙法，故仲景《伤寒论》、《金匮要略》两书，不可不悉心研究也。

赏析 本案病因“外感风寒、内蓄痰饮，抟结于中，不得下降”。表闭无汗多肺气不利，肺气不利者，多见气化不行而病水。“伤寒表不解，心下有水气”既是本病病因，又为本病病机之所在。心下为阳气活动之处，水停心下，妨碍了太阳升降之机，手足太阳失去贯通作用，故表不解。水不化，气不行，影响胃气和降，致上逆干呕。咳喘倚息不得卧乃内停水饮，恶寒发热、头身疼痛则为外感风寒之证，胸闷不舒，心痛彻背则为痰饮阻碍心肺气机证也。小青龙汤证，属于伤寒挟水饮证，即外寒内饮证。《伤寒论》之“伤寒表不解，心下有水气”，“伤寒表不解”，是恶寒、发热、无汗、身疼痛等太阳伤寒表证，“心下有水气”，是素有水饮内停犯胃，胃气不降则上逆作呕；外寒内饮，上射于肺，肺失宣降则咳喘。因属寒饮为病，故见脉弦、苔白而滑、咳吐清稀泡沫样痰。本案为小青龙汤证，在此基础上，医者又加用瓜蒌、薤白，温阳宽胸，化痰散结，使其温散肺饮，止咳化痰之效更速。又恐辛散太过，耗伤正气，故用五味子酸收，以保肺肾之气。二诊，痰饮已除，但仍有营卫不和之表证，故又用桂枝汤，调和营卫以解表。

伤寒变痹案（内科）

曾月根（住五华周潭）

病者 张幼文，年三十二岁，任县长，住广东五华城北门外。

病名 伤寒变痹。

原因 贵胄之子，素因多湿，偶感风寒。

证候 发热恶塞，一身手足尽痛，不能自转侧。

诊断 脉浮大而紧，风为阳邪，故脉浮大主病进，紧主寒凝。脉证合参，风寒湿三气合而成痹。

疗法 桂枝附子汤主之。方中桂、附辛热散寒，草、枣奠安中土，生姜利诸气，宣通十二经络，使风寒湿着于肌表而作痛者，一并廓清矣。

处方 桂枝四钱　附子钱半　甘草二钱　大枣六枚　生姜三钱

效果 一日二服，三日举动如常。继服平调之剂痊愈。

廉按 伤寒变痹，必挟风湿。长沙《伤寒论》曰：“伤寒八九日，风湿相搏，身体疼烦，不能自转侧，不呕不渴，脉虚浮而涩者，桂枝附子汤主之。”今有是证，则用是药，确得仲景之心法。

赏析 本案病机为卫阳虚，又感风寒湿邪。风寒湿邪痹着于肌肉，阳虚难化寒湿，致营卫失调，气血运行不畅，故见身体疼烦，转侧困难，可伴有恶寒发热。因风性疏泄，故脉浮；表阳不固，肌腠开泻，故见汗出脉虚；寒湿阻滞，气血不畅，故见脉涩。本证之治疗，宜祛风散寒、除湿止痛，桂枝附子汤治之。方中桂枝温经通阳散风，附子扶阳温寒祛湿、止痛，生姜散寒止痛走外，炙甘草、大枣养正扶内，从而调和营卫，使风湿之邪从外解。《伤寒论》谓："伤寒八九日，风湿相搏，身体疼烦，不能自转侧，不呕不渴，脉浮虚而涩者，桂枝附子汤主之。"桂枝附子汤证，乃仲景辨治风寒湿邪痹着于肌肉之证治。病机为卫阳虚，又感风寒湿邪。本证之具体证候为：面色较白，头痛，微发热，汗漏不止，倦怠乏力，恶风寒，指尖冷，四肢拘挛疼痛，小便量少、频数而不畅，舌质淡白，脉浮而虚。

伤寒兼伏热案（内科）

张锡纯（住盐山西门内）

病者 马朴臣，年过五旬，业商，住奉天大西边门内。

病名 伤寒兼伏热。

原因 家本小康，因买卖外国银币票，赔钱数万元，家计顿窘，懊悔不已，致生内热。仲冬因受风，咳嗽声哑，有痰微喘，小便不利，周身漫肿。愚用越婢加半夏汤，再加凉润利水之药而愈。旬日之外，又重受外感。

证候 表里大热，烦躁不安，脑中胀疼，大便间日一行，似干燥，舌苔白厚，中心微黄。

诊断 脉极洪实，左右皆然，此乃阳明府实之证。凡阳明府实之脉，多偏见于右手，此脉左右皆洪实者，因其时常懊悔，心肝积有内热也。其脑中胀疼者，因心与肝胆之热，挟阳明之热上攻也。

疗法 当用大剂寒润，微带表散，清其阳明胃府之热，兼以清其心肝之热。

处方 生石膏四两（不可煅，用煅则伤人） 知母一两 甘草四钱 粳米五钱 青连翘三钱 煎至米熟，取清汤三茶钟，分三次温饮下，病愈后停服。

说明 此方即白虎汤加连翘也。白虎汤为伤寒病阳明府热之正药，加连翘者，取其色青入肝，气轻入心，又能引白虎之力达于心肝以清热也。

效果 一剂服完，其热稍退，翌日病复还原。连服五剂，生石膏加至八两，病仍如故，大便亦不滑泻。至第六剂，生石膏仍用八两，将汤药服后，又用生石膏细末二两，俾蘸梨片嚼服之，服至两半，其热全消，病遂愈。

廉按 和田东郭云：石膏非大剂则无效，故白虎汤、竹叶石膏汤，其他石膏诸方，其量过于平剂。世医不知此意，为小剂用之，譬如一杯水救一车薪火，宜乎无效也。吾国善用石膏者，除长沙汉方外，明有廖氏仲淳、清有顾氏松园、余氏师愚、王氏孟英，皆以善治温热名。凡治阳明实热之证，无不重用石膏以奏功。今用石膏由四两加至八两，看似骇然，然连服五六剂，热仍如故，大便亦不滑泻，迨外加石膏细末用梨片蘸服又至两半，热始全消而病愈。可见石膏为凉药中纯良之品，世之畏石膏如虎者，可以放胆而不必怀疑矣。

赏析 阳明热证，指阳明里热炽盛，尚未敛结成实，热在气分而弥漫全身，充斥内外，表里俱热之证候。阳明热证与阳明腑证较之，腑证乃有形之里实，热证则为无形之里热。热证之身热来自于里热，并非邪在经表，故亦不同于阳明经证。阳明里热，弥漫周身，充斥内外，一身表里皆热，热盛迫津外泄。阳明热甚，气血沸腾，故脉洪大或浮滑而数。上述所举"大热、大汗、大渴、脉洪大"，即"四大证"，为阳明热证的典型证候，乃阳明热证之辨证要点。本案证候表里大热、烦躁不安、脉洪实乃阳明热证辨证要点。治疗当清热生津，用白虎汤。方中石膏大寒，善清阳明气分之热而不伤津液；知母苦寒而润，能清热又能滋养胃之阴；粳米、甘草滋养胃腑气液，四药合用，共奏清里热而生津之功。凡辨证准确而具阳明热证者当重用石膏，才能发挥白虎汤之功效。伤寒仲景方中凡治阳明实热之经证者（白虎汤、白虎加人参汤、竹叶石膏汤），均用到石膏，而石膏之用量为一斤，可见对石膏用量之重视。"石膏为凉药中纯良之品，世之畏石膏如虎者，可以放胆而不必怀疑矣。"

伤寒挟伏热案（内科）

黄仲权（住宿迁东门口）

病者 刘氏妇，年三十岁，夫业机房，住本街。

病名 伤寒挟伏热。

原因 房后大意，衣被单薄，遂伤寒如冷痧，虽请数人针之，皆未见效。

证候 腹痛蜷卧，畏寒战栗，干呕不止，无热不渴，面青唇缩，手足厥冷过膝。

诊断 脉息三至，按之无力而时止，遂断为房后伤寒，决非急痧，切勿再针。

疗法 随立回阳急救汤加减，初服倾吐无余，又加姜汁冲服。

处方 西党参三钱 土炒白术三钱 云茯苓三钱 炙甘草一钱 法半夏三钱 老广皮二钱 淡干姜钱半 五味子八分 上肉桂二钱 熟附片钱半 淡吴萸六分 生姜汁二匙（分冲）

次诊 服后腹痛虽止，而发热大作，脉息六至，口苦而渴，热象全现。谓此非热药过剂，实因病者先蓄内热，尚未发作，今寒从热化，脉数口渴，只得见症治症，转方用苦辛开透法。

次方 淡枯芩二钱 黑山栀三钱 粉丹皮二钱 天花粉二钱 大连翘三钱 姜炒川连一钱 牛蒡子钱半 苏荷尖一钱

效果 服后异常舒泰，依方加减，再二帖即收全功。

廉按 寒挟伏热，江浙两省为最多。此因房劳之后，三分外感，七分内伤，不得不急进温补，回阳固脱，迨阳回而伏热大作，幸而转机敏捷，速为清透，再二剂即收全功，幸哉。否则皆诋热药太过，贻人以口舌矣。

赏析 急痧胀病俗称“标蛇痧”和“羊毛痧”。发病极为迅速，一般二至三日不能救治，便告不治。此急痧证多发夏秋季节间，由湿热秽浊、恶毒邪气侵入人体，致人体气血滞塞，循环障碍，卒然头昏眼花、头痛腹胀，心中烦乱，四肢发凉，指甲口唇见瘀色，甚则口噤不能言语，亦有腹中疼痛欲吐不出者，若不及时救治，则面、口、唇、指甲青紫，窍闭神昏，死人极速。本案患者素体阳气虚，房劳之后，腠理开泄，复感外寒，阳气被寒邪所困，营阴瘀滞，血流不畅，皮肤腠理调节开合失利。此病寒邪盛，阳气虚，标实本虚之证候，并非上述急痧。以方测证可知寒邪已经直入太阴经，见干呕，腹痛异常，面青唇白，四肢逆冷等症。经脏表里俱病，脾阳虚衰，则中阳不运，寒湿不化，从而累及少阴之阳。予温中散寒，回阳救急，附子理中汤加减。待脾肾之阳转复，却见痛虽止，而发热大作，脉数，口苦而渴，热象全现，此时因谨慎思考，此并非热药过剂，乃寒邪在体内郁闭后，与患者先前内蓄之伏热相合化火，出现一系列邪热斗争的征象。此时当给予清热转透之法，使化热之寒邪从表而透出。

伤寒兼泻案（内科）

燕庆祥（住永修官塘区）

病者 帅安民，年近二十，江西星子县人。

病名 伤寒兼泻。

原因 感冒寒邪，发为伤寒，时当七月，前医妄认伤寒为伤暑，误投以三物汤加黄连、石膏、大黄一剂，即大泄不止。

证候 始焉四肢厥冷，腰疼少腹痛，继则连连大泄，遍身尽冷，呼吸几似绝然。

诊断 两手脉寸关全无，惟尺脉按至骨尚有一毛之延。据其父母及妻所述从前之病情，与服凉药后之态度，以脉合参，盖少阴伤寒也。《伤寒论》曰：少阴从水化而为寒。该医生反视为热证，投以凉泻之品，是既寒又益其寒，犹人已落井而再投以石也，反致遍身厥冷而大泻，脉几欲绝者，不亦宜乎。今幸尺脉未绝，犹木之尚有本也，然亦危而险矣。

疗法 茯苓、白术为君，补土制水以建中，黑附、黑姜为臣，回阳益火以逐寒，芍药为佐，敛阳和营以止腹痛，吴茱萸为使，以止下利。

处方 黑附四钱 黑姜一钱（因本系寒证，又服凉药，恐辛热之品太轻无济） 茯苓钱半 焦白术钱半 白芍八分 吴茱萸一钱

效果 前方煎服一剂，人即苏而遍身俱热，脉亦稍见。又减却姜、附一半再服。病愈后，服附桂地黄汤四剂，月余复原。

廉按 寒伤少阴，当以麻附细辛汤为正治，乃前医误认为伤暑，妄投凉泻，以致下利肢厥。方用真武汤加味以救药误，虽属惬当，然焦白术尚嫌用量太轻，吴茱萸亦当易以灶心黄土，庶能收补土制水之巨功。

赏析 本案患者感受风寒，但医者误治，以为伤于暑湿，误投三物汤，清解里热。其既寒又投以寒凉之品，使寒邪迅速直入少阴。病入少阴，有从阴化寒和从阳化热证两大类。寒化证之病机为心肾阳虚，阴寒内盛，治以回阳救逆之法。亦有用四逆辈者。本例主证四肢厥冷，腰疼少腹痛，继则连连大泄，遍身尽冷，呼吸几似绝然，实乃少阴伤寒服用凉药后主证。治疗上选用了少阴阳虚水泛证治之真武汤。真武汤证属邪入少阴，病程迁延，损伤肾阳而成，以四肢沉重、腹痛、下利、小便不利为特点。以附子温肾壮阳，使肾阳生而水有所主，白术健脾燥湿，使脾土健而水有所制，生姜宣散水气，佐助脾阳，茯苓淡渗利水，助健脾益气。芍药敛阴合营，既可以制止附子之燥性，又可在大量温阳中固护阴液，以防伤阴。廉臣先生认为真武汤在此大意尚可，唯白术应加大用量，健脾利水而止下利，吴茱萸亦当更为灶心黄土，可温中健脾而避免吴茱萸、附子过于温燥而伤阴，以收补土治水之巨功。

寒痹案（内科）

杨华亭（住烟台老电报街靖安公司）

病者 谢诚一，年三十八岁，山东福山县人，住狮子匡，经商芝罘。

病名 寒痹。

原因 筋肉肥大，全身富脂肪，身重一百六十余磅，略为运动则呼吸困难，商战过劳，少年房事过度，精神窘迫，谈话之间即睡去。

证候 于甲子年五月十三夜间，因热去衣，赤身乘凉于天井内，瞬息睡去，少时被友唤醒。至第二日晨起时，稍觉项强，第三日项强之症见重，右臂微痛，至理发处，用按摩法，稍微见轻。于十六日晨七时，突患右肩背及手臂尽痛，呻吟之声不绝，痛汗如珠，右半身起卧不得自由。

诊断 脉两手寸关浮而洪大，惟右则重按而滑，左则沉取而涩，两尺微弦。脉证合参，此为寒痹。《灵枢》邪客篇所谓“脉大以涩者为痛痹”。《素问·痹论》“寒气胜者为痛痹”也。其脉浮者属风，滑者属痰，洪大者属火，涩者属血瘀，外寒搏内热，经络凝滞，以致肩背手部疼痛，惟痛有定处，不似历节之走注流痛而肿，亦非半枯之无痛。因客邪由外入者，必入经络之内，经络所藏者无非气血，气血若被外寒所激，则脑气筋被气血所压，何处被压，必有疼痛之证。此人肥胖太甚，阳虚则不能外固，忽被风寒乘虚而入。经云：“邪入于阴则痹”也。夫血既以邪入而血痹于外，阳亦以血痹而闭于中，此仲师以针为治痹之先着，而揭诸章之首，以示后世之人也。乃近世针灸失传，俱以用药疗之，须知此病当疼苦万状之时，非药所能即止其疼苦，惟针则能手到疼止也。

疗法 针药并用，先用刺法，以止其疼，后服药以和之。刺手太阳经曲垣穴针入五分，秉风穴针入五分，天宗穴针入五分，臑俞穴针入八分，手太阴经尺泽穴针入三分（此穴速出针微血出），手阳明经合谷穴针入三分，少时睡去。因用当归、川芎、桃仁、红花为君，以和血中之凝滞，经云：治风先治血，血行风自灭，用秦艽、羌活为臣，以去经络之风，用半夏、云苓为佐以去痰，用制香附、地龙为使以通之。予临行云：此寒痹之证，非一二次所能治愈，初用针可止二三少时之疼，二次能止五六少时，至三四次，可望痊愈。下午一时召予治之，问其肩背之痛已退，起卧自由，惟臂与手部，其疼如前。再刺手少阳经天井穴针入五分，支沟穴针透间使穴阳池穴针入二分，中渚穴针入二分，复又睡去。

第二日晨七时召予，问其臑臂之疼退尽，惟五指痛而且胀。即刺手阳明经阳溪穴针入二分，手少阳经中渚穴针入二分，液门穴针入二分，大指少商穴、食指商阳穴、中指中冲穴、无名指关冲穴、小指少冲穴各用细三棱针刺之微血出，将前方内加薏米仁、防已以利湿。

处方 全当归四钱 川芎一钱 桃仁三钱半 红花二钱 左秦艽二钱 川羌活一钱 半夏三钱 云苓三钱 香附三钱 干地龙一钱

第二日方内加薏米仁六钱、汉防已二钱。

效果 第三日，肩背手臂之疼痊愈。在家调养三日，仍回芝罘。

廉按 此乃治痹证之佳案也。

赏析 《灵枢》邪客篇“脉大以涩者为痛痹”，《素问·痹论》“寒气胜者为痛痹也”。辨其脉，浮者属风，滑者属痰，洪大者属火，涩者属血瘀，外寒搏内热，经络凝滞，以致肩背手部疼痛，惟痛有定处，不似历节之走注流痛而肿，亦非半枯之无痛。因客邪由外入者，必入经络之内，经络内藏之气血若被外寒所激，则致疼痛之症。上文特别体现出一种辨病与辨证之逻辑，先由“脉大以涩者”辨病，再以“寒气胜者”辨病因，涩者属血瘀，从而述明本案病机为寒凝血瘀。“邪入于阴则痹”，肥胖之人，阳虚不能外固，风寒之邪易乘虚而入。夫血既以邪入而血痹于外，亦以血痹而闭阳于中。病因病机明确，治疗乃医案之关键，药物作用固然重要，但视病机之血痹于脉中、脉外，针刺能更快到达病所。“急则治其标，缓则治其本也”。正是“须知此病当疼苦万状之时，非药所能即止其疼苦，惟针则能手到疼止也”。痛止之后，再以中药祛除内在之邪，以期“标本兼治”。治痹之法，仲师以针为先也。以本案示后世之人也。

寒痹案（内科）

阳贯之（住成都打金街）

病者 邓少仪妻，年三十六岁，住石马巷街。

病名 寒痹。

原因 初感寒湿，历治不愈而成痹。

证候 肩臂腰腿周身皆痛，日重一日，已经两月。

诊断 脉左浮紧，右濡滞。浮为风，紧为寒，濡为湿，明明三气合而成痹，何前服三气对证之药皆不效，则仲景下瘀之法可以类推，勋臣痹证有瘀之说于斯益信。少仪以病久人弱，难堪峻剂为辞。乃为详辨其义，血譬如水也，水经风寒而凝枯成冰，此时欲使冰之凝结者，复成为水之活泼，治风寒乎，治冰乎，知必治冰而后可。故服表药，似对证而不及病所，徒虚其表，故不应。接服养血滋阴药，固是妇科妙品，而血为阴凝，愈滋愈瘀，故病加重。今以逐瘀为治，即治冰之意，幸勿囿于俗见以悔将来。

疗法 用王氏身痛逐瘀汤，嘱服三剂。次日复诊，昨日之药已服一剂，反心烦甚。此因血瘀既久，骤用通逐，以药不无攻抉之势，故烦。若安然罔觉，是药不中病，接服毋间可也。若疑中病为犯逆，养痈成患，恐难措手于将来也。于是信心不疑，连服三帖，诸证悉退。

处方 全当归三钱　细生地三钱　光桃仁四钱　杜红花二钱　生积壳二钱　赤芍二钱　川柴胡一钱　生甘草一钱　苦桔梗钱半　川芎钱半　杜牛膝三钱（为引）

效果 凡九日，诊三次，略为加减，服药皆应，诸证悉退，行动如常。

廉按 寒则凝血，湿则滞血，血之脉络窒塞，乃成痛痹，病势之常。王氏身痛逐瘀汤，确系经验之方，惟柴胡不如易桂枝，辛甘发散以通经络，同牛膝尤有直达肩臂腰腿之长，则取效当更速矣。

赏析 《素问·痹论》：“风寒湿三气杂至，合而为痹也。其风气胜者为行痹，寒气胜者为痛痹，湿气胜者为着痹也。”本案初感寒邪，依病因诊断为痛痹，给以清除风寒湿气之品无效。阳氏再理病机，以寒性凝滞、湿性黏滞，易兼它邪，导致血滞脉络窒塞，乃成痛痹，病势之常也。然久病入经，久痛入络，水经风寒冻凝成冰，解表化湿之药仅能伤害其表，使卫表更虚，因而服之无效。再以养血之剂，滋腻更重，瘀血更甚，因而病情逐渐加重。喻血为水，则瘀当为冰。故本案治疗当以化瘀通络之法，且病之内因为寒，因而宜以温经通络，化瘀止痛之法。仲师意，在去除风寒湿邪同时，加用活血之品。若化气行水之中兼以破冰之法也。廉臣先生以为，本案所选用身痛逐瘀汤加减，柴胡易桂枝，温通经脉，通络止痛，疗效更佳。

寒疟案（内科）

王经邦（住天台栅门楼）

病者 奚小除，年二十岁，业商，住天台东乡灵溪庄。

病名 寒疟。

原因 秋间先便溏，后发寒热，前医误作实热，妄用五泻心汤数剂，顿致邪闭不出。

证候 目闭不语，状若尸厥，四肢发冷，约有四日。

诊断 脉缓大，舌苔灰白，此内真寒而外假热，其先大便溏泄者，内有寒也，继即往来寒热者，表未解也。

疗法 非温中散寒不可，宜再造散减芍药。

处方 西党参一钱 生黄芪一钱 老川芎钱半 北细辛七分 青防风钱半 川羌活钱半 嫩桂枝一钱 淡附子二钱 炮干姜三钱 炙甘草八分

效果 先服炮姜三钱，头额微汗。次用前方一剂，服后三时，大汗能言。再服一剂，分出疟疾而愈。

廉按 疟因于风寒者多，初起无汗，当用发散，如羌、苏、防、葛之类。若在深秋初冬，寒重无汗，口不渴，脉弦缓者，当用桂麻各半汤。此案因寒凉误遏，顿变阴厥，故用陶氏再造散，温中散寒，回阳醒厥，是为救误之重剂，非寒疟之正治法也。

赏析 人体感受疟邪，疟邪与卫气相集，邪正相争，阴阳相移，而致疟疾症状发作。疟邪与卫气相集，入与阴争，阴实阳虚，故见恶寒战栗；出与阳争，阳盛阴虚，内外皆热，以致壮热，头痛，口渴。疟邪与卫气相离，则遍身汗出，热退身凉，发作停止。当疟邪再次与卫气相集而邪正交争时，则再一次引起疟疾发作。根据阴阳偏盛、寒热多少之不同，疟疾有分寒温者。其温疟，乃素体阳盛，疟邪引起阳热偏盛为主证，临床表现寒少热多者；寒疟，素体阳虚，阳虚寒盛为主证，临床表现寒多热少者是也。本案秋日便溏后见恶寒发热之证，医者误以为实热证，投寒凉之品，正气大伤，邪气内闭不出，出现阴寒内盛而阳虚于外之厥证，已是超出疟证之危候。当即给予温中散寒，回阳醒神之法以救其重证也。而在发病之初，表现为寒疟之时，当给予和解表里，温阳达邪之正治法。

寒疟发厥案（内科）

过允文（住宜兴徐舍）

病者 路观澜君令嫒，年十八岁，住宜兴东庙巷。

病名 寒疟发厥。

原因 干犯大寒，伏藏厥少之经。

证候 先寒后热，寒时气从少腹上攻则厥，面青肢冰，目上挺约一时半，厥回而热，多吐稀涎，微汗乃退。

诊断 脉搏细弦，不为指挠，苔白舌淡。此系厥少二经伏寒窃发，病势方张，不可藐视。

疗法 寒者热之，桂、附之属，逆者平之，赭、复之品，以之为君，更佐姜、萸以祛陈寒，枳、朴以疏气机。

处方 代赭石一两（生打） 熟附片五分 干姜五分 肉桂五分 淡吴萸五分 旋覆花三钱（包煎） 川厚朴钱半 积实二钱 制半夏钱半

接方 当归一钱 炒白芍钱半 北细辛五分 鲜生姜一钱 桂枝一钱 清炙草五分 汉木通八分 大红枣四枚

效果 一剂病减，再剂厥止。继用当归四逆汤加减，疟除胃动而痊。

廉按 凡疟发厥者，多由内伏寒饮，苏后多吐稀涎，其明证也，此为高年所最忌。此案幸在青年，尚能镇逆温化而痊，两方皆有力量，非平时研究汉方，素有心得者不办。

赏析 《景岳全书·疟疾》曰："治疟当辨寒热，寒胜者即为阴证，热胜者即为阳证。"一般疟疾，典型发作属正疟；与正疟相较，阳热偏盛，寒少热多者，则为温疟；阳虚寒盛，寒多热少者，则为寒疟。本案之发病，由于寒饮内伏，寒邪直接入侵厥阴肝经与少阴肾经，出现厥阴经与少阴经合并证候，阴寒极盛，阳虚不达四末，此乃寒疟。医者认为疟之发厥，是极其危重之证，多由内服寒饮所致，年老体弱得之将十分危险。治疗内伏寒饮者，当以桂、附之品温肾回阳救逆；赭、复之品平肝潜阳，使阳气有所潜藏，不至于外越，干姜、吴茱萸驱寒温中化饮，枳实厚朴行气健脾，再用当归四逆汤补血通经散寒，来扶正止疟。本案症状危重，难以诊断。先生大胆诊断并处以中药，获得良效，提示今人，勿忘中医特色，治疗急证，中医有良效。

寒结腹痛证案（内科）

陈务斋（住梧州四方井街）

病者 谢可廷，年二十余岁，广东顺德县人，住广西梧州市，商业，体壮。

病名 寒结腹痛证。

原因 患疟疾愈后，气血衰弱，屡屡不能复元。诱因过食生冷果实，停留不化，肠胃蓄湿，湿郁气滞，肝气抑遏。

证候 四肢困倦，食量减少，腹中痞满，肠鸣疼痛，时痛时止，咽干口渴。继则腹中绞痛，历月余之久，昼夜而痛不止，食量全缺，口更燥渴，肌肉消瘦，腹中膨胀，气逆喘急，唇赤而焦，舌干而涩，全体大热，大便燥拮，旬日不行。

诊断 诊左右六脉浮大而数，按则无力。验诊体温不足，听诊呈低音，兼水泡音。以脉证合参，定为寒结腹痛之证也。此由病后元气衰弱，过食生冷，停留胃肠，蓄湿积寒，土湿水寒，湿气愈长，阳气愈衰，肾水凝寒，肝木抑郁，肺金干燥，大肠津竭不行，浮火升提。前医用清热理气去湿之方，数十服则痛甚燥甚。又一医谓表里俱实，用防风通圣散治之，仍痛仍燥，而体热增加，大便更不行，至阴凝于内，阳越于外，成为危急，外象大热，内实凝寒，幸脉尚未散乱，谅能救治。

疗法 汤剂用附子理中汤，加吴茱萸、木香、白芍、川椒。取姜、附、吴萸、川椒温中达下为君，白术、甘草运脾和胃为臣，白芍、木香理气平肝为佐，人参生津助气为使。一服后腹痛已减，体热略退，燥渴亦减，诊脉略缓。又照方加半倍，连二服后，大便泻下稀量之水，兼有粪粒，形同羊屎，腹满已消，痛渴皆除，唇白舌白，诊脉沉迟。再将此方加三倍姜、附，数服则食进病除。

处方 附子理中汤加减方

熟附子五钱　贡白术五钱　干姜四钱　炙甘草二钱　苏丽参四钱　广木香钱半　吴茱萸二钱　川椒钱半　炒白芍三钱　煎服。

效果 五日腹痛已除，胀痛亦消，燥渴已除。二十日食量已进，元气亦复。

廉按 寒湿伤脾，肾阳将竭，用附子理中，自是正法。

赏析 太阴病之病机为脾虚后感受寒邪，又由寒而化湿，表现为脾虚寒湿。脾主运化，脾阳受伤，则其运化及升清降浊之能失调，邪入太阴而寒湿气不能化，脾阳下陷则自利益甚。如若误下，则脾阳更衰，累及肾阳，阴寒之邪结于胸下及腹下，形成结胸证。本案乃患者因感受疟疾，正气抗邪外出后，虽病渐愈，又见气血两衰，正气不足，又过食生冷，损伤中阳，故见寒结腹痛之证也；但医者未明查，用防风通圣散，解表清里，导致阴凝于内，阳越于外之阴阳格拒。给予温阳散结，生津扶正是正法。《伤寒论》

言："自利不渴者，属太阴，以其脏有寒故也，当温之，宜服四逆辈。"渴与不渴，在阳经，可作寒热辨证之要；在阴经，为判断有否肾阳虚衰之辨证关键所在。太阴虽下利，但不渴，言虽有津液亡失，但肾阳虚衰不重，故言"自利不渴属太阴"。如果在太阴下利之时伴口渴，即是肾阳虚衰已极，津液亡失严重。故言"自利而渴，属少阴也"。

寒痢案（内科）

高纨云（住赣州生佛坛前）

病者 邓文辉，年六十六岁，商界，江西。

病名 寒痢。

原因 年将古稀，每到夏秋，素嗜生冷瓜果，渐致阴寒凝血而便赤痢。

证候 下痢虽赤，而色反瘀晦稀淡，腹痛即坠，坠即欲便。

诊断 左脉细涩，右缓而迟，舌淡红润，苔白薄。此由脾胃虚寒，气虚不能摄血，血为寒凝，浸入大肠，故下赤痢，《内经》所谓"肾脉小搏沉，为肠澼下血"是也。

疗法 周慎斋先生曰：凡血色紫黯，当作冷痢治。今仿其法，用附子理中汤为君，使脾阳健而能统血，则血痢自止，臣以升麻、黄芪，升其阳以益气，俾其清气得升，则痛坠可除，佐以木香、陈皮之辛香，调气散结，使以当归之辛甘，调血和营，遵古人血脱益气、气为血帅之法。

处方 附片一钱　炮姜八分　西党参一钱　炒白术二钱　陈皮一钱　木香一钱　升麻三分　生黄芪一钱　酒炒当归钱半　炙黑甘草一钱

效果 每日服一剂，三剂赤痢减少，六剂各证皆痊。

廉按 张路玉曰："前哲论痢，并以白沫隶之虚寒，脓血隶之温热。河间、丹溪从而和之，后世咸以为痢皆属热，即东垣之长于内伤脾胃者，亦认定脓血为热。岂知血色鲜紫浓厚者，信乎属热，若瘀晦稀淡或为玛瑙色者，为阳虚不能制阴而下，非温理其气则血不清，理气如炉冶分金，最为捷法。凡遇瘀晦清血诸痢，每用甘草、干姜专理脾胃，肉桂、茯苓专伐肾邪，效如桴鼓。"周慎斋曰"下痢血色如猪肝、如紫草、如苋菜汁者，非炮姜不治。理中汤去参，加肉桂、木香、肉果、乌梅，其效最速"云云。此案用附子理中汤加味，殆得周张二家之薪传欤。

赏析 清代著名医家程曦曰："尝见今之治痢，不分属热属寒，开口便言湿热，动手便用寒凉，盖因未究脉象，未审舌苔之故耳。"可见前人治疗痢疾之法，以为脓血痢皆属热，以清热化湿法为主法。然本案为炎热贪凉，过食生冷，冷则凝滞，中州之阳不能运化，脾运化失司，则不能化气行血，致气虚不能摄血，血与寒凝相结，浸入大肠，清气不升，脾气下陷，发为赤痢。一般赤痢，血色鲜紫，脓厚属湿热蕴结，但此案下痢虽赤，而血色反瘀晦稀淡，此为脾阳虚不能制阴，血与寒结之赤痢也。故治当给以温暖脾阳，收涩固脱之法，方为四逆辈加减理中汤，从温肾阳之根，来补脾阳，使得脾胃阳气恢复更速，祛除血中之寒凝；再加黄芪、当归补气活血，使得淤血尽去，新血尽生，体现"气为血之帅，血为气之母"之精髓，脾胃阳气恢复，气血生化有权，寒湿运化有力，虚寒赤痢便止。

伤寒夹痢案（内科）

程文松（住南京上新螺蛳桥大街）

病者 魏光祖，年逾四十三，湖南木商，住二道桥。

病名 伤寒夹痢。

原因 内受湿热积滞，外感风寒而发。

证候 恶寒发热，下痢腹痛。

诊断 脉左右皆弦大，舌苔黄白相兼。夫弦则为风，大则病进，脉证合参，此即俗称伤寒带痢疾也。由外来寒邪入于足太阳膀胱，而传足少阳胆，引动胃肠湿热，由足太阴脾而伤足厥阴肝，以致寒热之中，发生下痢腹痛。《内经》以痢属肝热，痛亦主肝，是厥阴与太少二阳之邪合而为病。况贵体生长湖南湘楚之间，其禀质非江苏吴地可比，医者未溯病家之禀质，地土有吴楚之分，仍一味用叶天士轻清之法，不敢用柴胡，所以未能应验也。

疗法 仿张长沙达表和里之法。用柴胡、葛根、桂枝达表为君，臣以黄芩、黄连、当归、白芍、川芎达里和营，佐以枳、桔开肺，使以羌、独搜肝，乃喻嘉言逆流挽舟之法，合仲景葛根黄芩黄连之意。

处方 川柴胡一钱　生白芍四钱　羌活五分　黄芩八分　独活五分　生葛根一钱　川芎八分　枳壳一钱　黄连四分　茯苓钱半　川桂枝一钱　油当归钱半　桔梗八分　甘草四分

效果 两剂热退痢止，诸病如失。

廉按 痢疾见头痛怕冷，身热无汗者，均属有表，当从汗解。如口舌不燥渴，胸腹不闷痛，舌或无苔，或淡白且滑，宜活人败毒散。每服五钱，日夜连进三五服，水煎热服取汗，汗透而痢便减。若见燥渴，唇舌红赤，舌上黄燥或滑，面色腻滞，心烦，小便热赤者，为湿温暑湿之邪，宜胃苓汤去桂，加香薷、薄荷、连翘、滑石、淡豆豉、六神曲等。连进三五服，得汗透而痢亦自止，此表分阴阳之两大法也。此而一误，为呕为呃，不寐不食，神昏耳闭而危矣。此案伤寒夹痢，方用活人败毒散加减，合仲景葛根芩连汤，仍不外喻氏仓廪汤之例，从逆流挽舟之法，足见学有根柢，处方合度。

赏析 本案为患者感受寒邪，入于足太阳膀胱，而传足少阳胆，引动胃肠湿热。湿热之邪侵及肠胃，郁蒸于里，气血阻滞，与湿相互搏结，化为脓血而成为湿热痢。湿热伤于气分，则为白痢；伤于血分，则为赤痢；气血俱伤，则为赤白痢。若失治和误治则可见头痛烦躁，精神极其萎靡，甚则四肢厥冷，神志昏蒙等热入血分之险候。喻嘉言认为痢疾之发病，有因病邪从表陷入里而成者，治疗当从里出表，称为“逆流挽舟”。外感热、暑、湿三气之热而成下痢，必从汗先解其外，后调其内，首用辛凉以解其表，次用苦寒以清其里，引其邪而出于外，则死证可活、危证可安。但是，“逆流挽舟”治痢疾只适于外感挟湿或他型痢疾初起有表证现象者，乃是对前人治疗痢疾法则之补充，并非所有证型痢疾统一治法。临证时不能以偏概全，不能拘泥于一方一法，要尊古而不泥古。须针对各型痢疾病因及证候特点之不同，辨证施治再确定治法方药。

虚寒痢案（内科）

杨德馨（住黑龙江育和堂药号）

病者 高泰，年五十余岁，山东蓬莱县人。

病名 虚寒痢。

原因 先由寒郁食积化泻，继则由泻转痢，前医或用藿香正气散加减，或用行气兼苦寒药，皆无效，而病势转剧。

证候 胸满腹痛，饮食不欲咽，目虽赤，唇虽焦，而面色青白，昼夜下痢四十余次，神识昏沉，默默不语，病延二十余天，势已垂危。

诊断 两寸关脉大而无力，两尺沉细。脉证合参，热在上，寒在下，乃阴盛逼阳，阳不潜藏，真阳失守之危候，皆因屡投寒凉散剂，过伤脾肾所致也。

疗法 又可有四损不可正治之法，勉用白通汤加薤白，引火归原为君，佐人尿、猪胆汁，清上焦之浮热，力图救济，以尽人事。

处方 干姜三钱 黑附块二钱 炙甘草一钱 薤白二钱 人尿半茶钟 猪胆汁两滴（同冲） 水煎凉服。

次诊 一剂服后，一夜只泻五六次。仍照原方服一剂，一日夜泻四五次。又服一剂而泻止，饮食能进，脉搏沉缓无力，是气血兼虚之象也。与人参健脾汤加减，以双补之。

次方 别直参三钱 生于术三钱 浙茯苓三钱 陈皮二钱 车前三钱 大熟地二钱 莲肉三钱 神曲三钱 焦楂三钱 甘草一钱

效果 服人参健脾汤八剂，调养半月而痊。

廉按 凡病皆有寒热虚实，首要辨明，随证治之，不独痢证为然也。如痢属于气血两虚者，多起于胃肠运化不足，非起于肠内聚积病毒者，宜乎虚冷者温化之，虚热者清润之，以调和胃肠气液，为正当之治法。若仍执湿热积滞之例，妄谓不扫除腹内之病毒则病根不尽，宜投荡涤药以廓清之，则其病益急，莫知所止，每死于肉脱厥冷困惫之下，此即由误治致急证者也，此时之急证，与虚证相一致。今观此案，非明证之彰彰者乎。方用白通加味，乃回阳固脱之法，龙、牡、石脂、禹粮等品亦可酌加，人参健脾，气血双补，善其后以调养而已。

赏析 此证为过食生冷，寒邪凝滞于肠，以致腹痛后重，由泻转痢，但医者不知，或用藿香正气散加减，或用行气兼苦寒药进一步损伤脾肾阳气，使得寒邪长驱直入，出现下痢无度，脾肾阳衰，阴寒内盛；阳不潜藏，真阳失守，阴盛戴阳之危候。阴盛于内，格阳于上，且下痢致阴液欲竭，阴阳有离决之势。治疗需破阴回阳，佐以咸寒苦降，于白通汤加猪胆汁、人尿，意在益阴和阳，引阳入阴，使热药不至为阴寒所格，从而达到破阴回阳，交通上下，解除阴阳格拒之目的。若当阳气恢复，但患者仍有下痢无常，下焦不能固涩，可加用龙、牡、石脂、藕粮，温中涩肠，宜随证加减。后期若见气血阴液不足，可加用人参健脾汤加减，气血双补，温补脾胃，收涩固脱，脾阳得助，运化正常，腑气通畅，诸证自除。人之个体存差异，须在祖国医学“整体观念，辨证施治”的基础上，随证加减，方可取得明显疗效。

虚寒久痢案（内科）

丁与人（住泰兴旧武营西）

病者 傅和卿之子，年三龄，住泰兴南门外东城脚。

病名 虚寒久痢。

原因 骨小肉脆，多食则胀，生质不足为素因，内伤生冷食滞为原因。

证候 下痢红白，延二十余日，面色㿠白，热郁腹胀，四肢不温，大孔不合，痢下无度。

诊断 查问经过情形，中医清热运化，既不得其窍要，元气已受蹂躏，西医灌肠攻下，胃气又被戕贼。西法中药，咸以痢无止法，目为成例，病状愈治愈重，中气日虚一日，是以脉沉微欲绝，舌薄无华，乃脾肾大虚之候，深恐虚风一动，脱竭堪虞。

疗法 勉用参附汤，甘温大补元气，力图挽救。

处方 别直参二钱（先煎） 炮附片钱半 水一大碗，煎至对折，分四服，日夜各二次。

次诊 进参附汤，身热悉退，大孔亦合，痢下有节，阳气有鼓舞之意，无如舌色边尖红燥，口渴思饮，饮水不多，非特阳气被伤，阴分亦且受损，但补其阳，有孤阳独发之虑，拟以阴药配之。

次方 别直参钱半 炮附片五分 生白芍二钱 水炙甘草八分 炒银花三钱 乌梅肉一钱

三诊 连进两剂，纳谷较多，痢下夹有薄粪，大肠得阳气以通，胃阳赖阴气以守。第腹痛未除，肠鸣漉漉，窃思水本无声，风荡则鸣，大肠为手阳明，胃为足阳明，均属中土，厥阴为风木之脏，木干土气，肠胃水湿荡之有声，加以白珠青色，木贼显然。拟以痛泻要方，扶土泻木，加鲜荷蒂以升清气，清升浊降，此经旨之微妙也。

三方 鹅颈天生术二钱 炒白芍二钱 防风一钱 新会皮钱半 银花炭三钱 鲜荷蒂两个（酒盅口大）

效果 连服二剂，诸病悉退，谷食又增，继以调养脾胃。数剂后，喜跳动，精神比前尤足。

廉按 太阴主里，湿土用事，其脏性多阴少阳，过食生冷，伤脾阳而不能消积，积而不化，此寒痢之所由起也。医者不辨其致病之原因，而仍执清热攻荡之套方，再四投之，势必变证蜂起。尝见屡服黄连，虚阳逼外，而反发虚热虚斑者；亦有虚寒内扰，忽发除中，反骤能食而即毙者；有频用大黄开肠洞泄，甚至大孔如洞，或发呃吐蛔者；亦有大黄丸吞下，反胀闭不通，阴气上逆，而变中满臌胀水肿者；凡此之类，未遑枚举。此案病逾两旬，手足不温，大孔不合，下利无度，中气下陷，穷必及肾，势所必然。挽救之法，参附固所正用，此时关闸尽开，赤石脂、禹余粮亦可加入。次方增芍、甘、银、梅，作甲己化土，酸甘敛阴之法，配合适度。妙在终用刘草窗法以收全功，随机应变，可谓活泼泼地矣。

赏析 本案患者骨小肉脆，后天脾胃虚弱，加之过食生冷，损伤脾阳，寒湿中阻，脾失健运，脾气下陷，以致腹痛后重，痢下白色，稀而清腥。若外感寒湿之邪直犯本经，或因内伤生冷，或三阳病误治失治，损伤脾阳，致运化失职，寒湿内生，从而形成脾虚寒湿之证。惟其如此，故脘腹满胀。脾阳不振，中焦升降失职，脾气不升，寒湿下注则下利。医者不辨其致病之原因，而仍执清热荡涤之法，使得脾阳虚衰，寒凝更甚，子病及母，累及肾阳。出现脾肾阳衰，大虚之候，变证蜂起。太阴虚寒证治，取“当温之”之义，即温中散寒、健脾燥湿之法。方药可选“四逆辈”，四逆辈者包含理中、四逆一类方药。脾肾二脏，乃先后天之本，且为火土相生关系，宜四逆汤加减化裁，以补火生土。但患者用后，虽阳气有所恢复，但荡涤之后，阴液枯竭，不能进一步化生阳气。故在二诊中加用阴药配之，正所谓“善补阳者，必阴中求阳，使阳得阴助则生化无穷”，达到阴平阳密，气机顺达。

寒湿阴黄案（内科）

陈作仁（住南昌中大街四川会馆）

病者 卢子敬，年四十八岁，湖北人，寓南昌城内。

病名 寒湿阴黄。

原因 时值暑热，喜饮冷水，又常于阴凉处当风而卧，以致湿邪不得由汗而出，困于脾家，蓄蕴日久，致成斯疾。

证候 面目遍体黯黄如嫩绿，小便清白，大便溏泻，不热不渴，倦卧无神，常若离魂者。

诊断 左右六脉沉迟而缓，来去无神。察其平素所好，参合脉证，知系寒湿阴黄证也。

疗法 治宜温通，议以茵陈蒿加附子干姜汤主之。仍以茵陈蒿利湿为君，以附子、干姜回阳温中为臣，以薏苡仁米扶土化湿为佐，以云茯苓利水除邪为使。

处方 茵陈蒿八钱 黑附片三钱 川干姜二钱 炒薏苡仁四钱 云茯苓四钱

效果 此方连进二剂，溏泻渐止，黄亦稍退，各证均有转机。仍照原方加焦于术三钱，杭白芍二钱，广陈皮钱半，六一散四钱包煎。又接进三剂，六日后各证痊愈。

廉按 阴黄以茵陈四逆为主方，今去甘草而加苓、苡，亦独具匠心。

赏析 寒湿发黄，为阴黄。此证多因后天脾胃不足，寒湿内盛，或脾虚之人，感受寒湿，内外相合，或伤寒发汗太过，损伤中阳，以致寒湿中阻，肝胆疏泄失常，胆汁不循常道，外溢于肌肤，而见身目、小便俱黄。寒湿均属阴邪，故见黄色晦暗而无光泽。又因寒湿内阻，中焦健运失职，故见大便溏泻，不热不渴，倦卧无神，状若离魂者。本案乃暑热之际，患者喜饮冷水，又加阴凉处当风而卧，致湿邪不得由汗而出，困滞于脾，郁久成病。察其平素所好，参合脉证，知系寒湿阴黄证也。本案证候皆支持诊断。既辨为寒湿阴黄，则当以温中散寒，除湿退黄为法，即“寒湿中求之”之意。切忌不可因有腹满者而用清下之法。当用茵陈四逆汤为主方，茵陈蒿利湿为君，附子、干姜回阳温中为臣，以薏苡仁扶土化湿为佐，以云茯苓利水除邪为使。医者加用茯苓，薏苡米健脾利水化湿，使湿从小便走，颇有用心。诸证向愈后加用术、芍、陈皮、六一散，健脾和中，化痰利湿，治病求本者也，故诸证痊愈。

第三卷 暑淫病案

伤暑腹痛案（妇科）

陈憩南（住潮安金山脚）

病者 曾仰山之妻，年二十六岁，体素弱，澄海人，住汕头。

病名 伤暑腹痛。

原因 时当盛暑，登楼浇花，至晚头眩，天明无恙，越数日腹痛，适月事后期，医作经治，而不知其有暑邪也。

证候 满床乱滚，时时发昏，四肢发厥，冷汗常流，家人惶骇，惊为不治。

诊断 诊得六脉细涩，沉候数而鼓指有力。询家人曰：畏热乎？大便秘乎？小便数而无多乎？其夫从旁对曰：然。余曰：病系感暑不发，伏于肠胃，阻碍气机，因而作痛。脉证合观，其为暑因误补而腹痛，可无疑矣。其夫曰：最先延吴医诊治，谓系停污，服胶艾四物汤加香附，不应。次加红花、桃仁，不应。继再加三棱，莪术，又不应。乃转请秦姓老医，谓是中气大虚，肝风内动，服黄芪建中汤，加入平肝驱风之药，服三剂而痛转甚。遂日夜叫呼，饮食俱废，发昏作厥，病遂日深。更医多人，毫无寸效。不得已恳救于福音医院之洋医（怀医生、莱医生），咸谓周身灰白，乃系血流入腹，非剖视不可。举家商酌，绝对不从。今先生曰伤暑，药必用凉，但内子虚甚，其能胜乎？余曰：语云，急则治其标。西昌喻氏曰："议病勿议药，议药必误病。"诚哉其言乎。且夫人惟体正虚，不能托邪外出，是以真面目不露，率尔操觚者，乃致误耳。经曰："暑伤气。"又曰："肺主气。"今肺被暑伤则气虚，气虚不能统血流行，是以脉见细涩，而外形肺虚之本色，周身灰白，西医所以误谓血流入腹也。如果见信，剋日呈功。

疗法 主用清热则暑邪自除，通气则腹痛可止，清热通气汤极效。午后三时，水煎取服，翌日再服。

处方 清热通气汤

羚羊角一钱（先煎） 金银花二钱 钩藤钱半 滑石粉三钱（包煎） 小青皮一钱 全青蒿钱半 陈枳壳一钱 甘菊花钱半 川厚朴一钱 淡竹叶钱

半　条黄芩二钱　杭白芍三钱

效果　一剂能眠，二剂思食，适月事通，病良已。

廉按　伤暑腹痛，何至满床乱滚，实因诸医不明因症，漫用成方，误补致剧。此案诊断时，全在一番问答，始得查明其原因，对证发药。药既对证，自能应如桴鼓。故诊断精详，为医家第一之要务。

赏析　暑为夏令主气。《素问·五运行大论》："在天为热，在地为火，……其性为暑。""先夏至日为病温，后夏至日为病暑。"假若体虚而抗病能力低下，对炎热的气候不能很好适应，体温调节中枢发生紊乱，散热机能发生障碍，则易发中暑，中医谓之"伤暑"。本案之妇人平素体弱，又恰逢月事后期，宗气正虚，而又冒暑劳作，感遇暑邪，不能托邪外出，伏于肠胃，阻碍气机，因而作痛。本应治以清热通气，但先是误诊为瘀血内停而投多种破血逐瘀之品，使正气益虚；后又再投大补中气之品而使暑邪益盛；正虚邪实，终至腹痛加重，满床乱滚，并见饮食俱废，发昏作厥。本案已成本虚标实之证，当急则治其标。投以清热通气汤，清热则暑邪自除，通气则腹痛可止。方中黄芩、滑石、淡竹叶、青蒿等均为清热祛暑之品；佐以羚羊角、钩藤等以凉血安神；青皮、枳壳行气止痛；暑热外泄，邪去则正自复，腑气通畅则其病自愈。学习本案，医家临诊当详查细审，仔细了解病因及来龙去脉，做出精准诊断，对证下药，才能药到病除。故曰诊断精详，为医家第一之要务。

中暑案（儿科）

梁右斋（住玉山湖塘沿）

病者　汪子仲女孙，两岁，住驿门前。

病名　中暑。

原因　六月三十夜半，发热吐泻，四肢厥冷。医以藿香散合理中汤一剂，病遂大变。

证候　厥逆神昏，面青眼窜，旋转反侧，手足撩乱，躁不能寐，啼不由音，乳入即吐，针不知痛，乳不知食，奄奄一息。

诊断　指纹沉暗散涣，舌紫苔黑。此中暑误作中寒治，火风大动，内陷心包，张仲景所谓一逆尚引日之危候也。

疗法　宜辛凉开泄，故以三黄、羚角、紫雪为君，清熄火风，镇痉醒厥，益元、扁豆花为臣，清络热以消暑，佐以竹茹止吐，使以米仁止泻也。

处方 紫雪丹二分（药汤调下） 羚角片四分（先煎） 淡竹茹钱半 生锦纹五分 古勇三分 淡条芩六分 生米仁一钱 蚕沙五分 拌滑石三钱 扁豆花十朵

次诊 两剂即苏，口仍渴饮，大热泄泻。拟以泻黄散合人参白虎汤。

接方 苏沙参钱半（用人参恐滞，故换之） 知母钱半 生石膏二钱（研细） 防风二分 藿香四分 陈皮三分 甘草四分 焦栀子五分。

效果 二剂痉愈。以滋养料与乳母吃，借乳补助，一旬复原。

廉按 此中暑之霍乱证，前医因见其肢厥，遂认为中寒霍乱，误用香燥温补，药证相反，则变证之反应，势必剧烈，幸而救误之法，用古方重剂加减，得庆生全，幸矣，险哉！故病家必以择医为首要，医家当以识证为先务也。

赏析 本案患儿指纹沉暗散涣，舌紫苔黑，乃暑热入心营，火风大动，内陷心包之危证。然前医误诊为中寒霍乱，以藿香散合理中汤治疗，误投热药，导致变证。治宜辛凉开泄，故以三黄（大黄、黄连、黄芩）、羚角、紫雪丹为君，清熄火风，镇痉醒厥，益元散、扁豆花为臣，清络热以消暑，佐以竹茹止吐，使以米仁止泻也。两剂患儿即神清厥回。辨之得法，故治之有效。但暑热未清，见口仍渴饮，大热泄泻，转入气分，再投以人参白虎汤合泻黄散以清暑泄热，益气生津。此案例明示后学者，暑为火热之邪，若猝中心营而内闭心包，可出现突然昏倒，不省人事。并因暑热内迫而伴见身热气粗，阳热内郁则手足厥冷，此属热厥，切不可一见肢厥便诊为寒证。

中暑案（妇科）

黄仲权（住宿迁东门口）

病者 吴氏妇，年四十岁，夫业商，住宿迁洋河镇。

病名 中暑。

原因 妊娠六个月，平素阴亏，肝阳易动，中暑风后，两目忽然不见。本镇诸医，只知保胎，不知治病，病遂剧变。

证候 双目如盲，寒热胸痞，继即肝风大动，手足抽搐，不省人事，咬牙嚼舌，面赤吐血。

诊断 脉大无伦，时有促象，舌青。随即警告病家曰：胎已不保，系为邪火灼伤，只能专顾妊妇，但得病势转机，腐胎自落，不足虑也。

疗法 先以毛珀四分，研入六一散四钱中，开水澄清调服，通灵入心，冲开恶血，保存元神。服后肝风即熄，随立标本兼顾之方，以挽救之。

处方 磨犀角三分 磨羚羊五分 天竺黄三钱 益元散三钱（包煎） 整寸冬三钱 生杭芍三钱 元武板六钱 生鳖甲六钱 左牡蛎六钱（生打） 阿胶珠二钱 鲜石斛四钱

效果 因牙关时开时闭，灌药不易，只能零星时服。次日复诊，热退人省，两目能见，诸恙大减。于前方减犀羚不用，加生地、元参、麻仁。再服三帖，朽胎已落，产妇无苦。后二日，忽吐鲜血三口，心中嘈辣，神魂摇摇，不能自主。询知因守俗例，产后必服砂糖胡椒水，以下恶血。随告病家，时际长夏，况在阴虚风动之体，厥脱堪虞，不俟终日，改服童便，去瘀生新，清热养阴，随开大定风珠与服，舌上吹以锡类散，接服多剂甘寒，二旬乃痊。

廉按 病因中暑，诸医不知去病以保孕，反因保孕以坏胎。凡专门产科，不通内科感证病理者，此误比比皆然。血热动风，腐毒上冲，陡发子痫，两目如盲，舌色转青，脉促，病势危险极矣。此时急下其腐胎为第一法，当用桃仁承气去桂，加羚角、淮牛膝，直达子宫以急攻之。但用血珀合益元通窍消暑，犹恐缓不济急，惟次方用大剂潜镇清化，标本兼顾，虽尚有效力，然必至三剂而朽胎始落，侥幸成功，病家亦已大受虚惊矣。此案可为专科而不通内科者炯戒。

赏析 暑风之病，良由暑热极盛，火盛制金，不能平木，肝木自甚，则风从内而生，甚者搐搦不省人事。夫木既化乎风，而脾土未尝不受其所制者，是以猝然昏倒，四肢搐搦，内扰神舍，志识不清，脉多弦劲或洪大，或滑数。该案患者平素阴亏，肝阳易动，中暑之后，发为暑风。总当去时令之火，火去则金自清，而木自平，兼开郁闷之痰，痰开则神自安，而气自宁也。然则本镇诸医，不知去病以保孕，反因保孕以坏胎，病遂剧变。热毒不清，耗气动血，血热动风，腐毒上冲，陡发子痫，两目如盲，舌色转青，脉促，病势危险极矣。此时急下其腐胎为第一法，本当用桃仁承气去桂，加羚角、淮牛膝，直达子宫以急攻之，但恐患妇虚不受攻而用血珀合六一散通灵入心，冲开恶血，保存元神；次方用大剂潜镇清化，标本兼顾，终得病势转机，腐胎自落。治疗期间患者病情出现反复，查因乃误服辛辣刺激之品，未能下恶血反而助热，故吐鲜血而神魂摇摇不能自主。故用童便清热养阴并大定风珠柔肝熄风，其后接服多剂甘寒，二旬乃痊。此案提醒我们，医生特别是专科医生不能只知本科之病而不通内科诸理，否则容易出现失治误治。

中暑案（内科）

何拯华（绍兴同善局）

病者　薛福生，年廿三岁，住绍兴昌安门外松林。

病名　中暑。

原因　夏至以后，奔走于长途赤日之中，前一日自觉头目眩晕，鼻孔灼热，次日即发剧烈之病状。

证候　身热自汗，神识昏蒙，不省人事，牙关微紧，状若中风，但无口眼㖞斜等症。

诊断　脉弦数，舌鲜红无苔。此暑热直中脑经，即西医所谓日射病也。前一日头晕目眩，即次日病发昏厥之端倪，前哲谓直中心包者非。

疗法　直清脑热为首要，先以诸葛行军散搐鼻取嚏，继以犀、地、紫雪为君，桑、丹、益元，引血热下行为臣，佐以银、翘，清神识以通灵，使以荷花露，消暑气以退热也。

处方　犀角尖五分（磨汁，冲）　鲜生地六钱　霜桑叶二钱　丹皮二钱　益元散三钱（鲜荷叶包，刺孔）　济银花钱半　青连翘三钱（连心）　荷花露一两（分冲）　紫雪丹五分（药汤调下）

效果　一剂即神清，两剂霍然。

廉按　中暑为类中之一，多由猝中炎暑而得，急则忽然闷倒，缓则次日昏蒙，乃动而得之之阳证也。张洁古谓静而得为中暑，李东垣谓避暑乘凉得之者，名曰中暑，余直断之曰：否，不然。此案决定为日射之直中脑经，理由较直中心包为充足，夏令以戴凉帽为必要，防其脑猝中耳。方用犀角地黄汤加减合紫雪，似此急救之古方，当然一剂知，二剂已。

赏析　洁古曰："静而得之为中暑。"东垣曰："避暑乘凉得之者，名曰中暑。"其实二说皆是阴暑之证，而无中字情形，似不可以中暑名之。考中暑即系类中。中暑忽然而发，如矢石之中人也，不似伤暑初则寒热无汗，或壮热蒸汗之可比。是病忽然闷倒，昏不知人，躯热汗微，气喘不语，牙关微紧，亦或口开，状若中风，但无口眼㖞斜之症。前贤认为中暑乃暑热自中心包，但本案创造性提出日射之直中脑经而致病，辨之理由的确较直中心包为充足。故治以直清脑热为首要。先以诸葛行军散搐鼻取嚏，继以犀角地黄汤合紫雪丹加减，犀角地黄汤清热解毒、凉血化瘀；紫雪丹中诸药合用，心肝并治，于清热开窍之中兼具熄风止痉之效，既开上窍，又通下窍，既上通脑经，又釜底抽薪之下利热毒。诸方有奇效，亦反证日射之直中脑经而致病。

中暑案（妇科）

何拯华（绍兴同善局）

病者 王姓妇，年三十一岁，住南门外渔家舍。

病名 中暑。

原因 素因血虚肝热，外因猝中暑风，一起即头独摇，故世俗称为摇头痧。

证候 手足麻木，甚则瘛疭，不能起立，立即晕倒。

诊断 脉弦小数，舌红兼紫，脉证合参，此暑风直中肝经，张司农所谓暑邪入肝则麻木，甚则手足瘛疭也。

疗法 治风先治血，故以鲜地、归身，清营行血为君，木瓜泄肝舒筋，碧玉清肝消暑为臣，佐以蒺藜、荷梗，祛风活络，使以连芽桑枝清络熄风也。

处方 鲜生地六钱　白归身一钱　宣木瓜一钱　白蒺藜二钱　碧玉散三钱（荷叶包，刺细孔）　鲜荷梗七寸　连芽桑枝二尺（切寸）

效果 一剂即麻木除，两剂瘛疭亦定。后以鲜莲子汤调理三日而痊。

廉按 暑风直中肝经者，乃中肝藏之交感神经也。病症与暑中头脑筋，大致相同。法从张畹香前哲成方加减，却是清肝熄风之意，惟羚角清泄神经，决不可少。

赏析 暑热直中肝经而突发痉厥，名暑风，亦称暑痫。《名医论》云："暑湿入肝则麻木。"明·龚信《古今医鉴》曰："夫暑者，相火行令也。夏月人感之自口齿而入，伤心包络之经。其脉虚，或浮大而散，或弦细芤迟；其外证头疼身热，口干烦渴，面垢自汗，倦怠少气，背寒恶热，甚者火盛制金，不能平木，肝邪独旺，以致抽搐不省人事。"《素问·五脏生成》曰："肝之合筋也，其荣爪也。"故暑风入肝表现多为手足麻木、瘛疭不能起立，立即倒。患者素来血虚肝热，加之感受暑邪，直中肝经故而肝风内动发为手足麻木，瘛疭。脉弦小数，舌红兼紫，皆为暑风之象。治法上取“治风先治血，血行风自灭”之意。以生地、当归清营分血热；再加以碧玉散，碧玉散专治暑湿证兼有肝胆郁热者，不仅能清肝热又能消暑湿，配以木瓜以泻肝解痉，起到标本兼治的作用；佐以蒺藜、荷梗，祛风活络，使以连芽桑枝，清络熄风。本案虽治之有效，但治疗此类暑邪入肝的患者，方中辅以羚羊角则更妙。羚羊角，味咸，性寒，归肝经、心经，《本草纲目》中提到羚羊角能“平肝舒筋，定风安魂，散血下气，辟恶解毒，治子痫痉疾”，故而欲取平肝熄风，清热镇惊之效，羚羊角万万不可缺少。

伏暑案（内科）

叶鉴清（住上海）

病者 马芹甫先生。

病名 伏暑。

原因 暑湿内伏，新凉外袭，伏邪乃乘机触发。

证候 发热凛寒，得汗不畅，三日不解，头重作胀，胸脘作闷，口甜呕恶，渴不喜饮，寐少便闭，溺赤短少。

诊断 舌苔黄腻根厚，脉右濡细数而不扬，左弦数。此暑湿郁伏肠胃，新凉乘袭肌腠，分布表里，病势方张之候也。

疗法 表里双解，故用豆豉、苏梗、薄荷解散外邪，二陈化湿和胃，分治表里为君，厚朴，枳实宽中达下为臣，余药均芳香宣泄，化浊清暑，用以为佐使也。

处方 淡豆豉三钱　带叶苏梗钱半　制川朴一钱　赤茯苓四钱　梗通草一钱　薄荷叶八分（后入）　法半夏钱半　生枳实钱半　广陈皮钱半　佩兰叶钱半　广郁金钱半　鲜荷梗一尺（去刺）

次诊 昨夜得畅汗后，形凛已和，身热不壮，频转矢气而不大便，小溲短赤，胸痞头胀，口甜干腻，舌苔如昨。外感之新邪虽从汗解，内伏之暑湿正在鸱张，兼之大便四日未行，从中夹食夹滞，所以舌苔根厚，转矢气奇臭，脉右数而不扬，左弦数较大于右。慎防传变，当以疏通肠胃，下达大便为要着，宗达原饮、二陈汤，加减治之。

次方 大豆卷三钱　炒黄芩钱半　制半夏钱半　陈皮钱半佩兰叶钱半　制川朴一钱　生枳实钱半　赤苓四钱　广郁金钱半　花槟榔钱半　瓜蒌仁四

钱（打） 鲜荷梗一尺（去刺）

三诊 前达膜原之结，化表里之邪，大便已通，溏而不爽，津津有汗，溲赤而短，热势暮分较甚，脘痞泛恶稍和，口甜渴不喜饮，舌黄根苔稍化，杳不思食，少寐神烦，肠胃伏邪正盛，垢滞虽达，湿热仍蕴蒸不化，脉左大较平，右部较扬，数则右甚于左。病情淹缠，一定之理，治再分化，不生传变方妥。

三方 大豆卷三钱 制半夏钱半 姜竹茹钱半 炒苡仁四钱 淡黄芩钱半 赤茯苓四钱 生枳实钱半 环粟子三钱 建兰叶四片 制川朴一钱 陈皮钱半 通草一钱

四诊 伏暑挟湿，湿热蕴酿，内恋肠胃，外蒸肌表。今新凉已从汗解，宿垢已由便通，何以身热不解，脘闷泛恶，口甜干腻，不饥少寐，便溏不爽，溺赤不多。良由湿热两邪合并，黏腻重浊，最难分化，舌苔黄腻，脉来右濡数，左弦数。是证既不能表，又不能下，惟有燥湿清热，疏通肠胃，静耐勿躁，方无他变。

四方 姜川连七分 赤茯苓四钱 炒竹茹钱半 梗通草一钱 淡竹叶钱半 制川朴一钱 陈皮钱半 炒苡仁四钱 环粟子三钱 建兰叶四片 法半夏钱半 生枳壳钱半

五诊 表热较淡，夜寐稍安，大便溏行，溺赤略长，伏邪似有化机，口味转淡，渴喜热饮，湿为黏腻之邪，热乃无形之气，交相熏蒸，郁伏已久，无速化之法，脉右濡数，左弦数，脘闷泛恶等，亦减于昨，再以清化。

五方 姜川连七分 法半夏钱半 陈皮钱半 生枳壳钱半通草一钱 制川朴八分 焦山栀钱半 赤苓四钱 炒米仁四钱 淡竹茹、叶各钱半

六诊 病已八日，仍蒸热不解，脘宇痞闷，口淡干腻，所幸舌苔化薄，泛恶已平，湿热淹缠，本意中事。脉来左尚和平，右濡数，不饥不纳，胃病也，溺赤便溏，肠病也，再从肠胃治之。

六方 淡黄芩钱半 法半夏钱半 生枳壳一钱 炒苡仁四钱 淡竹叶钱半 飞滑石四钱（包煎） 陈皮钱半 广郁金钱半 炒竹茹钱半 大腹绒三钱 猪、赤苓各二钱 通草一钱

七诊 热势下午较甚，湿为阴邪，旺于阴分，舌苔日化，大便今日未行，溺赤脘满，泛恶已平，口淡头重，能寐不酣，能饮不多，湿热邪浊，已有渐次退化之象，脉来右濡数，拟清热不遏，化湿不燥为治。

七方 淡黄芩钱半 猪、赤苓各二钱 生苡仁三钱 陈皮钱半 淡竹叶钱半 清水豆卷三钱 生枳壳一钱 大腹皮三钱 炒竹茹钱半 茅根肉三扎（去衣）

八诊 种种病机，均随热势为进退，热缓则诸恙悉减，热盛则头眩神烦脘满等亦进。所喜者大便通利，邪浊得以下达，舌苔尚黄腻，口渴不多饮，脉右濡数，左部亦现数象。湿热黏腻，惟有逐渐清化，不生他变，可保无虞。

八方 清水豆卷三钱 猪赤苓各二钱 生、熟苡仁各三钱 生竹茹、叶各钱半 茅根肉三扎（去衣） 淡黄芩钱半 生枳壳一钱 陈皮钱半 通草一钱 通天草三钱

九诊 今晨热势已退，午后又来，来势较轻，脘闷神烦头眩等亦见平淡，小溲较长，夜寐较安，大便厚溏，渴喜热饮，皆湿化热退之佳兆也，脉右濡数，舌苔化薄。照此情形，交两候，或可热势解清，治再肃化。

九方 清水豆卷三钱 赤茯苓四钱 炒苡仁四钱 炒竹茹钱半 通草一钱 炒黄芩钱半 广郁金钱半 陈皮钱半 淡竹叶钱半 灯心三扎

十诊 热势又轻于昨，胃纳稍展，邪势日见退机。惟黏腻重浊之邪，一时不易肃清，口淡干腻，溺色深黄，舌苔亦黄，脉来濡数。病经十二日，无非湿热留恋肠胃二经，清以化热，淡以渗湿，佐以宣畅气机，治法大旨如此。

十方 法半夏钱半 陈皮钱半 炒竹茹钱半 泽泻钱半 通天草三钱 赤茯苓四钱 炒苡仁四钱 淡竹叶钱半 通草一钱 灯心三扎

十一诊 暮分肌热，至黎明得微汗而解，夜寐尚安，渴喜热饮，口味作淡，舌根薄黄，胃纳较展，舌苔淡黄，脉右尚濡数。邪势日退，治再清化。惟肠胃之病，饮食由口入胃达肠，最宜谨慎。

十一方 法半夏钱半 陈皮一钱 淡竹叶钱半 通草一钱 泽泻钱半 赤茯苓四钱 生谷芽三钱 炒竹茹钱半 通天草三钱 灯心三扎

十二诊 热势已净，诸恙亦随之而退，夜寐颇安，胃纳渐展，脉象右软，左弦细，神倦懒言。邪虽退，正未复，静养调理，以冀早日痊愈。

十二方 川石斛三钱 赤苓三钱 炒竹茹钱半 生谷芽三钱 灯心三扎 宋半夏钱半 陈皮一钱 淡竹叶钱半 通草一钱 鲜稻叶七片

十三诊 大便微溏，胃纳大展，夜寐亦酣，精神较振，溺色淡黄，口不渴饮，脉仍软弱。治再清养和胃。

十三方 川石斛三钱 白茯苓三钱 稆豆衣三钱 炒竹茹钱半 鲜稻叶七片 宋半夏钱半 陈皮一钱 焦谷芽三钱 通草八分 红枣三枚

效果 此方服三剂，后即停药，静养月余而痊。

廉按 伏暑挟湿，病势反较伏暑化火为缠绵，往往一层解后，停一二日再透一层，且每有后一层之邪，更甚于前者，予曾屡见不鲜矣。此案十三诊而始告痊愈，可见伏邪之病势纠葛，药虽对证，断难速效也。

赏析 伏暑是发于深秋以至冬月的伏气温病。《杂病源流犀烛》卷十五："伏暑证，暑久伏病也。……若热毒之气既已受之，或为些小风寒所固，此毒遂渐渐入内，伏于三焦肠胃之间，或秋或冬，久久而发，此暑毒伏于人身之内。"夏令雨湿较多，或因天暑下逼，地湿上蒸，湿热之邪易于相伙为病，因此暑多挟湿。暑湿为患治当清暑化湿。以清热不遏，化湿不燥为治。暑热为阳邪，易伤津耗气；湿性黏滞，易阻气机；湿热易留恋肠胃，病程中应注意宣畅气机、通达肠胃，中后期应注意益气生津。《温病条辨·上焦篇》："暑兼湿热，偏于暑之热者为暑温，多手太阴证而宜清，偏于暑之湿者为湿温，多足太阴证而宜温。湿热平等者，两解之。"湿性黏滞，一是指症状的黏滞性；二是指病程的缠绵性，因湿性黏滞，易阻气机，气不化则湿不化，胶着难解，故湿邪为病，病程较长，反复发作，或缠绵难愈，故吴瑭《温病条辨·上焦篇》谓："其性氤氲黏腻，非若寒邪之一汗即解，温热之一凉即退，故难速已。"本案首诊治以表里双解；二诊疏通肠胃；三诊治再分化；四诊又燥湿清热，疏通肠胃……此案十三诊而始告痊愈，可见伏邪之病势缠绵纠葛，故治疗此类病患药虽对证，亦断难速效，万不可操之过急。

伏暑案（内科）

袁桂生（住镇江京口）

病者 金峙生令堂，年近五旬，住本镇。

病名 伏暑。

原因 夏令叠受暑气，为湿所遏，伏而不发，至深秋感受燥气而发病。

证候 发热身痛，溲热胸闷。

诊断 脉滑，舌苔白腻，此暑为湿遏，蕴伏不能外达之证也。

疗法 开湿透热，以三仁汤加味。

处方 光杏仁三钱　生苡仁四钱　白蔻仁六分（冲）　全青蒿钱半　青连翘三钱　焦山栀三钱　佩兰叶钱半　嫩桑梗两尺（切寸）

次诊 接服两剂，热愈甚，口渴心烦，舌苔转燥，脉亦转数，此伏热蕴伏甚重也。治以清透伏暑为君，兼顾阴液。

次方 淡黄芩三钱　栝蒌皮三钱　地骨皮三钱　全青蒿二钱　白知母四钱　鲜生地一两　青连翘三钱　银柴胡二钱　汉木通一钱　水芦根一两（去

节） 鲜茅根一两（去皮） 另加雅梨汁一酒钟和服。

三诊 一剂热少平。二剂后，患者忽战栗恶寒，震动床帐，盖欲作战汗。病家误会谓药之误，议延他医，幸其弟陶骏声君来告，速余往救。予谓此战汗也，病退之机，不可妄动。及予至其家，则战栗已止，身出大汗，而脉静身凉，神气亦甚安静，但觉疲倦而已。随用薄粥汤与饮，以扶胃气。

三方 北沙参三钱 原麦冬三钱 苏百合二钱 生苡仁四钱 鲜石斛三钱 天花粉三钱 云茯苓三钱 清炙草五分

效果 调养数日而痊。

廉按 暑为湿遏，初起邪在气分，即当分别湿多热多。湿多者，治以轻开肺气为主，肺主一身之气，气化则湿自化，即有兼邪，亦与之俱化。湿气弥漫，本无形质，宜用体轻而味辛淡者治之，辛如杏仁、蔻仁、半夏、厚朴、藿梗，淡如苡仁、通草、茯苓、猪苓、泽泻之类，启上闸，开支河，导湿下行以为出路，湿去气通，布津于外，自然汗解。此案初用三仁汤加减，即是开湿郁之法。迨至湿开热透，当然以泄热为首要，所难者战汗一关耳。其人正气足，则战汗出而解，不足，虽作战而邪汗不出，非邪闭，即气脱矣。幸而战栗一止，身出大汗而脉静身凉，可用清养胃阴法以善后。

赏析 暑多挟湿，辨证当分辨湿重于热还是热重于湿。湿重于热者，治以轻开肺气为主，肺主一身之气，气化则湿自化，即有兼邪，亦与之俱化。吴瑭《温病条辨》中明示本证治疗“三戒”：一者，不可见其头痛恶寒，以为伤寒而汗之，汗伤心阳；二者，不可见其中满不饥，以为停滞而下之，下伤脾胃；三者，不可见其午后身热，以为阴虚而用柔药润之，湿为胶滞阴邪，再加柔润阴药，两阴相合，则有锢结不解之势。本案伏暑即为暑湿之湿重于热，湿气弥漫，本无形质，宜用体轻而味辛淡者治之，辛如杏仁、蔻仁、半夏、厚朴、藿梗，淡如苡仁、通草、茯苓、猪苓、泽泻之类，启上闸，开支河，导湿下行以为出路，湿去气通，布津于外，自然汗解。此案初用三仁汤加减，即是开湿郁之法。方中杏仁宣利上焦肺气，气化则湿自化；蔻仁芳香化湿，行气宽中，畅中焦之脾气；薏苡仁益气健脾、淡渗利湿，导湿下行以为出路；三仁合用，宣上、畅中、渗下，三焦分消，气畅湿化，暑湿得解，诸证皆除。湿开热透，当然以泄热为首要，故二诊治以清透伏暑为君，兼顾阴液。三诊患者出现战汗，盖因正邪交争，其人正气足，则战汗出而解，不足，虽作战而邪汗不出，非邪闭，即气脱矣。幸而战栗一止，汗出，脉静身凉，邪去正安，用清养胃阴法以善后。

伏暑案（内科）

王经邦（住天台栅门楼）

病者 王士云妻，年四十三岁，住宁海东路王家。

病名 伏暑。

原因 暑邪内伏，至九月初旬遇风而发。

证候 独热无汗，昼夜引饮（吃茶五六壶），唇焦齿槁，舌苔灰燥。

诊断 脉实大。此脉证当兼解肌，方可除根。若有汗，仅用白虎汤，不可再加解肌。

疗法 白虎汤参以解肌。

处方 生石膏八钱 生知母三钱 生甘草八分 粉葛根一钱 桔梗二钱 苏薄荷二钱 净连翘三钱 淡竹叶三钱 天花粉三钱 蝉衣八分

效果 一剂得效，三剂即痊。

廉按 此清透伏热之正法，辨证确，用药当，自然投之辄效。

赏析 白虎汤为治疗气分热盛的代表方。主证为身大热、汗大出、口大渴、脉洪大。《温病条辨》上焦篇云："形似伤寒，但右脉洪大而数，左脉反小于右，口渴甚而面赤，汗大出者，名曰暑温，在手太阴，白虎汤主之。脉芤甚者，白虎加人参汤主之。"白虎汤证本是由伤寒化热内传阳明经所致。里热炽盛，故壮热不恶寒；胃热津伤，故烦渴引饮；里热蒸腾、逼津外泄，则汗出；脉洪大有力为热盛于经所致。气分热盛，但未致阳明腑实，故不宜攻下；热盛津伤，又不能苦寒直折。方中石膏辛甘大寒，入肺胃二经，功善清解，透热出表，以除阳明气分之热，故为君药；知母苦寒质润，一助石膏清肺胃热，一滋阴润燥。佐以粳米、炙甘草益胃生津。本病案诸证皆合白虎汤证，惟独热无汗不符，究其缘由，乃暑邪内伏，风邪外袭，卫阳被遏，腠理闭塞，营阴郁滞所致，故需加用粉葛根、蝉衣、薄荷等品解肌散表，粉葛根味辛性凉，辛能外透肌热，凉能内清郁热；蝉衣宣散透发，疏散风热；薄荷质轻宣散，散热宣毒透疹。诸药共奏解肌发汗、清透伏热之功，汗出热退病愈。

伏暑案（内科）

周小农（住无锡）

病者 陈姓，忘其年，住沪北珊家园。

病名 伏暑。

原因 当初发身热时，医不知其暑邪内伏，反谓为夹阴，治不应，改延予诊。

证候 热起面赤，口渴喜冷，自汗便通，溺短赤涩。

诊断 脉数苔黄。脉证均属暑热，且探足不冷，询阳未缩，非夹阴也。予遂晓之曰：时当秋暑正酷，窗棂密关，入眠棉褥之上，人多气蒸，闷甚不可耐，即此厚褥扃牖已足增病，无疾之人，尚不可耐，遑问其他。即督令启旁窗，易关席。其家中先入之说，深以夹阴为虑。予又谆谆譬之曰：《内经》谓"治诸热病，以饮之寒水，乃刺之，必寒衣之，居止寒处，身寒而止"云云。饮冷等固不可拘，移热之衣宜换，闷热之处勿宜，否则必致轻者重，重者危矣。病家当时领会，听余言而履行之。

疗法 清透伏暑为君，展其气机为佐。

处方 青蒿脑钱半　青连翘三钱　银花钱半　焦山栀三钱广郁金三钱（生打）　片黄芩钱半　飞滑石四钱（包煎）　川通草一钱　生苡仁三钱　白花一钱

先用活水芦根二两　鲜刮淡竹茹四钱　煎汤代水。

效果 二剂起伏渐轻，三剂即安。

廉按 此伏暑轻证之疗法，妙在开通病家，督令启窗易席，却是一服大清凉散。方亦轻灵清稳，得力于叶法。

赏析 夹阴其阳虚阴盛，伏寒化热者，主要是体质先亏，真阳不足，不能鼓邪外达，以致感邪而不即发。初起症状，不甚显著，以后热度转高，往往呈阳证假象，此即伤寒论少阴病之反发热。仲景伤寒论曰："少阴之为病，脉微细，但欲寐。"但本案之病患，脉数苔黄，脉证当属暑热。暑为夏令主气。《素问·五运行大论》云："在天为热，在地为火，……其性为暑。"《素问·生气通天论》云："因于暑、汗，烦则喘喝，静则多言，体若燔炭，汗出而散。"本来患者已感暑邪，再居于密不透风之所，汗不得出，热安得解？故治疗上首先督令启窗易席，通风散热；再予以清凉轻剂乃宗叶天士之

伏暑案（内科）

黄仲权（住宿迁东门口）

病者 范重华，年十七岁，高等小学学生，住本城。

病名 伏暑。

原因 于七月间，忽然头晕呕吐，小便涩痛，曾服他医利小便药而愈。九月再发，仍服前医之八正散加芒硝及散药至剧。又易数医，皆作痨治，病更甚，乃延余诊治。

证候 发热咳嗽，痰中带血，耳聋便浊，每溺涩痛难忍，心烦头点，苦状莫名，饮食不进。

诊断 脉象浮滑有似细数。窃思若系痨损，必然耳目聪明，各恙必缓，何至如此其急。前贤王潜斋云："鼻塞治心，耳聋治肺。"溺痛便浊，皆伏暑之变象也，遂断为肺窍伏热。

疗法 以清透肺经伏暑为君，佐以芳凉通窍，辛润消痰，用千金苇茎汤加味。

处方 生薏仁六钱　冬瓜仁五钱　原桃仁三分　飞滑石三钱（包煎）　鲜菖蒲一钱　天花粉三钱　川贝母二钱　扁豆衣三钱　厚朴花一钱　白通草钱半　鲜苇茎二十寸（为引）

效果 服后各恙均减。转方以泻白散加石苇、冬葵子、瞿麦，再服三剂而愈。

廉按 伏暑，即伏热也，所伏之浅深不一，病状之发现各殊。此案暑伏肺经，误用清补，往往酿成肺痨，吴氏师朗所谓"不虚而做成虚，非痨而做成痨"也。今以千金苇茎汤加味，轻清灵透，用得却好。惟朴花不如易鲜刮淡竹茹，清络热以除痰、又能止血以监制桃仁，较为切当。

赏析 本案患者病证前医皆作痨治，细细详查，患者脉象浮滑有似细数，耳聋、尿痛、心烦，一派邪实之象；若为痨损，则应耳目聪明，各恙必缓。结合前贤王潜斋所言："鼻塞治心，耳聋治肺。"遂断为肺窍伏热也。金代刘河间在《素问·病机气宜保命集》中说："耳者，善非一也。以窍言之是水也。以声言之，金也……假令耳聋者，肾也。何以治肺？肺主声，鼻塞者，肺也。"尤在泾在《医学读书·续记·耳聋治肺鼻塞治心》提出："愚谓耳聋治肺者，自是肺经风热，痰涎郁闭之证。肺之络会于耳中，其气不通，故令耳聋。故宜治其肺，使气行则聋愈。”此案为伏暑之变象，为暑伏肺经，误用清补，酿成肺痨。治当以清透肺经伏暑为要，配以芳凉通窍，辛润消痰。方用千金苇茎汤加味。苇茎汤中苇茎甘寒轻浮，善清肺热，《本经逢原》谓“专于利窍，善治肺痈，吐脓血臭痰”，为肺痈必备之品；冬瓜仁清热化痰、利湿排脓，清上彻下，与苇茎配合则清肺宣壅涤痰排脓；滑石、通草清解暑热、通利水道；桃仁、厚朴花行气解郁；扁豆、薏仁健脾利湿；石菖蒲、贝母清热化痰；花粉养阴益气；诸药合用，共奏祛暑通窍，清热化痰之功。本方如能将厚朴花改为鲜竹茹，则清络热以除痰、又能止血以监制桃仁，更为切当。

伏暑案（内科）

何拯华（绍兴同善局）

病者 王珊卿，年三十四岁，住潞家庄。

病名 伏暑。

原因 夏季吸受暑气，为湿所遏，潜伏膜原，至秋后新凉逗引而发。

证候 初起恶寒发热，午后夜间较重，状似疟疾而不分明，恶心胸闷，口干不喜饮，至晨得汗，身热始退，而胸腹之热不除。日日如是，已有一候。

诊断 脉右缓滞，左浮滞沉数，舌苔白腻而厚。脉证合参，此膜原湿遏热伏，伏邪欲达而不能遽达也。

疗法 仿达原饮加减，故用朴、果、槟榔开湿郁以达原为君，栀、翘、蒿、薷凉透伏暑为臣，然犹恐其遏而不宣，又以芦根、细辛为佐，助其清宣疏达，使以荷梗者，不过取其清芬消暑，通络利溺耳。

处方 薄川朴一钱 草果仁八分 海南子钱半 焦山栀三钱 青连翘三钱 青蒿脑钱半 西香薷一钱 鲜荷梗五寸（切） 活水芦笋二两 北细辛五分 先煎清汤代水。

次诊 叠进两剂，达膜原而解外邪，外邪解而热不除，汗自出，不恶寒，反恶热，口转渴，便闭溺黄，苔转黄糙，脉右转浮洪，左转浮数。此伏暑发现，邪从阳明经腑而外溃也。法当表里双解，仿凉膈散加减。

处方 焦山栀三钱 青连翘三钱 青子芩钱半 青蒿脑钱半 陆氏润字丸三钱 拌飞滑石六钱（包煎） 鲜竹叶卅片 灯心五小帚

三诊 胸腹痞满，按之软而作痛，大便解而不多、或略多而仍觉不爽，溺赤涩、或黄浊，此由浊热黏腻之伏邪，与肠中糟粕相搏，宜用加味小陷胸汤，加陆氏润字丸，宽胸脘以缓通之。

处方 栝蒌仁五钱（杵） 竹沥半夏二钱 小川连一钱 小枳实二钱 陆氏润字丸三钱 拌滑石六钱（包煎）

先用鲜冬瓜皮子四两、西瓜翠衣二两，煎汤代水。

四诊 连进两剂，服一煎，大解一次，再服再解，不服不解，如此服四次，大解亦行四次，而伏邪解而不尽，热仍减而不退。惟舌红苔薄而无质地，脉转小数，乃邪少虚多，阴虚火亢之候。法当增液救阴，肃清余热，仿甘露饮加减。

处方 鲜生地六钱 鲜石斛三钱 淡天冬钱半 原麦冬钱半 西洋参钱半 青蔗浆一瓢 雅梨汁两瓢 熟地露一两 三汁同冲

先用炒香枇杷叶一两（去毛筋净） 鲜茅根二两（去皮） 煎汤代水。

效果 叠服三剂，得育阴垫托，从中下焦血分复还气分，先一日出凉汗，继发白痦而热始全除，胃气渐复而愈。

廉按 《素问》谓“逆夏气则伤心，秋为痎疟，奉收者少，冬至重病。”此即经论伏暑晚发之明文也。故病发于处暑以后者，名曰伏暑，证尚浅而易治。发于霜降后冬至前者，名曰伏暑晚发，病最深而难治。其伏邪往往因新邪引发，如叶香岩先生曰：“伏暑内发，新凉外束，秋冬之交，确多是症，或因秋燥，或因冬温，触引而发者，数见不鲜。”此案暑伏膜原，乃腹统膜空隙之处，必先明又可九传之理由，而后能治伏暑。前后四方，于伏暑治法，已略见一斑矣。至若伏暑解期，以候为期，每五日为一候，非若伤寒温邪之七日为期也。如第九日有凉汗，则第十日热解，第十四日有凉汗，则第十五日解，如无凉汗，又须一候矣，以热解之先一日，必有凉汗。此余所历验不爽者也。

赏析 深秋霜降至立冬前后发病的伏暑，一名伏暑兼寒、又名伏暑晚发。本病初起多由新感引动，头痛身热，恶寒无汗，体痛肢楚，脘闷恶心，口渴或不渴，便秘或溏，色如红酱，溺黄浊而热；继则状如疟，但寒热模糊不甚分明，或皮肤隐隐见疹，或红或白，甚或但热不寒，热盛于夜，天明得汗，身热虽减而胸腹灼热不除。病程久延，速则三四候可解，缓则五七候始除。本病案初始为湿遏热伏膜原、伏邪不能外达，湿热入膜原半表半里。邪正相争，故见恶寒发热；湿热内侵入里，导致胸闷、恶心、舌苔白腻而厚等一派秽浊之候。此时邪不在表，忌用发汗；热中有湿，不能单纯清热；湿中有热，又忌片面燥湿。当以开达膜原、辟秽化浊。方用达原饮加减，槟榔辛散湿邪，化痰破结，使邪速溃；厚朴芳香化浊，理气祛湿；草果辛香化浊，辟秽止呕，宣透伏邪，三药气味辛烈，可直达膜原，逐邪外出。再臣以栀、翘、蒿、薷凉透伏暑，佐以芦根、细辛清宣疏达，荷梗消暑通络。诸药共奏奇效。伏暑解期，以候为期，每五日为一候，非若伤寒温邪之七日为期也。如第九日有凉汗，则第十日热解，第十四日有凉汗，则第十五日解，如无凉汗，又须一候矣，以热解之先一日，必有凉汗。此乃前贤百试不爽之经验也。

伏暑案（内科）

袁桂生（住镇江京口）

病者 陈祝山，年约三十岁，住本镇。

病名 伏暑。

原因 今年七月患伏暑病，延某医诊治，服药四五日不效。

证候 壮热头疼，胸闷，咽喉作燥，口渴溲赤，大便七八日不通。

诊断 脉数，舌绛，苔薄焦燥无津。盖暑热蕴伏肠胃热结之病。

疗法 当先通大便，以解肠胃之焚。

处方 生锦纹二钱　元明粉三钱　生枳壳二钱　淡黄芩二钱　原麦冬二钱　天花粉二钱　生甘草五分

次诊 此药服后，得大便两次，热全退，头痛亦轻，舌苔转白腻，脉缓不数，小便仍红，知饥欲食。乃易方以清润等品，以解余邪。

次方 青连翘三钱　生苡仁三钱　佩兰叶一钱　川贝母二钱　北沙参三钱　天花粉三钱

三诊 越两日，又复发热，口渴胸闷，是余邪欲出也。以小陷胸汤合小柴胡汤加减。

三方 栝蒌仁四钱（杵）　小川连一钱　仙半夏钱半　淡黄芩钱半　青连翘三钱　全青蒿二钱　生甘草五分　川柴胡八分

效果 接服两剂，得汗而安。

说明 大凡应用硝黄之病，决非他药所能代，若畏而不用，必致缠延误事。但须辨认真切，用之有方，不可颟顸孟浪耳。

廉按 此热结胃肠，伏暑实证之治法。故初用调胃承气汤加味直清阳明，仅得大便两次，伏热已退。退而不净，轻用清润，重用苦辛通降，肃清余热而痉，尚属伏暑之轻浅证。初中两方，皆用汉方加减，可谓得力于《伤寒论》之古方学派者矣。

赏析 由于暑热之邪，伤人最速，故发病初起多有暑冒肺卫和径入阳明胃经。《伤寒论》说："阳明之为病，胃家实是也。"凡出现身热，汗自出，不恶寒反恶热，脉大等证，就叫阳明病。本案患者于夏季外感暑热之邪发病，出现高热头疼、喉咙干燥、口渴溲赤、便秘、苔薄焦燥无津之证，此为热结胃肠之伏暑实证。辨为阳明腑实证，治当泄实通腑。阳明腑证的治法有三个方子（三承气汤）：调胃承气汤为泻下缓剂，是治疗腑实初起，结而未实，或津液受损以燥热为主的证候；小承气汤是治疗腑实以痞满实为主；大承气汤是治疗腑实以痞满燥实为主。本案为伏暑初作，邪浅证轻，当选用调胃承气汤。服药后便通热退，但退而不净，故次诊轻用清润，重用苦辛通降，肃清以解余邪，选用小陷胸汤合小柴胡汤辛开苦降、肃清余热，终告痊愈。本案前后所用方剂皆为《伤寒论》之经方，可见熟读经典对指导临床是有重要意义的，吾辈更当时时温习之。

阳明伏暑案（内科）

钱苏斋（住苏州谢衙前）

病者 杨缠业，年四十余，住苏城装驾桥巷。

病名 阳明伏暑。

原因 忍饥耐寒，操作勤劳，故暑邪内伏而不觉。至岁暮天寒，乃一发而不可遏，时小除夕，风雪严寒，天将薄暮，病起方三日也。

证候 病者袒胸卧，床无帷帐，大渴恶热气粗，遍身汗如雨淋。

诊断 脉洪大而数，舌薄黄无苔垢，此即仲景《伤寒论》之阳明热病也。但病在经而不在腑，邪在气而不在营，风雪严寒中，见此大热大寒之证，其人阳气素盛，邪气向外而欲自解也。

疗法 用竹叶石膏汤加减，以驱阳明经气分之暑邪。虽在天寒，药能对证，毋庸顾虑也。

处方 生石膏三两（研细） 生甘草一钱 天花粉三钱 麦冬肉三钱 肥知母三钱 香粳米三钱 大竹叶三钱

效果 二剂后即热退身凉，稀粥调养，未再服药而竟愈。

廉按 阳明伏暑，较之潜伏阴经者易治。今用竹叶石膏汤加减，二剂后即热退身凉者，重用三两石膏之效力也。在医家敢用三两石膏者，不乏其人，而病家敢服三两石膏者，实为罕见。况在深冬之时，苏城之地乎？老朽不敏，窃窃怀疑而莫释焉。惟方系经方，药系良药，如果敢服，效可立见，心虽怀疑，仍选录以表彰之者。有一王良诡遇之巧法，莫妙于在夏令时用生石膏研细，同鲜荷花蒸露，嘱各药肆预备待用。方中但写荷花露若干，代水煎药，此仿前哲马元仪，暗用麻黄之成法耳。

赏析 阳明病分经证和腑证二类。阳明经证，是指阳明病邪热弥漫全身，充斥阳明之经，肠中并无燥屎内结所表现出的临床证候。又称阳明热证。本证以大热、大汗、大渴、脉洪大为临床特征：邪入阳明，燥热亢盛，充斥阳明经脉，故见大热；邪热熏蒸，迫津外泄故是大汗；热盛煎熬津液，津液受损，故出现大渴引饮；热甚阳亢，阳明为气血俱多之经，热迫其经，气血沸腾，故脉现洪大。本病案，患者症见大渴恶热、遍身汗如雨淋、脉洪大而数、舌薄黄无苔垢，正为阳明经热病。阳明经证由里热蒸腾所致，主要用清法，若表里俱热，治宜清气分热，清热生津。方用竹叶石膏汤加减。竹叶石膏汤见于《伤寒论》，载于“辨阴阳易差后劳复病”篇末，堪称经方名剂，其组方严谨，配伍恰当，药简效宏，妙意深存，具有清气分热，清热生津，益气和胃之功效。方中竹叶、石膏清透气分余热，除烦止呕为君药；麦冬、花粉补气养阴生津，为臣药；知母清热泻火，为佐药；甘草、粳米和脾养胃，为使药。诸药合用，热退津复，故能痊愈。本案病发于岁暮天寒之时，虽为热病，当用寒药，但重用三两石膏似乎有违“用寒远寒，用热远热”之意。不过通过本案，医者临床只要辨证精确，药能对证，当不用太过拘泥。

肝经伏暑案（妇科）

何拯华（绍兴同善局）

病者 金姓妇，年二十五岁，住平水镇。

病名 肝经伏暑。

原因 素因肝郁善怒，九月间伏暑感秋燥而发。

证候 初起身热，咳嗽咳痰，黏而不爽，继即手足麻木，瘛疭神昏。

诊断 脉右浮涩沉数，左弦小数，舌鲜红，两边紫。脉证合参，张司农《治暑全书》所谓“暑入肝经则麻木”。余则谓暑冲心包，热极动风，则神昏瘛疭也。

疗法 当先从肝心透出，使仍归肺，肺主皮毛，邪从皮毛而外达，故以羚角、鲜地、银、翘，清营熄风为君，木瓜、蒺藜、益元散等，舒筋清暑为臣，佐以紫雪芳透，使以鲜石菖蒲辛开，皆欲其伏邪外达之意耳。

处方 羚角片一钱（先煎） 鲜生地八钱 济银花二钱 青连翘三钱 陈木瓜一钱 刺蒺藜二钱 益元散三钱（鲜荷叶包） 紫雪丹四分（药汤调下） 鲜石菖蒲钱半（生冲）

次诊 连进两剂，瘛疭除，神识清，身反大热，咳痰韧黄，脉右浮滑搏数，舌红渐淡，起黄燥薄苔，此伏邪从肺胃外溃也。当用辛凉清燥，领邪外出法。

次方 冬桑叶二钱 苏薄荷一钱 生石膏六钱（研糊） 淡竹沥两瓢（分冲） 光杏仁三钱 牛蒡子二钱（杵） 青蒿脑钱半 雅梨汁两瓢（分冲）

先用野菰根二两、鲜枇杷叶一两（去毛筋净），煎汤代水。

效果 两剂热退，咳痰亦减。终用吴氏五汁饮，调理而痊。

廉按 伏暑晚发，病最缠绵难愈，发表则汗不易出，过清则肢冷呕恶，直攻则便易溏泻，辛散则唇齿燥烈，此用药之难也。其为病也，竟有先发瘖、次发疹、又次发斑而病始轻者，亦有疹斑并发，又必先便黑酱、次便红酱、终便淡黄粪而热势始退者。王孟英所谓如剥蕉抽茧，层出不穷，真阅历精深之言也。此案病势虽猛，而方药对证，竟能速效者，以来势愈烈，去势愈捷，乃物极必反之理耳。

赏析 《温病条辨》有云“长夏受暑，过夏而发者，名曰伏暑”。伏暑于九月间感受秋燥之邪而诱发，多见于气虚者。盖因气虚者感受暑热之邪后不能传送暑邪外出，必待秋凉，金气相搏而后出，金气本所以退烦暑，金欲退之，而暑无所藏，故伏暑病发。伏暑的发生，一般认为是感受暑湿之气，迨至深秋或入冬，复感当令之邪而诱发。故发病之初必兼有卫表见证，卫气同病者暑湿证候明显，卫营同病者暑热证候突出。病变所及部位、脏腑，主要是卫表、肺、胃、肠、胆等。若邪舍营分，热逼血分，也可出现神昏、斑疹、出血等危重证候，故证候多变，层出不穷。治疗上发表则汗不易出，过清则肢冷呕恶，直攻则便易溏泻，辛散则唇齿燥烈，此用药之难也。本案患妇所患为肝经伏暑。包络与肝均为厥阴，主风木。暑先入心，包络代受，风火相搏，不麻痹得乎！暑冲心包，热极动风，故神昏瘛疭。治疗先以清透开窍之法引伏邪自肝经外出而达肺卫，再以辛凉清燥之法引邪外出。伏暑为病一般最缠绵难愈，然本案虽起病急，病势重，但经对证用药，病情反而迅速缓解，乃物极必反之理耳。

伏暑晚发案（内科）

李竹溪（住芜湖米市街）

病者 胡长卿，年十岁，住东寺街。

病名 伏暑晚发。

原因 夏伤于暑，潜伏阴分，复感新邪触发，已逾两候，初经老友胡君馥生治疗，方药清解不谬。

证候 汗出半身，热退复起，耳聋妄语，神志似明似昧，唇茧苔焦，齿燥龈血，口臭喷人，便闭溲赤，子午二时躁扰不安，躁时自言心痛，需人按摩，过此渐安，安则不痛而寐，寐则惊惕。

诊断 两脉数大，此《已任篇》所云："秋时晚发，感证似疟。"即伏暑之证候也。第伏有浅深，邪有轻重，质有强弱之当别耳。此病年稚质薄，元阴未充，先天不足，伏邪深入重围，根深蒂固，所以汗难骤达，邪难骤退，已延两候，邪从火化，累及阴维，水虚火炎，胃成焦土，恐犯温病虚甚死之危候，无怪胡君不肯独任其肩，兹幸脉尚不弱，尚可希冀邪溃。

疗法 新邪当先达表，伏邪当先清里，里清表自解也。此病此时，不独里有伏邪，已觉阴维见症，阴分已伤，法当甘润咸寒，急救阴维，育阴滋水。拟复脉加龟板、元参，以龟板能通任脉，止心痛，元参能制浮火上游，更佐至宝丹，清心透邪，安神定魂。

处方 炙甘草一钱　干生地六钱　麦门冬三钱（连心）　东阿胶三钱（另炖，冲）　杭白芍三钱　火麻仁二钱　龟板一两（生打）　黑元参三钱　河水两盏，文武火煎七味，取一盏，烊胶一半服，渣再如法，服时调下至宝丹两颗。

二诊 夜分觉安，子时仍躁，心痛已减，龈血依然，转多红色，且焦苔未退，口气仍然熏人。转用玉女煎，去熟地之腻守，易生地之滋清，阴维已立，大便可通，仍倍加元参之柔润，既多矢气，可望更衣。

二方 生石膏六钱（研细）　大生地三钱　大麦冬二钱　肥知母钱半　生牛膝二钱　黑玄参五钱　河水煎服，渣再服。

三诊 业已更衣，龈血亦止。热仍不退，日间觉安，夜寐欠逸，躁减烦增，是邪欲溃，而阴未复，中土松而心火炎，仍属阴虚阳胜之兆。因与阿胶鸡子黄汤泻南补北，加生草泻火，以驭苦寒，细地凉心，石斛养胃，冀其夜得安眠，始可无虞。

三方 小川连八分 泡黄芩六分 杭白芍三钱 东阿胶三钱（另炖） 细生地四钱 金石斛二钱 生甘草七分 鸡子黄一杯（后内，搅匀） 河水先煎六物一盏，复渣再煎一盏，去渣，内砂罐中，先以胶冲入和匀，复内鸡子黄搅匀，先服一盏，余药隔水炖之，逾六小时再服。

四诊 昨夜安眠，热未全退，焦苔去而转黄，底仍焮红，脉左平静，右寸关仍搏指，乃上焦余邪未净。改以竹叶石膏汤，加细生地、金石斛，义取甘凉，可许来朝热退。

四方 鲜竹叶二十片 生石膏五钱 仙半夏钱半 西洋参一钱 水炙草七分 拣寸冬二钱 细生地四钱 金石斛三钱 米泔水煎服。

五诊 昨服甘凉，正当三候，天明津津汗出，热退，舌红亦淡，苔黄未净，知其内热无多，且知饥啜粥，胃气渐开，一意甘凉。前方再进，当此九仞之功，谨当加意防护。另嘱日啜京腿清汤，借血肉有情之品，食养尽之，再为善后之策。

效果 停药数日，十八潮热又作，口苦，苔复黄厚，耳根发颐，掀硬红肿。此因畏药停诊，失于善后，且连日进谷，正气胜而余热自寻出路也。此时水仙难觅，红肿之处，嘱以醋磨金果榄浓汁搽之，方拟栀豉合温胆，去生姜、橘皮，用生草，加金银花、连翘、赤小豆，仿食复法，兼清上焦而愈。

处方 黑山栀一钱 炒香豉钱半 炒竹茹二钱 云茯苓三钱 鲜半夏二钱 炒枳实钱半 天花粉二钱 生甘草七分 金银花三钱 青连翘二钱 赤小豆三钱（杵） 河水煎服。

廉按 此系少阴伏暑，累及阴维，故先实其阴以补不足，继泻其阳以退伏热，仿长沙少阴篇中，猪肤复脉黄连阿胶诸方之例，前哲程郊倩辈善用此法，前后五方，亦均清稳。

赏析 伏天所受之暑者，其邪盛，患于当时；其邪微，发于秋后，时贤谓秋时晚发，即伏暑之病也。然则伏有深浅，邪有轻重，质有强弱，当需仔细参详。该案患者年龄幼小体质单薄，元阴未充，先天不足，所以伏邪较深，故汗难骤达，邪难骤退，日久迁延，邪从火化，累及少阴，水虚火炎，胃成焦土，已至危候。新邪当先达表，伏邪当先清里，里清表自解也，此乃伏暑之正治。但本案因少阴伏暑，累及阴维，故先应实其阴以补不足，继泻其阳以退伏热。用药仿《伤寒论·少阴篇》中猪肤汤、复脉汤、黄连阿胶汤诸方之例，泻南补北，养阴清热；及至其后津津汗出，热退，知其阴津渐复，内热无多，故逐步停药，以食养复胃气，“保胃气而存津液”。

伏暑春发案（内科）

周小农（住无锡）

病者 华伯范之室，忘其年，住东亭。

病名 伏暑春发。

原因 己亥秋，伏暑内热；忽退忽发，守不服药为中医之戒。至今二月，已经半年，病势较重，始延予诊。

证候 寒热如疟，午后则发，暮汗气秽，饮食渐减。

诊断 脉滑，舌腻厚揞。此由先前未药，伏邪为痰湿阻滞，郁而留恋也。

疗法 以蒿、柴、桂、膏、知、茹等透邪搜络为君，二陈、苓、苡等化痰渗湿以佐之。

处方 青蒿脑钱半　川柴胡八分　川桂枝六分　生石膏六钱（杵）　竹沥半夏三钱　广橘皮一钱　广橘络八分　浙茯苓四钱　生苡仁四钱　肥知母三钱　鲜刮淡竹茹三钱

霜桑叶钱半，元米汤炒，研末，卧前服。鳖甲煎丸九粒，清晨空心服。

效果 三剂，寒热轻减，汗少。转方去鳖甲煎丸，原方加半贝丸三钱包煎，寒热循止，饮食调养而痊。

廉按 伏暑为病，古书未曾明言，至深秋而发者，始见于叶氏《临证指南》。霜未降者轻，霜既降者重，冬至尤重，然竟有伏至来春始发者。由于秋暑过酷，冬今仍温，收藏之令不行，中气因太泄而伤，邪热因中虚而伏。其绵延淹滞，较《指南》所论更甚，调治之法即尤难，非参芪所能托，非芩连所能清，惟借轻清灵通之品，缓缓拨醒其气机，疏透其血络，始可十救七八。若稍一呆钝，或孟浪，则非火闭，即气脱矣。此案是伏虚化疟，挟有痰湿之治法，故用桂枝白虎合二陈汤加减，参以轻量鳖甲煎丸半贝丸等，则显而易见矣。

赏析 伏暑的发生是由于夏月摄生不慎，感受暑湿之邪，未即发病，迨至深秋霜降或立冬前后，复感当令之邪而诱发。但本案之发病竟延至来春始发，盖因当时气温较高，秋暑过酷，冬日不寒反温，故收藏之令不行，迟至春日而发。中气因太泄而伤，邪热因中虚而伏，病势缠绵，发热时作时止，病程迁延半年。新邪欲入，伏气欲出，以致寒热如疟，或微寒，或微热，不能如疟分清。其脉必滞，其舌必腻，脘痞气塞，饮食渐差，每至午后则甚，入暮更剧，热至天明得汗，则诸恙稍缓。辨析本案，患者所病为伏暑与痰湿胶结，郁而不去，阻遏气机。治疗上也极为棘手，单纯以人参、黄芪之品补虚易闭门留寇致伏火内闭；单纯以黄芩、黄连之品清热则伤津耗气易致气脱。本案中，一方面借轻清通透之品，缓缓拨醒气机，疏透血络，以蒿、柴、桂、膏、知、茹等透邪搜络，以二陈、苓、苡等化痰渗湿；另一方面，参以鳖甲煎丸，半贝丸化痰软坚，益气养血，祛邪不忘扶正，故临证有奇效。

伏暑胎疟案（儿科）

何拯华（绍兴同善局）

病者 罗士信之子，年三岁，住岐山。

病名 伏暑胎疟。

原因 暑湿内伏，至秋感凉风而发。

证候 先寒后热，热重寒轻，一日一发。自下午起至半夜，汗出热解，手心脘腹，热不尽退，喉中有痰，一哭必呕，呕即痰出，或眼上泛，或手足掣，一掣出汗，烧热即退，少顷复热。

诊断 脉弦而数，舌苔黄白相兼。此暑为湿遏，伏于膜原，感秋凉而外溃，儿科书称胎疟者，以其出胎之后第一次发疟也。

疗法 仿严氏清脾饮加减，用柴胡、黄芩和解表里为君，然邪伏膜原，非草果不能达，非知母不能清，故以为臣，佐以半、贝，使以姜、茶，一则因无痰不成疟，一则助柴、芩之和解也。

处方 川柴胡五分 青子芩五分 草果仁三分 知母八分竹沥半夏五分 京川贝八分（去心） 鲜生姜一小片 细芽茶一撮

效果 服一剂，汗出津津，疟势即轻。二剂，热大减，疟亦渐除。继以荷花露炖水晶糖，两服而胃开，渐复原状。

廉按 胎疟之为病，古无此名，其说始于万氏儿科。前明万密斋曰：凡幼小及壮年初次患疟者，皆为胎疟，当审其因而治之，因于风寒者从风寒治，因于暑湿者从暑湿治，因于痰食者从痰食治。大旨先分寒热之多少，寒多热少者，先与香苏葱豉汤发其表，继与平胃散加草果、炒常山除其疟；热多寒少者，先与柴胡白虎汤解其热，继与白虎汤加常山、草果平其疟，此万氏治胎疟之方法也。此案处方，虽从严氏清脾饮加减，惟严方偏于燥湿，此方注意清热，同一和解，而方则一表一里，一寒一热，尤擅和解之长，宜乎一剂知，二剂即减耳。

赏析 疟者，虐也。寒则汤火不能温，热则冰水不能寒，寒热令人难当，故曰：疟也。人生初次发疟，名为胎疟，明万密斋曰："凡幼小及壮年初次患疟者，皆为胎疟，当审其因而治之，因于风寒者从风寒治，因于暑湿者从暑湿治，因于痰食者从痰食治。"伏暑发疟，当先分清寒热之轻重。万密斋认为："寒重于热者，应先与香苏葱豉汤发其表，继与平胃散加草果、炒常山除其疟；热重于寒者，先与柴胡白虎汤解其热，继与白虎汤加常山、草果平其疟。"此万氏治胎疟之方法也。本案处方仿严氏清脾饮加减，用柴胡、黄芩和解表里为君；草果除膜原之邪，知母清内伏之热，故以为臣，佐以半、贝，使以姜、茶，一则因无痰不成疟，一则助柴、芩之和解也。全方透寒清热，表里双解，总以和解为重，故一剂起效，二剂症减，效如桴鼓。

伏暑兼孕案（妇科）

严绍岐（住绍兴昌安门外官塘桥）

病者 施双喜之妻，年三十四岁，住昌安门外测水牌。

病名 伏暑兼孕。

原因 孕九个月，霜降后伏暑晚发，前医或作伤寒证治，或作冬温证治。皆不应，而病反转剧，改延予诊。

证候 黄昏寒热，似疟非疟，入口即吐，无物不呕。

诊断 脉右浮大搏数，舌苔微黄薄腻，脉证合参，此胃热移肺，肺胃不和也。

疗法 用川连清胃为君，苏叶宣肺为臣，皆用轻量泡服，轻清以救其肺胃，佐一味狗宝，镇降气逆以止呕，使以甜酱油数滴，取其咸能润下也。

处方 小川连四分　苏叶三分　开水泡取清汁，冲入甜酱油一小匙，送服真狗宝二分。

次诊 一剂轻减，再剂呕止，脉转虚数，舌红无苔。予即告辞，以极于上者必反于下，恐胎一堕，即为棘手。病家恳切求治，辞不获已，姑用安胎清暑法以消息之。

次方 青子芩一钱　生白芍三钱　清炙草四分　淡竹茹三钱　丝瓜络三

钱　西瓜翠衣一两　银花露一两（分冲）　荷花露一两（分冲）

三诊　连服四剂，不足月而即产，产后幸而母子均安，惟脉细涩，按之反数，心摇摇如悬镜，恶露点滴全无。予思病将一月，血为伏热消耗，今欲强通其瘀，是向乞丐而逼其焦锅巴也。《内经》谓血主濡之理，当增液濡血为治。

三方　细生地五钱　乌玄参四钱　朱麦冬三钱　苏丹参五钱　茺蔚子三钱　益母膏一小瓢（分冲）

效果　二剂恶露虽行，寒热复作。予谓是极于下必反于上，乃伏暑从上焦外溃也。遂将原方去丹参、茺蔚、益母膏三味，加青蒿脑钱半、东白薇三钱、鲜茅根一两、益元散三钱（荷叶包刺十余细孔）、生藕肉二两（去节），叠进三剂而痊。

廉按　胎前伏暑，凡专用产科，无不注重于保胎。然当辨保胎之法，或由元气之弱者宜补正，或由病气之侵者宜治病，善治其病，正所以保其胎。苟不知其所以然，而徒以俗尚保胎之药投之，若置伏暑而不顾，反致伏热愈盛，消烁胎元，其胎必堕，是保胎适足以堕胎矣。此案诊断，注意上下二焦，别有会心。用药处方，既能清解伏暑，又能安胎保孕，产后又不用强通瘀血之套方，皆有见地，足为胎前产后，挟有伏邪者树一标准。

赏析　胎前伏暑，乃伏暑乘新产血虚瘀滞而发也。经云：夏伤于暑，秋必病疟。此因暑气所伤也。若妊娠寒热，皆因气血虚损，风寒乘之，致阴阳并挟，寒热互见。本案之病，脉证合参，为胃热移肺，肺胃不和也。故首方用黄连清胃为君，苏叶宣肺为臣，轻清以救其肺胃，佐一味狗宝镇降气逆以止呕，使以甜酱油数滴，取其咸能润下也。经治后患妇症状缓解，但患者恳求保胎产子，次方治以安胎清暑，其后患者顺利产子，母子平安，但产后乃苦心摇摇如悬镜，恶露点滴全无，继续医之，考虑患者主因血虚受热而更虚，阴精亏虚而成瘀，此时不能只考虑化瘀，而应养血。《内经》谓血主濡之理，故方以增液汤加减。治后瘀血得通，但寒热复作。谓是极于下必反于上，乃伏暑从上焦外溃也。又以清暑凉润之品治之，终告全效。产科，无不注重于保胎。但该案若徒以保胎之药投之，置伏暑而不顾，反而会导致伏热愈盛，消烁胎元，其胎必堕。本案医家之治，既能清解伏暑，又能安胎保孕，产后又不用强通瘀血之套方，诚然可作为胎前产后，挟有伏邪者的治疗参考。

伏暑夹痰食瘀案（内科）

曹炳章（住绍城和济药局内）

病者 姚幼槎之媳陈氏，住绍兴偏门外快阁。

病名 伏暑夹痰食瘀。

原因 初病时尚食肉品麦面，兼服补品，迨热重胃闭始停。继因热逼血室，经水适来，俄顷未净即止。前医皆遵热入血室例治，多罔效，遂至病势危殆。

证候 一起即身灼热，胸痞便闭，小溲短涩，经来即止，耳聋目闭，神昏谵语，手足瘛疭。

诊断 脉弦数搏指，舌底苔灰黑，黄焦浮铺苔上，且黏厚板实，舌尖深绛，边紫兼青。询其前由，阅其服方，参考现证，为其疏方。

疗法 重用蚕沙、鼠粪，化浊道而通胞门之瘀塞，硝、黄、牙皂，以涤垢攻坚积，地鳖、桃仁，逐瘀通血络，鲜生地、大青叶、羚羊、钩藤清血热而熄肝风，鲜菖蒲、天竺黄，豁痰而开心窍。

处方 晚蚕沙五钱　豭鼠矢三钱　芒硝三钱　生锦纹三钱牙皂二钱　地鳖虫五只　原桃仁钱半　鲜生地一两　羚羊角钱半　钩藤四钱　鲜石菖蒲钱半（搓烂，生冲）　天竺黄二钱

效果 服一剂，而大便下黑垢瘀块，成团成粒者甚多，瘛疭即定，神志略清。次晨复诊，脉势已平，而舌苔松腐，黑垢满堆，刮去瓢余，未减其半，且逾时又厚。继进桃仁承气汤加减，服至五剂，舌垢始净，身凉胃动，调理而痊。

说明 此证因先病伏暑挟湿，继则夹食，再则阻经停瘀，湿蒸热灼，便闭溲涩，邪无去路。又值经来，邪热竟入血室，经水被热煎熬，以致凝瘀淤塞胞门。前医虽当热入血室治，然药性不能直入淤塞之胞门，故皆罔效。证因夹湿、夹食、夹瘀、夹痰，堆积至重重叠叠。余治以先通胞门淤塞，其血室内之热，亦可同时引导下出，舌苔因化反厚者，此因积藏过多，如抽蕉剥茧，层出不穷者是也。

廉按 询其前由，阅其服方，为临证时所首要，庶于因证及有无药误，了然于心，而后对证发药，药用当而通神。此案处方，味味着实，精切不浮，可为伏暑之夹证，定一模范。

赏析 此案仅从证脉来看，易从热入血室论治。但医家通过询其前由，了解到本案实因先病伏暑挟湿，而患者饮食不节，又兼服补品，助热伤气，胃失受纳，继则夹食，再则暑湿阻络，阻经停瘀，湿蒸热灼，便闭溲涩，邪无去路。又值经来，邪热竟入血室，经水被热煎熬，以致凝瘀淤塞胞门。证因伏暑夹湿、夹食、夹瘀、夹痰，病情复杂，病势险恶。阅其服方，知道前医虽当热入血室治，然药性不能直入淤塞之胞门，故皆罔效。辨证明晰，当对证用药，患者病重在诸邪瘀滞，阻塞胞门，故先通胞门淤塞，其血室内之热，亦可同时引导下出。首方重用蚕沙、鼠粪，化浊道而通胞门之瘀塞，芒硝、大黄、牙皂，以涤垢攻坚积，地鳖、桃仁，逐瘀通血络，鲜生地、大青叶、羚羊、钩藤清血热而熄肝风，鲜菖蒲、天竺黄，豁痰而开心窍。攻下通瘀散结之后，邪毒瘀血随大便而出，病势渐缓，但积藏过多，故改用桃仁承气汤加减，调理而痊。通过本案可见详细询问病史，参考以前治疗经验在临证之重要性。该案处方，味味着实，精切不浮，可作为伏暑之夹证治疗的范本。

伏暑阴疟案（内科）

王景祥（住建德）

病者 胡炳火，年二十，住浙江建德城内石板井头。

病名 伏暑阴疟。

原因 素因体质羸瘦，性情懈怠，长夏暑湿内伏，深秋凉气外束，新感引动伏邪而发。

证候 发热恶寒，先寒后热，热多寒少，发作有时，四日一度，发必在暮夜阴盛之际，每至平旦交阳分始退。

诊断 脉象沉弦，参之以证，考《金匮》云："疟脉自弦。"弦而且沉，则为阴疟也。

疗法 阴疟以提邪外出为要务，故用细辛合小柴胡法，从少阴提出少阳为君，然病因伏暑，故又佐桂枝白虎法，则和解剂中含有透发之义也。

处方 嫩桂枝一钱　生石膏八钱（研细）　肥知母四钱　炙甘草七分　北细辛五分　川柴胡一钱　淡枯芩八分　姜半夏二钱　鲜生姜三片　大红枣三枚

效果 服二剂，邪从汗解，疟变为间日一度，时间亦提早在日晡时分。

遂将原方去细辛，加炒常山钱半、草果六分，二剂而愈。

廉按 阴疟虽属三阴，亦必先查问原因，辨明证之寒热虚实，而应以药之温凉补泻。如此案病因暑湿内伏，秋凉外束，故用药从阴达阳，仍对因证而处方。若谓阳经轻浅之方治之无益，必以仲景治三阴之法为根蒂，虽属古方学派之高谈，实即刻舟求剑，无济于病也。

赏析 廉根据伏暑的发病特点，结合患者寒热往来之症状和特殊脉象诊断为伏暑阴疟。以和解少阳为大法，兼以解除表邪为辅，提出治疗阴疟要务：提邪外出。凡疟来先寒战而后发热者，因阴与阳争，阴胜则寒，阳与阴争，阳胜则热，今超时而再寒者，其阴邪未泄，阳气未和，乃阴盛之状，亦名阴疟。宜用柴胡泄少阳，合半夏、甘草、草果、知母温太阴，俾少阳、太阴之邪两清，则疟自止矣。细辛发散风寒，解除新感风寒之邪。二剂后外感已除，使用炒常山以加强治疟力量。廉根据《伤寒论》原文“有柴胡证，但见一证便是，不必悉具”之文，告诫后学，遣方用药要灵活，明确辨别阴阳，不必刻意按照古方死搬硬套，以免犯刻舟求剑之误。

伏暑劳疟案（内科）

许翔霄（住无锡浒泗桥）

病者 邓灿鸿，年近弱冠，业纱号，住锡城。

病名 伏暑劳疟。

原因 素因饮食失节，脾胃受戕，现因夏季伏邪留恋，内伤兼外感而发。

证候 寒热有汗，止作无时，肢酸力乏，遇小劳而即发，得微汗而即解，纳少神惫。

诊断 脉形濡弱，舌淡红，苔薄白，此由营虚卫弱，渐成劳疟之候也。

疗法 仿雷氏营卫双调法，加广皮以醒胃。

处方 川桂枝四分 炒白芍钱半 炒归身钱半 广皮一钱炙甘草三分 西潞党三钱（土炒） 炙绵芪二钱 生姜二片 大枣三枚

效果 连服三剂而疟止，后用归芍异功散，调养两旬而愈。

廉按 雷少逸氏营卫双调法，即叶案参芪桂枝汤，虽为治劳疟之正方，然必俟伏暑已清，如案中所叙遇小劳即发，得微汗即解，肢酸力乏，纳少神疲者，方可引用。

赏析 雷少逸氏提出：胃者卫之源，脾者营之本。因脾胃累虚而作寒热者，宜以营卫双调法治之。方中用桂、芪护胃，归、芍养营，参草补益胃脾，枣姜调和营卫，此从源本立方，服药三剂寒热平衡而疟止。患者素因饮食失节，脾胃受戕，故使用异功散补气健脾，行气化滞，加归芍养营，盖谷气内充，营卫之气充盛外邪不易入侵，病自愈。

伏暑疟坏病案（内科）

李竹溪（住芜湖米市街）

病者 王乐生，年十八岁，商学生，住东门。

病名 伏暑疟坏病。

原因 伏暑晚发化疟，来在阴分，三次后以金鸡勒霜截止，伏邪内郁，不得外泄。

证候 猝然晕仆，已经四日，据述间日有动静。静之日，则目张齿噤，舌蹇神呆，身不热。动之日，申酉时间身乃壮热，热来则弃衣欲奔，手舞足蹈，见灯则似吴牛喘月，莫可名状，逾三四小时，得小汗乃静，静则如前，口总不言。

诊断 脉来弦数，按之搏指。病势初来，有似卒中证，以日来情形脉象，又为卒中必无之理，前医猜痰猜中，莫衷一是。予独取其母口中之动静二字，偶得其机，兼参脉象，乃问其母病前可曾患疟否。答曰：然。问：愈否？答曰：疟来三次，急欲进店，自以西药止之，到店三日，即发见此病。予曰：是矣。乃告其母曰：此仍是疟也。不过邪伏少阴，重门深锁，少阳木火内横，少阴营液被劫，机枢不灵，以致口噤舌强神呆也。而目独张者，目为火户，邪火尚欲自寻路出，故不问病之动静，目总炯炯而不闭，此疟之变象也，亦即木火披猖，不受禁锢之象也。足见阴分之疟，其势未杀，不宜早截之征。所幸退时尚有小汗，仍可开达，领邪外出。

疗法 伏邪内乱，速宜透解，第邪势鸱张，或进或退，不得不从事养阴透邪。仿青蒿鳖甲汤加减，参以至宝丹，以通灵之品借松机枢。

处方 青蒿梗三钱　生鳖甲五钱　细生地四钱　霜桑叶钱半　粉丹皮二钱　天花粉二钱　肥知母二钱（酒炒）　生甘草七分　至宝丹一粒（研细，用药汤调下）

阴阳水各一盏，煎成一盏，午前一服，余渣子煎服，煎如前法。

二诊 服两帖，目合能言，舌能伸缩，苔色老黄而焦，津少。惟动日上灯之时，则大呼满房红人，满屋皆火，起欲外奔，总属阴不制阳，火从目泄而眩也。改以加减炙甘草汤，作乙癸同源之治。另加元参，制上游之浮火以制肾，川连泻亢上之丙火以坚肾，亦仿泻南补北之义。

处方 炙甘草一钱　干生地六钱　连心麦冬三钱　陈阿胶三钱（烊冲）杭白芍三钱　生枣仁钱半（猪胆汁拌）　黑元参四钱　小川连六分（盐水炒）

河水五杯，煎取两杯，顿服，渣再煎服。

效果 一派养阴涤热，十日病全消灭，胃纳日强而愈。

廉按 少阴伏暑，半从阳分外溃而转疟，半从阴分而化火，此时急急开提透达，使阴分伏热全从阳分而出，病势方有转机。乃遽用味苦性涩之截药，例如关门杀贼，而主人翁未有不大受其害，自然变证蜂起，猝然可危。此案断证，别具新识，处方用药却合成规，非平时素有研究者不办。

赏析 本病案为伏暑疟坏病，出现昏仆，目张口噤之危象，故用至宝丹清热解毒，开窍化痰。因伏暑阴虐误用味苦性涩之药截疟，伏邪内郁，不得外泄，少阳木火内横，少阴营液被劫，机枢不灵，以致口噤舌强神呆也；目为火户，邪火尚欲自寻路出，故见目张之症。此宜养阴透邪，以青蒿鳖甲汤加减。《温病条辨》卷3："邪气深伏阴分，混处于气血之中，不能纯用养阴，又非壮火，更不得任用苦燥。故以鳖甲蠕动之物，入肝经至阴之分，既能养阴，又能入络搜邪；以青蒿芳香透络，从少阳领邪外出；细生地清阴络之热；丹皮泻血中之伏火；知母者，知病之母也，佐鳖甲、青蒿而搜剔之功焉。"服药后伏邪已透，阴液亏虚，阴不制阳，改用炙甘草汤加减，以益气养血、滋阴通阳，并加元参制上游之浮火以制肾，川连泻亢上之丙火以坚肾，共奏奇效。本案亮点为初诊用药服用方法，用阴阳水，子午各服一次药，通过阴阳消长时间调和阴阳平衡，给后学提示正确的服药方法也是至关重要的。

伏暑痢案（内科）

刘伦正（住泰安颜张镇）

病者 刘贯如，年四十八岁，住山东泰安东南乡黄道沟，现任河南某县知事。

病名 伏暑痢。

原因 酬应纷繁，夏令吸受暑气，叠次为饮食所遏，潜伏于肠胃膜原之间，至秋积热而变痢。

证候 下痢红白，里急后重，脘腹灼热，滞痛难忍。

诊断 六脉滑数有力，舌苔黄而厚腻。脉证合参，滑为食滞化热，数则伏暑化火，此《内经》所谓肠澼便脓血也。脓色白而血色红，故名曰赤白痢。其所以成赤白痢者，热伤气分则下白痢，热伤血分则下赤痢，热伤气血则赤白痢兼作矣。

疗法 无积不成痢，故用莱菔、枳壳、楂肉消食积为君，归、芍、川军行血涤肠为臣，木香、槟榔开降滞气，使淤滞下行，黄芩、车前清利小便，使伏暑下泄，皆以为佐，使甘草配白芍，和腹中以止痛，又和诸药以缓急，仿洁古老人行血则便脓愈，调气则后重除之法也。

处方 莱菔子四钱　花槟榔三钱　炒枳壳二钱　车前子三钱　净楂肉四钱　生甘草八分　生川军二钱（后入）　青木香八分　油当归五钱　生白芍八钱　青子芩钱半　水煎服。

效果 初服一剂则痛减，次日又一剂则痢亦减。继用生萝卜汁生荸荠汁净白蜜三物，重汤炖十余沸温服，调理三日，痢止胃动而痊。

廉按 此仿张氏芍药汤加减，虽为初痢之常法，然惟体实者相宜，不可一概混用也。

赏析 伏暑痢积，色赤腹痛，里急后重，此由气伤血。宜用洁古芍药汤，调气和血也。上条痢下白积，专伤气分，只宜理气；此条痢已转赤，伤及血分，非但理气可效。故用洁古芍药汤，藉芩除湿热，槟、木辛温通气滞，归、芍和营止血，缓急止痛，大黄活血荡涤积滞，所谓和其血而痢自止，调其气而后重除焉。无积不成痢，故用莱菔、枳壳、楂肉消食积。本案中运用生萝卜汁、生荸荠汁、净白蜜三物清热养阴生津，以除湿热，调中和胃，值得借鉴。

伏暑烟痢案（妇科）

尹矩山（住济南西小王府）

病者 李书田之妻，年逾四旬，住山东省城。

病名 伏暑烟痢。

原因 素嗜鸦片，性善怒，近五六年，郁怒更甚，时犯肝气，常有两胁中脘少腹作疼等症。公元一九二二年秋，感滞下症。

证候 面白微黄，体格不甚瘦弱，大便时中气下陷，腰腹坠痛，里急后重。

诊断 脉左手沉弦而紧，右手虚数，舌苔厚腻，黄白相兼，此内挟肝郁兼受暑湿，感秋凉而发为肠澼也。按《内经》于肠澼一证，辩论生死脉象极详。巢氏《病源》则谓痢而赤白者，是热乘于血，血渗于肠内则赤；冷气入肠，搏肠间津液凝滞则白；冷热相交，故赤白相杂。或热甚而变脓血，冷甚而变青黑，皆由饮食不节，冷热不调，脾胃虚故变易多。时医惟王损庵一论，最得体要，曰："痢疾不外湿热二字，所受不外阳明一经，阳明为多气多血之府，湿阴邪也，湿胜于热，则伤阳明气分而为白痢，热阳邪也，热胜于湿，则伤阳明血分而为赤痢，湿热俱盛，则赤白俱见。"后之论者，谓夏月畏热贪凉，过食生冷，至大火西流，新凉得气，则伏阴内动，应时而感为痢疾。此特论内伤外感之病因，或如是也。然病属肠胃，乃寒热相搏而成，胃有沉寒，肠有积热，寒气凝结则腹痛，热性急迫则泄泻，乃热欲走而寒复留之，寒既结而热复通之，其里急后重，腹作绞痛，皆血气阴阳不能调和之故。况素嗜鸦片之人，偶感此证更为加剧。日以灯头火熏灼肠胃，津液已耗，大便本难，兹复乘以邪热，而灯火肝火，相助为虐，烈焰肆威，肠胃何堪此苦楚，用轻剂则无效，用重剂则脾胃不堪，杯水车薪，有难乎为理者矣。情难坐视，竭尽绵力谨列治法于后。

疗法 妇人重肝血，以杭芍、当归活血为君，芩、连清热为臣，更用苍术、姜炭之渗湿散寒为佐，神曲、槟榔之治后重，龙骨收散气，木香开滞气以为使，末用升麻者，提清气之下陷，引用米豆者，解寒热之积毒，亦以保胃气也。

处方 生杭芍八钱　归尾五钱　酒条芩钱半　姜连一钱　茅苍术八分
龙骨五分　广木香五分　神曲钱半　尖槟榔一钱　升麻四分　炮姜炭八分
粳米一撮　黑豆一撮　外用米壳三钱，浸水煎服。

效果 每日二剂，二日后痢有数，渐带粪。又三四日，气不下陷，后重亦除，每日仅三四行。继以理中汤加归、芍，引用陈仓米收功。

廉按 痢之一证，古名肠澼，又名滞下，以肠中先有积滞而后下也。自洋烟输入中国，凡吸洋烟而病痢者，名曰烟痢。患者先自胆怯，必求峻补速止。医者不知病理，每以浸补止涩而坏事。岂知吸烟之大便，每多燥结，平日有五六日一更衣者，有十余日而始一行者，而其所食，未必不与不吸烟者等，即其肠中之积垢，年深月久，可胜道哉，故必缓通润下而始安。但病家皆谓吸烟之体多虚，若再下之，难保其不暴脱。余直断之曰：医家病家之所误者，只在此句。盖积滞在内，脾不能为胃行其津液，胃有陈积未去，势必不能纳新，所以肌肉日削，外现之虚象百出。若得积垢一下，胃即能纳，脾即能运，何脱之有！惟病家见此虚象，一闻宜下，无不吐舌，此烟痢之所以难愈也。医者当委曲开导，得能转危为安，亦是救人之一端，切勿附和人意，漫补以杀人耳。此案宗张洁古芍药汤加减，妙在重用归、芍，润肠燥以破阴结，为治烟痢之主药，颇得李冠仙大归芍汤治痢之妙。

赏析 本例的诊断颇值得思考，《温病条辨》中曾提到："湿温内蕴，夹杂饮食停滞，气不得运，血不得行，遂成滞下，俗名痢疾。古称重证，以深入脏腑也。"由此可知痢疾之根本还在于有形之病邪内伏于胃肠。然本例患者的特殊之处在于其素嗜好鸦片，嗜食鸦片者本已被灯火灼伤肠胃，津液已耗，大便艰难，加之邪热助纣为虐，烈焰肆威。烟痢之所以难愈在于医家皆只知嗜好鸦片者体质多虚，但未曾想到痢疾之病邪内伏，而一味补益不下病邪何以治病？但因烟痢者因脾胃不能吐故纳新，故肌肉日削，外虚内实之象，盖当缓通润下，燥湿散寒为要。故而本例中尹氏用治湿热痢疾之芍药汤，重用归、芍润肠燥以破阴结故可见奇效。

伏暑痢夹房劳案（内科）

严绍岐（住绍兴昌安门外官塘桥）

病者 马山虎，年二十五岁，住百舍。

病名 伏暑痢夹房劳。

原因 素体阴虚，秋后伏暑挟食，酿变赤白痢。前胡姓医作脾痢治，用杏仁、广皮、川朴、枳壳、银花炭、香连丸、炒瓜蒌等，服两剂，下积颇多，赤多白少，而小腹大痛。改延王姓医，谓转入肝经，当作肝痢治。用当归、白芍、子芩、炙甘草、酒延胡、川楝子、柏子仁、炒茴香，小腹痛减，而赤痢如前，解出甚难。来邀予诊，已八月终矣。

证候 面现油光，喉痛口渴，少腹中有块顶起，喜人以两手用力按住，而赤痢乃下，肾囊缩入少腹。

诊断 脉弦，左尺独大，舌根黑。予诊毕，谓其祖母曰：凭证参脉，防病中不谨，夹有房劳。其祖母即询孙媳云：此事究竟有否？生命攸关，须实告。其孙媳哭而不答。予遂晓之曰：伏热伤气，房劳伤精，精气夺则虚，虚则防脱，勿谓言之不预也。

疗法 当以育阴潜阳为君，如熟地、归身、元参、淮药之类，然囊缩为入肝，肝不舒则囊亦不舒，故以吴茱萸温舒其肝为臣，佐以五味，从肝纳肾，使以肉桂，引火归源也。

处方 大熟地八钱　炙龟板四钱　白归身二钱　淮山药四钱（生）　盐水炒吴茱萸一钱　紫猺桂二分　拌捣北五味三十粒

效果 连进两剂，舌黑退而块隐，痢亦大减。继以霍石斛四钱，煎汤送黑地黄丸钱半，一日两次，以双调脾肾法，痢止胃动而痊。

廉按 先因伏暑伤阴，继因下多亡阴，终因房劳，直损真阴，证变舌黑囊缩，危险已极。方用大剂育阴潜阳，固属根治之正法，妙在用桂、萸、五味，温剂摄纳，导龙入海，此非时手所敢学步也。

赏析 本案用药精简恰当，辨证明确，患者在前两位医生应诊时，只是根据患者症状开药，忽视了四诊合参的诊疗方法，严氏医家方以熟地、龟板、当归、玄参、山药诸药滋阴潜阳，妙用桂、萸、五味以温剂摄纳。吴茱萸性大热，味苦、辛，是足厥阴肝经之主药，其功能温中散寒，下暖肝肾可解囊缩；五味子滋肾阴生津，用其酸性固摄肾阳；肉桂引火归源，温补肾阳，此可为临床借鉴。

伏暑子痢案（妇科）

何拯华（绍兴同善局）

病者 詹姓妇，年三十一岁，住念亩头。

病名 伏暑子痢。

原因 妊娠已七个月，夏季吸受暑气，伏而不发，至仲秋食鸭，积热下郁肠中而化痢。

证候 下痢赤多白少，如酱色紫，腹中滞痛，里急后重，解出颇难，必转矢气，痢即随出，日夜二三十行。

诊断 脉右弦滞，左弦小滑数，舌边紫赤，苔黄薄腻。脉证合参，此《产科心法》所谓子痢也。最防胎动而堕，饮食起居，亦宜谨慎，勿谓言之不豫焉。

疗法 法当凉血安胎，以当归黄芩汤合香、连为君，佐香、砂以运气舒肝，虽不用治痢套方，正所以治孕身之痢也。

处方 油当归二钱　生白芍三钱　青子芩钱半　清炙草五分　青木香六

分　小川连七分　制香附钱半　带壳春砂五分（杵）

效果　二剂痢即轻减。原方加鲜荷叶一钱拌炒生谷芽三钱，再进二剂，痢止胃动而愈。

廉按　孕妇患痢，治之极难，古人有三审五禁之法。三审者：一审身之热否，二审胎之动否，三审腰之痛否。五禁者：一禁槟榔、厚朴破其气，气破胎下也，二禁制军破其血，血破胎下也，三禁滑石，通草通其窍，窍通胎下也，四禁苓、泽、车前利其水，过利必伤阴，胎亦难保也，五禁人参、升麻提塞其气，塞则下痢愈滞，提则胎气上冲也。惟以调气凉血为最稳，张石顽所谓调气有三善，一使胃气有常，水谷输运，二使腹满腹痛，里急后重渐除，三使浊气开发，不致侵犯胎元也。其药以四制香附带壳春砂为最良，其次白头翁、白桔梗、炒银花、炒香鲜荷叶，又次佛手片、鲜茉莉、玫瑰瓣、代代花之属，凉血莫妙于岑、芍、连、梅、蒿、柏等品。此案方法，适合调气凉血之作用，既不碍胎，又能除痢，稳健切当，正治孕痢之良剂。

赏析　孕妇患痢疾病因较常人无异，但其特殊之体，要求不可攻伐过重，亦不可补益提气太过，否则都可导致胎动而堕。当以凉血调气，安胎，但又能除痢疾之法。故而方用当归黄芩汤加减，当归黄芩汤又名当归黄芩芍药汤，来源于《万氏女科》，空腹时服用，具有养血安胎止痢之功效。方中重用黄芩、芍药，黄芩，性苦寒，具有清热燥湿，泻火解毒之功效，同时亦可治疗胎动不安；白芍，能养血柔肝，同时辅以木香、砂仁等理气疏肝，调畅气机之运行。此案重在强调妊娠期治疗痢疾对胎元的保护，以除痢而不碍胎为之首要。

产后伏暑痢案（妇科）

黄仲权（住宿迁东门口）

病者　阎氏妇，年二十四岁，住宿城。

病名　产后伏暑痢。

原因　夏月感受暑湿，至秋后娩时，恶露太多，膜原伏暑，又从下泄而变痢。

证候　痢下红白，里急后重，日夜四十余次，腹痛甚则发厥，口极苦而喜饮，按其胸腹灼手。

诊断 脉息细数，细为阴虚，数则为热。此张仲景所谓“热痢下重者，白头翁汤主之”是也。然此证在产后，本妇又每日厥十余次，证已棘手，严装待毙，偃卧如尸。余遂晓之曰：病势危险极矣，然诊右脉尚有神，或可挽救，姑仿仲景经方以消息之。

疗法 亟命脱去重棉，用湿布复心部，干则易之，方用大剂白头翁汤加味，苦寒坚阴以清热为君，甘咸增液以润燥为臣，佐以酸苦泄肝，使以清芬透暑，力图挽回于万一。

处方 白头翁四钱 北秦皮二钱 炒黄柏二钱 金银花六钱 川雅连一钱（盐炒） 生炒杭芍各三钱 益元散三钱 陈阿胶一钱（烊冲） 淡条芩二钱 鲜荷叶一张

效果 次日复诊，痛厥已除，痢亦轻减。遂以甘凉濡润，如鲜石斛、鲜生地、鲜藕肉、鲜莲子、甘蔗等味，连服五剂，幸收全功。然此证虽幸治愈，同业者谤声纷起，皆谓产后不当用凉药。噫，是何言欤，皆不读《金匮要略》之妇人方，故执俗见以发此诽议。甚矣，古医学之不讲久矣。

廉按 胎前伏暑，产后患阴虚下痢者颇多，此案仿《金匮》治产后下治虚极，用白头翁加甘草阿胶汤，合伤寒论黄芩汤增损之，以清解热毒兼滋阴血而痊。足见学有根柢，非精研仲景经方者，不能有此胆识。

赏析 本例患者胎前伏暑，产后发病。口苦而喜饮、胸腹灼热，脉细数，可知邪热炽盛，津液耗伤，且合并痢下红白、里急后重。参之仲景之说“下利，脉数而渴者，今自愈；设不差，必清脓血，以有热故也”。其为热痢当用白头翁汤，但由于患者为产后发病，故不能泻下而再伤阴，加用了增液润燥之品，既以清热燥湿，又以养阴补血，此为用药之精妙。盖产后本虚，众医家均认为产后不当用凉药，但未考虑临证时病情之内在病机。何氏对此方赞赏有加，熟用仲景之法，而不拘泥仲景之方。为后人所学习之。

暑咳案（内科）

高纨云（住赣州生佛坛前）

病者 魏国安，年二十二岁，工界，福建。

病名 暑咳。

原因 素嗜姜辛味，后因感冒暑气。

证候 头身发热，咳嗽痰黏，气逆胸闷，两手厥冷。

诊断 左关数涩，右寸浮数，余脉亦数，舌边尖红。此暑热犯肺也。夫肺为暑热所烁，而失清降之能，气反上逆，故咳，肺失清肃之职，故胸闷，其手厥冷者，热深厥亦深也。

疗法 用牛蒡子、连翘、银花、贝母、兜铃清其肺热。杏仁、蒌皮、桔梗宣清肺气，桑叶、菊花平肝清热，防其升逆太过，桑白皮、枇杷叶以降其肺气。

处方 牛蒡子钱半 济银花二钱 青连翘二钱 川贝母一钱 杜兜铃钱半 甜杏仁二钱 栝蒌皮二钱 桔梗一钱 冬桑叶二钱 滁菊花一钱 桑白皮钱半 鲜枇杷叶一两（去毛，抽筋）

效果 二剂热退喘减，原方去杏、桔，加陈阿胶钱半、鲜莲子十粒，三剂两手转温，咳嗽亦止。终用吴氏五汁饮，调理而痊。

廉按 暑气从鼻吸入，必先犯肺，因之作咳，故用轻清之药，专治上焦，方颇灵稳，惬合时宜。

赏析 姜味辛散，素嗜姜之人，易耗伤肺卫之气，卫气虚损。今外感暑热，卫气与暑气相争于表，发为身热。暑气入内，灼伤肺津，肺失清肃，肺气上逆，故见咳嗽痰黏、胸闷诸证。本案方以银翘散、桑菊饮加减，以达清暑解热、止咳化痰之功；“治上焦如羽，非轻不举”，故多用银花、桑叶、菊花、牛蒡子；以杏仁、瓜蒌等轻清之品，清肺热、宣肺气。防清宣过度，加用桑白皮、枇杷叶降逆肺气，恢复肺气的宣降之功。暑热易伤津耗气，灼伤肺津，故应固护津液，本案用吴氏五汁饮值得借鉴。

暑疟案（内科）

丁佑之（住南通东门）

病者 杨国粱，年四十五岁，清江人。

病名 暑疟。

原因 暑热内伏，被新凉外触而发。

证候 先寒后热，每日一发，寒少热多，口渴心烦，汗多气粗。

诊断 脉象洪数，右部尤甚，舌苔黄腻。此由暑热内蕴阳明，新感逗引而外溃也。

疗法 治宜急清暑热以顾津液，延恐津液干枯，变证百出，势已燎原，非辛凉重剂不能见效，拟桂枝白虎汤加味。

处方 川桂枝三分　生石膏一两（研细）　肥知母四钱　金银花三钱　大连翘三钱　天花粉三钱　生甘草五分　生粳米一撮

效果 一剂知，二剂效，三剂愈。

廉按 桂枝白虎为治暑疟之正方。叶氏谓此方二进必愈，洵不诬也。案中阐明治则，要言不烦。

赏析 本案患者逢暑夏，感受疟邪而致。暑热内伏，阳明热盛，营卫不和，多见阳明经的实证。但疟邪又流于半表半里之少阳。治宜清暑热、和营卫，兼固护津液，故主以白虎加桂枝汤加味。白虎汤用于阳明气分热证，加桂枝有通营卫和表里之功。《古方选注》："白虎汤……加桂枝以引领石膏、知母上行至肺，从卫分泄热，使邪之郁于表者，顷刻致和而疟已。"

暑疟案（内科）

钱苏斋（住苏州谢衙前）

病者 王柏南，年二十岁，小学教员，住苏城狮林寺巷。

病名 暑疟。

原因 夏日受暑，伏于足太阴脾经，至秋深疟作，缠绵数月。

证候 寒起四末，冷轻热重，渴饮有汗，食则腹胀，三日一发，神倦肢怠。

诊断 脉弦，舌苔淡黄，断为暑湿脾疟，俗称三阴疟。初起邪尚不甚，而缠绵不愈者，皆数月来所服之方，无一中肯也。今以证因合参，既知病属伏暑，经属太阴，然后有正的，始能望其入彀，否则恐成疟臌矣。

疗法 病属伏暑，故君以玉泉、蒿、知、扁豆、竹等直清其暑，但邪伏足太阴脾经，参以术、苓、草果、腹绒等为臣，佐以谷芽、秫米者，和胃气以快脾也。

处方 漂淡白术皮二钱　草果仁五分　肥知母三钱　大腹绒二钱　玉泉散五钱（夏布包煎）　茵陈蒿三钱　青蒿子三钱　炒谷芽三钱　扁豆衣三钱　大竹叶三钱　白茯苓三钱　北秫米三钱

效果 连服三剂，疟虽减而不止，再服三剂，送下半贝丸截法而痊。

廉按 此案消暑为君，祛湿为佐，妙在知母清阳明独胜之暑热，草果化太阴潜伏之湿滞，故能中病而奏功。

赏析 本案暑湿之邪郁伏足太阴脾经，脾困不运，寒湿不化；太阴与阳明互为表里，其邪出入两经，共同致病。表里相格，故多发寒热；暑热内郁，伤津耗气；而水谷之气外泄，则汗出也。《类证治裁》谓治三阴疟宜和营调卫兼疏邪，勿用劫剂。本案妙用知母、草果，知母独胜清阳明之暑热，草果化太阴潜伏之湿滞，共清太阴予阳明之邪。《本草正义》："知母寒润……清胃以救津液，消中瘅热宜之，而脾气不旺亦忌……热病之在阳明，烦渴大汗，脉洪里热，佐石膏以扫炎症；疟证之在太阴，湿浊熏蒸，汗多热甚，佐草果以泄脾热。"

暑风刚痉案（内科）

王经邦（住天台栅门楼）

病者 蒋善桢妻，年三十余，住宁海东路岳井街。

病名 暑风刚痉。

原因 七月初旬，由于外冒暑风，内挟酒湿，更兼胎孕数月，又生腋下疽。

证候 四肢拘挛，角弓反张，咽喉刺痛，言语不明。

诊断 脉弦紧数。《金匮》所谓"痉脉按之紧，如弦直上直下"是也。此与《素问》"诸暴强直，皆属于风；诸痉项强，皆属于湿"适相符合。

疗法 以防风、天麻、钩藤祛风为君，海桐、白薇舒筋治厥为臣，佐川贝、桔梗、射干、甘草以治咽痛，黄芩、白术以保胎孕，合之为发散，化痰清热，以消腋疽。

处方 北防风一钱　明天麻钱半　双钩藤三钱　海桐皮二钱　东白薇钱半　川贝母二钱　北桔梗二钱　射干根二钱　淡黄芩二钱　台冬术二钱　生甘草一钱

效果 一剂四肢舒展，二剂腋疽渐消。后以健脾保胎药数剂而痉愈。

廉按 断证则学有根柢，选药则双方周到，成如容易却艰辛，堪以移赠斯案。

赏析 本案中患者外感暑风，内有湿热，且兼有胎孕，邪阻经络，阴血滋养胎孕，不得濡养筋脉。暑热易伤津，阴血更易亏虚，见四肢拘挛、角弓反张、咽喉刺痛、脉弦紧数诸症，故需疏风祛湿、舒筋解痉、清热安胎。此案关键在于，所有药物的选择少而精妙，主要为清热保胎。方以防风、天麻、钩藤祛风止痉，海桐、白薇清热祛湿凉血，川贝、甘草、桔梗、射干以治咽痛。精妙在于前者的祛湿凉血为标，加用白术、黄芩保胎清热才为本。这才是此方清湿祛热止痉的目的。

暑邪入营痉厥案（妇科）

周小农（住无锡西门外）

病者 严横林妻，年约三十岁，住仓浜草蓬。

病名 暑邪入营痉厥。

原因 天暑屋向西晒，感受热邪，床边置行灶，其热尤盛。乃因经来不畅，自服红花煮酒，邪即入于营分，由冲波及藏血之肝经，痉厥陡作。

证候 先腹痛，呕吐血沫，两手搐搦，口噤目斜，不省人事，遗尿不知。

诊断 脉沉弦劲伏，舌不得见。此暑热因酒引入冲脉，其血上冒，引动肝风而发痉厥也。

疗法 清热息风，和营散瘀，以急救之。

处方 粉丹皮三钱　青蛤散五钱（包煎）　石决明一两（生打）　双钩藤五钱　丹参三钱　益元散五钱（鲜荷叶包）　明天麻钱半　金银花三钱　生玳瑁钱半　鲜竹茹钱半　鳔胶三钱（蛤粉拌炒）　茜草钱半　光桃仁三钱　童便一杯（冲）

另用西血珀五分、上西黄三厘、羚羊尖七厘、参三七三分，研细如霜，开水化下。

效果 嘱用乌梅揩齿，口开。灌药后，口不开，横林用火刀凿去一齿，药方灌入。一剂而醒，诸证顿失。再剂经行，数日旋愈。

廉按 妇人痉厥，多由血热上冲，冲激知觉神经即发厥，冲激运动神经即发痉。方用清热息风，和营散瘀，的是正当疗法。宜其一剂神醒，再剂经行，血热下泄而瘳。

赏析 此案患者暑日感受热邪，加之床边行灶，其内热尤其炽盛，同时自服红花煮酒而引邪热入营，进入冲脉，经血不得下泄，血热上冲。法当以清热熄风，和营散瘀为正法。方中丹皮清热凉血，活血散瘀；青蛤散，清热解毒；石决明性咸平，平肝熄风，潜阳；另用琥珀，西黄，羚羊角等清心开窍。应先使患者神志恢复，再加减药物使经血下而泄热，此病乃可愈也。由此可知，饮食起居当有定时不可逆其道而行。邪热入内，上至冲脉，而冲脉为十二经脉之海，其可调节气机的升降功能，故见两手搐搦，口噤目斜，不省人事，遗尿不知。把握先醒神，后下血，为之要法。

暑厥兼肺痹案（儿科）

周小农（住无锡西门外）

病者 章根泉之女菊蓝，年二岁，住惠山。

病名 暑厥兼肺痹。

原因 暑邪挟风，以致乳痰内壅。其家因兵燹后拮据，不延医，酿变昏厥。

证候 咳嗽身热，热甚昏闭不苏，目干无泪，不啼不乳，已三日。

诊断 脉伏，舌红，此暑热挟痰内闭也。

疗法 清暑宣痹，开降肺气，以泄痰浊。

处方 青连翘三钱　黑山栀三钱　薄荷尖一钱　银花三钱益元散六钱（鲜荷叶包）　光杏仁三钱　葶苈子五分　粉沙参三钱　豆豉三钱　鲜石斛八钱　鲜青蒿六钱　鲜石菖蒲六分　鲜竹叶三十片　紫雪丹四分（另冲）

外治方 取意引痰下行。

山栀仁十粒　生矾一钱　光桃仁十粒　蓖麻子仁七粒　回春丹一粒　研细，用干面、鸡子白、葱根，捣和敷脐。

效果 一剂药连哺二日方毕。目方活动，有呻吟声，其父又化服琥珀抱龙丸一粒。又越数日，方出哭声，渐愈。

廉按 夏令受热，昏迷若惊，此为暑厥，即热气闭塞清窍所致。若乳子挟痰者，多兼肺痹，法用清暑开肺，以泄痰浊。方固对证，即所服琥珀抱龙丸，亦有捷效。一经痰开热泄，清窍通而哭声出，其病自瘳。

赏析 暑厥指暑病以昏厥或四肢逆冷为主症者，多属中暑之重证。《医学传灯》卷上：“夏月猝然僵仆，昏不知人，谓之暑厥。”叶天士云：“夏暑发自阳明”，初起表现为阳明气分热盛证候，且病机传变迅速，最易伤津耗气，且多闭窍动风之变。该病案为暑热伤肺，热陷心包。暑为阳邪，其性炎热，易入心营与引动肝风，患儿因延误医治，暑邪不能及时清解，化火炼液成痰，迅速出现痰热闭窍，风火相煽之象。治宜清暑开肺，以泄痰浊，全方以连翘、栀子、薄荷、银花、竹叶、豆豉清解暑热，杏仁、葶苈、青蒿宣降肺气，益元散清热利湿，使湿热从小便走，朱砂、石菖蒲、紫雪丹清心开窍，沙参、石斛滋阴，全方清开苦降，共奏宣痹开窍之功。辅以外治方借肺与大肠相表里，清热润肠通便，助清除肺热。加之琥珀抱龙丹有清热化痰，熄风通窍之奇效，使痰开热泄，清窍通而病自愈。

暑湿案（内科）

钟翊乾（住瑞安鲍田）

病者 项氏，年逾不惑，住瑞安鲍川。

病名 暑湿。

原因 酷暑之日，头时痛，嗜食瓜果，犹强饭作劳。七八月间，忽起飓风，从此饮食减少，神疲乏力。

证候 寒热往来，日作两次，头汗出，寒时欲饮，热反不渴，后目眩口苦作呕，神倦欲寐，热时谵语。

诊断 脉弦濡微数。微数为暑，弦濡为湿，暑湿伏邪，内蕴膜原，乘新凉而外发，故始则懔寒，头痛如破也。《内经》疟论篇曰："邪气内薄五脏，横连膜原，间日乃作。"后贤薛生白亦云："邪阻膜原，寒热如疟。"夫膜原乃隔膜之称，居表里之间，欲达不果，欲入不能，所以形寒壮热，似疟状也。寒欲热饮，热反不渴者，良以邪欲内入，正气难支，得热饮以助阳御邪故也。身体疲倦者，湿阻气滞也。延及三候，寒热不已，日仍两作，症添口苦、目眩、作呕。乃邪移少阳之见象。经云："少阳之为病，口苦、目眩、咽干"也。

疗法 初用茯苓、夏、朴理湿为君，藿梗、蔻仁芳香化浊为臣，滑、芩、连翘解暑为佐，使以竹茹、荷梗清络热以达膜也。继用柴胡升阳达表为君。芩、茹退热和阴为臣，佐以苓、夏祛痰降逆，使以参、草辅正调中。

处方 仙半夏二钱　浙茯苓三钱　川朴八分　杜藿梗钱半　竹茹二钱　白蔻仁二粒（研冲）　青连翘三钱　飞滑石三钱（包煎）　淡黄芩七分　荷梗一尺（切寸）

继方 川柴胡八分　淡黄芩七分　仙半夏二钱　浙茯苓钱半　西党参一钱　炙甘草六分

效果 初方连服数剂，未见进退。继投柴胡一方，复杯即已。

廉按 经谓“夏伤于暑，秋必痎疟”。此即暑湿化疟之原因。方用化湿清暑，双方兼顾，亦属正治之法。后用小柴胡汤加减，复杯即已者，益见经方效用之神应，惟柴胡必须川产为妙。

赏析 《伤寒论·辨少阳病脉证并治》：“往来寒热，胸胁苦满，默默不欲饮食，心烦喜呕，或胸中烦而不呕，或渴，或腹中痛，或胁下痞硬，或心下悸，小便不利，或不渴，身有微热，或咳者，小柴胡汤主之。”本案中病家寒热不已、口苦、目眩、作呕，乃邪移少阳之征象。邪犯少阳，病在半表半里，邪正相争，故见寒热往来；邪在少阳，经气不利，郁而化热，胆火上炎，而致口苦、目眩；胆热犯胃，胃气上逆，故作呕。少阳病证，邪不在表，也不在里，汗、吐、下三法均不适宜，只有采用和解方法。方中柴胡清透少阳半表之邪，从外而解为君；黄芩清泄少阳半里之热为臣；半夏和胃降逆止呕；党参、甘草益气调中，既能鼓舞胃气以助少阳枢转之力，又能补脾胃以杜绝少阳之邪内传之路。本案用小柴胡汤加减，复杯即已，可见经方之神效也。

暑湿案（内科）

袁桂生（住镇江京口）

病者 马姓女，年二十岁，住本镇。

病名 暑湿。

原因 今年七月患暑病，初由幼科某君诊治，用青蒿、六一散、栝蒌、贝母等药三剂，又用大黄等药二剂。大便虽通，而病不退，幼科仍主张用大黄，病家不敢从，乃延予治。

证候 午后发热，胸闷不舒，口燥溲热，胸膈闷热，较他处为甚。

诊断 脉滑兼数，舌苔黄薄有裂痕。盖暑湿蕴伏肺经，病在上焦，攻下只通肠胃，与肺无涉也。

疗法 宜经清开化上焦，则病自愈。

处方 光杏仁二钱 北沙参二钱 瓜蒌皮二钱 桔梗一钱川贝母二钱（去心） 石菖蒲六分 佩兰叶一钱 青连翘三钱 淡黄芩二钱 原麦冬二钱 鲜石斛三钱 鲜枇杷叶一片（去毛筋净）

次诊 明日复诊，述昨药服后，夜间能睡。热退，胸闷亦除，但觉饥而欲食耳，遂以原方加减。

次方 北沙参二钱 青连翘二钱 原麦冬二钱 佩兰叶一钱 甘草四分 鲜石斛三钱 天花粉二钱 丝瓜络三钱 鲜枇杷叶一片（去毛）

效果 接服两剂而安。

说明 凡病在上焦，皆不可用重药，叶天士言之最详。此即《素问》所谓“其高者因而越之”之义，盖不仅指吐法言也。

廉按 此暑湿未净之伏邪，留在上焦，故胸膈间热，较他处为甚。方用轻清开化以宣上，上焦既清，余热自解。方皆轻灵可喜。

赏析 “上焦出于胃上口，并咽以上，贯膈而布胸中……”上焦当在膈上胸中，为心肺两脏所居，宗气所聚之域，肺居上焦，为五脏六腑之华盖，主气司呼吸，开窍于鼻，外合皮毛，与卫气相通，主一身之表。叶天士《外感温热论》曰：“温邪上受，首先犯肺，逆传心包。”故暑湿之邪上犯，蕴伏肺经，出现发热、口燥、胸闷、胸膈闷热（较他处为甚）、舌苔薄黄有裂痕、脉数滑诸症。“治上焦如羽，非轻不举”是治疗上焦温病的原则。根据“因其轻而扬之”的理论，应以辛凉之药清解，疏透在表之热，清透在肺之邪。本案方中佩兰叶、连翘、枇杷叶皆性凉而质轻，轻清宣透，驱除在表在上之暑邪；桔梗宣肺，杏仁降气，一宣一降，以复肺气之宣降；川贝、石菖蒲、瓜蒌仁清热化湿；黄芩清内热，防止邪入中焦；配沙参、麦冬、石斛生津止渴。观全方其组方选药多用轻清开化之品，此方之妙，预护其虚，纯然清肃上焦，不犯中下，无开门揖盗之弊；有轻以去实之能，用之得法，自然奏效。

暑湿夹痰案（内科）

袁桂生（住镇江京口）

病者 潘锦文子，两岁，住本镇。

病名 暑湿挟痰。

原因 泻痢数日，经幼科医治之无效，遂延予治。

证候 手冷汗多，精神疲惫，时作嗳气。

诊断 脉息软滑，舌苔薄腻。此暑湿痰滞之病，治不得法，而胃气受伤也。

疗法 宜先固正气，用理中汤加味。

处方 潞党参二钱 生于术二钱 淡干姜五分 清炙芪八分 广木香五分

次诊 服后汗渐少，手转温。接服一剂，汗全止，但泄泻发热，口渴欲饮，入暮热甚，舌苔转为黄腻。遂易方，以清暑利湿药消息之。

次方 全青蒿二钱 淡黄芩一钱 苏佩兰一钱 桔梗一钱生枳壳钱半 生苡仁三钱 飞滑石二钱（包煎） 天花粉一钱 焦山栀三钱 赤茯苓三钱

三诊 接服两剂，渴稍平，泄泻止。惟夜仍发热，舌苔厚腻而黄，舌尖红，目睛黄，小便清，盖湿热痰滞，蕴结上焦，病在上而不在下也。仍宜清轻开化。

三方 旋覆花五分（包煎） 石菖蒲三分 生苡仁三钱 桔梗八分 生枳壳钱半 青连翘二钱 赤茯苓二钱 西茵陈二钱 白茅根四钱 六一散三钱（包煎）

四诊 服后热较轻，舌苔亦退，二便通利，仍以前方增损之。

四方 生苡仁三钱 生枳壳钱半 桔梗八分 西茵陈二钱白茅根四钱 青连翘二钱 川贝母钱半（去心） 焦山栀三钱 丝瓜络三钱 青蒿露一两（分冲） 北沙参钱半 鲜枇杷叶两片（去毛筋净）

效果 接服两剂，热全退。遂改用沙参、麦冬、百合、花粉、茅根、扁豆、苡仁、茵陈、石斛等药，三日而安。

说明 凡小儿之病，易虚易实，此病本由暑湿乳滞，蕴结上中二焦，致泄泻发热。徒以幼科医家不知此理，犯叶天士之戒，妄以山楂、神曲、黄芩、防风、葛根、枳实等消导升散之剂，致胃气受伤，故现汗多手冷，得理中汤，而胃气回冷汗止，然病究未去，故复转热渴，而舌上现黄厚苔。得轻清开化之药，则病去而热退。步骤井然，不可稍差铢黍。其舌苔转黄厚，与热渴大作者，实理中汤有以促成之。然非舌苔黄厚，既热且渴，则清化之品亦胡可浪投，相违适相成也。又小儿之病，幼科多严禁乳食，不知乳食过饱固足增病，而过饥亦能伤胃。此病当热渴苔厚之时，则暂禁乳食，热轻苔退及出冷汗之时，则渐与乳饮，但勿使其过饱耳。饮食起居，为看护患者之紧要关键，小儿为尤要焉。盖襁褓之儿，饥饱皆不能自言，医家病家尤宜体贴周至也。

廉按 此案病理原因，说明发挥尽致。初方用理中加减，以救药误，次方肃清暑湿，三方消化痰滞，皆属对证发药，药随病变之方法。

赏析 《幼幼集成·泄泻证治》说：“夫泄泻之本，无不由于脾胃。盖胃为水谷之海，而脾主运化，使脾健胃和，则水谷腐化而为气血以行荣卫。若饮食失节，寒温不调，以致脾胃受伤，则水反为湿，谷反为滞，精华之气不能输化，乃致合污而下降，而泄泻作矣。”本案中幼儿脏腑娇嫩，肌肤薄弱，冷暖不知自调，外感暑湿致泻；加之脾常不足，运化力弱，乳哺不当，乳滞不化，“饮食自倍，肠胃乃伤”，而发生泄泻。小儿为“稚阴稚阳”之体，“易虚易实，易寒易热”，故治疗时应注意标本虚实，不可一味消导升散，在清化暑湿之时应顾护脾胃，故《古今医统·幼幼汇集》泻泄门：“泻泄乃脾胃专病，凡饮食、寒、热三者不调此为内因，必致泻泄，……医者当于各类求之，毋徒用一止泻之方，而云概可治，此则误儿，岂浅云耳？若不治本，则泻虽暂止而复泻，耽误既久，脾胃益虚，变生他证，良医莫救。”该医案中医者先以理中汤加减，以救药误，次以肃清暑湿，继以消化痰滞，药随病变，药到病除。

暑湿夹痰案（内科）

周小农（住无锡）

病者　王廷椿之室，忘其年龄住址。

病名　暑湿夹痰。

原因　己亥五月中，身热无汗，自服艾叶汤，后即延予诊。

证候　下午发热，口渴喜凉，胸闷肢懈，溲红而溷。

诊断　脉数舌厚而干。数则为暑，舌苔干厚则为湿痰阻气，气不化津而干也。

疗法　宗吴氏三仁汤加减，苦辛芳淡法以开泄之。

处方　光杏仁三钱　生苡仁四钱　蔻末五分　拌滑石六钱（包煎）　黑山栀三钱　竹沥半夏二钱　淡竹叶二钱　大豆卷三钱　广郁金三钱（生打）

先用活水芦根二两、川通草三钱，煎汤代水。

复诊　热势起伏，胸闷殊甚，旋发疹瘖，略佐甘凉生津，即觉口腻恶心。改用泻心汤加减。

次方　竹沥半夏三钱　青子芩钱半　小枳实钱半　小川连八分　光杏仁三钱　淡竹茹钱半

三诊　口渴不欲热饮，反喜水果，一若病机偏于热重者然，谵语虽剧，苔揹腻白罩黄，稔知中有痰饮，转用温胆汤加减。

三方　淡竹茹三钱　小枳实钱半　法半夏二钱　广皮红一钱　连皮苓四钱　广郁金三钱（生打）　天竺黄二钱　鲜石菖蒲一钱（剪碎，冲）　淡竹沥两瓢（冲）

先用淡海蜇二两，生萝卜二两煎汤代水。

效果 服两剂后，呕出痰涎盆许，热退神清而愈。

廉按 此暑为湿遏，中挟痰涎之治法，方皆从叶吴两家脱化。阅其案后说明曰：其中渴喜饮凉之际，最难支持者，患者苦求其弟龚泉，欲觅西瓜解渴，虽死不怨也。设泥西法热则执冰，胸前罨冰，能无偾事否？况温病暑湿挟痰水挟气挟食均多，见识不清，断难已病，临证时不可不细审也。其言可谓阅历精深矣。

赏析 本病案中病家初起热、渴、喜饮凉、胸闷肢懈、脉数舌厚而干，主以三仁汤苦辛芳淡以开泄之；三仁汤是治疗湿温初起、邪在气分、湿重于热的常用方剂，但病家服药后症状加重，又改用泻心汤以加重清热泻火消痞之效；但病家仍热、渴不欲热饮、反喜水果、苔腻白罩黄，始知外感暑湿、中夹痰涎，温胆汤主之。《成方便读》曰："胆为清净之腑，无出无入，寄附于肝，又与肝相为表里，肝藏魂，夜卧则魂归于肝，胆有邪，岂有不波及于肝哉？且胆为甲木，其象应春，今胆虚即不能遂其生长发陈之令，于是土得木而达者，因木郁而不达矣。土不达则痰涎易生，痰为百病之母，所虚之处，即受邪之处，故有惊悸之状。此方纯以二陈、竹茹、枳实、生姜，和胃豁痰，破气开郁之品，内中并无温胆之药，而以温胆名方者，亦以胆为甲木，常欲其得春气温和之义耳。"温胆汤理气化痰，生萝卜降气化痰，石菖蒲豁痰开窍、海蜇驱逐顽痰、竹沥清热豁痰，诸药合用，共奏清暑利湿、豁痰开窍之功。

暑湿夹痰案（内科）

周小农（住无锡）

病者 黄宜亭，忘其年，住虹口。

病名 暑湿夹痰。

原因 己酉秋，先食冷物而卧，形寒肢冷。服西药而寒战气升，目赤脘痛。转延中医，或与柴胡之剂，或用温中之药，病势益剧。

证候 咽痛舌缩，自汗便闭，足厥而冷，脘中似有筋上撑则气逆。

诊断 脉滞不甚数，苔黄，以证参脉，此气积痰湿遏伏暑热之证。病情夹杂，用药层次颇多，断不能如西法一例罨冰取愈也。

疗法 姑以通气清暑，开痰泄降法消息之。

处方 射干一钱　通草一钱　广郁金三钱（生打）　银花钱半　玉枢丹三粒（药汤调下）　青蒿钱半　金铃子二钱　荷梗五寸　旋覆花二钱　拌滑石四钱（包煎）　苏噜子三钱（杵）　大豆卷三钱　鲜石菖蒲一钱（剪碎，冲）

复诊 稍觉气平，形寒略解，脘痛仍作，大便不通，脉舌如前。仿前法加减，参以外治熨法。

次方 原方去玉枢丹，加更衣丸三钱，先服。外用莱菔子五钱，香附、薄荷、陈皮、生姜、食盐、麸皮各三钱，同炒布包，隔衣熨脘腹间。

三诊 便黑粪一次，寒退足暖，安寐神卓。惟气逆未平，咽痛犹甚，是积去气通，而暑湿夹痰留恋也。治以清暑除痰，汤散并进。

三方 青连翘三钱　焦山栀三钱　片黄芩钱半　知母三钱淡竹茹三钱　汉木通一钱　旋覆花二钱（包煎）　马兜铃钱半　紫苑三钱　瓜蒌仁三钱（杵）　淡竹沥两瓢（分冲）

先用活水芦根二两、鲜淡竹叶四钱，煎汤代水。

另用石菖蒲、广郁金各一钱，制月石五分，研末，先服，开水送下。

四诊 呕出痰涎甚多，咽痛顿愈。惟脉转数，苔转燥，口渴气升更剧，是痰湿去而伏暑从燥化也。当清暑之中，参以润燥。

四方 青连翘三钱　知母四钱　青子芩钱半　花粉三钱　拌飞滑石三钱（荷叶包煎）　焦山栀二钱　绿豆衣三钱　鲜荷梗五寸

另用荷花露、银花露代茶。

先用鲜茅根二两，西瓜翠衣二两，鲜石斛、竹茹各四钱，煎汤代水。

五诊 渴喜冷饮，逾于常度，当时审谛，毫无别症，纯由暑热烦灼，竟可大剂清凉甘润。

五方 生石膏一两（研细）　肥知母五钱　台参叶一钱　花粉四钱　拌滑石四钱（包煎）　青连翘三钱　生甘草八分

先用活水芦根三两、鲜竹叶四钱，煎汤代水。

效果 气逆口渴陡定，不数日脉静身凉而痊。

廉按 此暑为湿遏，夹痰挟气之治法，证情庞杂，用药精切对证，层次井然，非经验宏富者不办。看似寻常实奇突，成如容易却艰辛，可以移赠斯案矣，学者宜注意之。

赏析 本案中巧用外治熨法，熨法是中医独特、有效的外治法之一，它可借助温热之力，将药性由表达里，通过皮毛腠理，循经运行，内达脏腑，疏通经络，温中散寒，畅通气机，镇痛消肿，调整脏腑阴阳，从而达到治病的目的。外治大家吴尚先认为："中焦之病，以药切粗末，炒香，布包敷脐上，为第一捷法。”亦认为脐为“先天之结缔，后天之气舍，介于中焦、下焦之间，升降相维，补泻兼备，外通内系，主治百疾，尤以治中焦脾胃见长”。本案中痰湿遏伏暑热，气机不畅，不通则痛，故见脘痛、大便不通之症；外用莱菔子、香附、薄荷、陈皮、生姜、食盐、麸皮同炒布包，隔衣熨脘腹间，以理气止痛。本法操作简单，取材方便，费用低廉，安全有效，是值得推广的外治方法。

暑湿疟案（内科）

张尧询（住新化南门外）

病者 刘稻耕，年近六旬，住新化犖溪白沙洲。

病名 暑湿疟。

原因 夏五月大水，宅临江，被水倾圮，因受暑湿，积久发疟。截太早，补太过，遂变危象。

证候 形容枯槁，水浆不入，腹胀痛，兼红白痢，肾气亦痛，胸膈闭塞，喘逆而渴，咳白痰，喜热饮，肩背下唇均痛，甚则不能转侧，申酉时发热谵语。

诊断 脉弦洪而滑，按之鼓指有力。合脉参证，断为暑湿疟。经曰：“夏伤于暑，秋必痎疟。”因夏遇凄沧之水，寒藏于腠理皮肤之中，秋伤于风，则疟病成矣。此时清暑去湿，疏通腠理自愈，乃病家图速，遽希堵截，以致疟邪内陷，腹胀痛则变红白痢，邪气横连膜原，则变胸膈闭塞，肝脉络阴器，病久则变肾气痛，阳盛阴虚，外内皆热，则变喘逆而渴，咳白痰，喜热饮，寒邪化热内陷也。病虽多变，皆由前医不探其源，骤用温补，不知邪愈补而愈陷，气愈补而愈滞，无怪形容枯槁，不能转侧，而变如此危象也。所幸肩背及唇俱痛，外邪尚能鼓动，犹为可治。

疗法 表里双解，用柴、葛、羌活以升举三阳陷下之邪为君，以芩、知、川柏清上中下三焦蕴积之火为臣，以夏、苓降其痰逆为佐，桔梗、枳壳升降诸气为使，又用生鳖甲蠕动之属，青蒿芳香之品，直达肝胆，搜邪外出，再用竹沥涤清痰热。

处方 川柴胡钱半　粉葛根钱半　羌活一钱　青子芩三钱　白知母三钱　生川柏二钱　法半夏钱半　云茯苓三钱　苦桔梗一钱　生枳壳钱半　生鳖甲三钱　全青蒿一钱　淡竹沥一杯（冲）

效果 初服胸膈开，再服痢除胀消，肾气痛止，三服遍体汗解，身能转侧。去粉葛、羌活、鳖甲、青蒿四味，柴胡减半，加石膏三钱、小川连一钱、西牛黄一分，肩背唇痛除，谵语亦止。惟咳喘多痰，因过补脉实。再服大承气汤二剂，始陆续下黑白恶色黏臭等物，痰遂除而病愈。

廉按 临证不究病因，妄用温补，遂致变证峰起，不独暑湿疟为然。此案救误之法，从王肯堂方脱化而来，虽由成方加减，而柴胡、羌活二味，亦于外内皆热相背，竟可删却。

赏析 《证治准绳·寒热门》："外祖母虞太孺人，年八十余，夏患疟，诸舅以年高不堪再发，议欲截之。予曰：欲一剂而已，亦甚易，何必截乎？乃用柴胡、升麻、羌、防、葛根之甘辛气清以升阳气，使离于阴而寒自已。以知母、石膏、黄芩之苦甘寒，引阴气下降，使离于阳而热自已。以猪苓之淡渗分利阴阳，使不得交并，以穿山甲引之，以甘草和之，果一剂而止。"王氏选用分离其阴阳，使邪气溃散之法，一方面选用辛甘气清之升麻、柴胡、羌活、防风、葛根之属以升清阳、一方面用黄芩、知母、石膏之类以降浊阴，穿山甲走窜搜剔疟邪，猪苓渗利以分离阴阳，内化外解，故使寒热得除，疟疾得愈。本案为暑湿疟，立法处方从王肯堂方脱化而来，用柴、葛、羌活升举三阳陷下之邪，以芩、知、川柏清上中下三焦蕴积之火，以夏、苓降逆化痰，桔梗、枳壳升降诸气，又用生鳖甲、青蒿直达肝胆，拽邪外出，共奏奇效。因恰中病机，故效如桴鼓，可谓截疟又一法也。

暑湿痢案（内科）

陈作仁（住南昌中大街四川会馆）

病者 钱海亭，年三十五岁，直隶人，寓南昌城内。

病名 暑湿痢。

原因 炎暑酷热，纳凉饮冷，停湿内郁，积久化热，伤于阳明血分，致有斯疾。

证候 里急后重，欲便不便，滞下脓血，日数十次，发热畏寒，粒米不进，病势危急。

诊断 右关脉沉滑而数，证与脉象合参，此即《内经》之肠澼便脓血也。

疗法 非表里兼治，恐难奏效，议以仲景黄芩汤加味法，以黄芩白芍加柴胡，清解营卫，兼升阳为君，黄连、大黄清涤肠积为臣，木香、槟榔、厚朴理滞气为佐，山楂、陈仓米和胃为使，适有荷叶方盛，因加新荷叶，以助清解和胃之力也。

处方 细条芩三钱（酒炒） 杭白芍五钱 竹叶柴胡二钱 川黄连钱半（吴萸水炒） 生锦纹三钱（酒洗） 花槟榔钱半 广木香八分 川厚朴钱半 山楂炭三钱 陈仓米六钱（炒）新荷叶包煎。

效果 此方连进二剂，冷热已愈，痢亦减轻。仍照原方去柴胡、大黄、黄连，加当归身二钱、左金丸二钱，以药汤送下，接进二剂。至五日后，各证逐渐痊愈矣。

廉按 暑湿痢，初多噤口，由湿热郁滞胃脘，证必兼身热口渴，腹灼目黄面垢，舌苔黄浊，或兼寒热如疟，长沙黄芩汤加味却是正治。然其所用药品，仍不出洁古芍药汤之范围。

赏析 黄芩汤出自汉·张仲景《伤寒论》太阳病篇，方由黄芩三两、芍药二两、炙甘草二两、大枣十二枚组成，主治太阳少阳合病下利。《活法机要》载本方治热痢、湿热痢、或火升鼻衄；《济生拔萃方》用治泻痢腹痛，或里急后重，身热久不愈，脉洪疾，及下痢脓血黏稠；《类聚广义》谓治痢疾，发热，腹痛，心下痞，里急后重，脓血便者；《外台秘要》用本方去芍药、甘草，加半夏、人参、干姜、桂枝，名外台黄芩汤，治干呕下痢；《温病条辨》用本方去大枣，加猪苓、茯苓、泽泻、白术、厚朴、陈皮、木香，名四苓芩芍汤，治湿食交阻之初痢，并见尿短者；张洁古于本方加木香、槟榔、大黄、黄连、归尾、官桂，更名芍药汤，治下痢。本案为暑湿痢，因湿热郁滞胃脘，长沙黄芩汤加味，洁古芍药汤主之。

暑湿痢转休息案（内科）

程文松（住南京上新螺蛳桥大街）

病者 黄大成，年三十八岁，木业，住新河口。

病名 暑湿痢转休息。

原因 上年夏秋，多食瓜果，致秋后暑湿成痢。医经数手，反转时作时止，而成休息久痢。

证候 赤痢时发时止，每逢夏月，大便鲜红，里急后重，时或不禁。

诊断 脉来软而不数。此由久痢伤中，脾不统血，血郁小肠，所以每逢夏月，客邪即乘虚而入，遂便鲜血，里急后重。医者不溯成痢之原因，由于贪食瓜果，仍一味芩、连、归、芍，致使淹缠年余，不能痊愈也。

疗法 欲通大肠之滞，必先开小肠之结。汤丸并进，用寿世篇内风尾草法，用风尾草清利小肠为君，陈仓米益气补中为臣，佐以煨生姜，使以连须葱白，皆所以消瓜果之陈积，然犹恐其无捷效，故又以叶天士醉乡玉屑丸，药汤送服。

处方 鲜凤尾草四株（洗净） 煨生姜三片 陈仓米二百粒 连须葱白三根

又方 醉乡玉屑丸

生苍术一钱 川厚朴一钱 炒陈皮一钱 炙甘草五分 鸡内金钱半 砂仁壳五分 丁香柄四分 米糊丸，每服三钱。

效果 二日便红止，四日里急后重除，七日痢不作而痊。

廉按 恣食瓜果，致痢久不愈而成休息者，余亦数见不鲜。然在小儿为最多，年壮者少。醉乡玉屑，确是对证之验方，见徐春甫《医统》，叶氏曾引用之以奏功，说见陆定圃《冷庐医话》，非叶氏自制验方也。凤尾草方，载前明万密斋《保命歌括》，主治赤白痢，而五色痢实证亦验，总之，医必查晰原因，对证发药，始能奏效，决不可用笼统之套方，贻误患者也。

赏析 本案为休息痢，因久痢伤中，脾不统血，血郁小肠，夏月之客邪乘虚而入遂发为本病；治疗上先开小肠之结以通大肠之滞，汤丸并进，用寿世篇内风尾草法，加之叶天士醉乡玉屑丸，共奏奇效。“醉乡玉屑”治小儿食瓜果致痢而久不愈者，原方出于明徐春甫《医统》。叶天士常用之，录其医案一则如下：“嘉善一妪常便血，时发时止至五旬外，夏月便鲜血，里急后重，时或不禁，脉软不数。用五苓建中转甚。因向宜凉血药，仍用四物加槐、榆、楂、曲，亦无效。叶天士以生苍术、生厚朴、炒陈皮、炙甘草、鸡内金、砂仁壳、丁香柄，丸服，痊愈。”据上引资料，“醉乡玉屑”的治则是燥脾湿、助运化、温肠寒。久痢伤气血，补则碍邪，苦寒虽能清湿热，然虑其重伤胃气，脾胃既弱，必兼食滞，若用消导去积，又恐积滞未去，正气更伤。“醉乡玉屑”一方，是以平胃散调和脾胃，运化湿浊，使湿去则热不郁，以达奇效也。

产后暑湿痢案（产科）

陈在山（住辽阳咸春堂）

病者 刘李氏，年三十三岁，孀居，住辽阳城内。

病名 产后暑湿痢。

原因 其夫殁后将六个月，忧郁成疾。身有妊娠之累，临产时，更受暑气熏蒸，兼之素嗜饮冷水，脾湿久已化热，而产前曾患腹痛泄泻，至产后转泻为痢矣。

证候 里急后重，下痢频频，红白相兼，思饮冷水，干呕恶食，小溲红涩，头汗不止，身热气促。

诊断 脉现弦滑洪大，舌苔黄白相兼而腻。脉证合参，虽谓产后多虚，而证属有余，外邪夹内郁，酿此最危之重证。先哲云：痢不易治者有三，曰产后、疹后、烟后。惟产后为最甚，因用药诸多禁忌，医故难之。今以脉象病形，不避俗说，不拘成法，对证发药可也。

疗法 治病不可执守成方，务在临证变通。古人傅青主，以生化汤加减治产后痢，治血瘀之痢也。薛立斋用胶艾四物等汤治产后痢，治血虚之痢也。其方与暑湿，毫不相涉。今受暑湿夹气郁，当以清暑利湿为主，兼开郁化滞之品。方用藿香天水散（即益元散）、木通清暑解热，苓皮、薏苡、车前利湿快脾，白芍、牡蛎敛阴止汗，木香、厚朴行气开郁，甘草和中，黄连坚肠，竹茹解烦呕，焦楂消宿积，花粉除渴，扁豆止泻。

处方 广藿香钱半　浙苓皮三钱　薏苡仁四钱　车前子四钱　天水散三钱（包煎）　汉木通一钱　生白芍三钱　川厚朴二钱　鲜竹茹二钱　炙甘草八分　生牡蛎三钱（打）　川黄连一钱

次方 浙苓皮三钱　川厚朴二钱　生薏苡四钱　车前子四钱　生白芍三钱　鲜竹茹二钱　炙甘草八分　广木香八分　焦山楂三钱　生牡蛎三钱（打）　天花粉三钱　炒扁豆三钱

效果 服前方三剂，身热退，腹痛止，痢转为泻。再服第二方五剂，诸证皆效，前后共十余日而痊。

廉按 胎前伏邪，娩后陡发，其脉有不即露者，惟舌苔颇有可征，或厚白而腻，或黄腻黄燥，或有黑点，或微苔舌赤，或口渴，或胸闷，或溲热，或便赤，或热泻转痢，此皆温湿暑热之邪内蕴。世人不察，辄饮以生化汤之类，则轻者重，而重者危。不遇明眼人，亦但知其产亡，而不知其死于何病，误于何药也。我见实多，每为惋惜。此案由暑湿伏邪，先泻后痢，治法注重伏邪，不拘于产后常痢，诊断独具卓识，方亦清稳平和。

赏析 本案患者与产后伏暑痢案颇为相似，皆为产后痢疾，但其发病更为复杂。患者虽为产后下痢，但究其病因为临产时感受暑热熏蒸，加之脾失运化，脾湿内停，而日久化热，且患者新逢夫殁，思虑过重，内郁化热，故而内外间杂。临证施治当不拘成法，灵活变通。本案患者虽为产后，遵俗理不应用寒凉药物，但患者思饮冷水，小溲红涩，头汗不止，身热气促，脉弦滑洪大，舌苔黄白相兼而腻，均为暑湿之邪所致。故而方药当以清利暑湿为主，兼以开郁化滞之品。何氏分析此病案，此类患者其脉象可不即显但其舌象颇有意义，故临证时不可拘泥于产后而应四诊合参，产后痢疾临床辨证不应拘于虚痢，还当辨证用药，才为常则。

暑湿疟痢案（儿科）

黄衮甫（住金山吕巷）

病者 李孩，年五岁，住山塘镇。

病名 暑湿疟痢。

原因 初因暑湿化疟，继因饮食不慎，寒暖失调，由是邪渐深传，致成久痢。

证候 所下或赤或白，或如脓，或如清谷，腹痛后重，寒热时作。

诊断 脉左右弦细且紧，舌边白中黄。证脉并参，显系久痢。仲圣治久痢论方，悉明于厥阴篇。厥阴居六经之末，病则寒热虚实交错，治则温凉酸甘合参，观仲景用乌梅丸以治久痢，则知厥阴之气化矣。

疗法 方用乌梅、当归、黄连、黄柏和其阴，安桂、附子益其阳，人参、扁豆、半夏安其胃，青蒿、葛根以宣其表。

处方 乌梅炭三分　黄柏一钱　姜半夏钱半　煨葛根五分全当归钱半　黑附块二分　潞党参二钱　青蒿脑一钱　炒黄连三分　青化桂一分　炒扁豆钱半

效果 服药十剂而病愈。

廉按 疟痢并作，当分新久虚实。初起者可用发散，如局方双解饮子、喻氏仓廪汤等，使在腑之邪，提并于经而外解，最为神妙。此案仿仲景乌梅丸例，乃治邪陷厥阴而为阴疟久痢之方法，亦属对证发药之良剂。

赏析 该案病因暑湿化疟，又饮食不节，致脾胃失和，寒热失调，病犯太阴，邪渐深传，致成疟痢。故见赤白痢下，或下利清谷，或里急后重，寒热时作。疟痢并作，当分新久虚实。初起者可用发散，如局方双解饮子、喻氏仓廪汤等，使在腑之邪，提并于经而外解。此病在厥阴，寒热虚实交错，为阴疟久痢，治以乌梅丸为主方，用乌梅、当归、黄连、黄柏和其阴，乌梅，以酸泄木安土，安桂、附子益其阳，人参、扁豆、半夏安其胃，不失体用兼备，寒热、虚实兼顾之治。实为此病良方。

暑湿化胀案（内科）

严绍岐（住绍兴昌安门外官塘桥）

病者 潘四鸠，年三十八岁，住鲍渎。

病名 暑湿化胀。

原因 初因受暑挟湿，湿热未清，遽投生地、石斛滋养胃阴，以致湿热胶滞，渐变咳逆胀满，服过五子五皮饮，多剂不效。

证候 先腹胀满，继则咳呕而痰多，胸闷口渴，溺短涩热，便溏不爽。

诊断 脉右软滞，左沉弦数，舌苔黄腻，两边白滑。脉证合参，前哲所谓先胀后咳治在脾，先咳后胀治在肺也。

疗法 古人虽有先治脾后治肺之说，以余实验，总须先治其上焦，越婢加半夏汤增损，而后治其下焦，桂苓甘露饮加减。

处方 带节麻黄一钱 生石膏一两（研细） 光杏仁四钱竹沥半夏五钱 生桑皮五钱 苏子二钱 生姜皮一钱 煨香红枣二枚

次方 川桂枝一钱 浙茯苓六钱 猪苓三钱 泽泻三钱 生于术一钱 卷川朴钱半 寒水石六钱（杵） 飞滑石六钱（包煎）

效果 初方连进三剂，痰嗽气逆大减，胸闷口渴亦除。继服次方四剂，小溲畅利，腹胀顿消，惟痰尚未除，自觉胸膈气滞。终以香砂二陈汤（青木香、春砂仁各六分，竹沥半夏三钱，广皮钱半，浙茯苓四钱，清炙草四分，生打鸡金二钱，佛手片一钱），调理七日而愈。

廉按 凡治暑湿，先当辨暑重湿重，若暑重于湿者，湿从火化，火必就燥，则生地、石斛却为善后调养之要药，若湿重于暑，暑尚在湿之中，病从水化者多，其气机必滞，早用地斛清滋解热则不足，滞湿则有余，当然气郁化胀，湿热化痰，病势一定之进行也。此案治上治下，两方确切病机，效果自速。惟古法所谓桂苓者，先用紫猺桂钱半，泡浓汁渗入茯苓片一两五钱，晒干，然后对证酌用，分量配入煎剂为君，每剂如是，始有捷效焉。即如腹胀消后，必须忌口，荤油面食尤忌，若咸味虽可不必忌，然亦不可过咸耳。

赏析 本案例在未分清暑湿之轻重之前，误投养阴之品，致使湿滞于内，气机不畅，发为腹胀。患者表现为腹胀、咳嗽、痰多、胸闷不适等。《黄帝内经·素问·五常政大论》里曾首先提到“……病在上，治之下；病在下，治之上……”所谓“上病下治”，即上焦（有时指中焦）及偏于体表上部的一些病症采用调整中焦、下焦作为治疗的手段和方法；而“下病上治”则为下焦（有时指中焦）或是偏于体表下部的一些病症，采用调整上焦或中焦作为治疗的手段和方法。本案先治上焦，后治下焦取得较好的效果。先生以此案例明示后学者，诊病先当辨暑重湿重，上治下治当先明确病机，注意病情细微变化，才能心中了了，不致失治误治，延误病情。

伏邪阴疟案（内科）

陈作仁（住南昌中大街四川会馆）

病者 方子清，年三十八岁，南昌人，住景德门外。

病名 伏邪阴疟。

原因 素因饮食不节，又因发疟之后，妄投截疟丸，以致邪入愈深，屡止屡发。

证候 病延三年，三日一发，发时寒热相等，形体消瘦，面黄唇白。

诊断 六脉沉细微弦兼滑。察其病因，参合脉证，知其邪陷阴经，根深蒂固，此即俗名三阴疟之候也。

疗法 凡三阴疟，须先将阴邪提至阳分，然后设法和解，始能除根，因用鳖甲首乌常山饮主之。盖首乌、鳖甲皆能养阴，常山可以由阴而达阳，故以之为君，柴胡、黄芩调营卫、除寒热为臣，大当归养血，兼扶正气为佐，半夏、陈皮行气化痰，建曲扶脾以助消化，甘草、姜、枣和中，兼调和诸药，共成和解之功以为使。

处方 制首乌四钱　炙鳖甲三钱　炒常山二钱　川柴胡一钱　酒条芩一钱　大当归三钱　法半夏二钱　广陈皮钱半　炒建曲三钱　炙甘草一钱　生姜三片　大红枣五枚（剖破）

效果 此方连进二剂，即提至一日一发，脉转浮滑。仍照原方加煨草果一钱、云茯苓三钱，又进二剂，疟疾已止。惟正气尚虚，又以八珍汤，微加陈皮、半夏，仍以姜、枣为引，接服数剂，此后永未再发矣。

廉按 三阴疟，为缠绵难愈之痼疾，往往由早服截疟汤丸而成。必先查问其有无疟母，如无疟母，始可用首乌鳖甲常山饮。其方配合适当，君佐合度，妙在常山一味。归安莫枚士《常蜀截疟辨》云：无形之暑气，痹着膈间，蒸痰结固，既非表寒可汗，又非里实可下，必须气烈开提之药，如常山、蜀漆等品，直达病所，追逐其痰，使无形者失所恃而去。奈世俗佥谓其截疟酿变，然余目验苏州吴江震泽等处，其俗呼常山为甜茶，遇疟发辄采鲜者一大把，煎服，皆轻者止，重者减，未闻有止后变生者。余踵其法亦然。夫截之为言堵塞也，药之能堵截病由者，必其性涩而壅，足以遏住经络，斯留邪而酿变，非常蜀开提之性所及也。为斯说者，盍观《外台》、《圣济》，各集汉魏以来千余年诸治疟名方几千首，而用常蜀者十之八九，可了然矣。其说与此案发明常山之由阴达阳，大致相同，足见常山为治疟之要药也。

赏析　该案患者素因饮食不节，又因发疟之后，妄投截疟丸，以致邪入愈深，屡止屡发，出现三日一发，时发寒热相等，形体消瘦，面黄唇白，此为三阴疟之候，用首乌鳖甲常山饮后获效。常山祛痰疾，为治疟之要药。鳖甲首乌常山饮：首乌、鳖甲养阴，常山可以由阴而达阳，以上三味为君，柴胡、黄芩调和营卫、除寒热为臣，大当归养血，兼扶正气为佐，半夏、陈皮行气化痰，建曲扶脾以助消化，甘草、姜、枣和中，兼调和诸药，共成和解之功以为使。

第四卷　湿淫病案

冒湿案（内科）

毛凤冈（住常州）

病者　毛子培，年三十一岁，住漕桥。

病名　冒湿。

原因　初夏淫雨缠绵，晴后湿气上蒸，晨起冒雾而行，遂感其气而发病。

证候　头重如裹，身热无汗，遍体不舒，四肢倦懈。

诊断　脉右浮缓而软，左微弦而滞，舌苔薄白而滑，此湿气蒙于皮毛，而未传经入里，汪讱庵所谓轻则为冒也。

疗法　宣疏表湿为首要，故以苏、藿、苓皮为君，辛散芳淡以取微汗，兰、竹、青箬为臣，清芬淡泄以化湿，佐以桂枝木微辛而淡，达其肢体，使以蔻壳，助茯苓以皮达皮也。

处方　紫苏叶一钱　佩兰叶钱半　淡竹叶钱半　青箬叶钱半　白蔻壳八分　藿香叶钱半　先用浙苓皮八钱、桂枝木八分，煎汤代水。

次诊　一剂而微微汗出，头重肢懈均除，二剂而身热退，遍体舒。惟胸中略痞，口淡胃钝，兼吐稀痰，溺亦短少，脉左弦象虽退，右尚缓滞，舌苔白转微黄。治以辛通淡渗，二陈合四苓汤加减。

次方　姜半夏钱半　浙茯苓四钱　猪苓钱半　杜藿梗二钱新会皮钱半　生苡仁四钱　泽泻钱半　炒谷芽二钱

效果　连服三剂，胸宽胃健，小便畅利而痊。

廉按　前哲倪松亭曰：治湿之道非一，当细察表里上下，为用药之准的。如湿气在于皮肤者，宜用麻、桂、二术以表其汗，譬如阴晦非雨不晴也，亦有用羌、防、白芷等风药以胜湿者，譬如清风荐爽，湿气自消也；水湿积于胃肠肚腹肿胀者，宜用遂、戟、芫、丑之属以攻其下，譬如水满沟渠，非导之不去也；寒湿在于肌肉筋骨之间，拘挛作痛，或麻木不仁者，宜用姜、附、丁、桂之属以温其经，譬如太阳中天，则湿自干也；湿气在于脏腑之内，肌腠之外，微而不甚者，宜用术、苍、朴、夏之属以健脾燥湿，譬如微湿，以灰糁之则湿自燥也；湿热在于小肠膀胱，或肿或渴，或溺闭不通者，宜用二苓、车、泻之属以渗利之，譬如水溢沟浍，非疏通其窦不达也。学者能于斯理玩熟，则治湿之法，必中鹄矣。此案治冒湿轻证，毋须麻、羌重剂，初方五叶、桂、苓，清稳新颖，接方二陈四苓，刚刚恰好。

赏析 《素问·生气通天论》言："因于湿，首如裹。"湿邪外袭肌表，则清阳不升、营卫不和，故头昏而沉，如束布帛；湿邪留滞经络关节，则阳气布达受碍，故遍体不舒，四肢倦怠。治湿之道千变万化，当细察表里上下，为用药选择最佳方案。湿在于皮肤者，用麻、桂、二术以表其汗，亦有用羌、防、白芷等风药以胜湿者，水湿积于胃肠肚腹肿胀者，用遂、戟、芫、丑之属以攻其下，寒湿在于肌肉筋骨之间，拘挛作痛，或麻木不仁者，宜用姜，附、丁、桂之属以温其经；湿气在于脏腑之内，肌腠之外，微而不甚者，宜用术、苍、朴、夏之属以健脾燥湿；湿热在于小肠膀胱，或肿或渴，或溺闭不通者，宜用二苓、车、泻之属以渗利之。本案湿气蒙于皮毛，而未传经入里，是为冒湿轻证，脉右浮缓而软，左微弦而滞，舌苔薄白而滑，毋须麻、羌重剂。初方以紫苏叶、藿香叶、佩兰叶芳香辛散解表散寒以去表湿，淡竹叶、青箬叶、白蔻壳、茯苓芳香健脾祛湿，桂枝、白术一为解表，一为实里。湿为阴邪，侵袭人体，易阻遏气机，致气机升降失常，而出现胸闷脘痞，小便短涩。湿聚成痰，故次诊以二陈健脾祛痰，四苓等健脾渗湿，使脾健湿去，诸证自消。

伤湿兼寒案（内科）

萧琢如（住湘乡水口山矿局）

病者 黄君，年三十余，住本乡。

病名 伤湿兼寒。

原因 素因体肥多湿，现因受寒而发，医药杂投无效，改延予诊。

证候 手足迟重，遍身酸痛，口中谈，不欲食，懒言语，终日危坐。

诊断 脉右缓左紧，舌苔白腻。此《金匮》所谓"湿家身烦疼，可与麻黄加术汤"也。

疗法 遵经方以表达之，使寒湿悉从微汗而解。

处方 带节麻黄八分　川桂枝七分　光杏仁钱半　炙甘草五分　杜苍术一钱。

效果 连投二剂，诸证悉平而愈。

廉按 此为湿之属表无汗者而设，盖麻黄得术，虽发汗而不为多汗，术得麻黄，行里湿而并可行表湿，止此一味加入，所谓方外之神方，法中之良法也，宜其一方即愈。

赏析 “湿家身烦疼，可与麻黄加术汤发其汗为宜，慎不可以火攻之。”成无己言：“烦为表热，烦疼即是热疼。”此热并非里证之邪热，而是寒湿困表，阳气不能外达郁而生热，与麻黄汤证恶寒发热道理相同，故不需清热，只用麻黄汤散寒，术除湿自可痊愈。原文用白术四两有争议。丹波元简曰“术分苍白，始出于《名医别录》，‘白’字后人所加，宜删”。《本草经》“术，味苦温，主风寒湿痹……”《名医别录》亦未分苍白。据《本草经》《名医别录》载，麻黄、桂枝、杏仁、炙甘草均无祛湿功效，可见“术”在此处是作发散表湿之用。苍术走表除湿，白术走里健脾。《本草便读》言：“苍术，辛苦气温，燥湿强脾能发汗；芳香质壮，宣中解郁能驱邪。”所载白术用于补中，无解郁发汗功效。可见“主风寒湿痹”是苍术功效。据此推断，仲景可能是苍白混用，也可能是单用苍术，不应单用白术。所以原方“白术四两”应改为“术四两”为宜。先生在此选用苍术故也。

中湿夹痰案（内科）

何拯华（绍兴同善局）

病者 施德培，年廿六岁，业商，住昌安门外。

病名 中湿夹痰。

原因 素有痰饮，适逢首夏乍晴乍雨，晴则炎蒸，雨则沉闷，适感其气而猝中。

证候 初起头眩神倦，继即忽然昏倒，神识模糊，不省人事，痰响喉间，状类中风。

诊断 脉右沉小而滑，左沉细涩，舌苔滑白。此即类中门中之湿中也。由湿浊与痰饮相搏，上蒙清窍，顿致痰潮壅塞。虽云湿中，实则痰中，气返则生，不返则危矣。

疗法 宣窍开痰为首要，故以苏合香丸、远志、菖蒲为君，开其窍以解语，杏仁、栝蒌为臣，下其气以降痰，佐以戈半夏消痰中之饮，使以皂角通上下之窍也。

处方 远志肉钱半（去心） 鲜石菖蒲一钱（搓烂，冲） 戈半夏一钱 光杏仁三钱 皂角五分 拌炒栝蒌仁四钱 苏合香丸一颗（研细，药汤调服）

次诊 一剂而咯痰出声，二剂而神醒能语。惟神倦嗜卧，头目眩晕，脉右沉缓兼滑，左微弦。此湿困脾阳而痰作眩晕也。治以豁痰定晕，仿东垣半夏天麻白术汤加减。

次方 竹沥半夏四钱 明天麻钱半 枳壳一钱 拌炒生于术钱半 抱木茯神三钱 广皮红一钱 远志一钱 生薏苡仁四钱 白芥子五分 拌捣栝蒌仁四钱

三诊 连投两剂，眩晕虽止，而气弱神疲，肢懈无力，咳痰不爽，脉右浮滑沉弱，舌苔仍白而滑，治以益气化痰，用六君子汤加竹沥、姜汁。

三方 老东参一钱 浙茯苓三钱 姜半夏三钱 炒广皮一钱生于术钱半 清炙草五分 淡竹沥两瓢 生姜汁半小匙（和匀，同冲）

效果 连服四剂，诸证皆平，精神振作而瘥。

廉按 湿为阴邪，病发徐而不急，今忽状如中风者，由湿阻肺气，气郁则逆，挟素有之痰饮，堵塞其出入之清窍，故昏厥而不省人事，方用宣窍开痰，当然中肯，妙在苏合香丸之辛香开达，宣气通窍，故能奏速功。接方仿东垣法，三方用和剂局方，亦皆适当。

赏析 丹溪创中风痰湿生热之说，《丹溪心法·论中风》曰“西北二方，亦有真为风所中者，但极为少尔；东南之人，多是湿土生痰，痰生热，热生风也”。脾虚不能散布津液，内蓄为痰，久之则成痰饮之体，适逢首夏乍晴乍雨，晴则炎蒸，雨则沉闷，适感其气，湿浊与痰饮相搏，上蒙清窍，故昏厥而不省人事，发为中风。貌似与外在湿浊相关，实则与内在之痰饮相关也。故治疗以祛痰为大法，首诊以祛痰开窍为首要。以苏合香丸、远志、菖蒲化痰开窍以君药，杏仁、栝蒌下气降痰，佐以半夏消痰饮，使以皂角通上下之窍。次诊则以燥湿祛痰为主，方以二陈汤燥湿祛痰，脾为生痰之源，以白术健脾，薏苡仁利湿，以期标本兼治。三诊以益气化痰为主。本案湿为标，痰为本。首诊遵循中医“间者并行，甚者独行”之原则，而在后续治疗中，“缓则治其本，标本兼治”为其主要治疗原则。

伏湿发痦案（内科）

沈奉江（住无锡）

病者 王君，年十八岁，住锡山东大街。

病名 伏湿发痦。

原因 其母寡孀，只此一子，病寒热起伏，已历三候。病势转剧，特来延诊。

证候 热久不解，骨瘦支离，心胸烦闷，遍体不舒。

诊断 脉细数，苔薄腻，此伏湿未清，防有白㾦郁于卫分也。

疗法 当轻宣气分之湿，使气畅湿开，邪达卫分而解。

处方 薄荷叶八分　净蝉衣八分　牛蒡子钱半　佩兰叶二钱　广郁金二钱（生打）　杜藿梗二钱　飞滑石三钱（包煎）　猪苓一钱　佛手柑八分　鲜荷叶一钱

次诊 连投两剂，始透白㾦，细粒密布，色如枯骨。前哲谓气液已竭，余以为久病初透而未足也。再宗前法，加鲜茅根、水芦根各二两，煎汤代水。

效果 一剂而遍体透足，粒粒晶珠，二剂而热势大退，二三日能食稀粥，调养旬日而痊。

廉按 白㾦小粒如水晶色者，气液未竭也，其证多吉，若㾦发枯白如骨者，气液已竭也，其证多凶。此案舌苔薄腻，尚属湿郁卫分，汗出不彻使然，其㾦初出虽如枯骨，继加茅芦二根，升津增液，续发粒粒晶珠，故能竟奏全功。

赏析 白疹之名，古书罕见。叶天士《温热论》谓之“白㾦”，徐灵胎《伤寒约编》谓之“水珠”。陈平伯《外感温病篇》谓之“白疹”。白疹原无特殊治法，当治其本病，本病愈，则白疹亦出透而收矣。热久不解，骨瘦支离，心胸烦闷，遍体不舒，属重证也。人见其身热未退，则用辛凉之剂矣。见其郑声谵语，烦躁不宁，则用苦寒咸寒之剂矣。见其舌上黄白苔，大便澹黄，小便短赤也，则用淡渗分利之剂矣。此是未明白疹从何处所发也。白疹一病，非同杠疹、阳斑可一清而解，须元气旺，颗粒高耸，津液充，疹色光亮。故光亮者生，焦如枯骨者死，不可以为轻病而忽视之。本案于初诊之后，患者始透白㾦，细粒密布，色如枯骨。前哲以为发枯白如骨者，气液已竭，其证多凶，而本案医者认为此为病久津液亏虚不足也，继加茅芦二根，升补津液，津液充足，次诊则一剂而遍体透足，粒粒晶珠，二剂伏湿从卫分出故而热势大退也。

伏湿腹痛案（内科）

陈憩南（住潮安金山脚）

病者 张俊卿，中学生，年二十一岁，澄海人，住汕头。

病名 伏湿腹痛。

原因 地近淫洼，暮春湿涨，婚后精气空虚，遂袭人而不觉。

证候 每日亭午，即脐中切痛，抵晚渐剧，气急上逆，能坐不能卧，必呕吐至咸味出乃止。自春徂秋，百医莫效，困甚。

诊断 脉两寸如平，右关缓细，尺弱，左关亦缓，尺涩。详察脉证，的系湿气伤肾，伏处于精室之中，所谓伏湿腹痛也。按肾之部位，在脊骨十四椎，左右各一枚，其功用能将周身流入之血，吸收其败浊之质，向膀胱而排泄。今为湿气所伤，则玛氏囊失职，致败浊之质仍向周身流去，是以面目黧黑也。精室处膀胱之后，直肠之前，与肾贯通，是以痛在脐中也。冲脉寄居其间，湿伏于此，则冲亦病。书曰："冲脉为病，逆气里急。"所以气急上逆，能坐不能卧也。病必午发者，因冲脉附丽于阳明，午为阳明气旺之时，欲借此以攻除其所伏，故激动之而发也。吐出咸味乃止者，以咸为肾之本味，吐出则伏邪亦泄，邪泄则衰，故痛止也。前医不知其有伏邪，徒取调气止痛、消导去积之套方，因循坐误，致令元气日亏，精血日耗，两尺脉之见弱且涩也。所幸病前半日犹能食饮，胃气尚存，庶几易治。

疗法 邪状既久，邪正混为一家，助正化邪，乃合理法。主用四物汤补血活血为君，枸杞、北芪、杜仲、巴戟生精益气为臣，茯神、萆薢、琥珀、菖蒲分清导窍为佐，紫河车、鹿茸走精室壮肾阳为使。三剂逐日水煎，午前服。

处方 大当归二钱 甘杞子二钱 正琥珀一钱（研冲） 川杜仲三钱 酒川芎钱半 生黄芪三钱 川菖蒲一钱二分 巴戟天二钱 老熟地三钱 川茯神三钱 川萆薢钱半（盐水制） 杭酒芍二钱 紫河车四钱 北鹿茸三钱（酒制）

效果 二剂后通腹皆痛，三剂忽大痛不可忍，旋泻下黑如墨者数次，翌日清晨复大泻一次，病竟如失，后不再发。

廉按 辨证详明，论理透彻，参以新学，更为精凿，病原分析极清，用药亦切实周到。

赏析 《临证指南医案·呕吐门》周案"厥阴秽浊"为患，"痛从少腹上冲，为呕为胀"。呕吐门徐案"伏饮在于肝络"，"气冲偏左，厥逆欲呕，呕尽方适"。喘门汪又案"按之左胁冲气便喘，背上一线寒冷，直贯两足"，乃肝逆挟支饮所致。产后门陆案，"下元虚乏，厥浊饮邪，皆令上泛"，以及《眉寿堂方案选存》载一案"浊气饮壅塞，以致血脉不通，皆令患者气冲欲坐不得卧"。述明厥阴腹痛乃痛自少腹而上冲，呕吐腹胀为主证，邪在肝络，冷气自足上贯，欲坐不得卧。本案患者病程较长，自春往秋，百医莫效，究其原因，前医不知其有伏邪，徒取调气止痛、消导击积之套方，因循坐误，致令元气日亏，精血日耗。今辨证为湿气伤肾，以此确定治则，三剂后患者病竟如失，后不再发，由此不得不惊叹中医辨证之精妙。辨证论治乃中医认识疾病和治疗疾病之基本原则。证，乃机体在疾病发展过程中的某一阶段的病理概括。包含了病变的部位、原因、性质，以及正邪关系，反映疾病发展过程中某一阶段的病理变化的本质，因而比症状更全面、更深刻、更正确揭示疾病之本质。准确辨证是有效治疗之前提。

湿流关节案（内科）

萧琢如（住湘乡水口山矿局）

病者 徐君，年四十余，业商，住四川。

病名 湿流关节。

原因 端节前来镇收账，冒雨而行，鞋袜皆湿，湿从下受而发，杂治不愈，已十日矣。

证候 两脚骨节疼痛，昼夜叫号，跬步不能移，惟饮食大小便如常。

诊断 脉右沉缓，左沉细涩，舌苔淡白，此即《金匮》所谓“太阳病，关节疼痛而烦，脉沉而细者，此名中湿”是也。

疗法 通则不痛，以疏通关节为君，与自制七节汤加减。

处方 生黄芪二钱半　全当归三钱　生白芍三钱　川芎三钱　桂枝节三钱　甘草节一钱　桑枝节如指大三个　杉枝节三个　松枝节三个　苏杆节三个　竹枝节三个　生淮牛膝二钱

效果 一剂知，连服十剂，平复如初。

廉按 湿者、六淫之一也，亦如中风伤寒，自太阳始。但风寒之太阳病，病在肌表，湿之太阳病，病在关节。关者机关之室，真气之所过也。节者骨节之交，神气之所游行出入者也。今病湿则神真之气为湿邪所伤，故关节疼痛而烦。湿为阴邪，故脉沉而细。湿不在外而在下，下流两脚关节，皆筋脉交纽之处。肝主筋而藏血，血被湿阻，阻遏气道，逼压神经，故尔剧痛，与湿脚气似同而实异，与历节风似异而实同。方用自制七节汤，以黄芪、当归、白芍、川芎为君，辅以桑枝、杉枝、松枝、桂枝、紫苏、竹枝皆用节，即甘草亦用节，取其以节入节，且黄芪、当归、桂枝、白芍、川芎、甘草，具黄芪五物当归四逆两方之功，用紫苏节则尤能行气中血滞，辅以桑、杉、松各枝节，能使关节中停蓄之风湿，一扫而空，至竹枝节气味甘寒，恐有拒而不纳，以之为反佐，故于上证功效颇巨。本方去牛膝，治两手关节疼痛，猛不可当，亦多奏效，真独出心裁之良方也。

赏析 “太阳病，关节疼痛而烦，脉沉而细（一作缓）者，此名湿痹。湿痹之候，小便不利，大便反快……”湿痹，由太阳病外感而来，湿阻关节，则关节疼痛、剧则疼烦。若入脏腑，影响膀胱气化则小便不利，湿走肠间则大便反快；或脾虚生湿，内外合邪，亦可见二便之变。脉沉而细或缓，即是湿病之主脉。《黄帝内经·素问·太阴阳明论》言：“伤于湿者，下先受之。”湿为阴邪，其性凝滞，阻遏气机，损伤阳气。本案患者感受湿邪，关节疼痛，诊为湿留关节之证也。先生有言：湿者，六淫之一，首先侵犯太阳卫表，停留肢体关节，发为关节病，关节机关之室，真气之所过，节者骨节之交，神气之游行出入者也。肝主筋藏血，故治疗当调肝理气，疏通关节为主，以期通则不痛。七节汤虽为自制，但其义明了，方中黄芪、当归、桂枝、白芍、川芎、甘草，取黄芪五物及当归四逆两方之功，含正气存内，邪不可干之意；桑枝、杉枝、松枝、桂枝、紫苏、竹枝、甘草皆用节，取其以节入节之义也。故效猛不可当。

湿痹案（内科）

黄衮甫（住金山吕巷镇）

病者 黄松林，年三十八岁，业农，住泖湾村。

病名 湿痹。

原因 初伤湿，继受寒，寒湿相搏，遂致麻痹。

证候 左足胫疼痛，伸屈不利，步履维艰。

诊断 脉左沉迟，右稍弦，证脉合参，断为着痹。《内经》论痹证，每与中风相合，然风则阳受之，而痹则阴受之。痹者闭而不通之谓也，今寒湿客于下，下焦属阴，以阴遇阴，湿性腻，寒性迟，湿遇寒而凝结愈力，寒遇湿而壅闭不宣，不通则痛，通则不痛。

疗法 方用麻黄、附子为君，黄芪、白术、白芍为臣，秦艽、伸筋草等为佐，使祛寒化湿之品，与通经活络互参。

处方 带节麻黄三分　西芪皮钱半　左秦艽钱半　丝瓜络三钱　伸筋草三钱　淡附子六分　焦白芍钱半　炙甘草四分　生白术钱半　千年健钱半

效果 服药四剂，痛势愈半，后西芪、白芍加倍，再四剂而病愈。

廉按 案语精湛，处方稳健，予痹证确有心得，非博历知病，屡用达药者不办。

赏析 《诸病源候论》载“若地下湿，复少霜雪，其山水气蒸，兼值暖，……腠理开，便受风湿”。《儒门事亲》曰：“……四时阴雨之时，及三月九月，太阳寒水用事之月，故草枯水寒为甚。或濒水之地，劳力之人，辛苦失度，触冒风雨，寝处津湿，痹从外入。”《证治要诀》言湿痹“皆身卧寒湿，或冒雨露，或着湿衣所致”。《丹溪治法心要》曰：“湿之为病，……东南地下，多阴雨地湿，凡受必从外入，多自下起。”《医宗必读》曰：“湿胜为着痹，即其下一胜字，则知但分邪有轻重，未尝非三气杂合为病也。”《症因脉治》曰：“湿痹之因，或身居卑湿，湿气袭人，或冲风冒雨，湿留肌肉，内传经脉，或雨湿之年，起居不慎，而湿痹之证作矣。”可见外感湿邪为湿病主因。本案所见之证为外感湿邪，后又受寒，客于下焦，寒湿相搏，湿性腻，寒性迟，湿遇寒而凝结愈力，寒遇湿而壅闭不宣，不通则痛，通则不痛。治着痹者，利湿为主，佐以祛风解寒，参以补脾补气之剂。盖土强可以胜湿，而气足自无顽麻也。

湿痹肿喘案（内科）

周小农（住无锡）

病者 史姓，忘其年名，住沪南。

病名 湿痹肿喘。

原因 先由湿郁化肿，继则由肿转咳喘，屡治不应，改延予诊。

证候 面浮足肿，腹满有形，更加喘咳痰多。

诊断 脉濡带涩，苔白，据脉证是湿痹不宣，其所以痹而不宣者，由于气室络瘀也。

疗法 仿前哲五子五皮饮加减，参以通络宣气。

处方 莱菔子三钱　苏子二钱　葶苈子钱半　瓦楞子六钱（煅研）　新绛二钱　旋覆花二钱　大腹皮三钱　橘皮络各一钱　连皮苓四钱　竹沥半夏三钱　代赭石四钱（打）

先用冬瓜皮子各一两、葱须一钱，煎汤代水。

效果 叠进两剂，陡吐狂血如紫黑块甚多，喘先定。继诊通络宣痹，绛复汤合吴氏宣痹汤：新绛二钱，旋覆花二钱，拌滑石四钱（包煎），光杏仁、竹沥半夏、焦山栀、连翘、赤小豆皮各三钱，生苡仁、晚蚕沙各四钱，汉防已钱半，葱须八分。服二三剂后，肿亦退，腹宽面浮亦平，肿满因血阻窒有如此。故治肿满病，不但宜理气也。如此重证骤愈于数日之内，即病者亦意所不料。

廉按 此肿而且满，满而转喘之实证。治法方用顺气开痰，通络宣痹，面面顾到，煞费经营。其病之去路，全在陡吐狂血如紫黑块甚多，学者宜注意之。

赏析 《素问·至真要大论》："诸气膹郁，皆属于肺；诸湿肿满，皆属于脾。"可知本病关键在于脾虚湿甚。脾为生痰之源，肺为储痰之器，脾虚不能运化水湿以致积液成痰，储藏于肺，致肺气郁闭，发为喘咳。脾虚湿盛故见面浮肢肿，腹满有形，咳喘痰多乃痰多之证也。脉濡带涩，提示病已由痰湿凝滞气机，终至血瘀。目前病情相对复杂，乃是疾病之危急阶段。急则治标，缓则治本，速当先定喘，降气化痰是为常规之法，通络宣痹则为高明之处。初诊之后陡吐狂血如紫黑块甚多，故喘先定。缓则治标，此病既由湿起，理当祛湿，湿在上焦宜芳化，在中焦宜苦燥，在下焦宜淡渗。次诊之时以杏仁宣开上焦肺气，盖肺主一身之气，气化则湿亦化，即有兼邪，亦与之俱化；栀子、连翘解中焦湿热；薏苡仁、滑石、防己、赤小豆皮等淡渗利湿消肿，既可通过利小便导湿外出，又有助于邪热从小便外泄。

湿夹溢饮案（内科）

何拯华（绍兴同善局）

病者 王嘉谋，年三十八岁，业商，住偁浦村。

病名 湿夹溢饮。

原因 素患溢饮，时逢首夏，霉湿盛行，顿致新旧夹发。

证候 四肢倦懈，肌肉烦疼，脊背似胀，肘膝痠痛，恶寒无汗，小便短少。

诊断 脉右浮滑沉滞，左弦小涩，舌苔白滑，此时令之霉湿，袭于皮腠之中，内伏之溢饮，流行于经络之间也。

疗法 湿与饮互结于皮腠经络，其表湿固当微汗，而溢饮亦宜发汗，用麻黄汤合二术二陈汤加减。

处方 净麻黄八分　光杏仁三钱　姜半夏三钱　浙茯苓四钱　威灵仙二钱　川桂枝一钱　杜苍术一钱　炒广皮钱半　生苡仁四钱　独活一钱

次诊 连投二剂，遍身汗出津津，肢体舒畅，恶寒已除，肌肉烦疼亦减，惟肘膝关节尚觉痠痛，溺仍短少，脉右渐转流利，左尚弦涩，苔白微黄，此表湿虽解，而溢饮尚盘踞于四肢筋节之间也。当以萧氏七节汤加减，疏通关节，外治用洗澡法以蠲溢饮。

次方 归须钱半 川芎一钱 桂枝节一钱 甘草节五分 桑枝节五个 杉枝节三个 松枝节三个 桃枝节三个 真绛通一钱 路路通七个

洗方 紫苏叶五钱 防风五钱 樟树叶五钱 酒炒桑枝一两 煎汤一大盆，乘热洗浴。

效果 内服汤方两剂，隔日洗澡一次，五日后关节痛除，溺亦畅利而瘳。

廉按 阴湿伤表，每多挟风，《金匮》云："法当汗出而解。但微微似欲汗出者，风湿俱去也。"又云："饮水流行，归于四肢，当汗出而不汗出，身体重痛，谓之溢饮。病溢饮者，当发其汗，大青龙汤主之，小青龙汤亦主之。"然则湿夹溢饮，皆当汗解也明矣。此案妙处，全在外浴热汤，内服发汗煎药，盖病从此入者，仍欲其从此出，治法从《金匮》脱化而来。

赏析 溢饮乃水饮溢于肌表，当汗出而不汗出，饮邪停留，故见身体疼重之证。饮既外溢，并有表证，故治当以汗解，因势利导之。溢饮有邪盛于表而兼郁热者，每见脉浮紧，发热恶寒，身疼痛，不汗出而喘，烦躁等证；亦有表寒里饮俱盛者，除发热恶寒，身疼痛等表证外，尚可见胸痞、干呕、咳喘等心下有水气之证。治疗大法，前者用大青龙汤发汗兼清郁热，后者宜小青龙汤发汗兼温化里饮。本案初诊之时，患者四肢倦懈，肌肉烦疼，当遵《金贵要略》"湿家身烦疼，可与麻黄加术汤发其汗为宜"。故初诊以麻黄汤合二术二陈汤加减，前者解在表之寒湿，二陈去在里之痰湿。然素患溢饮，表邪虽解，内饮盘踞于四肢筋节之间也，故关节疼痛不舒。次诊精妙在于内以疏通关之七节汤，外则浴之以散寒邪，蠲溢饮，内外同治，故而风湿俱去也。

湿疟案（妇科）

刘荣年（住济南东流水）

病者 赵媪，年五十余岁，住省城。

病名 湿疟。

原因 夏日恣饮冰水，秋间偶感风寒，致成疟疾。

证候 先寒后热，寒多热少，寒则战栗不已，热则渴不喜饮，心中郁闷，呕吐清水不止。

诊断 脉象沉细，舌苔白腻，脉证合参，此太阴湿疟也。医家不察其源，再三用小柴胡汤治之，徒伤胃气，故愈吐愈渴，愈饮愈吐，而疟疾转剧。

疗法 脾喜燥而恶湿，治宜理脾为主，脾健则疟疾自愈，故用茯苓、薏米健脾为君，佐以泽泻利湿，桂枝、芍药以调理寒热，藿梗、陈皮以芳香利气，半夏、贝母同用，止呕并以治疟，再加枳壳以解郁闷，又恐久呕不能纳药，乃用赭石重镇之药，生姜辛散之品，以为向导，令其于疟前服药，每服少许，顷刻再服，恐急服将药吐出。

处方 连皮茯苓三钱 生薏米二钱 生泽泻二钱 桂枝尖一钱 生杭白芍二钱 杜藿梗二钱 广陈皮钱半 清半夏三钱 川贝母三钱（去心，对劈） 生枳壳钱半 煅赭石钱半（研细） 生姜一钱

效果 服药后呕吐即止，寒热亦轻。次日原方去赭石，连服三剂，疟遂渐愈。

廉按 湿疟之为病，当辨湿重于热者，藿香正气散加减，热重于湿者，苍术白虎汤加减，其大要也。此案用藿朴二陈汤，参桂苓法加减，亦属湿重热轻之正法。惟案中斥前医屡用小柴胡汤，病反转剧，此由不辨因证，滥用成方之流弊，徐洄溪尚犯此，遑论其他。试援莫牧士说以证明之，莫曰："叶案治疟，不用柴胡，徐评非之。解之者曰：治伤寒少阳正疟用柴胡，治秋间寒热类疟不用柴胡。泉应之曰：否，不然。素疟论以夏伤于暑为端，而余疟附焉，是秋间寒热之为正疟，经有明文。《病源》、《千金》，皆本经说，《外台》既列《病源》之论，而所集方不下千首，鲜用柴胡者，可见谓秋间之寒热，不用柴胡则是，而指为类则非。仲景于少阳篇，明言往来寒热，形如疟状，如疟二字，正类疟之谓，少阳证之为类疟，出于仲景亲口，今反指为正疟，何耶？但诸医犹止误于论症，徐氏则并论治亦误，何以言之？伤寒邪从表入，其里无根，以柴胡提之则出；夏秋之病，新凉在外，而蕴暑在中，其里有根，若以柴胡提之，则外邪虽解，而内热即升，横流冲决，不可复制，往往有耳聋目赤，谵语神昏，汗漏体枯，延成不治者，不得不以徐说为淫辞之助也。"

赏析 《伤寒论》"少阳之为病，口苦，咽干，目眩也""伤寒，脉弦细，头痛发热者，属少阳""伤寒五六日中风，往来寒热，胸胁苦满，嘿嘿不欲饮食，心烦喜呕，或胸中烦而不呕"。指出少阳病之主证。少阳病临床表现特点有三：一、少阳病居太阳、阳明之间，出可为太阳之表证，入可为阳明之里证，故少阳病多有兼表兼里之不同证候；二、少阳病起病为表证；三、少

阳病外感风寒邪气已郁而化热，表现出热重寒轻之特点。然而，本案为湿聚之湿疟，非小柴胡汤证也。疟邪致病，寒热发作有时，湿热熏蒸，渴不喜饮，脉象沉细，舌苔白腻。盖小柴胡汤证为伤寒邪从表入，其里无根，以柴胡提之则出；夏秋之病，新凉在外，而蕴暑在中，其里有根，若以柴胡提之，则外邪虽解，而内热即升，横流冲决，不可复制，往往有耳聋目赤，谵语神昏，汗漏体枯，延成不治者。《素问·至真要大论》："诸湿肿满，皆属于脾。"脾喜燥而恶湿，故治宜健脾，脾健则疟疾自除。故以藿朴二陈汤，参桂苓法加减。本案精妙处还在于服药时间与方法：疟前服药，犹如釜底抽薪也；每服少许，顷刻再服，恐胃虚不纳呕吐故也。

三阴湿疟案（内科）

洪巨卿（住上海虹口）

病者 沈全林，年廿七岁，南翔人，业卖花，居沪上。

病名 三阴湿疟。

原因 夏月常浸在水中，嗜卧于树下，饮食生冷不节，后患疟于暮秋，至次年孟春未止，中西疟药，遍尝无效。

证候 疟发薄暮时，四日必发两次，热微寒多，肢冷腹满，脘闷呕恶，面色萎黄，肌肉瘦削。

诊断 脉左弦缓近迟，右弦短，舌苔白腻带微淡黄。脉证参之，此为牝疟。昔贤虽有邪伏心藏、肾藏之说，今见症属于脾。脾主四肢，故手足不温，脾胃伤生冷，留而不去，故为胀满呕逆，是三阴中之湿疟无疑，由于湿食互阻中焦脾络，邪舍三阴，不能于卫气并出，病深者故发作亦迟，当用东坡姜茶饮加味主之。

疗法 用甜茶以助阴，干姜以助阳，寒热并调为君，常山逐老痰积饮，槟榔下食积痰结，升降阴阳为臣，丁香、干姜宣壅助阳，乌梅敛阴为佐，红枣入营，灯心入卫为使，雄鸡毛直达皮毛为引，水酒各半煎，未发前三时服之，忌食鲜鱼发物。

处方 炒常山三钱　槟榔三钱　甜茶三钱　淡干姜三钱　乌梅七个　公丁香七粒　红枣七个　灯心草七根　雄鸡毛七根

效果 一服呕胀平，疟亦减，二服肢温，三服痊瘳。

廉按 三阴湿疟，山乡间务农之辈，患此最多。向传单方丸药，均系半、贝为君，佐以砒、硫、红枣肉为丸，如梧桐子大，每服一粒，多则二粒，用姜茶各二钱泡汤送下服之，虽极神应，然究属极毒之品，未免冒险。不如此案方药，较为稳健无弊，奏功亦速，但不可用于三阴虚疟耳。

赏析 本案患者夏月贪于寒凉，过食生冷之品、常浸水中、嗜卧于树下，导致寒湿内生，暮秋复感疟邪，疟邪与湿邪兼感，发为湿疟。脾胃伤于生冷，故为胀满呕逆，寒湿困于脾胃，故为热微寒多。邪留浅者，多为一日发、间日发；邪留深者，为三日发。如疟发移早，为邪在阳分；疟发移迟，则邪陷阴分。何为三阴湿疟？因阳虚阴盛，多感阴湿所致。《金匮要略·疟病脉证并治》："疟多寒者，名曰牝疟。"《三因极一病证方论·疟叙论》："病者寒多，不热，但惨戚振栗，病以时作，此以阳虚阴盛，多感阴湿，阳不能制阴，名曰牝疟。""方用蜀漆散、柴胡桂枝干姜汤等。"本案病机湿食互阻中焦，治当祛湿消食，调理阴阳。方中甜茶、干姜以助阴益阳，平调寒热，常山驱逐老痰积饮，槟榔下消食积痰结，升降阴阳，丁香、干姜宣壅助阳，乌梅敛阴，红枣入营，灯心入卫，雄鸡毛直达皮毛，以水酒各半煎煮之。未发前三时服之，以求釜底抽薪者也。

湿泻案（内科）

叶鉴清（住上海）

病者 戴某，年约三旬，湖州人，住南区渔阳里。

病名 湿泻，即濡泻。

原因 因受潮湿，脾胃两伤所致。

证候 泄泻经年，腹中微痛，或竟不痛，胸痞胃困，有时泛恶，小溲赤短，神倦不振。

诊断 脉来右部濡小，左尚和平，舌腻口淡，此湿胜脾胃，病名濡泄。此即《难经》所云"湿多成五泄"者是也。

疗法 际兹霉令，湿热用事，当从胃苓汤法治。方中茅术、厚朴芳香燥湿为君，麦芽、米仁健脾佐运，半夏、陈皮和胃宽胸为臣，腹皮、佩兰泄湿宣通为佐，余均淡渗利溲为使。昔贤云，利小便即是实大便也，服两剂当大效。

处方 甜茅术一钱（米泔水浸） 陈皮钱半 猪苓三钱 焦苡仁四钱 大腹皮三钱 茯苓四钱 制川朴八分 姜半夏钱半 焦麦芽四钱 通草一钱 炒泽泻钱半

次诊 泄泻虽止，大便尚形厚溏，脘闷泛恶较和，溺淡而长，胃纳亦展，此湿邪退舍，中阳渐振之佳兆也。口微作渴，舌腻化，边尖红，良由操劳过度，心营素亏，刚燥不宜过剂，右脉较起。法再和中化湿。

次方 法半夏钱半 陈皮钱半 焦麦芽四钱 焦苡仁四钱 浙茯苓三钱 通草一钱 大腹皮三钱 扁豆衣钱半（炒） 佩兰叶钱半 炒泽泻钱半 大红枣三枚（炒）

三诊 服三剂，胃纳已展，大便得实，舌苔化，尖亦淡。惟食后运化犹迟，时作嗳气，胃主纳食，脾主运化，脉来濡软有神。治再益气调中。

三方 生于术钱半（炒） 淮山药二钱（炒） 云茯苓三钱 焦谷芽四钱 大腹皮三钱 小枳实一钱（炒） 法半夏钱半 陈皮钱半 扁豆衣钱半（炒） 佛手片一钱 红枣三枚

效果 此方服五帖痊愈。

廉按 案亦人所能为，而层次井然，有条不紊，亦是可取。

赏析 《杂病源流犀烛·泄泻源流》言：“湿盛则飧泄，乃独由于温耳。不知风寒热虚，虽皆能为病，苟脾强无湿，四者均不得而干之，何自成泄？是泄虽有风寒热虚之不同，要未有不源于湿者也。”言明湿邪内阻，影响膀胱气化，则小便不利，湿趋大肠则大便反快。初诊以淡渗利湿、宽胸和胃为治则，是因《景岳全书·泄泻》有言：“泄泻之病，多见小水不利，水谷分则泻自止，故曰：治泻不利小水，非其治也。”久病脾胃虚衰，故以益气调中以善其后。药味不多，药量不重，却解患者多年之疾苦，是为可取。《卫生宝鉴·泄痢门》言：“《内经》云：湿胜则濡泄。……夫脾为五脏之至阴，其性恶寒湿。今寒湿之气内客于脾，故不能裨助胃气，腐熟水谷，致清浊不分，水入肠间，虚莫能制，故洞泄如水，随气而下，谓之濡泄。法当除湿利小便也。对金饮子主之。”《杂病源流犀烛·泄泻源流》言：“惟濡泄一症，又名洞泄，乃为湿自甚，即脾虚泄也。由土虚不能制湿，肠胃不固，湿反胜而成病，故脉迟而缓，小便不利，身重，腹不痛，肠鸣漉漉，所下多水。宜四苓汤加二术、胃苓汤加草蔻。”

湿温案（内科）

叶鉴清（住上海）

病者 唐左，年廿四岁，苏州人，住新北门虹桥。

病名 湿温。

原因 内蕴湿滞，新感时令之温气而发。

证候 始而形寒，近则无寒但热，热势早晨较淡，下午暮分则甚，甚则神昏谵语，胸痞呕恶，渴不喜饮，味甜胃困，频咳稠痰，耳聋自汗，溺赤便溏，晶瘖稠布，色尚润泽，湿温酿蒸肠胃，已逾两候，既未化火，亦未劫津。

诊断 舌边尖淡红，根苔黄厚，脉右濡滑数，左弦数，体温一百零两度半。邪势正在奋兴，且黏腻不易速化，故表有瘖汗之宣达，里有溲便之排泄，表里宣通，何以寒热胸痞谵语并不见退，因湿热为黏腻之邪，其来也渐，其去也迟，再挟痰邪，交相酿蒸，舌苔黄厚，可见肠胃伏邪之盛，淹缠时日，在所不免，但求不至昏陷，幸甚。

疗法 既不能表，又不能下，惟有宣泄清化，故用豆卷、黄芩清宣湿热为君，二陈去甘草之甜腻，加贝母取意半贝，合竹茹、枳壳，即温胆汤以枳实易枳壳，取其宽胸利气为臣，余如郁金、通草、佩兰、米仁，无非通气渗湿利小便，为佐使也。

处方 大豆卷三钱　法半夏钱半　新会皮一钱　生竹茹钱半　生苡仁三钱　淡黄芩钱半　赤茯苓四钱　广郁金钱半（生打）　生枳壳钱半　佩兰叶钱半　象贝母四钱　方通草一钱

次诊 下午热甚，状若阴虚，湿温之的症也。热邪熏灼故口渴，湿邪黏腻故不喜多饮，湿闭清阳则胸痞，热邪阻胃则泛呕，浮溢于表，蒸热瘖汗，扰及包络，神昏谵语，上蔽清窍，耳聋头重，下注二便，溺赤便溏，无形湿热，夹有形痰邪，交相蕴蒸，更难分化，脉右部濡滑，左弦数，体温一百零两度半，舌苔黄腻根厚，胃困口甜。病情淹缠，前案早已齿及，所虑者内传生变，不得不豫为防护。治再宣畅气机，清化湿热痰邪。

次方 清水豆卷三钱　法半夏钱半　赤茯苓四钱　生竹茹二钱　净连翘三钱　淡黄芩钱半　象贝母四钱　广陈皮钱半　生枳壳钱半　梗通草一钱　建兰叶四片（洗）

三诊 热势较轻，大便溏，溲热赤，泛呕口甜较和，脘宇稍宽，神识亦清，脉来数象较静，右濡细，左弦细，是日体温一百零一度半，舌淡黄根腻，肠胃之湿热尚盛，恐郁蒸之寒热，正方兴未艾。治再燥湿清热，双管齐下，或可不致昏陷，宗吴氏三仁汤加减法。

三方 白杏仁三钱（勿研）　生、熟苡仁各三钱　法半夏钱半　淡竹叶钱半　通草一钱　白蔻仁五分（略打，后下）　制川朴八分　象贝母四钱　陈皮钱半　建兰叶四片

四诊 舌苔较化，体温一百零一度三分，便溏已止，热势入暮较甚，晶

瘖随汗出没，热甚时仍胸膈烦闷，略有谵语，头重耳聋，咳痰漾漾欲泛，口味转淡，渴不喜饮。湿温已十八日，蒙蔽清窍，流连肠胃，无速愈之法，用药偏燥，恐化火伤津，偏清又恐助湿遏邪，治再清化，病势不进，就是退机。

四方 制川朴八分 法半夏钱半 陈皮钱半 冬桑叶钱半 生苡仁四钱 淡黄芩钱半 赤茯苓四钱 象贝四钱 生竹茹、叶各钱半 生枳壳钱半

五诊 湿为黏腻之邪，热乃无形之气，热为湿遏，湿被热蒸，郁伏肠胃，酿成湿温，其为病也，必淹缠不休。今热势较淡，诸恙亦有减无增，惟胃困口淡，渴饮而不多，舌苔黄腻，中根又布灰滑，蕴伏之邪，层出不尽，脉数而不扬，体温一百零一度。三候之期，就在明日，恐热势未必能和解也，守原意出入之。

五方 制川朴八分 法半夏钱半 陈皮钱半 枳壳钱半 梗通草一钱 淡黄芩钱半 象贝母四钱 生竹茹、叶各钱半 生、熟苡仁各三钱 泽泻钱半

六诊 今晨热势已退，至午后又凛寒发热，热势颇壮，舌苔灰转深黄，口淡渴喜热饮，溲热色赤，烦闷呕吐亦甚，所幸谵语不作，脉右滑数，左弦数，体温一百零三度。湿热深重，肠胃接近膜原，得能转疟则松。

六方 淡黄芩钱半（酒炒） 法半夏钱半 赤苓四钱 生竹茹、叶各钱半 焦山栀二钱 清水豆卷三钱 象贝母四钱 陈皮钱半 炒枳实钱半 通草一钱

七诊 昨夜得畅汗，热势解净，旋即安寐。今晨大便颇爽，胃纳亦展，惟午后寒热又来，烦闷呕吐渴饮等，随寒热接踵而至，脉来数象，右部较甚，体温一百零三度，舌苔深黄。湿从热化，转疟之象已著，前贤王孟英先生论黄连温胆汤，治湿热疟疾最宜，今谨遵之。

七方 上川连七分（酒炒） 赤苓四钱 生竹茹、叶各二钱生甘草四分 生苡仁四钱 制半夏钱半 陈皮一钱 生枳实钱半 象贝母四钱 通草一钱 阴阳水煎药，服一剂。

八诊 寒热如疟，热重于寒，舌苔较化，耳聋渐亮，口淡干腻，晶瘖尚随汗外布，湿热黏腻，所以淹缠，脉来濡数，体温一百零二度。治再和解。

八方 香青蒿钱半 制半夏钱半 青、陈皮各一钱 生枳实钱半 肥知母钱半 川黄连七分（酒炒） 赤苓四钱 生竹茹二钱 象贝四钱 草果仁八分（同炒） 阴阳水煎药，服二剂。

九诊 疟势已轻，大便通畅，胃纳亦展，湿热逐渐退化，舌苔尚黄，脉来濡数，体温一百零三度。治再用清宣泄。

九方 香青蒿一钱 法半夏钱半 陈皮一钱 草果仁七分 生竹茹二钱

淡黄芩钱半　柔白薇一钱　赤苓四钱　肥知母钱半（同炒）　象贝四钱　阴阳水煎药，服二剂。

十诊　昨午后微有寒热，经一时余即汗解，口淡，舌根薄黄，邪势日退，正伤未复，脉数已和，来往濡软无力，谷食增旺，大便亦畅。治再和胃，以化余邪。

十方　川石斛三钱　赤苓四钱　陈皮一钱　水炒竹茹钱半　通草一钱　法半夏钱半　川贝母二钱（去心）　生谷芽四钱　饭汤炒苡仁四钱　灯心三扎

十一诊　寒热已止，诸恙均安，惟神倦肢怠，脉来濡弱，邪虽退，正未复，性既畏药，不妨暂停，谨慎起居饮食，壮年不难复元。治再和养。

十一方　原金斛三钱　宋半夏钱半　炒川贝二钱　水炒竹茹钱半　冬瓜子三钱　生谷芽四钱　白茯苓三钱　陈皮一钱　通草一钱　红枣三枚

效果　服三剂痊愈。

廉按　东南地气卑湿，天时温暖，真伤寒证极少，除风温证外，最多湿温之证。此案湿滞热郁，久蕴酿痰，痰湿热阻滞三焦。治以开上疏中导下分消法为正治，方亦宗此立法，看似常用药品，却非老手不办。

赏析　本案初诊患者频咳稠痰，耳聋自汗，溺赤便溏，晶痦稠布，表有痦汗之宣达，里有溲便之排泄，看似表里宣通，何以寒热胸痞谵语并不见退？只因湿热为黏腻之邪，其来也渐，其去也迟，再挟痰邪，痰湿热阻滞三焦，愈发难解。既不能表，又不能下，惟有宣泄清化，以开上疏中导下分消法为正治。无非宽胸行气，祛痰渗湿利小便，顺势引邪转疟，使邪有外出之径。邪既退，故寒热止，诸恙均安。次诊热甚，状若阴虚，实则湿温之证。热邪熏灼则口渴，湿邪黏腻则不喜多饮，湿闭清阳则胸痞，热邪阻胃则泛呕，浮溢于表，蒸热痦汗，扰及包络，神昏谵语，上蔽清窍，耳聋头重，下注二便，溺赤便溏，无形湿热，夹有形痰邪，交相蕴蒸，更难分化，脉右部濡滑，左弦数，舌苔黄腻根厚，胃困口甜，病情乃首诊所虑，然内传生变，不得不豫为防护。治需宣畅气机，清化湿热痰邪。

湿温案（内科）

王子达（住成都上北打金街）

病者　陈华章，年二十二岁，人长而瘦，住省内西顺城街。

病名　湿温。

原因 素喜饮酒，去冬新婚，入春无雨燥甚，二月底偶感咳嗽，头晕口干，而不思饮食，耳鸣无精神。初延刘子初诊治，谓为风温，主以银翘散全方加藁本、白芷，一剂未效。

证候 前证悉在，而加身重，午后即热，天明微汗则退，热时口渴，心烦嗳气，合目则谵语数句，下利不爽，小便短赤，嘿嘿不语，舌苔灰白而腻，耳已聋。

诊断 左手浮滑而大，重按则微，右寸独洪，关尺模糊不清。脉证并参，此温证夹湿，已入阳明。阳明为成温之薮，信然。

疗法 速清阳明之热，透其伏火，消其顽痰，淡渗其湿，期其外达，虑其内陷，少迟则津液再伤，酿成昏不识人，种种危险，更难言矣。

处方 苍术白虎汤加减。

生石膏五钱（研细） 苍术一钱 粉葛根钱半 炒知母三钱 苦杏仁二钱 牛蒡子三钱 枯芩二钱 浙贝二钱 广皮二钱 茯苓三钱 酒黄连七分 粉草三分 一剂。

次诊 昨夜稍安静，得汗热已少减，惟谵语不休，醒则明白，自言头痛晕重，心慌口腻，脉左寸微洪，与右寸相称，余滑涩兼见，模糊未退，舌心微黑边滑，面垢，苔黑赤，气粗若喘，清涕甚多。伊母忽言曰：血也，非涕，多而黑，快拿凉水止之。予在傍急阻曰：此退病之嘉兆，岂可止乎。彼时头汗亦多，伊岳私谓予曰：非变证乎，何汗血并来？予笑曰：汗与血一耳？何怪乎。数分钟后血少，而患者睡去。予曰：不可高声呼叫，听其睡觉。且请教曰：昨日弟列举各家，先生皆未许可，此病非温病乎，先生所主之苍术白虎汤，甚为佩服，然鄙人不能无疑耳。予曰：我何敢非古人而自作聪明，令坦去岁过酒，不过蕴有湿热耳。《内经》言：冬不藏精，春必病温。其“精”字指人身津液而言，并非指男女媾精之精字而言，又《内经》：“汗者精气也”，出汗亦是出精耳，比如花天酒地之区，冬藏精者几人，则春来人人温个个病矣。因此误解，张石顽之少阴夹阴论，叶氏之温邪上受，首先犯肺，逆传心包。引入阴证，吴氏更引太阳病，发热而渴，不恶寒者为温病，首列桂枝汤治温，尤为大误。

三诊 患者言曰：刻睡去，梦四面火烧房子，将我围住，无路可逃，身烧热难受，大呼救命而醒。此时周身是汗，周身甚痒，头能抬而不晕矣。诊脉两寸已平而缓，模糊已退，滑脉尚有。予命举火照其前后心，见面部皆现红点，细如针沙，周身皆满，惟下臀甚少。予晓之曰：病之危险已过，恐内伏未净耳，臀上如有，则无虑矣。外风要忌，急用椿树皮、葱须煎汤薰洗，下部多洗为要，过三日无碍矣，姑以牛蒡子汤消息之。

处方 牛蒡子钱半 牡丹皮钱半 地骨皮三钱 姜黄片一钱 浙贝一钱 广橘络八分 冬瓜仁三钱 大豆卷三钱 炒建曲三钱 广角参一钱 鲜生地八两（取汁冲服）

四诊 昨夜吐胶痰甚多而臭，已服药一剂已，姑仿《千金》法，照原方加苇茎、芦竹根各五钱，栀子、枯芩各三钱。

效果 至第五日，则患者起坐矣，自言下部昨前疹子甚多，奇痒更甚，一身脱皮，臀上如小钱大之痂，还未脱尽，惟大解有四日，亦无苦，饮食每餐稀粥两碗，时刻觉饿，闻肉食甚香，微行动即气短心空，余亦无甚病苦。诊得六脉四至而缓，两尺尚欠和平，主以养阴润燥善其后。

处方 西洋参七分 杭白芍三钱 秦当归二钱 鲜石斛四钱 角参二钱 薏苡仁二钱 建莲二钱 柏子仁三钱（不去油） 粉草五分 苇茎三钱（为引）

切戒醇酒厚味，二三剂后，即以饮食调养而健。

说明 伊岳丈曹子芹，邑文生，喜读医书而未问世者，在彼主医。谓予曰：小婿之病，非冬伤于精而病温，即石顽所谓夹阴病乎？盖小婿去冬，始完婚耳。向来禀赋本弱，又喜饮酒，此时之病形，谵语神昏，全是阴虚，右寸独大，非温邪上受，首先犯肺，逆传心包，似否宗叶氏、喻氏、吴鞠通之法，可乎？予因笑而谓曰：足下欲病愈乎？亦照各家之医书刻剑乎？曹知失言，改客请予救命。予又曰：足下疑弟用白虎之石膏，聊举以证之。《千金》温风之证，脉阴阳俱紧，汗出体重，其息必喘，其形状不仁，嘿嘿但欲寐一段，《千金》谓为温风，非仲圣之谓风温乎？《千金》石膏用三两，又《千金》所载腑脏温病共有六方，皆用石膏，虽肾脏有温，亦以石膏为治，萎蕤汤之石膏，亦治冬温，人患不识病证，不察病机，故少见多怪耳，可怜可叹！

廉按 温为伏气，湿从酒来，许学士苍术白虎汤加减，正合病机。其余方亦清稳，案后说明，历征石膏为清温要药，足见平时研究。

赏析 本案患者素喜饮酒，湿热内生，复感时令之邪，引发湿温。湿邪具有蒙上流下之特性。湿热蒸腾，蒙蔽于上，清窍壅塞，故而神昏谵语；湿热困阻肠道，阻碍气机，故心烦嗳气，下利不爽；湿热下注小肠，蕴结膀胱，可致小便不利。此温病夹湿，已入阳明。温为伏气，湿从酒来，此先生对本病病因之总括也。治疗本病，从病因病机出发，思路明确矣。宜速清阳明之热，透其伏火，消其顽痰，淡渗以利其湿。以苍术白虎汤去阳明之热，杏仁、黄芩、浙贝等祛痰。服药后患者气粗若喘，清涕甚多；继而面部皆现红点，细如针沙，周身皆满，此为邪去退病之嘉兆。继以祛痰淡渗利湿为法，使痰去邪出病乃安。

湿温案（内科）

过允文（住宜兴徐舍市）

病者 徐燕仪夫人，年三十七岁，住宜兴洑溪村。

病名 湿温。

原因 湿浊内蕴，又感温邪，前医误认为孕，叠投滋腻，邪湿胶固，迄今五月不解。

证候 寒热似疟，腹胀经停，胸痞泛恶，渴不多饮，便溏溲赤。

诊断 苔白腻，脉弦滞，乃湿郁热遏之候。

疗法 以蒌皮、紫苑开太阴之气，六一、通草通州都之官，覆花、半、枳宣上疏中，腹皮、二苓化气渗湿，炒蒺藜、左秦艽通络利枢。

处方 猪、茯苓各三钱　大腹皮钱半　白蒺藜三钱（炒，去刺）　瓜蒌皮二钱　旋覆花钱半（包煎）　白通草一钱　炙紫苑钱半　江枳壳钱半　制半夏钱半　左秦艽钱半　六一散三钱（荷叶包）　三剂。

次方 前方去腹皮、枳壳、六一散，加桂枝五分、枇杷叶五大片（刷去毛）、赤芍钱半。

三方 前方去桂枝、通草、赤芍、加象贝三钱、淡竹茹钱半、蔻仁五分（后入）。

效果 前后共服十剂，寒热止，诸证退。惟经尚未行，与调经理气药三剂，经行病愈。

廉按 此治湿重热轻、苦辛开泄之方。惟病既误投滋腻，仅用腹皮、枳壳利气导滞，究嫌力薄，可再加川朴、山楂，则效用较速矣。

赏析 正如《难经》所载“伤寒有五：有中风，有伤寒，有湿温，有热病，有温病”，脉象为“阳濡而弱，阴小而急”。晋王叔和《脉经》指出伤寒病因为“常伤于湿，因而中暍，湿热相薄”。本案病因为湿浊内蕴，复感温邪，故寒热似疟，腹胀经停，胸痞泛恶，渴不多饮，便溏溲赤。实应清热利湿，却被叠授滋腻，犹如雪上加霜，邪湿胶固，病难解也。湿阻气机，故胸痞泛恶，湿浊内蕴故渴不多饮，湿阻冲脉故经停不行，湿热困阻肠道，阻碍气机，便溏不爽；湿热下注小肠，蕴结膀胱，以致小便不利。正如叶天士曰：“气分窒塞，当以芳香通神，淡渗宣窍，俾秽湿浊气，由此可以分消。”本案实乃湿郁热遏之候，急当以苦辛开泄为法，宣上疏中，淡渗利湿，行气宽中，使得寒热止，诸证退。调经理气以善其后，经行病愈。

湿温兼寒案（内科）

何拯华（绍兴同善局）

病者 徐福生，年三十四岁，业商，住谢墅。

病名 湿温兼寒。

原因 夏末秋初，湿温盛行，适感风寒而触发。

证候 初起恶寒无汗，头痛身重，肢体烦疼，胸膈痞满，渴不欲饮，午后寒热，状若阴虚，便溏不爽，溺短而黄。

诊断 脉右沉细而缓，左弦紧，舌苔白腻而厚，兼带灰滑。此由阴湿伤表，盘踞气分，酝酿成温，适为风寒搏束，伏邪欲达而不能遽达也。

疗法 藿香正气散加减，疏中解表为君，先使风寒从皮腠而排泄，芳淡渗利为佐，续使湿邪从内肾膀胱而排泄，汗利兼行，自然湿开热透，表里双解矣。

处方 紫苏叶钱半　杜苍术一钱　白芷钱半　广皮二钱　羌活一钱　藿香叶钱半　卷川朴钱半　防风钱半　浙苓皮四钱　通草钱半（切丝）

次诊 一剂而汗出津津，头身痛减，恶寒亦除。二剂而湿开热透，咳痰不爽，脉转滑搏，神识模糊，状若昏蒙。此由湿热郁蒸过极，挟痰而上蒙清窍，俗称湿蒙是也。急急导湿泄热，豁痰开蒙为要，辛芦白通汤主之。

次方 光杏仁三钱　竹沥半夏三钱　白芥子七分　杜藿梗二钱　生苡仁三钱　鲜石菖蒲一钱（剪碎，冲）　广皮红一钱　带皮苓三钱

先用水芦笋一两、北细辛五分、灯心五分，煎汤代水。

三诊 一剂而咳吐稠痰数口，湿蒙即开，神识清醒，大便转闭，溺亦黄热，腹中胀满，口淡微苦，舌苔转黄，脉右滑数。此湿阻气滞，夹有痰食错杂其间也。治以味辛质滑，流行气机，气机一开，则大便自解，溺亦畅利，而湿热积滞，均从二便排泄矣。

三方 白蔻仁三分　拌捣栝蒌仁五钱　炒蒌皮三钱　干薤白钱半（白酒洗，捣）　春砂仁三分　拌捣郁李净仁三钱　小枳实钱半　扣青皮三颗（磨汁，冲）

四诊 连服两剂，大便陆续而通，先则黄白相兼，继则色如红酱，终则老黄，臭秽异常，腹胀顿除，小便渐利，惟口淡胃钝，精神疲倦，脉搏滑数转软，舌黄亦退。治以调中健胃，振其精神以善后。

四方 赤苓二钱　猪苓钱半　泽泻钱半　广皮钱半　生苡仁四钱　黄草斛二钱　鲜荷叶一钱　拌炒生谷芽三钱

效果 二三剂后，胃气渐开，能饮稀粥，精神亦振，多言不倦。后用黄草川斛三钱，金橘餔两枚，煎汤代茶，调理及旬而愈。

廉按 湿兼寒热二者而成，或偏寒，或偏热，不得以阴邪二字括之。观天地之湿，发于夏月，是火蒸水而湿乃发，故湿之中人，有湿挟寒之证，有湿挟热之证，有寒闭于外热郁于内之证。此案湿温兼寒，寒中有湿，湿中有热，较之上列三证，尤为纠缠难愈。案中前后四方，虽不出苦辛淡法，而佐温佐凉恰如其分，可为此证之适当疗法。

赏析 本案发病时处夏末，湿温盛行，复又感外袭之风寒，遂成湿温兼寒之证，寒中有湿，湿中有热，尤为纠缠难愈。既有表证，又有里证。治疗上既要解表，又需清里，在表需疏风散寒，在里当除湿清热。方以藿香正气散加减，疏中解表为君，先使风寒从皮腠而排泄，芳淡渗利为佐，续使湿邪从内肾膀胱而排泄，汗利兼行，自然湿开热透，表里双解。服药后出现神识模糊，状若昏蒙，非药不对证，乃由湿热郁蒸过极，挟痰而上蒙清窍是也，导湿泄热，豁痰开蒙即可。咳吐稠痰后，湿蒙即开，神识清醒。至此复见大便转闭，腹中满痛，此湿阻气滞。治宜淡渗利湿，宣畅气机，气机一开，则大便自行，溺亦畅利，而湿热积滞，均从二便排泄矣。终调中健胃，振其精神以善后。观全程，病来由内湿，复感外寒，病去则表里双解，待外在风寒去除，又见湿热郁蒸之窍闭，湿阻气滞之中满，待表里之证皆除，尚需调中健胃，治病不忘求本也。

湿温夹痰案（内科）

周小农（住无锡）

病者 陈永芳之室，忘其年，住虹口。

病名 湿温夹痰。

原因 首夏身热有汗，口渴喜饮，前医泥其渴饮以为热病，用鲜石斛六钱，石膏、鲜地等称是，服之恶心吐出，转延余诊。

证候 身热面油，胸闷异常，渴喜冷物，溲红而短。

诊断 脉糊细按则数，舌苔揹腻色白。予决湿重于温，中有痰浊停阻也。

疗法 吴氏三仁汤加减，以杏仁、蔻仁、半夏、苡仁、滑石、通草等苦辛开痰，芳淡化湿为君，芦根、知母轻清泄热，透其伏温为臣，佐以玉枢辛香疏气，宽胸泄浊，使以竹茹清润通络，滑以去痰也。

处方 光杏仁三钱 姜半夏三钱 蔻仁六分 拌研滑石六钱（包煎） 生苡仁四钱 川通草钱半 知母三钱 玉枢丹五粒（药汤调下）

先用活水芦笋一两、鲜刮淡竹茹三钱，煎汤代水。

次诊 连服两剂，胸闷顿减，热势起伏，有时厥冷，卧向阴僻，口说妄言，脉舌如前。仍用苦辛淡法以疏达之。

次方 光杏仁三钱 苏叶嫩枝一钱 焦山栀三钱 广郁金三钱（生打） 卷川朴一钱 竹沥半夏三钱 淡香豉三钱 青连翘三钱 飞滑石四钱（包煎） 川通草钱半 野蔷薇花一钱 鲜石菖蒲一钱（剪碎，冲） 生苡仁四钱 淡竹茹三钱

三诊 肢末转暖，胸前遍发疹痦，胸闷大退，向之渴喜冷饮者，转喜热饮，稍温即拒，且涌吐冷涎，喜卧向日暖处，移榻时坐起即厥，目定口噤，四肢转冷，诊时齿震，言蹇不清。种种变证，总属痰湿重使然，防变痰迷湿蒙，急进大剂涤痰，参以化湿。

三方 姜半夏三钱 白僵蚕二钱 茯神三钱 淡姜渣八分广橘红一钱 广郁金三钱（生打） 远志一钱 制胆星一钱 生苡仁四钱 赤苓四钱 鲜石菖蒲一钱（剪碎，冲） 白蔻末五分（冲）

四诊 一剂即痉定，冷涎略少，腹闷，连得矢气。原方加礞石滚痰丸三钱包煎。

效果 服后得便，病减大半。续与化痰理湿热退而安。

廉按 湿温之为病，有湿遏热伏者，有湿重热轻者，有湿轻热重者，有湿热并重者，有湿热俱轻者，且有挟痰、挟水、挟食、挟气、挟瘀者。临证之时，首要辨明湿与温之孰轻孰重，有无兼挟，然后对证发药，随机策应，庶可用药当而确收成效焉。此案湿重热轻，挟有痰浊，湿为黏腻有形之邪，痰为有形之物，病势故多转变，选药处方，亦不得不随证治之，原因疗法，转而为对证疗法也。

赏析 本案原为湿温，却误用石斛、生地等滋腻之品，犹如雪上加霜，故而服之呕吐。湿热阻滞中焦，气机不畅，郁而化火，故胸闷异常，湿热内蕴，故身热面油，渴喜冷物，溲红而短。湿在上焦宜宣化，在中焦者宜苦燥，在下焦者宜淡渗。案当宣上、疏中、理下，宣气机、利小便。服用三仁汤后，患者热势起伏，有时厥冷，卧向阴僻，口说妄言等症，种种变证，乃湿热郁蒸过极，挟痰而上蒙清窍是也，非病进也。大剂涤痰，参以化湿。正如《本草备要》载，“时珍曰：‘滑石利窍，不独小便也。’”“上开腠理而发表，是除上中之湿热；下利便溺而行水，是除中下之湿热。”热去则三焦

宁而表里和，湿去则阑门通而阴阳利矣。故一诊、二诊皆投滑石以利湿清热也。三诊以涤痰大剂，参以化湿，防现痰湿蒙窍之证，四诊之后仍续之以化痰利湿热之剂，病乃痊愈。湿温之为病，当辨湿热孰轻孰重，再辨有无兼挟痰、挟水、挟食等不同，对证发药，随机策应，方能确收成效焉。

湿温转虚案（内科）

袁桂生（住镇江京口）

病者 周君，年约四十岁，住本镇。

病名 湿温转虚。

原因 初患湿温病，由其戚某君，用三仁、枳桔及小陷胸加薤白等方，服十余剂，又以泻叶下之，神气遂大疲惫。

证候 心悸不寐，面色黯淡，手指蠕动，两足软弱。

诊断 右脉小弱，左脉虚数，舌燥无津，乃克削过甚，津液元气俱伤之候也。

疗法 急用增液汤加味，生津气以养元神。

处方 细生地一两 元参八钱 原麦冬六钱 左牡蛎四钱 西洋参钱半 鲜石斛三钱 柏子仁钱半 辰茯神四钱

次诊 翌日复诊，汗出不止，舌燥而现黑色，略有薄苔，口干，患者自谓头重异常。盖元气大虚，前药嫌轻也。乃于前方加减，再进一剂。

次方 细生地一两 元参八钱 原麦冬六钱 柏子仁钱半 辰茯神四钱 西洋参钱半 潞党参三钱 炙黄芪三钱 五味子五分 东白芍三钱

三诊 次日天甫明，叩门延诊，则汗出愈多，寐则汗出益甚，手冷，神气疲惫，两脉虚细，心肾脉尤不足，势将欲脱矣。急急扶元敛汗以固暴脱，外用止汗药粉扑其周身。

三方 别直参三钱 炙绵芪五钱 生白术四钱 酸枣仁五钱 炙甘草一钱 浮小麦五钱 大红枣五枚 上猺桂八分 大熟地四钱 东白芍三钱 五味子六分

四诊 服后诸证悉退，病家自以为病愈，遂不服药。越数日，复恶寒头痛手冷，时或手足发热，精神疲倦，不思饮食，舌苔少而色白，小便黄，脉仍沉小。乃以理中汤合小建中汤加减。

四方 别直参一钱 炒白术二钱 淡干姜一钱 炙甘草八分 鲜生姜三片 川桂枝八分 炒白芍三钱 姜半夏三钱 大红枣四枚

五诊 服后诸证少退，但时觉虚火上升，则头痛大作，手足亦觉发热，而其身则殊不热，遂师李东垣法。

五方 潞党参二钱 炒白术二钱 紫猺桂五分 升麻一钱 川柴胡一钱 川芎一钱 炙甘草八分 茯苓三钱 姜半夏钱半鲜生姜三片 大红枣四枚

效果 复杯而头痛止，手足亦不发热，接服一剂而安。

说明 凡老年之病，属虚者多，非偏于阳虚，即偏于阴虚，而亦有阴阳两虚者，医家于此，尤宜加意焉。

廉按 莫枚士云：湿温有两，不可合一。《难经》湿温言脉不言证，《脉经》湿温言证不言脉，何也？盖在《难经》者，既属伤寒，则必有头痛发热等症，又以其脉阳濡弱也，推得先受温，而尺热口渴在其中，阴小急也，推得后受湿，而身疼拘急在其中，不言证而证可知已。其与《脉经》所言先受湿后受热者迥别。后受湿者，其湿浮于表，与寒同法而减等，小急者，紧之减象也。许叔微苍术白虎汤，苍术散湿，白虎治温，最合。缘此湿温，重在温也。先受湿者，其湿沉于里，与凡湿病同法，故胫冷胸腹满，其脉当沉，可以白虎概治之乎？头目痛妄言，是湿甚于里，将与后受之热合化，故禁汗之虚表以甚里，苍术其可用乎？缘此湿温虽属中暍，重在湿也，观其所重，两者悬殊。此案开泄下夺，感证皆平，正亦大伤，故病变甚属虚象。理合双补气液，兼顾阴阳，前后五方，补法渐次加重，幸而虚能受补，故得挽回于末路。此种末期疗法，不可以初病湿温例视也。

赏析 仲景言，“湿家下之，额上汗出，微喘，小便不利者死”。鞠通曰，“湿温……下之则洞泄”，“见其中满不饥，以为停滞而大下之，误下伤阴，而重抑脾阳之升，脾气转陷，湿邪乘热内渍，故洞泄”，“湿气弥漫，本无形质，以重浊滋味之药治之，愈治愈坏”。可见湿温之证，乃热与湿合，脾为湿土之地，胃为水谷之海，脾湿太过，脾虚不运，则出现胸腹痞闷不饥，医者误为阳明积滞之证，用苦寒攻下，则脾阳重伤而致脾气下陷，洞泄不止。若因此伤阴，额上汗出，小便不利，则其病可死。本案，患者初患湿温，经泻叶下之，开泄下夺，感证皆平，正亦大伤；津液、元神俱损，先生以为大虚之人，虚不受补，即便增液、补气亦当循序渐进。盖初诊患者服药之后，头重异常，此元气大虚，前药嫌轻也，是故初诊之方加党参、黄芪。三诊之时，患者汗出愈多，势将欲脱。急急扶元敛汗，以固暴脱。外用止汗药粉，扑其周身。数诊之后，诸证悉退，但时觉虚火上升，则头痛大作，手足亦觉发热，此乃气虚发热，遵李东垣甘温除热之法以善其后。幸而虚能受补，故得挽回性命于末路也。

湿温坏证案（内科）

孙少培（住南京仓巷）

病者 苏子昂，年三十岁，开设茶庄，住南京南门大街。

病名 湿温坏证。

原因 素有茶癖，面白体瘦，早起咳痰极多，长夏之月患湿温，既已误表化燥，又因凉膈散误下，转为气虚湿甚。

证候 午后发热恶寒，头痛汗多，药入即吐，索水不欲饮，饮亦不多，舌苔粗厚，胸闷发躁，彻夜不眠，十余日不大便。

诊断 脉濡小而滑，断为湿重热轻，气虚多痰，证见恶寒，即经所谓阳虚生外寒也，口干舌燥者，乃阴不升阳不降也。

疗法 用桂枝辛温通阳，厚朴散满平胃为君，更用燥湿健脾之苍术，降逆化痰之半夏为臣，生姜散寒止呕，甘草调中和药为佐，陈皮利气行痰，茯苓淡渗化湿为使。

处方 川桂枝钱半　川厚朴钱半　泔炙苍术二钱　姜半夏二钱　鲜生姜一钱　炙甘草四分　广陈皮二钱　云茯苓三钱

效果 服药后胸中豁然通畅，汗出达于四末，夜半后外热亦退，咳痰极多，自鸡鸣安睡至日始醒。复诊改用六君子汤加佩兰服之，大解亦通，依法调理，渐次就愈。

廉按 湿温一证，首当辨其湿胜热胜，温胜于热者，藿朴胃苓汤加减，热胜于湿者，苍术白虎汤增损，其大要也。此案虽误治坏证，然亦湿胜痰多，方用姜桂平陈汤燥湿化痰，极有力量，接方用六君子汤加味，益气除痰，亦合病情。

赏析 患者既已误表化燥，又因误下伤阴，脾阳之升被抑，湿邪乘势，转为气虚湿甚。湿性重浊，易碍脾运，壅滞气机，且湿温病以脾胃为病变中心。故调理脾胃尤为重要，运脾和胃，调畅气机，助其运化为治湿温之首要。头痛汗多，索水不欲饮，饮亦不多，苔厚粗，脉濡小而滑，兼有恶寒，虑其为湿重热轻，气虚痰多之证也。姜桂平陈汤加减，药用桂枝、厚朴、苍术、半夏、陈皮、茯苓等，以健脾化痰、燥湿和胃、调畅气机，加以生姜、甘草等降逆止呕、调和诸药之品，后以六君子汤健脾、益气、化痰，诸证皆除。本案用药主次分明、先后得当，燥湿和胃不忘温阳健脾，后以益气化痰为主，标本兼顾，同时避免吴鞠通《温病条辨》中所指“汗、下、润”之禁忌。特别要知晓误汗或误下后，伤阳或伤阴因人因病而异，非一定也。因此，临证分析误汗、误下后疾病之脉证治时，若只从汗或下去解释，势必无法认识疾病发生发展之必然。唯有从机体之内在因素去探索，才能充分认识同样的误汗、误下缘何会产生寒、热、虚、实各不相同之变证。

湿热头痛案（内科）

王经邦（住天台栅门楼）

病者 陈训臣，年六十余岁，前清庠生，住天台城内。

病名 湿热头痛。

原因 由于湿热上盛，暴风袭脑。

证候 头重压下如山，痛不可忍。

诊断 脉浮紧数。浮紧虽属冷风，而数为湿热上蒸之候。

疗法 发汗透邪，用清空膏合川芎茶调散意。

处方 北柴胡一钱　淡枯芩一钱　小川连七分　川羌活二钱　北防风一钱　小川芎二钱　生甘草七分　雨前茶叶二钱

效果 煎服一剂，头痛如失，如脱重帽。

廉按 证属外风与湿热相合，故方用清散，从表里两解之法。

赏析 湿热可从外感受，亦可由内而生。湿热头痛的病因，涉及外感、饮食、内伤、久病。其中饮食失节最为常见，而素体阳盛则是发病之基础。湿热头痛之病机为湿热阻滞气机，壅滞经脉。头痛一证，早在《黄帝内经·素问·奇病论》中就有记载，后世多以外感、内伤分之，大凡风寒湿热之邪外袭或痰浊、瘀血阻络、脏腑失调均可引起头痛。本案为风湿热邪上盛，暴风袭脑所致，以清空膏合川芎茶调散治之。清空膏系李东垣所创，治风湿热上壅头目，偏正头痛，年久不愈者，本方适应证明确，凡因风湿热上犯所致头痛可选用。川芎茶调散则主治外风头痛，羌活治太阳头痛，川芎治少阳头痛，防风为风药卒徒，加甘草者以缓中，茶能上清头目。病机为风邪外袭，循经上扰头部阻清阳之气。该病风湿热夹杂，风能化火，湿可化热，尤其是浮紧数之脉象，湿热上蒸之候。故两方合用，清散透邪，表里双解，头痛可愈。本案精妙在“治上焦如羽”，清散透邪，双解之法也。

湿热痢案（内科）

叶鉴清（住上海）

病者 鲍棠伯先生，年五十余，浙江人，寓庆祥里。

病名 湿热痢。

原因 肠胃郁湿蕴热，又感寒积食致病。

证候 形寒热甚，神志不清，脘闷面红口干，上为呕吐，下为泄泻。

诊断 脉来弦数而促，舌苔满布垢厚，体温一百零四度半。此伏热郁湿互阻肠胃，近因表感新凉，内夹食滞触发，伏邪来势险重，防其昏闭变端。

疗法 表里俱病，肠胃邪滞充满，方中用薄荷、藿香发散表邪，槟榔、枳实、莱菔子、神曲消导里滞为君，半夏、陈皮和胃，楂炭消积为臣，郁金、通草宣泄，佩兰化浊为佐使，服一剂有效。

处方 广藿香二钱　花槟榔钱半　莱菔子三钱　焦楂炭三钱　广郁金钱半（生打）　薄荷叶一钱（后下）　生枳实钱半　焦建曲三钱　佩兰叶钱半　川通草一钱　制半夏二钱　陈皮钱半

次诊 寒热得汗稍减，便泄转为下痢红白均有，腹痛后重，澼澼不爽，口渴烦躁，头胀脘闷，泛恶频作，胃纳杳思，伏邪食滞，交阻肠胃，表里同病，舌苔黄白垢厚，脉促虽和，弦数尚甚，体温一百零三度。邪势奋张，殊难即解，神识虽清，还防昏陷及噤口变端，治再分化。

次方 广藿梗钱半　花槟榔钱半　青陈皮各一钱　焦麦芽四钱　制川朴一钱　生枳实钱半　赤苓四钱　焦楂炭三钱　煨木香八分　广郁金钱半（生打）　制半夏钱半　莱菔子三钱

三诊 热势大减，痢下红白转甚，腹痛澼澼不爽，泛恶口苦，渴不多饮，舌苔垢厚，汗多头面，表邪较化，里邪正盛，脉来弦数，体温一百零一度三。痢疾古称滞下，即湿热食滞滞着肠胃，气道因之不通，不通则痛。治宜宣通，佐以润滑。

三方 全当归五钱　莱菔子五钱　枳壳二钱　车前子四钱　青皮钱半　西赤芍三钱　花槟榔三钱　生甘草一钱　藿梗钱半　楂炭三钱

四诊 痢下较爽，粪积杂有，腹痛寒热稍和，泛恶亦减，略饮浆粥，口干苦，不喜多饮，脉数虽静，两关弦劲，舌苔黄厚，新受之表邪食滞渐有化机，蕴积之伏湿郁热尚留肠胃，粘腻之邪一时不易肃清。治再疏化。

四方 全当归五钱　枳壳钱半　车前子四钱　藿梗钱半　焦楂炭三钱

花槟榔二钱　莱菔子四钱　青皮钱半　生甘草八分　扁豆花一钱　马齿苋三钱

五诊　表热已解，下痢腹痛均减，积少粪多，日夜尚有十余次，小溲较利，泛恶已平，皆邪退气通之佳兆也，脉来左弦数，右濡细数，舌苔较化。再以清化肠胃湿热，宣通气机治之。

五方　藿梗钱半　焦麦芽四钱　莱菔子三钱　赤苓四钱　通草一钱　大腹皮三钱　楂炭三钱　青、陈皮各一钱　佩兰钱半　生、熟苡仁各三钱　扁豆花七钱　马齿苋三钱

六诊　下痢日夜七八次，积少粪多，腹痛大减，肠腑腻邪渐化，邪化气自流通，胃纳日展，脉来左弦较和。尚当清化。

六方　大腹绒三钱　扁豆衣钱半（炒）　焦麦芽四钱　赤苓四钱　陈皮钱半　佩兰钱半　银花炭二钱　楂炭三钱　通草一钱　炒竹茹钱半　饭蒸荷叶一角

七诊　下痢尚有四五次，临便腹微痛，积少粪多，脘宇已宽，渴喜热饮，知味能食，运化犹迟，脉来柔软，湿热渐化，气机不健。治再和中，以彻余邪。

七方　川石斛三钱　大腹绒三钱　焦谷芽四钱　陈皮一钱　炒红枣三枚　扁豆衣钱半（炒）　饭蒸木香五分　炒夏曲钱半　通草一钱　饭蒸荷叶一角

八诊　痢已止，便厚溏，腹不痛，日行二三次，小溲清长，知味能食，运化尚迟，脉来柔软，再以健脾和胃。

八方　淮山药钱半（焙）　焦谷芽四钱　大腹皮二钱　炒竹茹钱半　炒红枣三枚　扁豆衣钱半（炒）　饭蒸木香五分　炒夏曲钱半　陈皮一钱　饭蒸荷叶一角

九诊　大便两日未行，诸恙均和，胃纳已展，脉来柔软，饮食宜调匀，静养勿劳神，是病后调理无上妙法。

九方　焙山药二钱　焦谷芽四钱　茯神三钱　陈皮一钱　大红枣三枚　扁豆衣钱半（炒）　饭蒸木香五分　糯稻根须三钱　炒竹茹钱半　炒夏曲钱半

十诊　大便干燥，向来肠液不充，近因痢后津伤气弱。宜健脾和胃中，参以润肠。

十方　吉林须五分（另煎，冲）　焦谷芽四钱　稆豆衣三钱　炒竹茹三钱　茯神三钱　淮山药三钱（生打）　火麻仁三钱（炒）　糯稻根须三钱　橘白一钱　红枣三枚

效果　六剂痊愈。

廉按　湿热积滞，酿成秋痢为最多，夏令亦间有之，此案处方用药虽属

寻常，然皆和平切病之品，其宗旨先立于无过，后求有功。江浙之间，其道盛行者，大都如斯。

赏析 痢疾主因外受寒湿、湿热、疫毒之气，内伤饮食生冷不洁之物，损伤脾胃，气血阻滞，络伤血败，以致脓血下痢。常见证型有寒湿痢、湿热痢、疫毒痢、休息痢、虚寒痢之分，治法上，有“痢无补法”之说。常用清热利湿、导滞通下法治疗，目的在于祛除湿热，勿使稽留，在治疗上属于反治法，以达“通因通用”。如果湿热积滞不清，徒用补中止泻何益也？如湿热既清，则肠胃调和，下痢自止。湿热痢常由感受湿热病邪所致，湿热相合易肃杀人体元火，损伤脾肾阳气，所谓湿邪“伤脾胃之阳者，十常八九”。本案看似复诊次数多，但整个诊疗过程思路明晰、变化得当。初起表里俱病，邪滞肠胃，又感寒积食，发散消导、和胃消积、宣泄化浊同用后见效。随证采取分、宣、润、疏等法，待疾病趋于缓，再以宣、润，并和中健脾之法巩固疗效，全方用药平和，但逐步调整，清热利湿、健脾和胃贯穿始终，而酌加以全当归、赤芍等养血润肠之品，不仅有清养并用、调理血分之妙，更体现医者灵活大胆的用药风格及精准辨证之中医功底。

湿热痢案（内科）

李竹溪（住芜湖米市街）

病者 崔汝槐，年四十二岁，广东人，芜湖某店水客。

病名 湿热痢。《内经》名为肠澼，后贤又名滞下。

原因 体质气虚，入夏多食瓜果，湿久化热，正不运邪，蕴结肠胃。

证候 痢下两旬，始则红白稠黏，继而转为黄积，腹痛下坠，饮食欠纳，形色索然，委顿殊甚。问有几时？曾服药否？答已两旬，出方一帙。简阅一过，纯趋温补一派，收效如何？答云：红白已减，黄积复来，腹痛尤甚，且食减人疲。

诊断 勘脉细滑，按之有力。脉证合参，气质虽惫，脉未动摇，仍主通之，勿以久痢之言所惑。况通之一字，原非专指攻下而言，际此黄积滞下，腹痛尤甚，仍系湿热酝酿于中，中气不足，调剂无方，虽有补剂，其于痰何！上焦痰既不行，下脘热亦不泄，邪反逗留，正愈不立，当先剿而后抚，毋投鼠以忌器。

疗法 通则不痛，因君干姜、川连一开一降，臣以茯苓、半夏化湿祛痰，佐以甘草、扁豆衣、谷芽、六曲调和脾胃，导浊升清，使以滑石，通利水道，俾三焦之湿热，咸得长驱而直决也。

处方 泡淡干姜五分 小雅连五分（吴萸水炒） 云茯苓三钱 法半夏二钱 水炙黑草五分 白扁豆衣三钱（生） 生谷芽三钱 六和曲三钱 西滑石三钱（包煎） 河水煎服两剂。

次诊 前方两服，黄积减半，苔转淡黄且薄，腹痛亦微，小溲赤而且痛，是邪已化而下寻出路之征，奈中气式微，邪难速走。改以连理汤加味，培中泄邪。

次方 西潞参二钱（米炒） 生于术一钱 干姜四分 水炙草四分 小川连五分（盐炒） 云茯苓三钱 醋夏二钱 方通草一钱 河水煎，仍投两剂。

三诊 勘得黄积已止，左少腹仍形痛胀，溲短苔化，是湿流就下，热蓄膀胱，气机未化。改开太阳。

三方 瑶桂心四分 云茯苓四钱 猪苓二钱 生茅术一钱 建泽泻二钱 小川连五分（吴萸炒，开水一杯为引）。

河水煎滚，再下桂心，十余沸服。

四诊 少腹痛蠲，溲长苔净，惟余薄白，膈上欠舒，自觉停痰，得谷嗳气，乃邪退而中枢升降仍未调也。改以治中，兼输升降。

四方 西潞参三钱（米炒） 焦白术一钱 云茯苓三钱 水灸草五分 广橘皮钱半 佩兰叶一钱 春砂仁四分 炒薏仁三钱 老生姜四分 河水一大盏，煎服。

效果 四服纳谷渐强，胸次豁然矣。

廉按 湿热成痢，前哲谓伤气分则为白痢，又称脾痢，伤血分则为赤痢，又称肝痢。用药之法，白耐刚而赤耐柔。此案红白痢后转黄积，凡湿热痢如此者多，方则用刚远柔，以其多伤气分，故末诊用钱氏异功散加味，纯属扶中健脾矣。

赏析 张景岳认为，“泄泻之本，无不由于脾胃”。“脾胃居中焦，禀受纳腐熟转输运化之职，更具升清降浊，斡旋上下之功”。“若误食溲腐不洁之物，使脾胃受伤，或饮食过量，停滞不化，或恣食肥甘辛辣，或外感湿热，或恣啖生冷，或冒雨涉水，或久居湿地，均能化生寒、湿、热、食滞之邪，使脾胃纳运失职，升降失调，清浊不分，发生泄泻，此者属实”。若脾之气阳亏虚，失健乏运亦可致泻利。对于中阳不足，水湿不运而致泄者论述也较多。“若热病后，或用香燥药品过甚，或久泻不已伤及脾阴者，脾运失神，累及肠腑，而致清浊不分，下趋为泄，不为临床鲜见。”“若脾虚日甚，陷而不举，进而肠腑也少中气之提携，则可致久泻久痢。”本案证属湿热为患、气机不畅，治以辛开苦降、健脾化湿、和胃化痰、导浊升清、通利水道，以达“通调”之功，待邪气下寻出路、中气式微之时，改以连理汤加味，培中泄邪，后又以五苓散温化膀胱气机，四君子汤等益气健脾，调理受损之脾胃之气。该案立足疾病演变过程，“清、化、补”分层使用，而不离一个“通”字，使清除之邪排除有道、受损之气修复有法。

湿热痢转休息案（内科）

严绍岐（住绍兴昌安门外官塘桥）

病者 钱绍荣，年三十七岁，住恂兴。

病名 湿热痢转休息。

原因 仲秋伏暑化痢，屡易多医，虽皆不敢用大黄荡涤肠胃，然俱以枳、朴、蒌仁、麻仁等通套药治痢，痢虽减而湿热未清，遽用生地、霍斛滋养胃阴，从此时发时止，或止或发，遂酿变休息痢。延余诊时，正次年春分前一日。

证候 下痢日四五行，或六七度，解出甚艰，必多转矢气，积随能出，色如稠痰，休时粪如笔管，溺如米泔，胃虽能食，自觉无味。

诊断 脉弦滞且大，舌前半无苔，后根苔色灰腻。予断为湿热来净，伤及脾脏中气，中气伤则脾不能为胃行其津液，津液郁滞则不能下润于大肠，所以痢则解出甚艰，休时粪如笔管也，然与液枯肠燥者不同。

疗法 当用党参、升麻为君，提补其中气，以宣畅大肠，五苓去桂加川连为臣，祛其湿热，香砂、陈皮为佐，疏利其气，使以绵茵陈通其湿热久郁之陈积也。

处方 升麻五分　拌炒潞党参五钱　川连七分　拌炒泗安苍术八分　赤苓四钱　猪苓二钱　泽泻二钱　青木香八分　带壳春砂八分　陈广皮钱半　绵茵陈三钱

效果 连服三剂，下痢遂畅，大便色转老黄。原方加鲜荷叶一钱拌炒长须生谷芽一两，煎汤代水，又进三剂，痢止胃健。嗣以东垣调中益气汤加减，调理四剂而痊。

廉按 凡痢成休息者，半由患者贪食油腻，半由医者早投滋阴，以致湿热留连，滞而不击，其中又有在脾在肝之区别。如其下痢多白，则湿热在脾，下痢多赤，则湿热在肝。盖白痢虽属大肠，而内关脾脏，赤痢虽属小肠，而内关肝脏，故用药白耐刚而赤耐柔也。

赏析 休息痢，多见下痢时发时止，日久难愈，饮食减少，倦怠怯冷，嗜卧，临厕腹痛里急，大便夹有黏液或见赤色，舌质淡苔腻，脉濡数或虚数，以“时发时止，经年不愈”为辨证要点。《医说·脏腑泄痢》再次启用前朝史载之轻清和气之法，言脏气不和，重在补虚。其轻清之用当为李东垣补中升阳之前奏。《类证活人书》以为休息痢是痢初失于通利，湿热留于冲任，脏气受伤。治宜调和气血，培补脾肾为要。朱肱明言“气血愈陷，清阳不升”，提出邪留于冲任、脾肾不足之新认识。将痢疾所涉及相关脏腑经络从肠胃扩展开，拓宽了视野，对于痢疾的辨证论治具有深远影响。本案因湿热痢误治而成，辨舌脉而知湿热未净，并伤及脾胃中气，津液郁滞不能下润于大肠。方中以党参、升麻补益中气，苍术、赤苓、泽泻、猪苓、川莲去湿热，因湿热痢误治而成，湿热之势未减并郁积，非茵陈不能除；香砂、陈皮疏利脾胃之气又防清利太过，全方补益清利结合、新证痼疾并进、病因症状同治，疾病乃愈。

酒湿休息痢案（内科）

孙少培（住南京仓巷）

病者 王得胜，年三十二岁，士兵，住南京红花地。

病名 酒湿休息痢。

原因 平素嗜酒，劳力后感冒秋邪，不慎口腹，久不大解，服西药蓖麻油得解。表热虽退，大解日数十行，久之腹痛转痢，时作时止。

证候 痢下腹固痛，不痢亦痛甚，畏寒口渴，心悸欲呕，目窠下微肿，纠缠三载不愈。

诊断 审察证象，此为休息痢，惟病延三载，脾气未有不虚，虚则不能制水，目窠下微肿。《内经》谓水已成矣，腹痛者脾病也。《内经》谓：脾喜温而恶寒；又谓寒则血凝泣；又谓寒气客于肠胃，厥逆上出，故痛而呕也。巢氏《病源》言：休息痢者，胃脘有停饮也。本年五六月间，霪雨阴寒，逾月不止，人病泄利者居多，推原其故，即《内经》所谓湿多成五泄是也。大泄之后，津液随之下行，故渴。渴则饮水多，水停心下，故悸。诊脉两关沉滑，两尺寸俱不应指，舌苔灰黑而厚，断为中焦食积痰饮所致。法当下去肠胃宿垢，惟病久中气已虚，攻下则正气愈虚，恐有顾此失彼之虞，因思古人有补下治下制以急之训，急则气味厚，故用大剂以荡涤之。

疗法 汤丸并用，以温脾汤为法。潞党参性温补气，当归性温补血，用以为君，干姜除胃冷逐寒邪，黑附子补元阳散寒湿，用以为臣，甘草和诸药健脾胃，用以为佐，芒硝开积聚化停痰，大黄走而不守，用以为使。

处方 潞党参五钱 当归三钱 熟附片三钱 干姜一钱 炙甘草一钱

以上五味，先用长流水浓煎两小时后，再加入芒硝二钱、锦纹大黄三钱微煎，见滚即行离火，温服一剂。

效果 服药后约一小时，即觉腹中雷鸣，大泻如倾盆，少顷又泻，至五六次，势渐缓。复诊用理中汤为治，服三剂，昼不泻而夜间仍泻五六次。复以理中汤临卧时，送服四神丸五钱，至十日而愈。

廉按 休息痢多因兜涩太早，积热未尽，加以调摄失宜，不能节食戒欲，所以时止时作。为之医者，但须审其病之新久虚实，或气分受伤，或气血并伤，参酌而治，对证发药可也。此案胃肠中气受伤，陈积留而不去，故用许学士温脾汤例，通补兼施，迨陈积已净，然后用理中合四神丸，纯乎温补摄纳，以奏全功。

赏析 本案患者平素嗜酒，后不慎口腹，伤及脾胃，而中焦食积痰饮发病。脾属阳土，喜温恶寒，职司运化，久痢则脾阳多虚，故以温脾汤为治，温脾阳、补气血、驱寒邪。如《千金翼方》载温脾汤主治“下久赤白连年不止及霍乱、脾胃冷实不消”，“脾气不足，虚弱下利”。配合芒硝、大黄，取调胃承气汤之意，缓下停积，泻后即止，更以理中汤送服四神丸，健脾温阳。剂型上，古人有言：“汤可以荡涤脏腑，开通经络，调和阴阳，且汤剂吸收快、起效迅速，适于急性病。”《金匮玉函经》云：“丸药者，能逐风冷，破积聚，消诸坚癖。”丸剂作用缓和，药效持久，故有“丸者缓也”之说，用于疾病后期调理，汤丸结合，事半功倍，根据症状调整用药时间，则体现了医者之中医整体观念。重视脾土、补中有攻、中病即止及服药时间灵活、剂型多样共同构成了该案的特色。

湿热痢兼痿案（内科）

陈憩南（住潮安金山脚）

病者 蔡达仁之第三子，年十五岁，住潮安城外。

病名 湿热痢兼痿。

原因 初夏偶感湿热，作红白痢。因医治错误，缠绵不愈，至仲冬两足痿废而成痿。

证候 形销骨立，肚腹坚膨，其热如烙，舌绛红，满口臭气，令人难闻，所下腐秽极黏，日数十行，腹痛甚，粒饮不入，卧床叫苦。

诊断 六脉皆沉细而数，时有弦象（湿热伤阴，肝胆气郁）。

据证参脉，初系湿热伏于大小肠而病痢，久之逆传于肺，耗液损津，脾胃受困而病痿，此湿热痢兼痿也。然病何至斯极，想因谬作虚寒，而服参、芪、桂、附之属，以致五脏六腑受其燥烈之气，而营分尤甚焉。所幸童体无亏，下泉之水，足供挹注，不然，早已焦头烂额矣，安得一线之生存乎。其父曰：唯唯，但不识还可治否？余曰：治则可治，恐畏吾药之寒凉，而不敢服耳。其父曰：先生果有确见，虽砒，信勿辞也，遂许之。

疗法 连日与调胃承气汤合白头翁汤二剂，后剂加郁李净仁，以下肝胆之气，水煎午前十时服。

处方 净朴硝二钱 酒大黄二钱 川黄连钱半 生黄柏钱半 白头翁二钱 北秦皮钱半 粉甘草一钱

次诊 连服三剂，陆续下去垢污甚多，腹膨即消，热亦大减，两寸稍浮，弦象去，六部仍细数。改用专清营分之热，最合通络清营汤三剂，逐日水煎，午前十时服。

处方 通络清营汤（自制验方）

金银花二钱 淡竹叶钱半 大元参二钱 地骨皮二钱 钩藤钩钱半 杭白芍二钱 川郁金钱半 肥知母二钱 羚角片钱半（先煎） 苏麦冬三钱 牡丹皮钱半 白茅根三钱（去皮）

三诊 内热全解，便行仅三次，带黏黄粪，腹痛除，脉转浮急，两关俱弦，此湿热外走触动肝阳也。其父乍喜乍惊曰：数月之痢，先生以数剂药痊之，何其神也。但小儿起立不能，恐仍成废人耳。余曰：无忧也，经曰：肺热叶焦，发为痿躄。又曰：阳明主润宗筋，束骨而利机关，故治痿独取阳明也。夫湿热之入，脾先受之。书曰：饮食入胃输于脾，脾气散精，上归于肺。今脾为湿热所困，不克输精于肺，所以肺热叶焦，而清肃之令不下行也。且太阴与阳明，原属表里，太阴受祸，阳明乏资，故无以束骨而利机关，宗筋因之纵弛而不任地也。由经言思之，令郎之病，得无是乎。子既知治痢已获效，余自信治痿必有功，法当清热利湿，抑木和中，甘露饮加减主之，二剂，日各一服。

处方 甘露饮加减。

生、熟地各三钱　金钗斛三钱　广青皮一钱　宣木瓜一钱　天、麦冬各三钱　薏苡仁三钱　金银花二钱　绵茵陈钱半　杭白芍三钱　尖槟榔钱半　粉甘草八分　生枇杷肉钱半

四诊　便行仍三次，纯黑色者，湿热化也。两足往来走痛者，血气初通，药力到也。脉来和缓，重按稍空，此由血气久亏，端资调养，理宜汤丸并进，方易奏功。拟用当归补血汤，合生脉散加枸杞、茯神，早九时水煎服，午后三时用玉竹五钱，煎汤送下虎潜丸六钱，久服。

处方　当归补血汤合生脉散加枸杞、茯神。

全当归三钱　苏麦冬三钱　五味子十四粒　北黄芪六钱　高丽参三钱　川茯神三钱　枸杞子三钱

效果　饮食日增，肌肉渐充，三星期大便即如常，月余能步履矣。

廉按　痿躄一证，原因有六：一气虚痿，二血虚痿，三阴虚痿，四血瘀痿，五湿痰痿，六食积痿，设不细审致痿之因，未有不偾事者矣。此案因痢后成痿，宗《内经》治痿，独取阳明者，以湿热伤及脾胃，脾不输精于肺，肺热叶焦而成痿，乃阴气两亏之痿证也。一二两方、专除痢以治标，三方侧重治痿，通补兼施，惟第四方汤丸并进，纯用气血双补，强壮筋骨以收全功，层次井然，非精研内伤杂证者不办。

赏析　痿躄首见于《黄帝内经·素问·痿论》：“五藏因肺热叶焦，发为痿躄。”丹溪心法言，“肺伤则不能管摄一身，脾伤则四肢不能为用而诸痿作矣”，“火热损伤肺金，金气受损而不能制木，木旺乘土，土伤则气血生化无源，四肢失养而痿。痿躄与肺关系密切”。《医经原旨》云：“肺痿者，皮毛痿也。盖热乘肺金，在内则为叶焦，在外则皮毛虚弱而为急薄；若热气留着不去而及于筋脉骨肉，则病生痿躄。躄者，足弱不能行也。”《黄帝内经》指出情志内伤、劳倦所伤，湿邪浸淫、郁久化热等皆为痿证病因，五脏气热、肺热叶焦为其病机，提出“治痿独取阳明”等治疗原则；朱丹溪辨治痿证注重湿热，用药多苦寒；张介宾强调酌寒热之浅深、审虚实之缓急，以施治疗。本案首选调胃承气汤合白头翁汤，清热利湿，后改用自制通络清营汤专清营分之热、甘露饮养阴清热，宣肺利湿，待内热全解后，益气养血，当归补血汤合生脉散，而见饮食日增，肌肉渐充。整个过程大体分为清利、清养、补益三个阶段，循序渐进，既无操之过急而关门留寇之弊，又无贻误时机而迁延不愈之嫌。

湿热阳黄证案（内科）

陈作仁（住南昌中大街四川会馆）

病者 万方鼎，年六十四岁，安徽人，就幕南昌。

病名 湿热阳黄。

原因 此人好饮酒，数斤不醉，适至六月湿暑当令，又饮酒过量，致有黄疸重证。

证候 壮热不退，面目遍身色如老橘，口渴思饮，大小便秘，日渐沉重，卧床不起。

诊断 六脉沉实而数，舌苔黄燥。察其致病之由，参以脉证，知系湿热阳黄重证也。

疗法 阳黄证宜清解，因仿仲景茵陈蒿加大黄栀子汤主之。以茵陈蒿利湿清热为君，以大黄、厚朴通大便为臣；以栀子清心肾之热为佐，加木通利水道，使邪由前阴分走不至停滞为使。

处方 茵陈蒿一两　生锦纹三钱　真川朴钱半　炒黑山栀三钱　汉木通钱半

效果 此方连进二剂，二便均通，黄亦稍退，脉象亦较前柔和。仍照原方减去木通，加云茯苓三钱、六一散四钱包煎，续进二剂。至四日黄证已退过半，但年高气弱，不宜过于攻伐，因照原方减去大黄，加薏苡仁四钱。又接服四剂，未十日而黄证逐渐痊愈矣。

廉按 法遵汉方加味，用药颇见斟酌。

赏析 《金匮要略》将黄疸分为谷疸、酒疸、女劳疸、黑疸，提出明确的治则及方药。其中湿热发黄，治用茵陈蒿汤清泄湿热退黄。酒疸，为嗜酒过度所致，“酒黄疸，心中懊憹，或热痛，栀子大黄汤主之”（《金匮要略》）。本案病因、证候与经典描述相符，医者遵循古训，以清利为大法，茵陈蒿加大黄栀子汤主之，清热通大便，利湿利水道，待黄去脉安后，兼顾脾胃，遣方用药精当，黄疸愈。谷疸主要由饮食不节加之劳倦内伤，脾胃虚弱，或外感湿热或寒湿之邪影响脾胃功能波及血分而成。清代以后的医家偏重认为谷疸发病是由于脾胃湿热熏蒸肝胆，肝胆疏泄失常，胆汁外溢。故谷疸的病位在中焦脾胃，其发生还与肝胆有密切的关系。谷疸的脉证，以身黄、目黄、小便黄等症状为主，还可以影响全身，如下焦腹部和神志。小便不利是疸病形成的关键所在。谷疸的治法，包括药物内服法、针灸疗法以及药物搐鼻、外敷等外治方法。湿热所致之谷疸应清热利湿运脾兼以活血，方药用茵陈蒿汤清热利湿退黄，治疗不当可发生脾肾两虚、预后不良之黑疸。

湿脚气案（内科）

叶鉴清（住上海）

病者 汪姓，年二十余岁，徽州人，住新马路，当业。

病名 湿脚气。

原因 受寒湿致病。

证候 两足浮肿，麻木酸胀，举步不便，大便溏，溲短赤，腹满脘痞，色晄唇淡，味淡胃困。

诊断 脉沉细涩，舌苔白腻。由寒湿滞着下焦，气血不得宣通，致成脚气，病势险恶，防骤然上冲变端。

疗法 治宜温通，鸡鸣散加牛膝、车前、通草者，由寒湿之气着于下焦而不去，故用生姜、吴萸以驱寒，橘红、槟榔以除湿，然驱寒除湿之药颇多，而数品皆以气胜，加以紫苏为血中之气药，辛香扑鼻，更助其气，气盛则行速，取着者行之之义也。又佐以木瓜之酸、桔梗之苦，经云：酸苦通泄为阴，俾寒湿之气，得大气之药，从微汗而解之，解之而不能尽者，更从大便以泄之，战则必胜之意也。其服于鸡鸣时奈何？一取其腹空则药力专行，一取其阳盛则阳药得气也。其必冷服奈何？以湿为阴邪，冷汁亦为阴属，以阴从阴，混为一家，先诱之而后攻之也。再加牛膝、车前、通草，取其下行通溲，溲多湿自化也。二剂。赤豆汤代茶。

处方 花槟榔钱半　紫苏叶一钱　酒炒木瓜钱半　生姜钱半　酒炒淮膝三钱　淡吴萸一钱　橘红钱半　苦桔梗七分　梗通草一钱　车前草四钱　鸡鸣时微温服。

次诊 小溲较畅，大便亦通，湿邪既得下达，诸恙似见退舍。惟足肿入暮较甚，色晄无华，舌苔白腻，口淡不渴，举步维艰，麻木痠软，有时气逆微咳，有时胸脘满闷，脉来细涩，胃纳不香，南方地卑土湿，又值霉令助虐，若能回府调理，取效必捷。治再温通，慎防上冲变端。

次方 川桂枝一钱　淡吴萸一钱　紫苏叶一钱　酒炒木瓜钱半　酒炒淮膝三钱　木防己四钱　花槟榔钱半　广橘红钱半　鲜生姜四钱　车前草四钱

梗通草一钱　通天草三钱

效果　此方服一帖后，即回徽州。十月上旬始至申，来寓就诊，开一翻理方。据云到徽，病已愈大半，即将前方服八剂，肿势全退，胃纳如常，惟两足稍觉软弱，中秋后痊愈，可知此病与水土大有关系也。

附录　病后调理方案

脉来右濡左弦，重按两尺尚有神，舌薄白，小溲微黄，大便通，胃纳健，脚气病后，先必和中化湿，续商补益。

法半夏钱半　橘皮、络各一钱　炒山药二钱　炒竹茹钱半　丝瓜络钱半　云茯苓三钱　扁豆衣钱半（炒）　焦谷芽四钱　炒泽泻钱半　红枣三个

此方服三剂后，接服调理长方。

潞党参三钱　淮山药三钱（炒）　炙虎胫八分　淮牛膝三钱（盐炒）　茯苓三钱　野于术钱半（饭蒸）　制女贞三钱　酒炒木瓜钱半　橘皮、络各一钱　萆薢三钱　菟丝子三钱（炒）　厚杜仲三钱（酒炒）　炒夏曲钱半　大红枣五个

此方可服一二十剂。

廉按　脚气有因于寒湿者，有因于湿热者，足胫肿而色黄白者为寒湿，足胫痛而色紫者为湿热。此案系寒湿脚气，鸡鸣散确系特效良方，然此证患在上海者，往往能令人死。若红肿如云，根自足起，上升入心，则呕血而死。若额目与肾皆黑，则冲胸喘急而死。古人通称为脚气攻心，案中一再声明曰：慎防上冲变端，诚阅历之言也。

赏析　中医所谓之脚气，又称脚弱，因外感湿邪风毒，或饮食厚味所伤，积湿下注于脚而成。脚气病又有干、湿之别，脚肿者为湿脚气，不肿者为干脚气。湿脚气又有风湿、寒湿和湿热之不同。由于干、湿脚气都可发生“脚气冲心”之严重证候，故在发病初起时应及时治疗。鸡鸣散具有行气降浊，宣化寒湿之功，是治疗寒湿、风湿脚气病之代表方剂。二病的临床表现为，前者可见有两足肿重，按之凹陷，或麻木冷痛，步履困难，或挛急上冲，胸闷泛恶；后者可见脚痛不能着地，筋脉水肿。湿为阴邪，其性重浊，湿伤于下，故足膝肿重；湿性黏着，阻滞气机，湿著于下，经络不通，故麻木冷痛；湿邪上犯，则胸闷泛恶。本案之脚气因于寒湿，故温通之法贯穿始终，方选鸡鸣散驱寒除湿、行气降浊，服法上，遵循古训，“鸡鸣时冷服或冬月略温亦得”，体现了从阳注于阴也，从阴以解邪也之思路。后以健脾、和中、温阳之类所善其后，以获良效；另外，考虑该病与生活环境、气候水土关系密切，特更换住所调养，实为周全之策；同时，全程慎防上冲变端，寓防于治，更体现了“治未病”中“既病防变”之上工风范。

湿脚气案（内科）

魏长焱（住兴化状元坊巷）

病者 张得胜，年三十余岁，兵士。

病名 湿脚气。

原因 因驻防住所地卑湿重，致感受湿邪成病。昔东垣谓脚气一病，北方多感寒湿，南方多伤湿热。《千金方》又谓为风毒所中，繇坐立湿地，风湿袭入经络皮肉，遂成脚气。吾兴邑四面环水，水湿素重，病者又久居湿地，故风寒湿三气，得以乘机内袭，致患湿脚气病者多。

证候 初起两足软弱，步履不便，足胫浮肿，怯冷颇甚，两腿麻痹，上至少腹，已延月余。

诊断 脉浮濡而迟。浮主于风，濡主于湿，迟主于寒，为风寒湿三气合病，而成脚气之的象。实与水土有关，此今日西医所以有易地疗养之说也。

疗法 外台所立治脚气诸方，多从风寒湿三气合治，最为精详周到，今宗其法为治。用鸡鸣散加苍术、苓、泻以疏壅利湿，羌、防、姜、附以祛风散寒，一举而数善皆备，则其病未有不除者矣。

处方 苏叶二钱　木瓜二钱　建泻钱半　附子钱半　吴萸一钱　橘皮钱半　苍术钱半　羌活钱半　槟榔二钱　赤苓三钱　防风钱半　干姜一钱

效果 服二帖，足胫肿渐消，麻痹亦减，步履有力，更服三帖而瘳。

廉按 湿为脚气主因，或挟风寒，或挟暑湿，随时令而各有所因，医必按其各因之主要点，对证发药，效如桴鼓。此案虽属湿脚气，而阴寒甚重，故于鸡鸣散中加入姜附，为治此证之的对良方。案中发明原因脉理，亦有见地。

赏析 该案同属“脚气”范畴，病因明确，乃久居湿地，风寒湿所侵而致，既风湿寒为患，治疗上总不离脾肾，仍用鸡鸣散驱寒除湿，加苍术、茯苓、泽泻一可利湿，二使所利之邪有所出路，羌活、防风、干姜、附子祛风散寒，则其病而除。同时指出脚气为病，北南有别，与水土有关，结合易地疗养之说，证实中医“三因制宜”理论。脚气，古称“壅疾”，治疗当以宣通为主。鸡鸣散中，吴茱萸散寒下气，能“治肾气脚气水肿”；木瓜化湿舒筋，善治“湿痹脚气”和“脚气冲心”。方中重用陈皮，行气燥湿消肿；苏叶辛香，开化宣散；桔梗开上焦，以宣通气滞，三药合用宣肺利气，“气行则湿行”。重用槟榔，下气降逆，开壅泄滞，使诸药直达下焦，湿从大便而出，不致入腹冲心，而取“下黑粪水”之效。此外，佐用生姜之辛散，与紫苏相伍以温散寒邪，祛除风湿。诸药配伍，开上、导下、温宣、降浊。

脚气上冲案（内科）

高纴云（住赣州生佛坛前）

病者 陈乃猷，年三十八岁，乡农，江西人。

病名 脚气上冲。

原因 平素嗜浴水，坐湿地，而渐成此病。

证候 足胫痠痛，麻痹不仁，行步艰难，四肢皆冷，忽然心胸闷乱，不识人事而昏厥。

诊断 脉两寸虽浮，而两尺沉微欲绝，此脚气冲胸之危候，气返则生，不返则由厥而脱矣。

疗法 急用术附汤，加黑锡丹、牛膝、加皮、槟榔等，温镇冲纳为君，佐沉香、茴香平其冲逆，使麻痹得通，厥逆得平，始为化凶转吉。

处方 泗安苍术钱半　黑附块一钱　生淮牛膝三钱　五加皮三钱　海南槟榔三钱　小茴香一钱　上沉香八分　黑锡丹一钱（包煎）

效果 一剂即神苏而厥止。去黑锡丹，再进三剂，手足转温，精神清爽。终用六斤丸（木瓜、牛膝、天麻、杞子、淡苁蓉、鹿角胶各一斤，蜜丸），每服二钱，调理旬余除根。

廉按 此治阳为阴逼，脚气阴厥之捷效方法，若畏其药猛而不敢服，转瞬由厥转脱，不及挽救矣。凡病家遇此种剧烈危证，全在主方有人也。

赏析 由平素喜好及生活起居可知该患者所患为脚气上冲寒湿证，但患者并无腹大胫肿、喘咳身重、卧而喘等水气上冲凌心症状，而以足胫酸痛，麻痹，肢冷，突然胸闷、心慌、昏厥为主症，此为寒湿所伤，损及脾肾，见气血逆乱、阴阳决离之象，故强调“气返则生”。急用术附汤合黑锡丹镇纳浮阳、平其冲逆，后用温阳通络调理除根。该案所示，急证当前，用药如用兵，贵在神速，其间虽有虎狼之品，也不宜畏首畏尾，应分清主次、当机立断，此乃将军所为！本方在临床应用时，兼见恶风、自汗、脉浮缓者，属风湿偏盛，可加桂枝、防风以祛风胜湿；如身痛、肢冷、无汗、脉沉迟者，为寒湿偏盛，可加附子、肉桂以温散寒湿；如肿势上犯入腹，湿气冲胸，呕恶胸闷，甚至喘促抬肩、自汗淋漓、神志昏乱、脉见短促者，即为脚气冲心之危候，可去苏叶、陈皮、桔梗之升散，加附子、肉桂、沉香以温阳降逆，急泄湿浊。有歌曰："鸡鸣散是绝奇方，紫苏吴萸桔梗姜，木瓜陈槟煎冷服，肿浮脚气效验彰。"

脚气冲心案（内科）

李伯鸿（住汕头仁安里）

病者 何评云，年五十八岁，住汕大德里街。

病名 脚气冲心。

原因 花酒恣饮，年老血气衰弱，不胜其湿，毒发而为脚气冲心。

证候 呼吸似无，心跳尚微，觉心下痰气高耸，昏厥不语。

诊断 棺衾置前，预备入殓，儿媳环哭，延余诊本以冀万一。按诊已无，只有打听二诊，打其胸腹胀实，有杂音，听其心久而有一跳，手足末尽冷，且其病先由脚痛起，胸有痰积，此证俗名百子痰打，书名脚气冲心。前医误脚气为流火，敷以药，所以痰气攻心而作假死形也。

疗法 先止其儿媳哭，以免喧扰。用二人扶起病者，运用人工呼吸法，以蒜艾炙其下患部，以野葛膏摩擦其上患部，俟痰气散，心脏能活动，呼吸能接续，急煎朴香槟汤灌之，下用脚踏丸，以发其汗，继续服后方愈，后令服四斤丸，以断其再发。

处方 野葛根三两　蛇含草三两　防风三两　草乌头二两　桔梗二两　茵芋叶二两　川椒一两　干姜二两　巴姜二两　升麻二两　细辛二两　雄黄二两　犀角二钱　鳖甲一两

共为粗末，酒四斤，浸四日，以猪脂五斤熬药，须慢火频搅，勿令焦黑。俟滴水成珠，以绢滤去渣滓，入樟脑二两，冰片二钱，麝香四分，磁瓶封固，待用，名野葛膏，以摩患部，为治脚气要术。

次方 脚踏丸方

生草乌三两，樟脑二两

醋糊为丸，如弹丸大，每置一丸于炉中，病者足踏之，衣被盖覆身上，以汗出如涎为效。

三方 朴香槟汤方

贡厚朴一两　广木香一两　花槟榔一两

四方　广木香二钱　花槟榔三钱　防己二钱　郁李仁三钱　桑白皮二钱　赤茯苓六钱　大腹皮二钱　紫苏二钱　广陈皮二钱　秦艽三钱

五方　祠半夏二钱　桑白皮二钱　槟榔二钱　旋覆花二钱　草乌二钱　射干二钱　赤茯苓四钱　黑牵牛六钱　前胡二钱　汉木通二钱　秦艽三钱

六方　黑牵牛四钱　花槟榔二钱　瓜蒌仁二钱　豨莶草三钱　春根藤三钱　石龙芮二钱　祠半夏二钱　赤茯苓四钱　干地龙二钱　葶苈三钱

七方　四斤丸方

川牛膝一斤　宣木瓜一斤　肉苁蓉一斤　明天麻一斤

酒四斤，浸一日，晒干为末，用浸过药之酒，熬膏为丸，如桐子大，每服三十丸。

效果　三星期愈，服四斤丸二服，迄今六十余，体健异常。

廉按　学识崭新，处方奇特，堪为脚气冲心证别开生面，独树一帜。

赏析　本案患者由于年老体弱，饮酒过度，聚而生湿，毒发而为脚气冲心，又有误诊在先，而痰气攻心作假死状。呼吸似无，心跳尚微，觉心下痰气高耸，昏厥不语。治疗上，另辟蹊径，一则强调环境，避免喧扰；二则重视外治，坐位、人工呼吸、艾炙、野葛膏外擦，脚踏丸足踏，以散痰气；三则待心跳呼吸恢复后，口服用药，以发其汗。其中，野葛根膏用药复杂、制作讲究，究其缘由，大多为祛风通络、醒脑开窍、散寒发散之品，但野葛根、猪脂兼有养阴、生津、滋润之功，以利疏导发散而不伤津，此谓："保住一份津液，便留得一份生机"，用药全备细致、过程循序渐进，而疾病得愈，在如此情急之中，尚能忙而不乱、淡然处之，实在值得后世学习。

第五卷　燥淫病案

风燥伤卫案（内科）

郑惠中（住杭州）

病者　陈汉山，年二十四岁，住杭县定南乡。

病名　风燥伤卫。

原因　立冬前西风肃杀，燥气流行，感其胜气而发病。

证候　头胀微痛，畏寒无汗，鼻塞咳嗽，气逆胸懑，身热唇燥，肌肤干槁。

诊断　脉右浮滑，左弦涩，舌苔白薄。弦则为风，涩则为燥，滑则为痰。脉证相参，乃感秋凉之燥风，即徐洄溪所谓病有因风而燥者，宜兼治风是也。

疗法　《内经》谓燥淫所胜，平以苦温，佐以酸辛。故以杏仁之微苦温润为君，生白芍之微酸，桂枝木之微辛为臣，时至秋燥，每多咳逆，故佐前、桔以宣肺，使蜜枣以润肺，肺气宣畅，则燥气自然外解矣。

处方　光杏仁三钱　生白芍钱半　桂枝木八分　前胡二钱苦桔梗一钱　蜜枣一枚（擘）

次诊　连进两剂，鼻塞通而头痛止，微汗出而寒热除，惟咳嗽胸懑依然，脉左虽柔，右仍浮滑，此燥邪不去，则肺不清，肺不清，则咳闷不止。治以疏肺消痰，仿程氏止嗽散加减。

次方　甜杏仁三钱（去皮）　蜜炙橘红一钱　紫苑三钱　蜜枣一枚（擘）　炒蒌皮二钱　蜜炙百部钱半　苏子钱半　金橘脯两枚（切片）

效果　三剂后，咳嗽大减，胸懑亦除，寝食精神复旧。后以橘红、麦冬泡汤代茶，辛以通气，甘以润肺，忌口一旬，调理而痊。

廉按　沈氏目南，谓燥气属凉，谓之次寒，乃论秋燥之胜气也。胜气多由于冷风，方用桂枝杏仁汤加减，深合经旨。接方用止嗽散增损，亦属凉燥犯肺，气逆痰嗽之正方。

赏析　燥发于秋，以津液干燥为主证，《黄帝内经·素问》言“燥胜则干”“燥者濡之”。先生指出燥邪性凉，较寒邪之性弱，根据四时之气燥邪在秋偏胜。且其起病多与风寒之邪相伴。燥夹凉风，与体内阳气相搏，结于肺卫，损耗津液，外被凉风所缚，内化火生风，鼻塞咳嗽，气逆胸懑，身热唇燥，肌肤干槁。故方中以桂枝杏仁汤加减，此与燥邪其性质相符：方中以杏仁苦温宣肺润肺为君，以酸辛之白芍、桂枝为臣，结合四时偏胜以桔梗、前胡一升一降，宣肺祛痰、降气平喘。二剂后患者鼻塞通而微有汗出，此为外感风寒得解，然咳嗽胸懑之症仍在此，为燥邪不得去而停聚于肺，正如《医学心悟》所言："……肺体属金，畏火者也，过热则咳；金性刚燥，恶冷者也，过寒亦咳……本方温润和平，不寒不热，既无攻击过当之虞，大有启门驱贼之势……"止嗽散专用于外感咳嗽，经服用解表宣肺之剂而咳不止者。方中杏仁温润以平燥邪；橘红宣肺止咳；紫苑、百部止咳化痰，治疗咳嗽不分久新；瓜蒌皮性苦微温，润肺化痰，利气宽胸；苏子降气消痰，止咳平喘。三剂后咳嗽大减，续以橘红、麦冬代茶饮，润肺通气调理一旬。纵观医者方剂之变化：用药先温润宣肺，肺气宣畅，燥气外解，后去燥清肺，止咳消痰，最终通气润肺调理后而愈。因此，燥邪侵袭，最易伤津，虽以"润"为先，但须辨明兼夹，或清或宣，方能药到病除。

凉燥犯肺案（内科）

何拯华（绍兴同善局）

病者 单增康，年三十六岁，业商，住单港。

病名 凉燥犯肺。

原因 秋深初凉，西风肃杀，适感风燥而发病。

证候 初起头痛身热，恶寒无汗，鼻鸣而塞，状类风寒，惟唇燥嗌干，干咳连声，胸满气逆，两胁串疼，皮肤干痛。

诊断 脉右浮涩，左弦紧，舌苔白薄而干，扪之戟手。此《内经》所谓"大凉肃杀，华英改容，胸中不便，嗌塞而咳"是也。

疗法 遵经旨以苦温为君，佐以辛甘，香苏葱豉汤去香附，加杏仁、百部、紫苑、前胡、桔梗等，温润以开通上焦，上焦得通，则凉燥自解。

处方 光杏仁三钱　苏叶梗钱半　新会皮钱半　紫苑三钱　前胡钱半　鲜葱白四枚　淡香豉三钱　炙百部钱半　桔梗一钱　炙草六分

次诊 两剂后，周身津津微汗，寒热已除，胁痛亦减。惟咳嗽不止，痰多气逆，胸前满闷，大便燥结，脉右浮滑，左手弦紧已除，舌苔转为滑白，此肺气之膹郁，虽已开通，而胸腹之伏邪，尚多闭遏也。治以辛滑通润，流利气机，气机一通，大便自解。用五仁橘皮汤加蒌、薤。

次方 甜杏仁四钱（去皮，杵） 柏子仁三钱（杵） 生姜四分 拌捣全瓜蒌五钱 松子仁三钱（去皮，杵） 栝蒌仁四钱（杵） 干薤白二钱（捣） 蜜炙橘红一钱

效果 一剂而便通咳减，再剂而痰少气平。后用清金止嗽膏，日服两瓢，调养数日而痊。

附清金止嗽膏方

藕汁、梨汁各四两 姜汁、萝卜汁、白蜜各三两 巴旦杏仁（去皮）、川贝（去心）各二两 磁瓶内炭火熬膏，不时噙化。

廉按 春月地气动而湿胜，故春分以后，风湿暑湿之证多，秋月天气肃而燥胜，故秋分以后，风燥凉燥之证多。若天气晴暖，秋阳以曝，温燥之证反多于凉燥。前哲沈氏目南谓性理大全，燥属次寒，感其气者，遵《内经》“燥淫所胜，平以苦温，佐以辛甘”之法，主用香苏散加味，此治秋伤凉燥之方法也。叶氏香岩谓秋燥一证，初起治肺为急，当以辛凉甘润之方，气燥自平而愈，若果有暴凉外束，只宜葱豉汤加杏仁、苏梗、前胡、桔梗之属。此案初方，悉从叶法加减，接方五仁橘皮汤加蒌、薤，方皆辛润滑降，稳健有效。惟初起虽属凉燥，继则渐从热化，故终用清金止嗽膏以收全功。

赏析 本病案选择颇具特色，据四时偏胜理论，秋日燥胜，故秋分以后燥邪偏胜，燥邪按其性可分为凉温两种。后世治燥大多推崇《温病条辨》之法，选辛温“杏苏散”加味，盖因前病案所诉“燥气属凉，谓之次寒”，本案患者固然有“头痛身热，恶寒无汗，鼻鸣而塞”状类风寒之外感表现，但伴有“唇燥嗌干，干咳连声，胸满气逆，两胁串疼，皮肤干痛”等燥邪伤津伤阴之象，故用药不宜过温。该案虽遵《黄帝内经》“燥淫所胜，平以苦温，佐以辛甘”之法，且选择《重订通俗伤寒论》之香苏葱豉汤，但选方时去掉了理气调经之香附。从叶天士治凉燥之法，以治肺为急，用以辛凉甘润之方。结合本例秋季外感寒凉之邪的病史加用杏仁、苏梗、前胡、杏仁、枳壳、桔梗之属，以止咳、润肺、祛痰，开利上焦以解凉燥。患者服药两剂后表证即解，但仍咳嗽不止，痰多气逆并伴大便秘结。此为胸腹伏邪闭遏，治以五仁橘皮汤加蒌、薤用以辛滑通润，流利气机，气机一通，大便自解，用以润肠通便，专治秋燥肺燥肠闭证，加以瓜蒌、薤白行气祛痰。后因燥邪感染日久，燥邪伤阴而从热化故宜养阴润燥、降气化痰之清金止嗽膏调养数日而痊，全程微温而不燥，且温中有润，使邪去不伤正，以收良效。

温燥伤肺案（内科）

何拯华（绍兴同善局）

病者 王敬贤，年三十五岁，业商，住南街柴场弄。

病名 温燥伤肺。

原因 秋深久晴无雨，天气温燥，遂感其气而发病。

证候 初起头疼身热，干咳无痰，即咳痰多稀而黏，气逆而喘，咽喉干痛，鼻干唇燥，胸懑胁疼，心烦口渴。

诊断 脉右浮数，左弦涩，舌苔白薄而干，边尖俱红。此《内经》所谓“燥化于大热反胜之”是也。

疗法 遵经旨以辛凉为君，佐以苦甘，清燥救肺汤加减。

处方 冬桑叶三钱　生石膏四钱（冰糖水炒）　原麦冬钱半　瓜蒌仁四钱（杵）　光杏仁二钱　南沙参钱半　生甘草七分　制月石二分　柿霜钱半（分冲）

先用鲜枇杷叶一两（去毛筋）、雅梨皮一两，二味煎汤代水。

次诊 连进辛凉甘润，肃清上焦，上焦虽渐清解，然犹口渴神烦，气逆欲呕，脉右浮大搏数者，此燥热由肺而顺传胃经也。治用竹叶石膏汤加减，甘寒清镇以肃降之。

次方 生石膏六钱（杵）　毛西参钱半　生甘草六分　甘蔗浆两瓢（冲）　竹沥夏钱半　原麦冬钱半　鲜竹叶卅片　雅梨汁两瓢（冲）

先用野菰根二两、鲜茅根二两（去皮）、鲜刮竹茹三钱，煎汤代水。

三诊 烦渴已除，气平呕止，惟大便燥结，腹满似胀，小溲短涩，脉右浮数沉滞。此由气为燥郁，不能布津下输，故二便不调而秘涩，张石顽所谓燥于下必乘大肠也。治以增液润肠，五汁饮加减。

三方 鲜生地汁两大瓢　雅梨汁两大瓢　生莱菔汁两大瓢　广郁金三支（磨汁约二小匙）　用净白蜜一两，同四汁重汤炖温，以便通为度。

四诊 一剂而频转矢气，二剂而畅解燥矢，先如羊粪，继则夹有稠痰，气平咳止，胃纳渐增，脉转柔软，舌转淡红微干。用清燥养营汤调理以善其后。

四方 白归身一钱　生白芍三钱　肥知母三钱　蔗浆两瓢（冲）　细生地三钱　生甘草五分　天花粉二钱　蜜枣两枚（擘）

效果 连投四剂，胃渐纳谷，神气复元而愈。

廉按 喻西昌谓《内经》生气通天论："秋伤于燥，上逆而咳，发为痿厥。"燥病之要，一言而终，即"诸气膹郁，皆属于肺。""诸痿喘呕，皆属于上。"二条指燥病言明甚。至若左胠胁痛不能转侧，嗌干面尘，身无膏泽，足外反热，腰痛筋挛，惊骇，丈夫㿗疝，妇人少腹痛，目眯眦疮，则又燥病之本于肝而散见不一者也，而要皆秋伤于燥之征也。故治秋燥病，须分肺肝二脏，遵《内经》"燥化于天，热反胜之"之旨，一以甘寒为主，发明《内经》"燥者润之"之法，自制清燥汤，随证加减，此治秋伤温燥之方法也。此案前后四方，大旨以辛凉甘润为主，对证发药，药随证变，总不越叶氏上燥治气，下燥治血之范围。

赏析 本案患者感时令之邪发为温燥，"肺为娇脏"，喜润恶燥，且外合皮毛，开窍于鼻，温燥伤肺，肺失宣降功能，故气逆而喘，胸懑胁疼。方选清燥救肺汤加减，方中桑叶轻宣肺燥，透邪外出，为君药；石膏辛甘而寒，清泻肺热，麦冬甘寒，养阴润肺，石膏虽沉寒但用冰糖水炒之，则不碍君药之轻宣；麦冬虽滋润但用量轻于桑叶，则不妨君药之外散；杏仁、枇杷叶苦降肺气；南沙参养阴清肺，益胃生津。服后上焦燥热得清，但燥邪日久由肺顺传至胃经，治以竹叶石膏汤加减，方中竹叶、石膏清透气分余热，除烦止呕；西洋参、麦冬补气养阴生津为臣；竹沥、竹茹清热化痰，止咳除烦，共奏清热生津，益气和胃之功。三诊烦渴已除但燥邪伤津，且肺与大肠相表里，津液不得下输则二便不调而秘涩，故用增液润肠，行气下气之五汁饮，服后燥屎已除，气平咳止终用清燥养营汤调理善其后。先生案中言明，燥病之要一言而终当属病在上在肺，但尚可见左胠胁痛等肝经受累之表象，盖因燥病之本于肝而其症散见不一，故本案随着症状由上至下、由表入里的演变，而选用不同针对性方剂，原则上体现了"上燥治气、中燥增液、下燥治血"的大法，故疗效显著。

燥咳案（内科）

钱存济（住广德城内）

病者 陈周溪，年近四旬，身体强盛，广德屠宰税经理，住本城。

病名 燥咳。

原因 时值秋燥司令，先患房事，后宴会，酒罢当风而卧，醒则发咳。

证候 干咳无痰，胸膺板闷，胃脘拒按，口干喜冷，日晡发热，夜不安寐。

诊断 六脉强直有力，舌苔黄燥。合病因脉象断之，乃肺燥胃实也。先以清燥活痰药投之，不应。继以消导豁痰药治之，转剧。此由时值燥令，胃肠积热化燥，燥火横行，宜其无济也。

疗法 大承气汤合调胃法，君以苦寒荡积之大黄，佐以咸寒润燥之芒硝，臣以苦辛开泄之朴实，少加甘草以缓硝黄之峻为使。

处方 川锦纹一两（酒洗） 川卷朴三钱 炒积实三钱 玄明粉三钱 生甘草钱半

上药先煎，后纳玄明粉，俟玄明粉溶化，去滓顿服。

效果 服一剂，下燥屎数十枚，其病霍然。改用清燥救肺汤二剂，以善其后。

廉按 燥之一证，有由风来者，则十九条内“诸暴强直，皆属于风”是也；有由湿来者，则十九条内“诸痉项强，皆属于湿”是也。风为阳邪，久必化燥，湿为阴邪，久亦化燥，并且寒亦化燥，热亦化燥，燥必由他病转属，非必有一起即燥之证，《内经》所以不言燥者，正令人于他证中求而得之，由是而证以经文，及《伤寒论》各病，则凡六经皆有燥证。嘉言所制清燥救肺汤一方，独指肺金而言，断不足以概之。若言六经之燥，则惟阳明一条最为重候。盖手足阳明之胃大肠，正属燥金，为六气之一，而可独指肺金为燥哉？嘉言惟不识十九条之皆可以求燥证，故不知十九条之所以无燥证耳。至补出秋燥一层，自有卓见，不可没也。此案却合胃大肠燥金为病，清燥消滞，其何济乎！断证既明，放胆用三一承气汤，苦温平燥，咸苦达下，攻其胃肠燥实，善后用清燥救肺，先重后轻，处方用药，步骤井然。

赏析 本证时值秋燥司令，又酒食不节，外感风邪，虽为燥咳，但亦伴随胃脘拒按，日晡发热等阳明胃经燥实的表象，故单以清燥化痰之法清肺经燥邪则效果不佳，而转投消导豁痰之品则病情日重，且时至秋日，正为燥之所胜，故胃肠积热化燥。先生于按中言明，诸邪均可化生燥邪，而燥必由他病转属，而无病一起即为燥邪，故《黄帝内经》未单独言燥，而《伤寒论》凡六经皆有燥证。据此先生论及喻嘉言之清燥救肺汤，独治肺经燥邪偏胜，其首次提出了与时令相干的秋燥之邪，固然有其先进性，但未及他经病变，不可一概而言。就六经燥邪而言，当属胃阳明经燥实之邪最重，其因手足阳明之胃大肠，正属燥金，为六气之一。此案为燥热内结阳明，津伤肠燥之证。应首治阳明腑实证清燥消滞，阳明热结津伤，津液耗伤，腑实不通，则燥痰不化；患者胸膺板闷、胃脘拒按、口干喜冷、日晡发热、夜不安寐、六脉强直有力，舌苔黄燥，均为燥热内结之证，当攻下以泻实。《张氏医通》："燥在上必乘肺经，故上逆而咳……，燥于下必乘大肠，故大便燥结。然须分邪实、津耗、血枯三者为治。"选用大承气汤攻下腑实以去燥。通下能存阴，滋液亦有助于通下。阳明腑证，以存阴救阴，即"釜底抽薪，急下存阴"之法。因燥邪伤阴，故而急下通腑，后继以清润之法，以善其后。

燥咳案（内科）

柳贯先（住镇江城外山巷）

病者 郎君，年六十三岁，镇江丹徒县人，住本城内。

病名 燥咳。

原因 中年失偶，身长而瘦，木火体质，适感秋燥而发病。

证候 干咳喉痒，胸胁刺痛，头胀肌热，鼻流浊涕。

诊断 舌红苔干，脉浮而数。乃温燥引动肝热冲肺也。

疗法 润肺清肝，用桑叶、二母、蒌、芦为君，以清燥救肺，竹茹、瓜络、夏枯、苏子为臣，以清络平肝，佐以薄荷、梨皮之辛凉甘润，以疏风燥，使以生甘草，调胃和药。

处方 霜桑叶二钱　紫苏子一钱　苏薄荷五分　生甘草五分　夏枯草二钱　栝蒌皮二钱　肥知母钱半　川贝母三钱　淡竹茹三钱　水芦根一两　雅梨皮五钱　丝瓜络三钱

效果 服二帖，即热退咳减。原方去薄荷、苏子，加鲜石斛三钱，青蔗浆两瓢，增液养胃而痊。嘱其日服藕粉，以调养而善后。

廉按 此外感温燥之咳，故专用清泄以肃肺，方亦轻灵可喜。

赏析 本案为燥邪与风热并见的温燥证，患者平素体质木火，情志不遂，肝郁化热，木火刑金灼伤肺津，而发燥咳。吴鞠通《温病条辨》："秋燥之气，轻则为燥，重则为寒，化气为湿，复气为火。"燥属金而克木，木之子，少阳相火也，火气来复，故现燥热之证。温燥引动肝火，肝失疏泄，气机失畅，则胸满胁痛；肝火犯肺，引动肺经燥热，耗伤阴液，肺为热灼，肺气失于清肃，则见喉痒干咳；燥热灼津则舌红苔干；脉浮而数，是以风热相合化燥伤津所致。方既不能用辛香之品，以防耗气，亦不可用苦寒泻火之品以防伤津。治疗当以清肺润燥为主，桑叶、瓜蒌皮疏散风热，清肺化痰；苏子降气止咳平喘；川贝、知母清热宣肺，化痰止咳，清肺金燥热；芦根生津除烦；竹茹清热化痰；丝瓜络、夏枯草清肝通络，合之共奏清泻肺热、润燥养阴、平肝降火之功。复诊，燥热渐退而肺胃津伤未复，然咳已减，胃阴伤则口舌干燥而渴，以外感之邪渐净，故身热不甚，由于邪去而肺胃津伤，则加石斛等滋阴养胃增液，并服藕粉，最终调养而痊愈。

孕妇燥咳案（产科）

何拯华（绍兴同善局）

病者 宋宝康之妻吴氏，年三十四岁，住本城南街。

病名 孕妇燥咳。

原因 妊已七月，适逢秋燥司令，首先犯肺而发。

证候 初起背寒干咳，咳甚无痰，喉痒胁疼，甚至气逆音嘶，胎动不安，大便燥结。

诊断 脉右浮滑搏指，左弦滑数，舌边尖红，苔薄白而干。此《内经》所谓“秋伤于燥，上逆而咳”。似子瘖而实非子瘖，子瘖当在九月，今孕七月，乃由燥气犯肺，肺气郁而失音，所以经谓“诸气膹郁，皆属于肺”也。

疗法 当从叶氏上燥治气，辛凉宣上。故用桑、菊、荷、蒡疏肺清燥为君，蒌、贝润肺活痰为臣，佐以鸡子白、雅梨皮开其音，使以嫩苏梗安其胎，庶几肺气舒畅，而痰松音扬，胎气自安矣。

处方 冬桑叶二钱　薄荷叶八分　栝蒌皮二钱　鸡子白一枚（后入）　白池菊二钱　牛蒡子钱半　川贝母二钱　雅梨皮一两

次诊 连进三剂，音清咳减，咳痰亦松。惟大便五日不通，脘腹胀满，口干喜饮，不能纳谷，脉仍搏数，舌边尖尚红，扪之仍干。法当内外兼治，外用蜜煎导以引之，内用五仁汤加减以通润之。

次方 松子仁四钱（杵）　炒麻仁三钱（杵）　甜杏仁三钱（去皮）　柏子仁三钱（杵）　瓜子仁二钱　金橘脯二枚（切片）　萝卜汁一瓢（煎汤代水）

先用净白蜜一瓢，煎汤代水。

三诊 一剂而频转矢气，再剂而大便通畅，腹胀顿宽，咳痰虽松，而咳仍不止，左胁微痛。幸口燥已除，胃能消谷，脉数渐减，舌红渐淡，可进滋燥养营汤，冲润肺雪梨膏，保胎元以除咳。

三方 白归身钱半 生白芍三钱 蜜炙百部钱半 蜜枣一枚（剪） 细生地三钱 生甘草五分 蜜炙紫苑三钱 金橘脯一枚（切片） 叶氏润肺雪膏一两（分冲）

效果 连服四剂，音扬咳止，胃健胎安而愈。

廉按 六气之中，惟燥气难明，盖燥有凉燥温燥上燥下燥之分。凉燥者，燥之胜气也，治以温润，杏苏散主之。温燥者，燥之复气也，治以清润，清燥救肺汤主之。上燥治气，吴氏桑杏汤主之。下燥治血，滋燥养营汤主之。此案孕妇病燥，较男子燥证为难治，初中末三方，皆对证发药，层次井然，且无一犯胎之品，非率尔处方者可比。

赏析 本案为温燥初起邪袭肺卫之候，因其燥热袭表，故见发热、恶寒等表证。由于燥热在肺，肺津受伤，则有咳嗽少痰、咽干等证，舌白苔干均为燥热袭肺卫之征象。本证病在孕妇，伴见气逆声嘶，但不同于“子瘖”。盖因后者常发于孕九月之时，而本病发在孕七月，且病因秋季燥邪当时，秋燥阻肺，肺气瘀滞所致。遵叶天士上燥治气，宜以辛凉宣上之品。方用桑杏汤加减，方中桑叶、菊花疏风透邪；且上焦气分燥热及清窍，咽喉为肺胃之门户，燥热随经上干所致，故而气逆音嘶，以薄荷等辛凉以清头目，牛蒡子利咽喉，符合“治上焦如羽”之大旨；川贝宣肺止咳，梨皮养阴润燥，以使邪去而不伤津，润燥而不碍表，共奏疏表润燥、清透肺卫之效。兼以嫩苏梗安胎，全方润燥化痰而胎自安。二诊时，患者肺气郁闭已除，但肺与大肠相表里，肺有燥热，液亏肠闭，肺不布津，大肠失于濡润，传导失常，则糟粕停聚于内而为便秘腹胀。此与阳明腑实证的区别在于，本证虽腹胀便秘但无腹痛拒按之证。《通俗伤寒论》：“秋燥一证，先伤肺津，次伤胃液，终伤肝血肾阴。故《内经》云，燥者润之。”本证因肺燥影响及肠，肠中缺乏津液所致，当内外兼治，宜外用蜜煎导以引之，内用五仁汤加减以通润之。方用肃肺化痰，润肠通便之五仁橘皮汤为治：松子仁、麻仁、柏子仁、瓜子仁具有润燥滑肠之功，甜杏仁既能润肺化痰，又可宣开肺气，滑肠通便，橘皮化痰行气除胀，且助运行，使诸仁润而不滞。全方肃肺润肠，肠润便通则肺气易降，肺气降则大便亦易于通下。三诊时患者大便已通，但仍咳嗽不止，伴左胁微痛，此为感邪日久，耗伤阴津所致。但患者胃气仍健，而舌脉较前已有所缓解，故此时取下燥治血之法，以滋阴养营汤，冲服润肺雪梨膏，以治火热消灼肺阴，血伤而致的燥证。方中当归、生地黄、芍药滋肾补阴水而清肺火；百部、紫苑润肺下气止咳。纵观全案，三诊前后均有理有据，次序井然，且方中无一犯胎之品，足可见医者处方之精妙。

燥咳咳血案（妇科）

何拯华（绍兴同善局）

病者 王小毛之妻徐氏，年廿三岁，住琶山村。

病名 燥咳咳血。

原因 肝经素有郁火，秋分后，适被燥热上逼，顿致咳血。前医曾用三黄泻心汤冲京墨汁，送服参三七，两剂不应，特来邀诊。

证候 初起喉痒干咳，气逆胸闷，两胁串疼。继即咳血鲜红，多至两碗，三日不止，头晕目闭，面赤足冷，息粗难卧，神烦少寐。

诊断 脉左沉弦涩，右洪大搏数，舌嫩红微干，予断之曰，此由燥火伤肺。肺络伤则血上溢，病势甚危，最防气随血脱。幸而重按两尺脉尚有根，或可挽回。

疗法 苦寒泻火不应，当易甘寒清燥，冀其宁络止血，和胃保肺，肺气肃降，则血自止。借用顾晓澜先生八汁饮意，以救济之。

处方 甘蔗汁一酒杯　鲜芦根汁一酒杯　生莱菔汁半酒杯　生池藕汁一酒杯　雅梨汁一酒杯　鲜荷叶汁三匙　生白果汁二匙　陈京墨汁三匙

先用七汁和匀，重汤炖温，冲入京墨汁，不住口，缓缓灌之。

次诊 昨进八汁，夜间得寐，血亦不来，神亦稍安。惟精神疲倦，懒于语言，状似奄奄一息，脉虽搏数渐减，右仍浮大，按之豁然而空，舌仍红嫩，此由血去过多，防有气随血脱之变。议以益气固脱为君，宁络佐之。

次方 吉林参七分（秋石水拌浸一时许）　左牡蛎四钱（生打）　北五味七粒（杵）　雅梨汁一酒杯（冲）　大麦冬钱半（辰砂染匀）　花龙骨三钱（生打）　甘蔗汁一酒杯（冲）　生藕汁一酒杯（冲）

三诊 两剂服后，精神渐振，胃喜纳食，脉大渐敛，数象已除。惟咳痰不止，或带血丝，或夹血珠，尚防有肺损之患。再仿顾松园先生法，用八仙玉液以善其后。

三方 生藕汁一酒杯　甘蔗汁一酒杯　清童便一酒杯　真柿霜钱半　雅梨汁一酒杯　芦根汁一酒杯　茅根汁一酒杯　鸡子白三枚　重汤炖温，频频服之。

效果 连服八日，咳痰已除，火平血宁，精神恢复而痊。

廉按 叶香岩先生云：咳血脉右大者，治在气分。今则内因肝火烁肺，外因燥热侵肺，是先由气分热炽，而后劫伤血管，血管破裂，所吐虽是血，其病实在气，故初方一派甘寒润降，气药居多，血药为佐，盖病由气分波及血分，治法自当重气而轻血也。《内经》云："热伤气。"气分热灼之后，焉得不虚，人参在所必需。然恐肺热还伤肺，故用秋石以拌浸之。且有龙、牡、五味之收敛血管，麦冬、三汁之甘凉润降，则人参不患其升动矣。三方八仙玉液，为松园得意之方，谓痨损之咳，择而用之，亦有特效。观此，则是案可为治虚燥咳血之概要矣。

赏析 初秋之季，炎热之气尚未尽退，久晴无雨，秋阳多曝，病属温燥。且患者久伤郁闭，燥邪入内诱发肝经郁热，木火刑金而致肺燥愈重。患者右脉洪大搏数，舌嫩红微干，此为肝火上犯烁肺，外有燥热侵肺，内外相合先有气分热盛，随后燥邪入里灼伤肺络，劫伤血分，继即咳血鲜红。故其所吐虽为血但其病首先在气。正如《内经》所说："金郁之发，燥气以行，民病咳逆。"而"燥邪最易伤津耗气"。故治疗时，本案未先止血，而以甘寒润降之法先平气分之热，而佐以宁血之法。方用八汁饮，以肃降肺气，宁络止血，遂遵《内经》"燥者濡之"的原则，以甘寒滋润、保肺养胃为要。次诊时，其咳血已止，但患者神疲乏力，右脉浮大，按之虚空，舌仍红嫩，其为咳血日久，已有气随血脱之势，方中以人参大补元气，并以秋石拌浸之，以防人参温燥；龙骨、牡蛎、五味子收敛止血，固脱生津；麦冬、甘蔗汁、生藕汁、雅梨汁滋阴润燥。服后，胃气渐复，精神渐佳，但仍有肺损之意，盖因感邪日久而伤阴液所致。三诊选择八仙玉液，专治阴虚劳损咳嗽。此案有理有据，循序渐进为治疗虚燥咳血之要。

燥咳头晕案（妇科）

何拯华（绍兴同善局）

病者 许姓妇，年三十余岁，住南池。

病名 燥咳头晕。

原因 素体血虚肝热，时逢秋燥，燥气逗引，陡发干呛而兼晕。

证候 燥咳恶心，气逆头眩，鼻中气如火热，咽干神烦，夜寐盗汗，汗出即醒，醒则气咳，咳甚则晕。

诊断 脉右寸浮涩，左关虚数而弦，细按两尺，尚有根气，舌干少津。此由时令之燥气，挟肝经之燥火，互相上蒸，冲肺则气逆干咳，冲脑则头晕目眩，病势甚为可虑。幸而脉尚有根，两颧不红，声不嘶而音不哑，不致酿变痨瘵，耐心调养，尚可挽回。

疗法 欲保肺藏之气液，当先清肺经之燥热，泻白散合清燥救肺汤加减。

处方 生桑皮五钱 冬桑叶三钱 生石膏三钱 原麦冬一钱 生甘草五分 地骨皮五钱 甜杏仁三钱（杵） 毛西参一钱 枇杷露一两（分冲） 雅梨皮一两

次诊 两剂后，鼻中气热已除，气逆干咳亦缓。惟夜寐仍有盗汗，神烦头晕依然，脉舌如前。姑用吴氏救逆汤，甘润存津，介潜镇摄。

次方 陈阿胶钱半（烊冲） 生白芍五钱 细生地三钱 化龙骨三钱（生打） 原麦冬钱半 炙甘草八分 炒麻仁二钱 左牡蛎五钱（生打）

三诊 三进甘润介潜，头晕已除，盗汗亦止。惟火升气咳，痰不易出，即强咳出一二口，稀沫稠黏，喉中有血腥气，右寸脉转浮数，左弦软虚数同前，舌两边润，中心仍干，正如绮石所谓肺有伏逆之燥火，膈有胶固之燥痰也。姑仿顾松园先生法，清金保肺汤以消息之。

三方 桑白皮五钱 生甘草七分 野百合钱半 京川贝四钱（去心） 地骨皮五钱 原麦冬一钱 款冬花三钱 生薏苡三钱

先用鲜枇杷叶一两（去毛筋净）、鲜白茅根二两（去皮），煎汤代水。

四诊 速投清金润燥，降气化痰，咳虽减而不除，痰已松而易出，血幸不咳，神亦不烦，脉转滑数，舌变嫩红。病者云：恐久呛成痨，何不用人参以益肺气？愚谓参固为益气正治之药，然今尚肺火炽盛，骤进人参，最防肺热还伤肺。故前投清金润燥之药，清肺热，即所以救肺气，亦为益气之法也。仍守前方，加西洋参钱半，鲜石斛三钱。

五诊 四剂后余症均减，仅有早起咳痰，惟不食则馎，得食则缓，食后咳呛全无。诊脉右关虚弱，左关沉细微数，此由胃阴肝血两亏，中虚无砥柱之权，仿仲圣诸虚不足，先建其中，去过辛过温之品，但用建中之法，而变建中之方，庶不致助肝阳以烁肺津矣。

五方 淮山药三钱（生打） 提麦冬钱半 炒白芍二钱 陈南枣二枚 青皮甘蔗两节 川石斛三钱 广皮白一钱 清炙草五分 饴糖三钱 鲜建兰叶三片（后入）

效果 六进建中方法，胃健咳止，精神复旧，后用人参固本丸（潞党参、生熟地各四两，天麦冬各二两，蜜丸如小桐子大，玫瑰花三朵，泡汤送下），调补一月而痊。

廉按 此即喻西昌所谓身中之燥，与时令之燥，互结不解，必缓调至燥金退气，而肺乃得宁，咳可痊愈。案中前后五方，悉本前哲成方脱化而来，无一杜撰之方，殊堪嘉尚。

赏析 患者肺受燥热，且素体血虚肝热，时令之燥邪夹杂肝经之燥火相互作用，上犯于肺则气郁不宣，故可见身热咳嗽、气逆而喘等表现；上犯于脑则可见头晕目眩。燥热日久，耗气伤阴，气失润养，咽、喉、鼻干燥；因病势猛烈故可见右脉寸浮涩，左关虚数而弦，幸其两尺根气尚存，尚有一线生机。其邪盛故望留肺之气液，当首先清肺中燥热之邪。其即吴鞠通所谓的"诸气膹郁、诸痿喘呕之因于燥者，喻氏清燥救肺汤主之"。方用泻白散加清燥救肺汤主之。另本案病患素体血虚肝热，燥热引动肝热，上干清窍，而致头晕，初诊后肺之燥热已消，但邪气入里难免阴虚火旺，加之肝经燥热未除，故仍神烦头晕，入夜盗汗。遂以吴氏救逆汤加减，方中阿胶、白芍，滋阴润燥、补血柔肝；细生地凉头面之火，清肝胆之热；龙骨潜阳安神；麦冬养阴生津，共奏滋润津血、潜阳镇摄之功。三诊其头晕已除，盗汗亦止，但肺中伏逆之火灼伤血络，膈中胶固之痰难以咳出，速投降气化痰，清金润燥之品。此时尽管燥邪耗气伤阴日久必气虚，但不宜用补法补其不足，盖因肺热未除，防其死灰复燃；而投清金润燥之药以清肺热，所谓邪去正自复。其后进建中补肺，乃竟全功。此建中之意切符喻氏之认为燥属火热，易伤肺之阴液，治疗"大约以胃气为主，胃土为肺金之母也"。通览全案，皆可看出其方治燥多甘柔清润，而忌用辛香行气补气之品，以防伤津助燥，"如沃焦救焚"。

燥咳似痨案（妇科）

何拯华（绍兴同善局）

病者 室女朱姓，年十五岁，住南门外朱家坟。

病名 燥咳似痨。

原因 内因肝郁经闭，外因时逢秋燥，遂病干咳不止，专门产科作郁痨治，服过逍遥散加减，已十余剂。病势增剧，来延予治。

证候 面黄肌瘦，唇燥咽干，懒言神倦，便结溲赤，夜间潮热，逢寅卯时，燥咳无痰，胸胁串疼，至天将明，寐时盗汗出而身凉，经停三月，饮食渐减。

诊断 脉右浮涩，左沉弦涩，按之尚有胃气，舌红兼紫。此由肝郁气室，以致血瘀，瘀血化火，冲肺作咳，似痨嗽而尚非真痨也。

疗法 姑先用解郁养营，以消息之。

处方 瓜蒌仁三钱（炒） 干薤白钱半 焦山栀二钱 粉丹皮钱半 真新绛钱半 苏丹参三钱 京川贝三钱（去心） 广郁金二钱（磨汁，冲） 地骨皮露一两（分冲）

次诊 连服三剂，二便通畅，饮食大增，潮热盗汗渐减，脉象亦渐流利，解郁养营，幸中病机。惟咳久不止，恐将成痨。再照前方去蒌、薤，加归身一钱，鲜生地五钱，外用紫苑噙化丸三粒，以通降之。

次定丸方 紫菀五钱 鲜枇杷叶五钱（去毛，炒香） 生桑皮三钱 甜杏仁三钱（去皮） 款冬花三钱 绛通钱半 醋炒生川军钱半 蜜丸，如樱桃核大，每夜噙化三丸。

三诊 三剂后潮热盗汗已止，干咳十减八九，面黄渐润，精神颇振，脉亦渐起而流利，舌紫亦退，转为红活。仍用前方，煎送当归龙荟丸钱半，仲景䗪虫丸钱半。

四诊 连进四剂，诸恙俱痊，寝食精神复旧。惟少腹隐隐作痛，此经水将通之候，脉象流利，两尺尤滑，其明征也。改用寇氏泽兰汤合柏子仁丸加减。

四方 泽兰叶三钱 生赤芍二钱 延胡索钱半（酒炒） 生淮牛膝三钱 全当归三钱（酒洗） 柏子仁三钱 陈艾叶二分 鸡血藤膏钱半（烊化，冲） 卷柏钱半 广郁金二钱（磨汁，冲）

效果 连进四剂，经通脉和，寝食俱增而痊。

廉按 肝郁气滞以致血瘀者，必先疏畅其气，故首用蒌、薤以宣通上焦之气郁。郁久必从火化，内应乎肝，故继入当归龙荟丸，合仲景䗪虫丸，直泻肝经之郁火以通其经。迨郁解火清，经水有流动之机，然后用温通消瘀，因其势而利导之。前后治法，层次井然，可为似痨非痨者进一解。

赏析 本案朱姓女干咳不止，又面黄肌瘦潮热、盗汗故曰似痨。但不咳血、无颧红，不是真痨。《黄帝内经·素问·咳嗽》言：“五脏六腑皆令人咳，非独肺也。”本案咳嗽，内因肝郁，外因秋燥，木火刑金，肺失清肃而致干咳，治疗上遂以解郁为先，然肝郁日久，必从火化，兼挟秋燥之温热，灼伤阴液，致干咳盗汗，经行停止，故兼以益阴养营。栀子清中焦热，解郁除烦；郁金“行气，解郁……散肝郁……治妇人经脉逆行”（《本草备要》），能清心解郁，行气化瘀；瓜蒌仁“甘寒不犯胃气，能降上焦之火，使痰气下降”（《本草纲目》），能清热化痰降气；丹参祛瘀止痛，活血通经，清心除烦；地骨皮“外祛无定虚邪，内除有汗骨蒸，上理头风，中去胸胁气，下利大小肠，通能奏效。入泻白散，清金调气，疗肺热有余咳嗽”

(《药品化义》)；薤白利官窍，行气止咳；丹皮，其味苦而微辛，其气寒而无毒，辛以散结聚，苦寒除血热，入血分，为凉血热之要药；川贝润肺散结，止嗽化痰。一诊方药清热解郁，降气止咳，润肺养阴，内解肝郁，外润肺燥。二诊养阴为主，通降肺气。三诊潮热盗汗止、干咳几痊，故前方基础上通经泻火以调根本。四诊经水欲来故因势利导，温通消瘀。不同阶段，侧重不同，层层推进，环环相扣，不仅干咳潮热盗汗可解，肝郁闭经之病亦除。

燥咳动冲案（内科）

何拯华（绍兴同善局）

病者 许君，年三十二岁，业商，住南门外。

病名 燥咳动冲。

原因 内因肾虚肝旺，外因秋燥司令，一感触而冲动作咳。前医连进清燥救肺汤加减（方中人参用太子参），约八剂，而终归无效，来延予诊。

证候 初起咳逆无痰，喉痒咽干，夜热咳甚，动引百骸。继则脐旁冲脉，动跃震手，自觉气从脐下逆冲而上，连声顿咳，似喘非喘。

诊断 脉左细涩，右反浮大，按之虚数，舌红胖嫩。此喻嘉言所谓时至秋燥，人多病咳，而阴虚津枯之体，受伤独猛，亦即王孟英所谓肺气失降肾气失纳之冲咳也。

疗法 首当潜阳镇冲，故以三甲、石英为君，其次育阴滋燥，故以胶、麦、地、芍为臣，佐以款冬，使以冰糖，为专治干咳而设，庶几潜镇摄纳，纳气归原，则气纳冲平，不专治咳而咳自止矣。

处方 生牡蛎四钱（生打） 龟甲心四钱（生打） 生鳖甲四钱（打） 生款冬三钱 陈阿胶钱半（烊冲） 生白芍五钱 原麦冬二钱 奎冰糖三钱

先用大熟地八钱（切丝）、秋冰三分，开水泡四汤碗，同紫石英一两，煎取清汤，代水煎药。

次诊 每日两煎，连投四剂，使水升而火降，故咽干喉痒均除，俾气纳而冲底，故顿咳连声大减。惟脉仍虚数，舌尚胖嫩，此伏燥之所以难滋，而阴虚之所以难复也。仍守原方，重加石斛，耐心调补，以静养之。

次方 原方去石英，加鲜石斛五钱，同切丝大熟地，煎汤代水。

三诊 连进六剂，冲动已平，夜热亦退，胃纳大增，精神颇振，晨起略有单声咳，脉虽虚而不数，舌虽红而不胖，病势幸有转机，药饵尚须调补，议以六味地黄汤加减，善其后以复原。

三方 春砂仁二分 拌捣大熟地五钱 野百合二钱 大蜜枣两枚（擘） 山萸肉三钱 生淮山药三钱（打） 原麦冬三钱 金橘脯两枚（切片）

效果 连服十剂，单声咳止，饮食精神，恢复原状而痊。

廉按 燥咳动冲，梦隐谓之冲咳。凡水亏木旺者，一逢秋燥司令，每发此病，予恒数见不鲜，仿王氏治冲咳方（如牡蛎、龟板、鳖甲、紫石英、苁蓉、茯苓、熟地、归身、牛膝、冬虫夏草、胡桃肉等品，或用西洋参、熟地、苁蓉、二冬、茯苓、龟板、牡蛎、紫石英、玉竹、枇杷叶、橘皮等品），屡投辄验。此案从吴氏三甲复脉汤加减，大旨相同，竟奏全功。此叶吴王三家学派之所以盛行，到今不衰也。

赏析 本案中许君素体肾虚肝旺，秋燥干肺，内外相引，肾气失纳，肺气不降，发为冲咳。《黄帝内经·素问·至真要大论》曰："诸逆冲上，皆属于火。"丹溪亦云，"气从脐下起者，阴火也"。虽因阴虚动冲，治当补阴，但咳甚引动百骸，《黄帝内经·素问·标本病传论》谓"治主以缓，治客以急"，故当镇逆纳冲为要，滋补肾阴为次。俞根初《重订通俗伤寒论》中有"冲为血室……若肝挟胆火，化风上翔，则冲气上而冲心，心中痛热，甚则为气咳，为呃逆、为晕厥，故名冲咳冲呃冲厥……故以三石、白薇、镇逆纳冲为君。臣以牛膝、决明降逆气而潜肝阳。麦冬、熟地、养胃液以滋肾阴"，与本案证治相仿。本案以三甲、石英为君，重镇降逆且能滋补肾阴，胶、麦、地、芍滋阴养血，治标为先，标本兼顾。脉虚舌胖乃因阴虚脾弱，不能滋养所致，需耐心调补，石斛一药，《神农本草经》谓之"主伤中……补五脏虚劳，羸瘦，强阴，久服厚肠胃"，《日华子本草》谓其"治虚损劣弱，壮筋骨，暖水脏……平胃气，逐虚邪"，乃养阴复本之良药。后以六味地黄丸善后，调补肝肾，标本兼顾，实乃治疗冲咳之典范。

燥咳兼泻案（儿科）

萧琢如（住湘乡水口山矿局）

病者 刘君令郎，年六岁，住本乡。

病名 燥咳兼泻。

原因 时值夏历八月，先患寒热，医者杂治未愈，始来邀余过诊。

证候 身热咳嗽，无痰口渴，兼以下利清谷，舌色红而苔白。

诊断 脉浮大，此正喻嘉言所谓肺热无从宣泄，急奔大肠也。

疗法 以清肺热而兼润大肠，即与泻白散加减。

处方 黄芩一钱　地骨皮三钱　光杏仁钱半（勿研）　陈阿胶一钱（烊冲）　生甘草四分

效果 一剂泻即少止，二剂而热渴俱除，再二剂而咳嗽全瘥矣。

廉按 肺与大肠相表里，肺热无处可宣，即奔大肠，此为顺传，每见食入则不待运化而直出，食不入则肠中之垢污，亦随气奔而出，是以泻利无休也。此案悉遵喻法，以润肺之药兼润其肠，则源流俱清。连投四剂，身热咳嗽泄泻，一齐俱止，可为治燥咳兼泻之特效新法。

赏析 本案虽在外表现为燥咳兼泻，实为肺热所致，《黄帝内经·素问》云“暴注下迫，皆属于热”，患儿外感寒热不愈，肺热积而不散，在肺为咳嗽，在大肠为泄泻。肺热壅塞，治节失度，肃降无力，以致传导失常，便意频频，或泄或秘，此证病灶虽在大肠，病机实为肺失治节、移热于肠而致。《医学从众录·泄泻》云：“感秋金燥气，始则咳嗽……泄泻无度……肺中之热，无处可宣，急奔大肠。”“宜以润肺之药兼润其肠，则源流俱清，咳泄俱止矣。”可谓治此证之要领。诚如喻昌《寓意草》所言：“肺中之热无处可宣，急奔大肠，食入则不待运化而直出。食不入，则肠中之垢污，亦随气奔而出，是以泻利无休也。今以润肺之药兼润其肠，则源流俱清，寒热、咳嗽、泄泻一齐俱止矣。”医家医案皆以润肺润肠之品治疗“肺热急奔大肠”之病证，本案中黄芩、地骨皮清肺热以清其源；杏仁一药，《本草求真》言其“既有发散风寒之能，复有下气除喘之力，缘辛则散邪，苦则下气，润则通秘，温则宣滞行痰。杏仁气味俱备，故凡肺经感受风寒，而见喘嗽咳逆、胸满便秘、烦热头痛……无不可以调治”。杏仁宣肺而止咳，润肠以清其流，阿胶滋阴润燥，甘草养胃和中，缓君臣之苦寒，养阴而培本，诸药合用源流俱清而正气不伤。

秋燥泄泻案（内科）

萧琢如（住湘乡水口山矿局）

病者 黄君，年三十岁，住本乡。

病名 秋燥泄泻。

原因 秋病燥泄，日数十度，身热微咳。以粗阅医书，初服消散药，不应。继进疏利，亦不应。易以温补升提，病势愈剧，特来延诊。

证候 形容惨晦，焦急不堪，舌苔淡白而薄，杂露红点。

诊断 脉浮而虚。余曰：此等证候，从前名家，惟喻嘉言知之，有案可稽。若时医则无从问津，服药不对，宜其愈治愈乖也。

疗法 仿喻治吴吉长乃室救误之方，病者犹疑信参半，乃命家人就邻舍取喻氏书，请为指示。余为检出受阅，并告以屡试屡验，切勿疑阻自误。

处方 陈阿胶三钱（烊冲） 生桑皮五钱 地骨皮五钱 苦桔梗钱半 青子芩二钱 生甘草一钱

效果 连服七剂，平复如初。

廉按 肺为时令燥气所伤，初但身热微咳，消散疏利，劫伤肺气，已为非法，温补升提，更谬，反使肺气闭锢，则肺中之燥热，无处可宣，势必下移于大肠，肠胃之津液，随泻而泄，故形容惨晦，焦急不堪。今以清金润燥之剂，洁流清源，上下兼治，不止泻而泻反自止。方从喻案脱化而来，故前哲验案，不可不悉心研究也。

赏析 《寓意草》中言吉长乃室一案乃“始先皮毛间洒淅恶寒发热，肺金为时令之燥所伤也，用表散已为非法，至用参术补之，则肺气闭锢，而咳嗽之声不扬。胸腹饱胀，不思食饮，肺中之热无处可宣，急奔大肠，食入则不待运化而直出。食不入，则肠中之垢污，亦随气奔而出，是以泻利无休也”，“方用黄芩地骨皮甘草杏仁阿胶”与本案极为相似，皆为秋燥伤肺而以消散疏利、温补之法误治，令肺热下移大肠发为泄泻。本案患者微咳，泄泻为主，故易杏仁为桑皮、桔梗。桑白皮、地骨皮、甘草为泻白散清泻肺热；青子芩善清大肠湿热；桔梗一药，《重庆堂随笔》谓其“开肺气之结，宣心气之郁，上焦药也。肺气开则府气通，故亦治腹痛下利，昔人谓其升中有降者是矣”，使肺热宣、令大肠清，为“诸药舟楫”，助阿胶滋阴润燥；甘草养胃和中，调和诸药，共奏清金润燥、洁流清源之功效。《黄帝内经·素问·生气通天论篇》曰：“因于露风，乃生寒热，是以春伤于风，邪气流连，乃为洞泄。”《黄帝内经·素问·阴阳应象大论篇》曰：“清气在下，则生飧泄。”“湿胜则濡泻。”《黄帝内经·素问·举痛论篇》曰：“寒气客于小肠，小肠不得成聚，故后泄腹痛矣。”《黄帝内经·素问·至真要大论篇》曰：“诸呕吐酸，暴注下迫，皆属于热。”可见泄泻一病病因甚多，若不明察，妄用疏散补益之法则误矣。

秋燥化痢案（内科）

何拯华（招兴同善局）

病者 赵君，年三十四岁，业商，住华舍。

病名 秋燥化痢。

原因 素禀阴亏，夏月炎蒸，液为暗耗，里气已燥，适逢秋燥司令，以燥感燥，下侵于腹，初则燥泻，继变燥痢。

证候 下痢赤白，昼夜二十余次，腹中切痛，痛而后行，里急后重，艰涩不通，行后稍止，气机终觉不利，身体烦燥，口涩咽干。

诊断 脉右沉弦细涩，左浮涩沉数，舌干红，苔薄白少津。此石芾南所谓肺燥直逼大肠，而成肠澼。燥郁气机，则肠垢下而色白，燥伤血络，则血渗大肠而色红也。

疗法 下燥治血，故重用地、芍、胶、黄，大剂养营滋燥为君，瓜蒌滑利气机为臣，佐以桔梗开提肺气，宜其壅而举其陷，使以甘草，扶助白芍缓其急而止其痛。

处方 细生地六钱　生白芍一两　陈阿胶二钱（烊冲）　瓜蒌仁五钱（炒香）　白桔梗钱半　生甘草一钱　鸡子黄两枚（煎汤代水）

次诊 下痢次数渐减，惟少腹切痛，心烦口燥，夜甚不寐，脉同前，舌稍润，防有糟粕结为燥粪。用加味雪羹煎滋阴润燥，兼清余积。

次方 陈阿胶三钱（烊冲）　生白芍一两　生甘草一钱　净楂肉二钱　荠菜干五钱

先用淡海蜇四两，大地栗四枚，煎汤代水。

三诊 连投两剂，果下燥粪六七枚，下痢十减六七，肠中切痛渐减。惟身体因病羸弱，自觉气虚下陷，小溲短赤且少，甚至点滴而来，脉象渐转流利，沉细数而不弦涩，舌红转润。当于滋阴清燥药中，特加潞党参以助其生机，取其性平而润，于燥痢尤相宜也。用天水涤肠汤加石解、茅根。

三方 淮山药六钱（生打）　生白芍六钱　鲜石斛四钱　天水散三钱（荷叶包煎）　潞党参三钱　白头翁三钱

先用鲜茅根二两（去皮），煎汤代水。

四诊 腹痛已止，痢亦见愈，小溲畅利，胃气渐动，夜能安寐，脉尚微数。原方去白头翁、天水散，加细生地四钱，原麦冬二钱。

效果 连投四剂，病愈十之八九，嘱其用北沙参四钱，光燕条一钱，奎冰糖三钱，每日一服，调养旬余而瘥。

廉按 舒驰远曰：痢之为病，其纲凡四：曰陷邪，曰秋燥，曰时毒，曰滑脱。四者痢门之大纲也。若秋燥化痢，肺气为燥气壅遏，陷入腹中，搏结作痛，故但消其燥，无所往而不得之矣。石芾南曰：习俗遇有肠澼，不辨燥湿，辄用败毒散升阳，芍药汤通里。其在风湿致痢，用败毒散升阳转气，逆流挽舟，自可获效。湿热致痢，用芍药汤酸苦泄热，苦辛通降，亦可获效。若是燥邪，治以辛燥苦燥，必致伤及血液，剥尽肠膏而毙。此案前后三方，一以滋燥养营为主，随症加减，竟收全功，可为深得舒石两家之心传矣。

赏析 本案如《医原》所言，“阴亏之辈，劳苦之人，夏月炎蒸，液为汗耗，水竭金枯，里气已燥”，又于时为秋，燥令乃行，以燥感燥，同气相求，外燥伤人，肺金为先，肺主一身气化，气为燥郁，则清肃不行。肺燥直逼大肠，而成肠澼。此为燥痢，不同于湿痢之痛缓酸坠、大便溏，而是气机不利导致的腹中切痛，痛而后行，里急后重，艰涩不通，行后稍止。大便因燥郁气机，则肠垢下而色白，因燥伤血络，则血渗大肠而色红。本病病因病机皆为燥邪，若仿湿痢治以辛燥、苦燥，必致伤及血液，剥尽肠膏，故当治以甘寒柔润品，滋阴润燥之法。“内伤之燥，精血竭于下而为患者，竭者必使之复盈，非柔润静药，及血肉有情者以滋填之不可。”故一诊以阿胶、鸡子黄血肉之品滋阴养营，生地养阴清热，瓜蒌润下理气，白芍、甘草滋阴缓急。后三方皆以养营复旧，滋阴培本为主，以尽全功。本案不同于习俗见泻痢则用败毒散升阳转气，逆流挽舟或用芍药汤酸苦泄热、苦辛通降。警惕医者见痢需详查痢之由来，以免犯虚虚实实之戒。

秋燥呃逆案（内科）

袁桂生（住镇江京口）

病者 李善门，年四十余，住城内磨刀巷。

病名 秋燥呃逆。

原因 先是李君病，经某医屡用汗药，微有呃逆。嗣又改延某医诊治，断为湿温病，用大承气汤。云非下则呃不能止，病家信之。讵知承气汤服后，不惟呃逆加甚，且不能坐不能言矣。

证候 呃逆不止，声震床帐。

诊断 按其脉尚有胃气，视其舌质焦燥无津。此肺胃津液，因误下而大伤也。

疗法 甘凉轻降，非专为治呃也，不过以其津枯气弱，命在垂危，姑以此药救其津液耳。

处方 北沙参三钱 原麦冬三钱 生玉竹三钱 鲜石斛三钱 干地黄三钱 川贝母钱半 清炙草一钱 湘莲肉十粒

次诊 此药服后，安睡两小时，呃声顿止，特醒后则呃又作。予因戒其家人，今日之药服后，宜任其熟睡，不可频频呼唤，扰其元神，俟其自醒，则自然不呃矣。

次方 北沙参三钱 原麦冬三钱 生玉竹三钱 鲜石斛三钱 淡竹茹二钱 干地黄三钱 川贝母钱半 清炙草一钱 湘莲肉十粒 枇杷叶五钱（炒香）

效果 第三日复诊，果如予言，呃全止，且能进粥矣。惟神气呆滞，状若痴愚，其家甚以为忧，且恐予药之误。予曰：无恐也。再过半月，即不痴矣。因以六君子汤养胃汤出入，培养胃气，接服数日而起。

说明 据近世生理学家，谓呃逆由于横隔膜之痉挛，麦冬、地黄为补液制痉之圣药，故能止呃，特未见前人发明及此。惟痰滞壅阻人实证实之呃，则当先豁其痰，未可骤用此药也。

廉按 呃逆一证，有因热因寒，因痰因食，因瘀血，因大虚之不同，须以别证相参施治。如因胃中痰饮所阻气逆而呃者，二陈汤加旋覆、代赭石治之；若因胃中饮食所阻气逆而呃者，沉、砂、积、橘、青皮、槟榔之属；若因胃中实热失下而呃，大便不通，脉来有力者，当用承气汤下之；若因胃中热瘀而呃者，犀角地黄汤加降香、郁金、桃仁、羚羊角之属；如阴寒伤胃而呃，或冷气逆上者，丁香、柿蒂、沉、砂、吴茱萸之属，甚者加桂、附，挟虚者再加人参；若因吐下后，及久病产后，老人虚人，阴气大亏，阳气暴逆，自脐下直冲至胸嗌间而呃者，最凶之兆；在热病中，大概属实热者居多，或清或下，随宜用药。凡呃声轻者不治。经曰：病深者，其声哕是也。此案用生地、麦冬，推为治燥症呃逆之特效药，可谓新发明矣。然予鉴别其方药，初方一派甘润，呃暂止而复作，次方加竹茹、枇杷叶清降止呃，二剂后呃乃全止。由是观之，则胸隔膜因燥而痉挛，必甘润与清降并用，始奏全功也明矣。

赏析 汗为津液所化，患者屡经发汗，其阴已伤，而复下之，津液亦随之亡失，阴伤益甚，终致胃阴亏虚，失濡化燥，气失和降，上逆作呃。《黄帝内经·素问》云“燥者润之”，《临证指南医案》亦云“阳明燥土，得阴自安”，盖胃为水谷之海，为后天阴气之根本，十二经皆禀气于胃，而胃体阳而用阴，惟使阴液得复，益胃之用，方可使气和呃止，《温病条辨》所载“阳明温病，下后汗出，当复其阴，益胃汤主之”正合此旨。本案宗叶天士“胃津亡也，主以甘寒”之训，化裁益胃汤，投以沙参、麦冬、玉竹、石斛、干地黄等养阴生津之品，急急复阴为要；肺主气，胃之和降亦赖于肺之肃降，川贝母润肺降气；枇杷叶“治肺胃之病，大都取其下气之功耳”（《本草纲目》），共能肃肺以降胃气；莲子肉性涩而能“镇逆止呕”（《随息居饮食谱》）；淡竹茹清胃降逆，《本草蒙筌》云其“主胃热呃逆”；加入甘草者，取甘守津还之意也；诸药合用主以复津液、养胃阴，辅以清降，总以“令胃气和则愈”为务。《通俗伤寒论》指出“秋燥一证，先伤肺津，次伤胃液，终伤肝血肾阴”，本案中诸药虽以疗上中二焦为主，所用干地黄、石斛等药，亦能补肝肾阴血，体现出“先安未受邪之地”的思想。此外，先生嘱家人“不可频频呼唤，扰其元神”，示后人使用叶氏益胃之法时，亦当重视药后调摄对于疾病治疗的重要作用。

肺燥脾湿案（内科）

何拯华（绍兴同善局）

病者 罗守谦，年三十八岁，业商，住偏门外徐山村。

病名 肺燥脾湿。

原因 凉燥外搏，暑湿内伏，时至深秋而晚发。

证候 一起即洒淅恶寒，寒已发热，鼻唇先干，咽喉燥痛，气逆干咳，肢懈身疼，胸胁串疼，脘腹灼热，便泄不爽，溺短赤热。

诊断 脉右浮涩，关尺弦滞，舌苔粗如积粉，两边白滑。此喻嘉言所谓秋伤燥湿，乃肺燥脾湿之候，即俗称燥包湿，湿遏热伏是也。

疗法 先与苦温发表，轻清化气，葱豉桔梗汤加减，辛润利肺以宣上，使上焦得宜，气化湿开。

处方 光杏仁三钱　苦桔梗一钱　前胡钱半　紫苑三钱　鲜葱白四枚　牛蒡子钱半（杵）　苏薄荷一钱　炙甘草五分　栝蒌皮二钱　淡香豉三钱

次诊 连进苦温辛润，开达气机，周身津津微汗，恶寒胸胁痛除。惟灼热口渴，心烦恶热，咳痰稠黏，便溏溺赤，脉转洪数，舌苔粗糙，此凉燥外解，湿开热透之候。法当芳透清化，吴氏三仁汤加减。

次方 光杏仁三钱　牛蒡子钱半（杵）　丝通草一钱　淡竹叶二钱　焦栀皮二钱　生苡仁三钱　青连翘三钱　香连丸一钱拌飞滑石五钱　栝蒌皮二钱

先用活水芦笋二两、灯心五分、北细辛二分，煎汤代水。

三诊 两进芳透清化，胸背头项，红疹白瘖齐发，心烦恶热渐减。惟仍咳稠痰，口仍燥渴，腹尚灼热，大便反秘，溺仍赤涩，脉转沉数，舌赤苔黄而糙，此下焦湿热伏邪，依附糟粕而胶结也。治以苦辛通降，宣白承气汤加减，使伏邪从大便而解。

三方 生石膏四钱（打） 光杏仁四钱 小枳实钱半 鲜石菖蒲汁一小匙（冲） 生川军二钱 栝蒌仁五钱（杵） 汉木通一钱 广郁金汁两小匙（冲）

四诊 一剂而大便先燥后溏，色如红酱，二剂而燥渴腹热均轻，舌苔黄糙大退，脉转软而小数，此伏邪渐从大便下泄也。下虽不净，姑复其阴，叶氏养胃汤加减，以消息之。

四方 北沙参二钱 鲜生地汁两瓢（冲） 鲜石斛钱半 原麦冬一钱 雅梨肉汁两瓢（冲） 建兰叶三片（切寸，后入）

五诊 咳嗽大减，稠痰亦少，溺涩渐利，大便复秘，频转极臭矢气，腹热如前，脉仍小数，按之坚实，此浊热黏腻之伏邪尚多，与肠中糟粕相搏，必俟宿垢下至四五次，叠解色如红酱，极其臭秽之溏粪而伏邪始尽，姑用缓下法以追逐之。

五方 野茭白根一两，童桑枝一两，煎汤送陆氏润字丸，每吞钱半，上下午及晚间，各服一次。

六诊 据述每服一次丸药，大便一次，色如红酱而秽，然不甚多，便至四次，色转酱黄，五次色转老黄，六次色转淡黄，腹热已除，胃亦思食，诊脉软而不数，舌转嫩红，扪之微干，此胃肠津液两亏也。与七鲜育阴汤以善后。

六方 鲜生地五钱 鲜石斛四钱 鲜茅根一两 鲜枇杷叶五钱（炒香）

四味煎汤，临服，冲入鲜稻穗露、蔗浆、梨汁各两瓢。

效果 连进四剂，胃纳大增，津液精神复旧，后用燕窝冰糖汤，调理旬余而瘥。

廉按 秋日暑湿踞于内，新凉燥气加于外，燥湿兼至，最难界限清楚，稍不确当，其败坏不可胜言。盖燥有寒化热化，先将暑湿燥分开，再将寒热辨明，自有准的。此案先用苦温发表，辛润宣上，以解凉燥外搏之新邪，俟凉燥外解，湿开热透，然后肃清其伏热，或用芳透清化，或用缓下清利，必俟伏邪去净，津液两亏，改用增液育阴以善后。先后六方，层次颇清，为治燥夹伏暑之正法。

赏析 《温病条辨卷一·上焦篇》有言“长夏受暑，过夏而发者，名曰伏暑。霜未降而发者少轻，霜既降而发者则重，冬日发者尤重，子、午、丑、未之年为多也”，“长夏盛暑，气壮者不受也……其不即病而内舍于骨髓，外舍于分肉之间者，气虚者也。盖气虚不能传送暑邪外出，必待秋凉金气相搏而后出也。金气本所以退烦暑，金欲退之，而暑无所藏，故伏暑病发也”。详说伏暑之成，因气虚而长夏受暑不解而伏、因秋凉金气相搏而发，是为伏暑，外感凉燥故而恶寒发热，燥邪伤肺故而鼻、唇、咽干；内有暑湿，湿性重着故肢懈而疼痛、便泄不爽，暑为阳邪故而脘腹灼热、小便短赤。燥包湿形象地表达了该病的病因病机，乃肺燥于外，脾湿于内也。凉燥不解则暑湿不能出，故以苦温发表解凉燥，轻清化气解暑湿。紫菀、杏仁苦温，能“除肺中燥，治风燥在于胸膈”（《医学启源》）；淡豆豉、牛蒡子、桔梗、前胡苦辛，开宣肺气；炙甘草甘平、瓜蒌皮甘寒润肺。诸药合用，苦温发表、辛润宣上，凉燥可解。凉燥既解，湿热可透，以芳透清化之品清热化湿。伏邪尽去，以甘凉清润之品增液养阴、清润胃肠。本案先解凉燥、后去湿热、再养胃阴，思路明了、层次清晰，乃治疗外感燥邪、内伏暑湿之经典。先后用药苦、温、辛、润、芳、透、清、化、甘、凉对应汗、吐、下、和、温、清、消、补八法中的汗、温、清、下、补法，用药之准确、谴方之灵活，着实值得后人学习。

燥结案（内科）

何拯华（绍兴同善局）

病者 周茂莲，年三十二岁，业商，住阮港。

病名 燥结。

原因 素有习惯性便闭，现受深秋风燥，其闭益甚。前医用五仁橘皮汤，不应，特来邀诊。

证候 腹胀便结，旬余不通，胃气已钝，喜饮而不喜食。

诊断 脉右沉滞，左弦涩，舌苔黄腻带焦。此由气为燥郁，不能布津，下输于肠，肠乃燥结而痹也。

疗法 内外兼治，外治先用蜜煎导以引之，葱熨法以运之，内治仿丹溪开肠痹法，用蒌、薤、桔梗开提上窍为君，使上焦燥郁通畅，肺气下降，胃气自随之以运行，且以元明精及白蜜润降下窍为臣，以枳实为佐使，速通幽门以宽其肠气，气机一通，大便自解，又何必峻下为能乎。

处方 生姜四分　拌捣全瓜蒌六钱　干薤白二钱（白酒洗，捣）　苦桔梗

钱半　小枳实钱半　元明精三钱　净白蜜一两（开水冲两汤碗，代水煎药）

外治方　蜜煎导法。

用净白蜜煎成如膏子，一二时许，将皂荚、麝香、细辛为末，和蜜捻成条子，放入谷道中，其便即通。

又方　葱白熨法。

大葱白四斤（切作细丝）　干米醋　多备待用。

将葱白丝和醋炒至极热，分作两包，乘热熨脐上，凉则互换，不可间断。其凉者仍可加醋少许再炒热，然炒葱时，醋之多少须加斟酌，以炒成布包后，不至有汤为度。熨至六点钟，其结自开。

次诊　一剂而腹胀稍宽，频放矢气，再剂而下燥粪如羊屎者五六枚，肛门痛裂，焦苔虽退，黄糙依然，脉虽渐转流利，而肠中尚有余积，又以雪羹缓通以肃清之。

次方　漂淡陈海蛇四两　大地栗六个　开水两碗，煎成一碗，乘热服之。

效果　连服两日，大便如红酱者三次，余积已尽。后用鲜石斛三钱，松子仁三十粒，调养胃气，三日后胃能消谷而痊。

廉按　凡津液素亏者，胃肠本燥，大便每多秘结，适逢秋燥伤肺，气机不宣，则大便益不通矣。若用承气猛攻，往往水泻洞泄，中气愈伤，津液益干，而燥矢不下，每致液涸动风，险证丛生。今仿丹溪翁开肠痹法，使上焦舒畅，则下焦自通泰矣，又何劳峻下哉。

赏析　患者素有便闭，又感秋燥，内外相感，津液不布，其闭则益甚矣，五仁橘皮汤乃润下之剂，力弱而缓、不应病机故而难以奏效。胃气钝故不喜饮食，肺气郁滞故津液不布，津液不布故肠燥，宣上焦则下焦自通。《医经精义》点明“理大便必须调肺气也”。清·陈士铎《石室密录·大便闭结》云：“人以为大肠燥甚，谁知是肺气燥乎？肺燥则清肃之气不能下行于大肠。”“蒌实能通胸膈之痹塞，而子善涤痰垢粘腻”，能润肺、滑肠、主胸痹，开郁结。薤白“辛温通畅，善散壅滞，故痹者下达而变冲和，重者上达而化轻清”（《长沙药解》）。桔梗开宣肺气，三药合用，使上焦开，肺气降。玄明、白蜜滋阴润下，枳实“破气，化痰，消食宽肠”（《本草再新》），诸药合用，宣上通下，提壶揭盖。此法之妙，全在不润大肠，在升肺，盖大肠居于下流，最难独治，必须以肾经调治，从肺经以清之。气既下行，沉于海底。非用升提之法，则水柱闭塞而不通，启其上孔，则下孔自然流动，次下病治上法，亦腑病脏治之法也。（《石室秘录》）《谢映庐医案·便闭门》云：“治大便不通，仅用大黄、巴霜之药，奚难之有？但攻法颇多，古人有通气之法，有逐血之法，有疏风润燥之法，有流行肺气之法……有导法、熨法。无往而非通也，岂仅大黄、巴霜哉。”吴师机在《理瀹骈文》中盛赞熨脐法乃治“中焦之病的第一捷法”，故又蜜煎导法、葱白熨法以通大便。本案可谓综合治疗便秘的典型案例，提壶揭盖、内服外熨、白蜜煎导，可奏奇效。

燥结案（内科）

张锡纯（住天津）

病者 刘敷陈，年四十余，奉天清丈局科员。

病名 燥结。

原因 素有习惯性便闭，今因天气温燥而发病。

证候 饮食行至下脘，复转而吐出，无论服何药亦如此，且其处时时切疼，上下不通者已旬日。

诊断 脉右浮涩沉实，涩主血郁而结，沉实主胃肠燥结，且舌苔黄厚而干，尤为阳明府实之现状。

疗法 硝菔通结汤以润降之。

处方 用朴硝六两，与鲜莱菔片同煮，至莱菔烂熟捞出，又添生片再煮，换至六七次。要用莱菔七八斤，将朴硝咸味，借莱菔提之将尽。余浓汁四茶杯，每次温饮一杯，两点钟一次，以便通为度。

效果 饮至三次，其结已开，大便通畅而痊，其女公子适患痢疾，俾饮其余，痢疾亦愈。

说明 软坚通结，朴硝之所长也，然其味咸性寒，若遇燥结甚实者，少用之则无效，多用之则咸寒太过，损肺伤肾，其人素有劳疾，或下元虚寒者，尤非所宜，惟与莱菔同煎数次，则朴硝之咸味尽被莱菔提出，莱菔之汁浆尽与朴硝融化。夫莱菔味甘，性微温，煨熟食之，善治劳嗽短气，其性能补益可知。取其汁与朴硝同用，其甘温也可化朴硝之咸寒，其补益也可缓朴硝之攻破，若脉虚不任通下，可加野台参之大力者以为之扶持保护，然后师有节制，虽猛悍亦可用也。按用朴硝炼玄明粉法，原用莱菔，然此法今人不讲久矣。至药坊所鬻者，乃风化硝，非玄明粉也。今并载其法，以备参考。实心救人者，亦可照法炼之，以备施用。其法于冬至后，用洁净朴硝十斤，白莱菔五斤切片，同入锅中，用水一斗五升，煮至莱菔烂熟，将莱菔捞出。用竹筛一个，铺绵纸两层，架托于新缸之上，将硝水滤过。在庭露三日，其硝凝于缸边，将余水倾出晒干，将硝取出。用砂锅熬于炉上，融化后，搅以铜铲，熬至将凝，用铲铲出，再装以瓷罐，未满者寸许，盖以瓦片。用钉三个，钉地作鼎足形，钉头高二寸，罐置其上。用砖在罐周遭砌作炉形，多留风眼，炉砖离罐三寸。将木炭火置于炉中，罐四围上下都被炭火壅焙，以煅至硝红为度。次日取出，再用绵纸铺于静室地上，将硝碾细。用绢罗筛于纸上厚一分，将户牖皆遮蔽，勿透风，三日后取出。其硝洁白如粉，轻虚成片，其性最能降火化痰，清利脏腑，怪证服之可蠲，狂躁用之即愈，搜除百病，安敛心神。大人服二三钱，小儿服五分至一钱，用白汤或葱汤融化，空心服之。服药之日，不宜食他物，惟饮稀粥，服二三次后，自然精神爽健，脏腑调和，津液顿生，百病如失矣。惟久病泄泻者，服之不宜。

廉按 此大肠燥证也，先由胃积热生燥，继则大肠津液枯槁，肠中宿垢秘结，大府旬余不通，适阳明燥气加临，五液内燔，肺津无以滋润，不能润达肠府，传导之官，失其常度，遂致窒滞不宜，气不下通，方用硝菔通结汤，润燥通便，俾得热结下行，津液渐复，便自通畅，为大肠燥结证，别创一便贱良方。惟用量太重，必北方风气刚强者，始为合度，若南方风气柔弱者，减十之九，方可服用。案后说明，颇有理由，制朴硝法，绝妙。

赏析 便秘是指粪便在肠内滞留过久，秘结不通，排便周期延长，或周期不长，但粪质干结，排除困难，或粪质不硬，虽有便意，但便而不畅的病证。《黄帝内经》认为大小便的病变与肾的关系密切。如《黄帝内经·素问·金匮真言论》说："北方色黑，入通于肾，开窍于二阴。"《伤寒杂病论》则提出便秘当从阴阳分类，如《伤寒论·辨脉法》提出："其脉浮而数，能食，不大便者，此为实，名曰阳结也。其脉沉而迟，不能食，身体重，大便反硬，名曰阴结也。"张氏硝菔通结汤共两味药：芒硝与生白萝卜，原方主治大便燥结，久不通，身体兼羸弱者。此病案中患者素有习惯性便秘，说明患者肠腑燥结，津液亏乏，又外因天气温燥，致使肺肃降燥结于肠，热气内侵，火上浇油，肠液内耗，故排便困难，犹如涸辙之鱼，无水何以游。本案患者胃肠燥结，阳明腑实，然未极致，用承气汤之类恐攻伐太过，而硝菔通结汤祛邪不伤正，是时宜也。白萝卜为蔬菜，四季皆有，价廉易得，性温，生升熟降，兼升降气机之能，又为食疗上品。生食下咽，立即噫气打嗝，升气宽胸，上焦先通；熟食则转矢气，肠鸣漉漉，下气根速，通利二便，中下二焦可通。芒硝与萝卜同煮，软坚润下，以萝卜浓汁善下气者推荡之，肠蠕动加速，开结最速而不伤正，故治大肠燥结证颇为理想。

燥结肠枯案（内科）

沈奉江（住无锡）

病者 凌企周，忘其年，住西门。

病名 燥结肠枯。

原因 素有烟癖，四旬未便，而饮食如故。

证候 据述自服燕医生补丸，始三粒，继服六粒，后一日服至二十丸，竟不得便。

诊断 脉右沉实，舌苔焦黄干厚。此肠胃干枯，燥结极矣。

疗法 非大剂润下不能通，调胃承气汤合五仁汤主之。

处方 生锦纹六钱 元明粉二钱 瓜蒌仁五钱（杵） 松子仁三钱（杵） 柏子仁三钱（杵） 炒麻仁四钱（杵） 光桃仁九粒（杵） 清炙草八分

次诊 叠进两煎，仍不效。改用泻叶三钱，煎汤以磨生大黄钱半，一日服三次。服后腹中攻撑，先下燥栗粪，又下干结鞭粪，余曰：此非一日所能尽也，须三五日，方能下清。

效果 前方加减，连服三日，约有桶许。然后用参、术等调治，其便如常。

廉按 大便艰秘，多日不通，由于实积者，服燕补丸三粒至五粒，其便即通；由于燥结者，服麻仁脾约丸三钱至四钱，其便亦通；如皆不通，遍服他药无效者，尝重用蓖麻子油两许，便遂通下，其人并不觉瞑眩，为通肠结之要药。此案初方，重用大黄之荡涤胃肠，元明粉之润燥软坚，佐以五仁之滑以去着，润以养窍，而便仍不通者，以其皆无催促大肠蠕动之能力也。迨改用泻叶三钱，而大便始通，为其性能增进大肠之蠕动，又能增添胆汁（胆汁注于肠者多则大便易通），所以善通大便燥结，为缓下之品，实无猛烈之性，不至伤人气分，故现今名医，每喜用泻叶以通便，而不敢重用硝黄，招人畏忌者，良有以也。

赏析 《金贵要略·五脏风寒积聚病脉证并治》阐明胃热过盛，脾阴不足，以致大便干燥而坚的病机与证治。“趺阳脉浮而涩，浮则胃气强，涩则小便数，浮涩相搏，大便则坚，其脾为约，麻仁丸主之。”宋代《圣济总录》卷第九十七大便秘涩指出：“大便秘涩，盖非一证，皆荣卫不调，阴阳之气相持也。若风气壅滞，肠胃干涉，是谓风秘；胃蕴客热，口糜体黄，是谓热秘；

下焦虚冷，窘迫后重，是谓冷秘。或肾虚小水过多，大肠枯竭，渴而多秘者，亡津液也。或胃实燥结，时作寒热者，中有宿食也。”本案患者素有烟癖，致使肺燥肺热，久则移于大肠，致肠胃炽热，耗伤津液，肠道干涩而成热秘，久而不解，而饮食如故，兼多服补丸，致燥结极矣，当急下存阴。案中患者燥结多日，肠腑津液已匮，攻下之时当合用濡润之品，否则荡涤之剂积聚损伤肠腑，犹如行水之沟渠通道被堵，而后续不断，积多则水漫堤破。案中拟方先行以调胃承气汤合五仁汤，因濡润之力不足故不效，后改用番泻叶与大黄增液则舟自行。然攻伐之剂应用时须注意，其一：“下不厌早”。燥屎内结易形成伤阴耗气、浊毒内攻等变证，故应及早祛其实邪。其二：“中病即止”。此为治标之法，以大便通为目的，不必尽剂，以免伐正不利于后续治疗。正如《古今医统大全·秘结候》所说：“如投以快药利之，津液走，气血耗，虽暂通，而即秘矣。”案中便后用参、术等调治，即有顾护胃气，避免攻伐太过之弊。

寒燥阴结案（内科）

萧琢如（住湘乡水巨山矿局）

病者 从叔多昌，年四十余岁，住本乡。

病名 寒燥阴结。

原因 初患大便不利，医者每以滋润药服之，久之小便亦不利，肚腹饱胀渐上，胸膈亦痞满不舒，饮食不入，时时欲呕。前后服药已数月，疾益剧。最后有一医，谓当重用硝黄大下，连进三剂，大小便益闭塞不通，身体益困疲不支。余适自馆归，两家距离半里许，促往诊。

证候 面色惨晦、形羸骨瘦，起居甚艰，舌苔厚而灰白。

诊断 切脉沉迟而紧。呼余告曰：自得疾以来，医药屡更而势转殆，吾其不起矣。即命家人将先后服方，逐一送阅毕。余曰：药均大错，幸而最后所服硝黄，未至腹痛泄泻，否则必无今日，然而危矣。多叔骇问曰：药乃如此错乎？当疾初起时，非但医以为火，余心中亦自以为火，有火服硝黄，正是对病下药，未泄泻者，窃疑药力未到耳。余笑曰：否否。此证药与病反，诸医无一知者，何怪老叔。迄今图之，病虽危险，尚有方救，但恐老叔不能坚信，摇于旁议，中道变更，反使余代他人受过，则不敢举方，以于事无济也。多叔曰：吾自分死矣，他医之方，试之殆遍，今尔为吾立方，不论何药，死亦甘休，断不致听他人异议，在他人亦从何置议。余唯唯。

疗法 大剂破阴通阳，温散寒结，以急救之。

处方 乌附一两五钱 北姜一两五钱 老生姜一两 粉甘草一两五钱 煎就冷服。

写方甫毕，多叔曰：如此猛烈热药，分量又极重，入口岂能下咽。余曰：入口不甚辣，后当自知，可无赘言，嘱其煎成冷服，每日当尽三剂，少必两剂，切勿疑畏自误。窃窥多叔犹有难色，即促速购药，余当在此守服，保无他虞。顷之药至，即嘱其子用大罐多汲清水，一次煎好，去渣俟冷，分三次进服。

次诊 前方究以疑畏，不敢频进，至夜仅服完一剂。次早呕少止，膈略舒，可进糜粥。是日服药始敢频进，尽两剂，其明日呕已止，胸膈顿宽，索糜粥，食如常人。余因语之曰：今日当不复疑余药矣。即应声曰：甚善甚善，当频服，求速愈。

三诊 余因馆事未便久旷，病根深锢，恐难克日收效，又于原方外加半硫丸二两，每日侵晨用淡姜汤送下三钱，分三日服完而归。

效果 归后第四日，天甫明，即遣人召，入门握余手曰：得毋骇乎，余乃示尔喜信耳。自相别之次日，见先日服药三剂，吞丸三钱，毫无热状，腹胀亦稍宽舒，食量加，体愈畅。除服汤三剂外，遂将丸药之半，分三次吞服，功效益著，其明日又如前汤丸并进，丸药完矣。今天未明，而腹中作响，似欲更衣者，即命小儿扶如厕，小便先至，大便随出，先硬后溏，稠黏不断，顷刻约半桶，病如失矣。所以急于告者，使尔放心。即留晨餐。

说明 多叔早废书，性聪明，通达事理。席间问余，此证究何缘致之，前此许多医药，何以日剧，贤侄方为向来所未经见，何以如此神效，愿闻其详。余曰：兹理深奥，即粗知医者，尚难语此。既承下问，请浅浅取譬，即得大要。人身肠胃，犹人家之阴沟，胸膈犹堂室然。病由内脏阳气式微，犹之天寒地冻也。试观冬月人家阴沟冰结，水道不通，求通之法，必俟赤日当空，自然冰释，此理妇孺咸知，医者反茫然罔觉。初以润药，是益之霜露，则阴沟冰结愈固，无怪二便不通，肚腹满胀也；继进硝黄，是重以霰雪，阴沟即不通，层累而上，势必漫延堂室，是即阴霾上逼，由肚腹而累及胸隔，遂至咽喉亦形闭塞，时而作呕也。今余以辛温大剂频服，使锢阴中复睹阳光，坚冰立泮，获效所以神速。多叔掀髯抚掌曰：然哉！然哉！遂为立通脉四逆加人参汤，善后而别。别后一月复见，迎笑曰：前此大病几死，微贤侄必无幸矣，可称神技。

廉按 大便闭结，食少脉微，谓之阴结，前哲多以半硫丸治之而愈。此案初方，大剂破阴通阳，虽为温散寒结，实则救硝黄寒泻之误，服尽两剂，呕止胸宽，而大便仍闭。后加半硫丸二两，每日姜汤送下三钱，丸药完而大便随出，则其阴结之所以得通者，全在温润大肠之硫磺也明矣。丁氏《化学实验新本草》云：硫磺用其大服，则可为泻药，寻常用之作轻泻药，又可与别种泻药相和多服。吾国古医书均以硫磺为有毒，且大热，用为壮阳药，皆因硫磺内含有信石所致。若已经化学分析之纯硫磺，则无毒，且不热，可为轻泻药。奉劝吾国药肆，欲制半硫丸以应用，务必购析出砒毒之纯硫磺方可内服，否则恐遭不测，用硫磺者其注意之。

赏析 金元时期，张洁古首倡实秘、虚秘之别，《医学启源·六气方治》言："凡治脏腑之秘，不可一概论治，有虚秘，有实秘。有胃实而秘者，能饮食，小便赤。有胃虚而秘者，不能饮食，小便清利。"且主张实秘责物，虚秘责气。本案为阴结，如辨证不对，不效反而有损身体，萧氏按语比喻通俗易懂，把晦涩难懂之医理直观化形象化，特别是比喻恰到好处。阴结恰似冬季之冰块，需阳气乃能化，从自然中领悟医理，返璞归真，说明万法皆通，要善于细心观察，而以此立方，直如抽丝剥茧，效有神助。《景岳全书·秘结》曾告诫医者："凡属老人、虚人……多有病为燥结者……皆须详察虚实，不可轻用芒硝、大黄、巴豆……今日暂得通快，而重虚甚虚，以致根本日竭，则明日之结必将更甚，愈无可用药矣。"半硫丸中生硫黄一般少用以内服，唯张锡纯善用之，其所著《医学衷中参西录》云："十余年间，用生硫黄治愈沉寒痼冷之病不计其数，盖硫黄原无毒，其毒即其热也，使少服不会觉热，即于人分毫无损，故不用制熟即可服，更可常服也。且自古论硫黄者，莫不谓其功胜桂、附，惟径用生者系愚之创见，而实由自家徐徐尝验，确知其功效甚奇，又甚稳妥，然后敢以之治病，今邑中日服生硫黄者数百人，莫不饮食加多，身体强壮，皆余为之引导也。"本案阴结，辨证精确，遂敢使之。而半硫丸每予姜汤送服，则取生姜可解毒之意。然须中病即止，后以通脉四逆合人参汤善后，防峻药伤身，使患者平复如常矣。

寒燥阴结案（妇科）

萧琢如（住湘乡水口山矿局）

病者 族侄孀媳陈氏，年近四十岁，住本乡。

病名 寒燥阴结。

原因 先患大便不利，医者予玉竹、麻仁、牛膝等药，驯至小溲艰涩，久之月事亦不通，身微热，已五阅月，更数医，率用滋润破气及行血之品。一日雇舆至余馆所迎诊。

证候 大腹满胀，胸膈时痞时宽，饮食减少，困倦嗜卧。

诊断 脉沉迟而涩，舌苔湿滑而暗。心念疾本阴寒，今因误药，由气分而累及血分，气血交病，药当气血并治，方能有济。继悟气为血帅，气行则血行，毋庸多惹葛藤，倘气治而血不和，转方调血，正自易易。

疗法 单从气分斩关夺隘，疏方用大剂通脉四逆汤冷服，嘱其每日必服二剂，并用半硫丸二两，分作七日，每早食前淡姜汤送下，许以服完即愈而去。

处方 黑附块八钱 川干姜五钱 炙甘草三钱 清童便两酒钟（冲）

半硫丸方：半夏一两（汤洗七次，焙干，为细末） 硫磺一两（明净好者，研令极细，用柳木槌子杀过）

上以生姜自然汁同熬入干蒸饼末，搅和匀，入臼内杵数百下，丸如梧子大，每服十五丸至二十丸，无灰温酒或生姜汤任下，妇人醋汤下，俱空心服。

效果 嗣后不十日，遣丁来云，药完而疾愈，请善后方。即授通脉四逆加人参，令其守服十余剂。后余以他事至其家，云后方仅服十剂，即平复如常矣。族侄媳愈后，隔数日，即有邵阳周某妻，年才三十，病症大抵相同。但为日不多，药误亦少，势较轻，即上方减轻分量，授之而愈。厥后上证验案甚多，以无甚出入，不复赘云。

廉按 此案方法，与前案大同小异，惟用量较为轻减，其效力终在半硫。盖硫磺热而不燥，能疏利大肠，半夏辛下气，温开郁，三焦通而大便自利矣。惟修制此丸，必须用倭硫磺。吴鞠通曰：硫磺有三种，土磺、水磺、石磺也。入药必须用产于石者。土磺土纹，水磺直丝，色皆滞暗而臭，惟石硫磺方棱石纹，而有宝光不臭，谓之黄矾，其形大势如矾，按硫磺感日之精，聚土之液，相结而成，生于艮土者佳，艮土者少土也，其色晶莹，其气清而毒小；生于坤土者恶，坤土者老土也，秽浊之所归也，其色板滞，其气浊而毒不堪入药，只可作火药用。石磺产于外洋，来自舶上，入莱菔内煮六时则毒去。观此，则石磺即析出毒质之纯硫磺，俗称松花硫磺，即日医所谓金硫磺也。

赏析 《景岳全书·秘结》宗仲景把便秘分为阴结、阳结两类，有火的是阳结，无火的是阴结。便秘病因有饮食不节、情志失调、外邪犯胃、禀赋不足等。病机主热结、气滞、寒凝、气血阴阳亏虚致肠道传导失司所致。本案寒燥阴结取法自然，其病因恰如寒冬冰冻河水，水本善物，寻道自流，然寒冬天寒气燥，如误投寒药，直如寒之极则水成冰，致使河道不通，水流不畅，阴结自成，当大地春回气温上升之时，万物复苏，坚冰消融，则阴结自消。案中治法亦如此，拟方四逆汤以通便导之，四逆汤温经散寒犹如大地春回之时，温升则寒去，又以半硫丸温通疏利，取硫黄热而不燥，能疏利大肠，半夏辛下气，温开郁，三焦通而大便自利矣。《金匮要略·腹满寒疝宿食病脉证治第十》："趺阳脉微弦，法当腹满，不满者必便难，两胠疼痛，此虚寒从下上也，当以温药服之。"本案亦证属阴结，治疗上与上案仿佛，皆补益肾火、温阳通便。郑钦安谓：天雄、附子、硫黄扶下之阳，是有特点的。李时珍《本草纲目》谓乌、附、天雄皆是补下焦命门阳虚之药，以其皆同种而异名，同具辛、热气味而有毒，须制熟始可用，确为治下焦阳虚的要药。硫黄性大热，能补命门真火，推动阳气以疏利大肠，又佐半夏之降浊，故半硫丸向为治阴结之良剂。方中硫黄有毒，针对去毒，古人有许多种炮制方法，至今多保留有硫黄与豆腐共煮呈黑色或墨绿色为度，硫黄与豆腐共煮的目的，是利用豆腐中蛋白质来沉淀部分砷、铁、硒等杂质，从而使药物纯净，以达到降低毒性的作用，同时可使硫在加热时不至于逸失及氧化。所以经此炮制方法，半硫丸是比较安全的。

燥痉案（儿科）

张锡纯（住天津）

病者 陈秀山之幼子，年三岁，住奉天小西边门外。

病名 燥痉。

原因 外感燥热而发。

证候 周身壮热，四肢拘挛，有抽掣之状，渴嗜饮水，大便干燥。

诊断 婴儿脉不足凭，当舍脉从证，知系燥热引动其肝经风火，上冲脑部，致脑气筋妄行，失其主宰之常也。

疗法 直清阳明为主，佐以熄风舒筋。

处方 生石膏一两 生甘草一钱 薄荷叶一钱 全蜈蚣二条 肥知母三钱 生粳米二钱 钩藤钩三钱 煎汤一钟，分两次温饮下。

效果 一剂而抽掣止，拘挛舒。遂去蜈蚣，又服一剂，热亦退净而愈。

廉按 《内经》谓"阳明之上，燥气治之"。故凡燥热致痉，即《伤寒论》阳明热盛，习习风动之候。此案直清阳明为主，佐以熄风舒筋，却是正治。惟蜈蚣性温微毒，病家每不敢服，然据张氏《药学讲义》云：蜈蚣性有微毒，而转善解毒。凡一切疮疡诸毒，皆能消之，其性尤善搜风，内治肝风萌动，癫痫眩晕，抽掣瘛疭，小儿脐风；外治经络中风，口眼歪斜，手足麻木。用时宜带头足，去之则减力，且其性原无大毒，故不妨全用也。

赏析 痉证以项背强直，四肢抽搐，甚至口噤、角弓反张为主要临床表现的一种病证，古亦称“痓”。《黄帝内经》对痉证的病因以外邪立论为主，“诸痉项强，皆属于湿”，“诸暴强直，皆属于风”，“经筋之病，寒则反折筋急”，“督脉为病，脊强反折”。“柔痓”由“肺热移于肾，传为柔痓”。《医学源流论》：“小儿纯阳之体，最宜清凉。”东汉张仲景《伤寒杂病论》，明赵开美本《伤寒论》“太阳病，发热而渴，不恶寒者为温病。……若被火者，微发黄色，剧则如惊痫，时瘛疭，若火熏之。”案中患儿外感燥热，致周身壮热，渴嗜饮水，大便干燥，此为阳明病气分热盛证，兼有四肢拘挛，有抽掣之状，乃热极引动肝风，燥邪伤阴，经脉失养所致，为张仲景所谓瘛疭。清叶天士在《医效秘传》对瘛疭作了较为完善的解释，“瘈疭，瘈者，筋脉急也。疭者，筋脉缓也。急则引而缩，缓则纵而伸，或伸动而不止，名曰瘈疭，俗谓之搐是也。然瘈疭者，风痰也，故癫痫则瘈疭焉。伤寒瘈疭者，皆由汗下之后，脾土受伤，肝木时旺，肺金不能制之，是以木生火，火生热，热生风，风火交织，则手足动摇而搐搦也。伤寒至此，可谓危矣。治须平木降火，佐以和血脉、祛风痰之剂，倘势稍减，证可治也。”故本案中治以白虎汤并镇肝熄风药加减。此为燥邪侵犯阳明，治以直清阳明为要，与火不同，火为实证，热盛阳亢，身热多汗，法宜苦寒夺其实而泻其热；燥邪易致伤阴，阴亏失润，若后期加入甘寒养阴润燥之品则更妥。该方中蜈蚣辛温有毒，擅长息风镇痉，患儿家属担心中毒，不敢使用，当严格掌握用量，注意体质差异，中病即止。

燥痉案（儿科）

张锡纯（住天津）

病者 那姓乳子，生月余，住奉天北陵旁。

病名 燥痉。

原因 闻邻家艾姓幼子前有抽风，经愚治愈，遂抱之来院求治。

证候 周身壮热抽掣，两日之间，不食乳，不啼哭，奄奄一息。

诊断 指纹不足凭，但凭现症。知系燥热动风，上激脑筋，卒发痉厥之危候也。

疗法 辛凉复甘寒法，为其系婴孩，拟用前白虎汤方减半，为其抽掣甚剧，薄荷叶、钩藤钩、全蜈蚣仍旧，又加全蝎。

处方 生石膏五钱（杵） 肥知母钱半 生甘草五分 生粳米三十粒 薄荷叶一钱 钩藤钩三钱 全蜈蚣二钱 制全蝎三个 煎药一钟，不分次数，徐徐温灌之。

效果 历十二小时，药灌已，而抽掣愈，食乳知啼哭矣。翌日又为疏散风清热镇肝之药，一剂痉愈。隔两日，其同族又有三岁幼童，其病状与陈姓子相似，即治以陈姓子所服药，亦一剂而愈。

廉按 乳子燥热动风，每多发痉。此案辛凉复甘寒法，却为清热润燥熄风镇痉之正治。惟全蝎与蜈蚣并用，病家多畏不敢服。然据张氏《药学讲义》云：蝎子色青味咸（本无咸味因皆腌以盐水故咸），性微温，其腹有小黄点两行，数皆八，始可入药。夫青者木色，八者木数，原具厥阴风木之气化，故善入肝经，搜风发汗，治痉痫抽掣，中风口眼歪斜，或周身麻痹，其性虽毒，转善解毒，消除一切疮疡，为蜈蚣之伍药，其力相得益彰也。

赏析 中医辞典“燥痉”病证名，出《温病条辨·解儿难》。小儿痉病之一。燥气炽盛，消烁津液而致痉证。症见高热，痉挛，四肢抽搐，口燥咽干，便干燥，皮肤不润。多因热邪炽盛，津液干枯，化燥动风，经脉失养所致。华岫云在《临证指南医案·肝风》按语中，首先阐述了痉证和肝脏的关系，认为“肝为风木之脏，因有相火内寄，体阴用阳，其性刚，主动主升……倘精液有亏，肝阴不足，血燥生热，热则风阳上升，窍络阻塞，头目不清，眩晕跌仆，甚则瘛疭厥矣”。治宜辛凉甘润，用白虎汤合增液汤。该病案患儿外感燥邪，周身壮热，兼有抽掣甚痉厥，治当以白虎汤合并熄风镇痉药加减。燥邪伤阴，阴亏失润，肌肤干燥，法宜甘寒养其阴润燥。因为幼儿，白虎汤量减半，即清阳明气分热盛，配合薄荷疏散风热，钩藤熄风定惊，再加全蝎和蜈蚣，入肝经，相互配伍可协同增效，有良好熄风止痉之功，待抽掣愈，食乳知啼哭后转用疏风清热镇肝之品，若加入增液、复脉之品则效果会更佳。

燥痉昏厥案（产科）

沈奉江（住无锡）

病者 陈姓媳，年二十余，住北门贝巷。

病名 燥痉昏厥。

原因 怀妊足月，腹中素有伏热，因感秋令温燥，陡然病剧，午前特来邀诊。

证候 头面四肢浮肿，两目陡然失明。继以痉厥，痰涎上涌，面色青惨，目珠直视，唇紫口噤，手足鼓动不止，神识昏糊。

诊断 脉伏身冷，舌红兼紫。此热深厥深，燥热引动肝火，风自火生，挟痰刺激神经，恐其胎元不保。

疗法 清热熄风，潜阳涤痰，以急救之。

处方 羚羊角四分 珍珠母二两（生打） 滁菊花三钱 川贝母三钱（去心，擘） 双钩藤三钱 石决明二两（生打） 制胆星七分 淡竹沥四两

晚间，再服猴枣一分、月石三分、郁金三分、羚羊角三分，共研细末，用竹沥二两调服。

次诊 明晨复诊，风痉已定，神识时糊时清，牙关时开时闭，腹中大痛，恐其即产，而羚羊角凉肝之药不合，惟濂珠虽寒，书有下死胎胞衣之说，故可用之。

次方 濂珠三分 川贝母三分 天竹黄三分 制胆星三分共研细末，用双钩藤、淡竹茹各三钱，泡汤调服。

三诊 服后神识已清，神倦嗜卧，呼吸有度，两脉起而不伏，腹痛亦止。惟舌红唇燥，两颧转赤，显然阳明之燥热也。治以清润泄热，兼佐熄风。

三方 小川连五分 青子芩钱半 川贝母三钱 水芦根七钱 黄杨脑七个 青连翘三钱 肥知母三钱 竹卷心三十支 鲜茅根七钱 双钩藤三钱

四诊 明日复诊，腹中又痛，胎儿下堕，已经腐烂，而邪热未清，瘀不得下。改用通瘀以泄浊。

四方 苏丹参二钱 川郁金二钱（打） 当归尾钱半 桃仁泥二钱 泽兰叶二钱 炒川贝一钱 茺蔚子三钱 藏红花五分 西血珀五分（入煎，取气而不取味） 清童便一小杯，冲服。

五诊 明日又去诊视，瘀行不多，脉右数而左郁，舌苔深绛，面色仍红，微热不扬，咳不畅达，口渴咽干。用泄肺去瘀法。

五方 枇杷叶五钱 茺蔚子二钱 郁金三钱（打） 炒蒌皮三钱 川贝母三钱 苏丹参三钱 桃仁泥二钱 炒牛蒡钱半 焦山楂二钱 制僵蚕钱半 光杏仁二钱

六诊 服后咳止，瘀血盛下，大便干结，治以通瘀润肠。

六方 苏丹参三钱 生川甲三钱 桃仁泥二钱 炒山楂二钱 泽兰叶三钱 广郁金三钱 广橘络一钱 炒麻仁三钱 全瓜蒌四钱（杵） 益母草一

两，煎汤代水。

效果 服二剂，诸恙皆平，能饮稀粥，调理数日而愈。

廉按 此由燥热动风，风火挟痰，刺激脑筋，陡发神经病状，即产科书中之子痫证也。就予所验，凡临产发子痫者，势轻而缓，母子均可两全。若势急而重，胎儿固多抽坏，其胎多腐，即产母寿亦立倾。幸而对证发药，急救得法，胎虽不保，母得幸全，似此佳案，可谓后学师范。

赏析 《金匮要略》指出，外感表实无汗为刚痉，表虚有汗为柔痉。《诸病源候论》曰："妊娠而发者，……亦是风伤太阳之经作痉也，亦名子痫，亦名子冒。"而《医学心悟》说："此证必须速愈为善，若频发无休，非惟胎妊骤下，将见气血随胎涣散，母命亦难保全。"《景岳全书·痉证》指出："产妇之有此者，必以去血过多，冲任竭也……凡此之类，总属阴虚之证。"王清任《医林改错》中首次提出气虚血瘀可致痉。本案初诊就热深厥深，燥热引动肝火，恐其胎元不保，治当清热熄风，潜阳涤痰，以定痫汤加减急救之，保全母命。该方以羚角、钩藤熄风镇痉为君，珍珠母、菊花、石决明平肝潜阳，以定痫厥为臣，佐以淡竹沥、南星、川贝豁痰宣窍，以清神识，合而为剂，以治子痫。正切《黄帝内经·素问·至真要大论》"诸暴强直，皆属于风"，"诸风掉眩，皆属于肝"之意。

燥痉昏厥案（儿科）

何拯华（绍兴同善局）

病者 金阿生，年三岁，住绍城市门阁。

病名 燥痉昏厥。

原因 素因胎热，现因秋令久晴，新感燥热而发。

证候 头痛身热，唇焦齿干，神烦惊啼，继则脊强肢瘛，气升痰壅，甚则昏厥。

诊断 指纹青紫，直窜命关，舌干苔焦。此吴鞠通所谓燥气化火，消烁津液，亦能致痉也。

疗法 首当清热熄风。故以翘、竹、桑、菊、钩藤为君，其次润燥舒筋，故以鲜地、元参为臣，木瓜为使。然痉厥兼臻，肝风挟痰，直冲神经，故佐以至宝丹之开窍清神，以定昏厥也。

处方 青连翘一钱　冬桑叶一钱　双钩藤二钱　鲜生地钱半　鲜竹叶一

钱　滁菊花一钱　宜木瓜七分　乌元参钱半

局方至宝丹一粒，研细，药汤调下。

次诊　神气虽清，常欲烦躁，肢瘛虽静，尚多痰喘，时而鼻煽，时而惊啼，此皆燥火烁肺，肺气欲痹之危候。急宜五汁饮调猴枣，以润降之。

次方　生莱菔汁一瓢　荸荠汁半瓢　杏仁精十滴　鲜雅梨汁一瓢　淡竹沥一瓢　真猴枣一分

上用五汁饮，重汤炖温，调下猴枣，缓缓与服。

三诊　痰喘已平，咳逆大减，惟昏昏欲睡，懒于语言，气怯神弱，身不转动，幸而指纹已隐，燥去津回。用樊氏五汁饮，甘润育阴，和中养胃，复其神气以善后。

三方　鲜石斛二钱　鲜生地汁两瓢　鲜梨汁两瓢　青蔗浆两瓢　生藕汁一瓢　佛手花一分

先将鲜石斛煎百余沸，滤取清汁一杯，再将鲜生地等四汁，煎十余沸，冲入佛手花，乘热即服。

效果　调养四日，诸证悉平，胃动纳谷而痊。

廉按　燥与火不同，火为实证，热盛阳亢，身热多汗，法宜苦寒夺其实而泻其热；燥为虚证，阴亏失润，肌肤熯燥，法宜甘寒养其阴而润其燥。此案燥热发痉，痉而兼厥，病势不可谓不急矣。幸而初次两方，清凉甘润，对证发药，药用当而效捷，故能转危为安。

赏析　吴鞠通将痉证概括为虚、实、寒、热四类，《温病条辨·痉有寒热虚实四大纲论》载“六淫致病，实证也；产后亡血，病久致痉，风家误下，温病误汗，疮家发汗者，虚痉也。风寒、风湿致痉者，寒证也；风温、风热、风暑、燥火致痉者，热痉也。”燥邪有内、外燥之分，有温燥、凉燥之别，故有虚证与实证的不同。先生指出，此处燥为虚证，实指燥邪易伤阴，致阴亏失润，法宜甘寒养其阴而润其燥。该病案，患儿外感燥邪，为外燥实证，入里化热，热邪灼液为痰，痰热闭阻心包，上扰清窍，神志被蒙。且痰热化风化火，肝风内动，证见神烦惊啼、脊强肢瘛，甚则昏厥。然吴鞠通说：“温病燥热，欲解燥者，先滋其干，不可纯用苦寒也，服之反燥甚。”故治法以清热熄风为主，佐以润燥舒筋。加服至宝丹一粒，清热开窍，化浊辟秽。待服毕，神志转清，肢瘛缓解。然烦躁痰喘仍未解，兼鼻煽惊啼，皆燥火烁肺之候。用五汁饮正对甘寒养阴治燥之说。待诸证皆顺，正气未复，补以樊氏五汁饮，甘润育阴，和中养胃，使正气复。

第六卷　火淫病案

温病案（内科）

袁桂生（住镇江京口）

病者　史汉泉，年约三十余岁，住本镇。

病名　温病。

原因　庚戌四月，吸受温热，病已多日，病家出前医之方示予，盖皆不出银翘散、三仁汤、增液汤之范围，病势日渐增剧。

证候　昏沉不语，面垢目赤，鼻孔如烟煤，壮热烁手，汗濈濈然，手臂搐搦，溲赤。

诊断　两手脉数疾，舌苔黑燥。问不能言几日矣？曰：昨犹谵语，今始不能言，然大声唤之，犹瞠目视人。问近日大便通否？曰：始病曾泄泻，今不大便已三日矣。予谓此热病未用清药，阳明热极，胃家实之病也，非下不可。

疗法　与调胃承气汤合三黄石膏汤加味。

处方　生绵纹三钱　元明粉三钱　炙甘草八分　栝蒌仁四钱　焦山栀三钱　黑犀角一钱　淡黄芩二钱　小川连一钱　生川柏一钱　生石膏一两

次诊　接服两剂，竟未得下，惟矢气极臭，溲色若血，神识较清，而身热舌黑如故。

次方　栝蒌仁六钱（杵）　焦山栀三钱　淡黄芩二钱　小川连一钱　生川柏一钱　黑犀角一钱　生石膏一两（研细）　炙甘草八分　鲜生地一两　雅梨汁一两　莱菔汁五钱（同冲）

三诊　热减神清，黑苔渐退，脉息亦较平，时吐黏痰，目睛转黄。遂改用小陷胸汤加芦根、菖蒲等芳香清冽之品，以分消膈中痰热。

三方　栝蒌仁四线　小川连六分　仙露夏二钱　淡竹茹二钱　冬瓜仁四钱　全青蒿钱半　川贝母二钱（去心）　石菖蒲钱半　汉木通一钱　鲜茅根一两（去衣）　活水芦根二两　以上两味，煎汤代水。

四诊　接服四剂，胸部颈项间遍出白痦，如水晶珠，腹部腿畔亦发白痦，于是身热全清，知饥进粥，但精神疲弱耳。

四方 西洋参钱半 原麦冬二钱 鲜石斛三钱 生苡仁三钱 川贝母钱半（去心） 淡竹茹二钱 鲜枇杷叶三片（去毛，抽筋）

效果 调养数日，始解黑燥屎数次。当时两进大黄而不下者，盖其戚友中有知医者，潜将大黄减去一钱，每剂只用二钱，故但有解毒之功，而无攻下之力，而奏效亦较缓也。然究胜于粗工之滥用硝黄而偾事者矣。

廉按 此为温病实证，治法初用寒泻，继用清润，终用清养，选药处方，层次一丝不乱，药皆极有力量，似此佳案，堪为后学之师范。

赏析 该病案，患者感受温热邪气，初以银翘散、三仁汤、增液汤之类误治，病情逐步加重。此乃温热实证，未以清热去瘟毒，病情延误，日渐加剧，出现昏沉不语，面垢目赤，鼻孔如烟煤，壮热汗出，手足抽搐，小便赤，大便不解等一派阳明胃热实证。故当首以寒泄之品，调胃承气汤合三黄石膏汤加减，以泻阳明实热；药后患者小便下，神识渐清，但矢气极臭，大便未行，仍以泻阳明实热之法，热减神转清；续以清润之品，小陷胸汤加芦根、菖蒲等，分消膈中痰热，热出后可进食，终以清养之品，西洋参、麦冬、石斛，益气养阴，扶其正气。先生认为本案选药处方，精准恰当，治法初用寒泻，继用清润，终用清养，丝丝相扣，秩序井然，如此佳作，堪称典范。

温病案（内科）

袁桂生（住镇江京口）

病者 袁尧宽，忘其年，住本镇。

病名 温病。

原因 庚戌四月患温病，初由章绶卿君诊治，服药数剂，病未大减。嗣章君往江北放赈，转荐予治。

证候 壮热谵语，见人则笑，口渴溲赤，体胖多湿，每日只能进薄粥汤少许。

诊断 脉息滑数，右部尤甚，舌苔黄薄，而干燥无津。盖温病也。热邪蕴伏日久，蓄之久而发之暴，故病情危重若是。

疗法 当以解热为主，而佐以豁痰润燥，方用三黄石膏汤合小陷胸汤加减。

处方 青子芩二钱 小川连一钱 生川柏一钱 生石膏一两（研细） 焦栀子三钱 栝蒌仁四钱（杵） 细芽茶一撮 川贝母三钱 青连翘三钱 全青

蒿二钱　梨头汁一两（冲）

次诊　接服二日，热未大退，至第三剂后，乃作战汗而解。但余热未清，复以前方去石膏、芩、连、栝蒌等品。

次方　焦栀子三钱　青连翘三钱　全青蒿二钱　川贝母三钱　细芽茶一撮　生川柏一钱　生苡仁三钱　天花粉三钱　北沙参三钱　飞滑石六钱（包煎）　活水芦根二两　雅梨汁一两（冲）

效果　连服数剂，清化余邪，热清胃健而瘥。

说明　凡温病之解，多从战汗，刘河间、吴又可发之于前，叶天士、王九峰畅之于后。证以予所经历，洵精确不易之学说也。盖前人于此，皆从经验中得来，惟必俟服药多剂始能奏功，而作汗之时，必先战栗，其状可骇，医家当此，何可无定识定力耶。

廉按　伏气温病，其邪始终在气分流连者，多从战汗而解。若在血分盘踞者，或从疹斑而解，或从疮疡而解。惟将欲战汗之时，其人或四肢厥冷，或爪甲青紫，脉象忽然双伏，或单伏，此时非但病家彷徨，即医家每为病所欺，无所措手矣。且汗解之后，胃气空虚，当肤冷一昼夜，待气还自温暖如常矣。盖战汗而解，邪退正虚，阳从汗泄，故肤渐冷，未必即成脱证。此时宜令病者安舒静卧，以养阳气来复，旁人切勿惊惶，频频呼唤，扰其元神，使其烦躁。但诊其脉，若虚软和缓，虽倦卧不语，汗出肤冷，却非脱证；若脉急疾，躁扰不卧，肤冷汗出，便为气脱之证矣。故医必从几经阅历，乃有定见于平时，始有定识于俄顷。此案大剂清解，竟得热达腠开，邪从战汗而解，尚属温病之实证。若病久胃虚，不能送邪外达，必须补托，而伏邪始从战汗而出者，亦不可不知。昔王九峰治一人，年及中衰，体素羸弱，始得病，不恶寒，惟发热而渴，溲赤不寐，发表消导，汗不出，热不退，延至四十余日，形容枯削，肢体振掉，苔色灰黑，前后大解共三十次，酱黑色，逐次渐淡至于黄，溲亦浑黄不赤，昼夜进数十粒薄粥四五次，夜来倏寐倏醒，力不能转侧，言不足以听，脉微数，按之不鼓，用扶阴敛气，辅正驱邪法，以生地、人参、麦冬、五味、当归、茯神、枣仁、远志、芦根为剂，服后竟得战汗。寒战逾时，厥回身热，汗出如浴，从朝至暮，寝汗不收，鼻息几无，真元几脱。王仍以前方连进二服，汗收症退，调理而安。

赏析　该病案，患者就诊时已见壮热谵语、见人则笑、口渴小便黄、舌苔薄黄干燥无津、脉滑数之温热证，乃温热证潜伏气分日久，发病急，病情危笃。医者诊治始终以解热为主，佐以豁痰润燥为法，初诊采用三黄石膏汤合小陷胸汤加减，三剂后始得战汗而解；后期余热未清，去石膏、黄芩、黄连、瓜蒌等药物，续以清化之品化解余邪，胃气恢复后痊愈。《伤寒论》提到战汗是在第九十四条：太阳病未解，脉阴阳俱停，必先振栗，汗出而解。先生以此案例明示后学者，依据既往医家经验，温病当从战汗而解。叶天士在《温热论》里提到“若其邪始终在气分流连者，可冀其战汗透邪，法宜益胃，令邪与汗并，热达腠开，邪从汗出。解后胃气空虚，当肤冷一昼夜，待气还自温暖如常矣。盖战汗而解，邪退正虚，阳从汗泄，故渐肤冷，未必即成脱证。此时宜令病者，安舒静卧，以养阳气来复，旁人切勿惊惶，频频呼唤，扰其元神，使其烦躁。但诊其脉，若虚软和缓，虽倦卧不语，汗出肤冷，却非脱证；……不能一战而解，停一二日再战汗而愈者，不可不知。”故而伏气温病多为气分证，当汗解法；若入血分，则从疹斑而解，或从疮疡而解。先生将伏气温病与伏气温邪入血分相鉴别，并详细论述了伏气温病战汗而解前后病患者可能出现的各种临床表现，对于伏气温病邪实正虚之患者，通过举例说明应扶阴敛气、扶正祛邪的治疗法则及常选用的解热养阴之品。

温病案（内科）

周小农（住无锡）

病者 陈席珍，年六十余，住无锡。

病名 温病。

原因 素体液亏无苔，花甲之年，倒账折阅，郁气不舒，肝失调畅为内因，丙午夏病温为外因。

证候 身热自汗，渴不恶寒，神烦恶热，时时懊侬。

诊断 脉左小数，右洪搏数，舌红而绛。遂断为温邪郁火交蒸，最防热盛动风，骤变痉厥。

疗法 用栀、翘、芦、竹、知、茹、郁、桔急疏清解为君，兼顾胃津，花粉、石斛以佐之。

处方 黑山栀三钱　青连翘三钱　广郁金三钱（生打）　桔梗一钱　淡竹茹三钱　天花粉三钱　肥知母四钱　鲜石斛三钱

先用活水芦根二两　鲜淡竹叶四钱　煎汤代水。

复诊 病势不衰，陈素信乩方，云：年周花甲，元阳大亏，若再投凉剂，必致生机骤绝。乩示附子理中汤，高丽参、炮姜、附子均重用，陈不敢服。至三候遍发黑紫斑，大显温热明证，热恋阴伤，舌至绛紫而干。始同意复诊，因议大剂化斑，双清气营。

复方 生石膏一两（研细） 肥知母五钱 生甘草八分 生粳米三钱（荷叶包） 元参五钱 犀角粉一钱（药汤调下）

效果 继以甘凉频投，如吴氏五汁饮之类，至四候热退净而愈，然亦险矣。噫，治病最虞有人中伤，若假神妄评，更为阴刻也。

廉按 此治伏气温病之正法。凡温病有汗者，清热兼保胃津，当然之理，然犹病势不衰，必须大剂化斑清营，频投甘凉生津，至四候热退而愈。可见伏气温病与新感风温，其病势之轻重，治法之难易，迥不相同，但用银翘桑菊两方者，焉能济事，势必耽误而贻人夭殃也。噫！

赏析 该案患者年老体弱，素体阴虚，肝郁不舒，不慎感受伏气温病，温邪郁火交蒸，出现身热自汗，渴不恶寒，神烦恶热，时时懊侬之症，此时最易热盛动风，骤变痉瘈。故初治以栀子、连翘、芦根、竹叶、竹茹、知母、郁金清热，佐以天花粉、石斛保津，药后未见好转，虑为用药过于寒凉，伤及正气，拟以附子理中汤加减以扶助正气，患者不敢服，待三候再诊时，温病内伏，气营两燔，出现遍发黑紫斑，舌绛紫而干，尽现温热明证，热恋阴伤之象，因议大剂化斑，双清气营，频投甘凉生津，至四候热退而愈。先生以此为例明示后学，温病有汗者，应以清热益胃保津，若病势不衰，热伏气营，急需大剂化斑清营，甘凉生津。由此可见，伏气温病与新感风温，其病势之轻重，治法之难易，迥不相同，但以银翘桑菊两方者，焉能济事？庸医不识，则势必耽误而贻人夭殃也。

温病案（内科）

张锡纯（住盐山西门内）

病者 王义源之女，年十四五，住盐山城东牛留里。

病名 温病。

原因 仲春中旬，感受春温。医者诊治失宜，迁延十余日，病益增剧，医者诿为不治。

证候 心下胀满甚剧，喘不能卧，自言心中干甚，似难支持，其舌苔白而微黄，小便赤少，大便从前滑泻，此时虽不滑泻，仍每日下行。

诊断 脉搏一呼吸五至，左脉似弦而有力，右脉似大而有力，然皆不堪重按。知其温病之热，本不甚剧，因病久真阴亏损，致小便不利，所饮之水，停于肠胃则胀满，迫于心下则作喘，其心中干甚，亦真阴亏损之征也。

疗法 当滋其真阴，利其小便，阴足则心不觉干，便利则胀消，而喘亦可定，至于一些温病之余热，亦不治自愈也。

处方 鲜白茅根（去净皮与节间细根剉碎）六两，用水三大碗煎一沸，俟半句钟，视其茅根，若不沉水底，再煎一沸，至茅根皆沉水底，其汤即成。去渣当茶，数次温饮之。

效果 饮茅根汤两日，其病霍然痊愈。盖白茅根凉润滋阴，又善治肾阴有热，小便不利，且具有发表之性，能透温病之热外出，一药而三善备，故单用之而能立建奇功也。然必剖取鲜者用之，且复如此煎法（过煎则性变），方能有效。

廉按 发明茅根功用，较徐洄溪尤为详明。方虽简单，药用周到，可谓温病善后之一种简效法。惟症既喘不得卧，拟仿外台法，再加鲜枇杷叶二两，轻降肺气何如？

赏析 该案患者感受春温，医者诊治失宜，迁延十余日，病益增剧，虽其温病之热本不甚剧，但因病久真阴亏损，致小便不利，所饮之水停于胃肠而胀满，迫于心下而作喘，其心中干甚，亦真阴亏损之证候。治当滋其真阴，利其小便，阴足则心不觉干，便利则胀消，而喘亦可定，温病余热亦可除矣。方以一味鲜白茅根，煎水分数次温饮，一则凉润滋阴，二则清利利湿，三则发表宣散，尽除温热之邪，一药三用，独立奇功。在此运用，堪称经典。白茅根性甘凉，凉血止血，清热利尿。《名医别录》："下五淋，除客热在肠胃，止渴。"《神农本草经》："主劳伤虚羸，补中益气，除瘀血、血闭寒热，利小便。"《本经逢原》："治胃反上气，五淋疼热及痘疮干紫不起。"白茅根实为治疗温病轻证之佳品。其忌铁器，忌水浸，可单用，也可复方配伍。先生在此评论单味鲜白茅根功用，并针对案中喘不得卧病证，提出可再加枇杷叶宣上通下，提壶揭盖，轻降肺气，实乃见证先生治疗温病之功底，其对杷叶的看法，甚与"治肺胃之病，大都取其下气之功耳"（《本草纲目》）的观点相吻合，实乃活用中药之典范。

温病晚发案（内科）

过允文（住宜兴徐舍）

病者 潘伯石令郎，年十四岁，住宜兴南大街。

病名 温病晚发。

原因 素质阴亏，冬伤于寒，潜伏至春未发，夏初乃发。

证候 壮热无汗，神昏谵语，便泄溺赤，舌干懊侬。

诊断 脉浮数沉滑。沉滑为伏温将发，浮数乃邪已外溃，惟时已初交夏令，故断为伏温晚发。

疗法 生津托邪，使邪透汗出为首要。

处方 黑膏一两 前胡二钱 连翘三钱 天冬三钱 薄荷钱半（后入） 知母三钱 玄参五钱 赤芍一钱 银花五钱 白茅根四两（去心，煎汤代水）

东垣凉膈散三钱，开水先下

服三剂，接服后方。

二方 淡豆豉拌捣鲜生地二两 知母三钱 前胡二钱 生石膏一两（研细） 玄参五钱 鲜竹叶三十片 薄荷头二钱（与石膏同打） 天冬五钱 银花五钱 鲜茅根四两（去心，煎汤代水）

五剂便泄止而汗不出。接服后方。

三方 冬桑叶二钱 川贝母三钱 川石斛三钱 前胡二钱 鲜枇杷叶五片（刷净） 北沙参三钱 苏薄荷钱半寇仁五分（同打，后入） 豆豉五钱 旋覆花钱半（包煎）

白茅根四两（去心，煎汤代水）

效果 服三剂，得战汗而解。

廉按 前后三方，均属生津托邪法，于伏气温病，大致亦合。拟去凉膈散，再加活水芦笋之清透，则见效当更速矣。

赏析 该病案，患者素体阴虚，冬季感寒，蓄而内伏，夏初晚发，出现壮热无汗，神昏谵语，便泄溺赤，舌干懊侬，脉浮数沉滑等邪实阴伤之证。治疗上，前后三次理方，均以生津托邪贯穿始终，以养阴生津、疏风清热之品加减，并据证候变化灵活运用，终得痊愈。凉膈散有记载“若火之散漫者，或在里，或在表，皆可清之散之而愈。如挟有形之物，结而不散者，非去其结，则病终不痊。故以大黄、芒硝之荡涤下行者，去其结而逐其热，然恐结邪虽去，尚有浮游之火，散漫上中，故以黄芩、薄荷、竹叶清上中之火；连翘解散经络中之余火；栀子自上而下，引火邪屈曲下行，如是则有形无形上下表里诸邪，悉从解散。用甘草、生蜜者，病在膈，甘以缓之也。”先生以此案例明示后学者，对于伏气温病晚发邪实阴伤之证，治疗上祛邪与养阴并重，使邪透而正不伤。同时针对病案的潜方用药上，提出加用具有清透作用的芦笋可能起效更快的经验以享后学者。

温病发斑案（内科）

袁桂生（住镇江京口）

病者 潘君，年约三十岁，住本镇。

病名 温病发斑。

原因 暮春伏气内发，新凉外束，然当时尚未现有热证。

证候 发热恶寒，头疼身痛，胸闷不思饮食，握其手臂，其热烁手。

诊断 脉右浮滑，左弦紧，舌边尖红，苔薄白滑。知其病重，非寻常之感冒也。

疗法 姑以葱豉汤合二陈汤加蒡、翘、枳、桔等，先行疏解新邪。

处方 鲜葱白三枚　淡香豉三钱　仙半夏钱半　广橘红一钱　生枳壳钱半　苦桔梗一钱　青连翘三钱　炒牛蒡二钱

次诊 服后恶寒退，而心烦不得寐，胸闷作恶，脉滑舌燥，数日不大便。踌躇久之，乃毅然以大柴胡汤，重用大黄急下之。

次方 川柴胡一钱　淡黄芩钱半　仙半夏二钱　小枳实二钱　生锦纹三钱　生白芍二钱　鲜生姜二片　大红枣二枚

三诊 服后，下稀粪水五六次，前症尽退，但不思食而已。越两日，复发热谵语，烦躁不宁，舌苔黄，脉滑，唇红，口内破裂，大便溏，复以小陷胸汤加大黄下之。

三方 栝蒌仁四钱（杵）　小川连六分　仙半夏二钱　生锦纹三钱

四诊 翌日复诊，则胸部脊背手臂等处均发现斑疹，其色红赤，烦躁定，神识清，咳嗽多痰，舌苔黄燥，大便溏泻，脉不数。遂改用小陷胸汤去半夏，加贝母等平剂以治之。

四方 栝蒌仁四钱（杵）　小川连六分　川贝母二钱（去心）白知母三钱

五诊 接服两日，赤斑发现愈多，手足胸背均满布，而脊背中尤为稠密，其色红赤鲜明，言语时清时乱，目赤唇红，兼有呃逆。仍以原方接服一剂，以觇进退。

六诊 讵次日复诊，则神昏不能识人，谵语呃逆，舌苔黑燥，脉息滑数，头汗出时，或手动唇动，盖伏热尚重，病势正在凶猛之时。仍当清凉攻下，双方并进，庶足以杀其凶猛之势。幸病家坚信不疑，得以放手用药。乃以白虎小承气小陷胸三方合用，去厚朴，加梨汁以清降之。

六方 生石膏一两（研细） 肥知母四钱 生粳米一撮 生甘草五分 生锦纹三钱 小枳实二钱 栝蒌仁四钱（杵） 仙半夏二钱 小川连六分 雅梨汁一两（分冲）

效果 此药服后，神气转清，呃逆谵语亦渐定。遂以前方去大黄、石膏，接服三剂，病大退。乃以清凉和平之方，调理半月而瘳。

说明 大凡温病之重者，多从斑解，而尤必借大黄之力，盖腑气通，则伏邪始能外发也。

廉按 伏温之邪，由春夏温热之气蒸动而出，此其常也。亦有当春夏之间，感冒风寒，邪郁营卫而为寒热，因寒热而引动伏气，初起一二日，第见新感之象，意其一汗即解，乃得汗后，表证略减而里热转甚，昧者眩其病状，几若无可把握，不知此新邪引动伏邪之证，随时皆有，治之者须审其伏邪与新感孰轻孰重。若新感重者，先撤新邪，兼顾伏邪，伏邪重者，则专治伏邪，而新感自解。若中焦挟有形食积浊痰，则邪热蒸蕴，每每乘机入胃，热结于中，而为可攻之证。盖胃为五脏六腑之海，位居中焦，最善容纳，邪热入胃，则不复他传，故温热病热结胃腑，得攻下而解者，十居六七。陆九芝谓温病热自内燔，其最重者，只有阳明经腑两证，经证用白虎汤，腑证用承气汤，有此两法，无不可治之温病矣。其意专重阳明，若温病决不涉及别经者，其言亦未免太偏。总之温病邪热蒸郁，入于阳明者居多，热在于经，犹属无形之热，其证烦渴多汗，狂谵脉洪，此白虎证也。若热结于腑，则齿垢，唇焦，晡热，舌苔焦黄，神昏谵语，脉沉实，此承气证也。只要认证清楚，确系热在于胃，则白虎承气，依法投之，可以取效反掌，切勿因疑生怯，反致因循贻误也。即温病发斑之际，用清营透络，解毒化斑，而斑仍不透，往往用攻下逐毒，腑气一通，而斑始大透。伏邪从斑而解者，亦常见之。此案初用《肘后》葱豉汤加味，辛散发表，使新感先从外解，继即审定温病实证，叠用寒泻，直攻胃结，逐次发斑，而伏邪始得肃清，所用药品，皆用汉方以奏效，学古有获，确是佳案。

赏析 该病案，患者感受伏温之邪，于春夏之间又新感受风寒之邪，邪郁营卫为寒热，因寒热而引动伏邪，初起见新感寒热表现，采用辛散发表药，拟方以葱豉汤加牛蒡子、连翘、枳实、桔梗等使新感风寒先从外而解。患者表证得解，但里热实证逐步明显，新邪引动伏温邪气入胃，热结胃腑所致。治疗上则改为寒泻药直攻胃腑，以大柴胡汤重用大黄急下之。患者此时出现温病发斑，仍以清凉攻下为法，拟方以小陷胸汤加减使腑气通则斑退，而伏邪仍留于阳明，表现阳明腑证，患者神昏不识人，谵语呃逆，舌苔黑燥，脉息滑数，仍以清凉攻下，以白虎汤、小承气汤、小陷胸汤三方合用，肃清阳明伏邪，患者神志转清后，以清凉平和之药调养，而使病情得愈。先生对此病案进行了详细分析，对伏温之邪发病的形式、常证、变证、病情演变进行了总结，对温热病阳明经证、腑证特点及潜方用药进行了归纳。

温病发斑案（妇科）

严绍岐（住绍兴昌安门外官塘桥）

病者 王氏妇，年三十余，住昌安门外。

病名 温病发斑。

原因 素因血虚肝旺，适五月间病温，五日后始延予诊。

证候 面红热盛，神昏烦燥，口虽干，不喜饮，间有呃逆。

诊断 脉沉小数，舌鲜红无苔。予断为邪在血分，将发斑也。

疗法 以犀、羚、生地、大青清营透斑为君，桑、丹、芦、竹、杷叶宣络达邪为臣，佐二蒂以止呃也。

处方 犀角片五分（先煎） 鲜生地八钱 冬桑叶二钱 鲜竹茹三钱 羚角片一钱（先煎） 鲜大青五钱 丹皮钱半 真柿蒂三十个

先用鲜水芦根一两、青箬蒂十个、鲜枇杷叶一两（去毛，抽筋）、鲜竹叶心四钱四味，煎汤代水。

效果 两剂斑出神清，呃除身凉。继以鲜石斛三钱、鲜生地五钱、甜梨肉一两、青甘蔗一两、佛手片一钱、金橘脯两枚，养胃阴而醒胃气，三服即胃动而痊。

廉按 血分病温斑未出，而神昏呃逆，病势已危，犀羚五鲜汤加味，虽属正治，然近今犀羚价昂，贫者不易购服，可用生玳瑁三钱、草犀三钱以代犀角，羖羊角一钱（俗称黑羚羊）以代羚角，功用亦大致相同，请医者一试便知，当信迂叟之言，非妄谈以欺同道也。

赏析 本案为温病血分证，邪热久留血分，口虽干，不喜饮，舌鲜红无苔。火热犯胃上冲，而发呃逆。虽热未动血发斑，但有上冲外达之势，故治以清营透斑、宣络达邪为法，有因势利导之功，达到斑出神清，呃除身凉的良效。继而养胃阴，健脾气，病退而痊愈。先生对此分析，患者温病血分证，斑未出，但症见神昏、呃逆，表明患者病势危重。治以透营泻热之法，采用犀羚五鲜汤。犀羚二鲜汤出自《华氏医方汇编》，犀羚五鲜汤是在犀羚二鲜汤基础上加减而来。方中羚羊角、犀角主要用来清营透斑，视为君药，但是此二味药材价格昂贵，家贫者难以买到，可以采用羖羊角代替羚羊角，生玳瑁、草犀代替犀角，整方功效与原方大致相当，值得大家临床上采用。

肾虚温病案（内科）

张锡纯（住盐山西门内）

病者 高姓，年二十五六岁，业农，住盐山城东北张马村。

病名 肾虚温病。

原因 仲夏初旬，麦秋将至，远出办事，又欲急回收麦，长途趋行烈日之中，辛苦殊甚，因得温病。其叔高鲁轩，及其表叔毛仙阁皆医士，又皆善治温病，二人共治旬日无效。盖因其劳力过甚，体虚不能托病外出也。

证候 愚诊视时，其两目清白，竟无所见，两手循衣摸床，乱动不休，谵语无伦，分毫不省人事，其大便从前滑泻，此时虽不滑泻，每日仍溏便一两次。

诊断 脉象浮而无力，右寸之浮尤甚，两尺按之即无，一分钟数至一百二十至，舌苔薄黄，中心干而微黑。细思此证，其两目清白无见者，肾阴将竭也，其两手乱动不休者，肝风已动也，病势至此，危险已至极点。幸喜脉浮为病还太阳，右寸浮尤甚，有将汗之势。其所以将汗而不汗者，人身之有汗，如天地之有雨，天地阴阳和而后雨，人身亦阴阳和而后汗，此证尺脉甚弱，阳升而阴不应，是以不能作汗也。

疗法 此证若欲其出汗，不可分毫用发汗之药，当用大润之品，峻补其真阴，济阴以应其阳，必能自汗，汗解则病愈矣。

处方 大怀熟地二两　生怀山药三钱　玄参一两　甘枸杞一两　真阿胶四钱（烊冲）　甘草三钱　煎汤一大碗，徐徐分数次，温饮下。

效果 上方如法煎服，一日连进二剂，汗出统体而愈。

廉按 《内经》谓温病虚甚死，此证诚虚极矣。方用大剂滋补，一日两剂，通体汗出而愈，幸哉！亦奇哉！若骤疑其伪，张君为信用卓著之名医，著有《衷中参西录》三集行世，非闭门造车，出门合辙者比。若竟信其真，则阴竭动风，往往一厥即脱，迫不及救。即使因病致虚，虚属骤变，药虽对证，恐无如此速愈之理。惟方药极有力量，爰为选录，以待后来之实验。

赏析 该病案，患者体质先天不足，因劳力过度，体虚更甚，复感受温热外邪内陷，按常规温病治疗半月无效，就诊时表现一派虚象，两目清白，无所见，两手循衣摸床，乱动不休，谵语无伦，分毫不省人事，其大便从前滑泻，脉象浮而无力，右寸之浮尤甚，两尺按之即无，舌苔薄黄，中心微黑，治疗以大剂滋补如怀山药、熟地、玄参、枸杞、阿胶等，峻补真阴，济阴应其阳，患者得通体汗出而解。张景岳《新方八略引》曰："善补阳者，必于阴中求阳，则阳得阴助而生化无穷；善补阴者，必于阳中求阴，则阴得阳升而泉源不竭。"可见此乃阴阳辩证关系之高论，深湛而富指导意义。《黄帝内经·素问·四气调神大论》有云："阳气根于阴，阴气根于阳；无阴则阳无以生，无阳则阴无以化；全阴则阳气不极，全阳则阴气不穷。阳损及阴，阴损及阳。"此当为阴阳互求理论之溯源和依据。先生对此分析，在疾病诊治时当辨阴阳，本案患者体虚，心急劳累，热病日久，延误未愈，进而损伤阴精，累及真阴，阴不制阳，致虚火上炎，出现阴虚动风之证，治以大补滋阴，阴液足，以致阴阳相顺接，阴阳平衡，病得以愈也。

产后温病案（妇科）

严绍岐（住绍兴昌安门外官塘桥）

病者 张氏妇，年三十二岁，住鲍渎。

病名 产后温病。

原因 时交暮春，产后三日，自服生化汤，腹痛除而恶露行，伏温遂乘机外溃。

证候 一起即身灼热，汗自出，不恶寒，反恶热，咳嗽气逆，渴喜凉饮。

诊断 脉右浮滑，左小数，舌红苔黄薄腻。据证参脉，此产后伏温，从血分转出气分也。前哲石顽老人虽云：凡遇胎前产后所患，不拘何病，总以胎产为本，以病为标，若产后当理血分，然亦当随机应变。余遂断之曰，此伏热证，虽在产后，亦当轻清透达为首要。

疗法 以桑、杏、甘、桔轻宣其肺为君，茅根、青箬清透其伏热为臣，生地、白薇凉其血为佐，赤芍、丹参通其血为使，遵《内经》急则治标之法。

处方 冬桑叶二钱　白桔梗一钱　光杏仁三钱　青箬叶三钱（切寸）　赤芍钱半　根生地四钱　生、炙甘草各三分　东白薇三钱　苏丹参三钱　鲜茅根五钱（去皮）

效果 两剂即灼热咳逆大减，原方去桑、桔，加鲜斛、归身养胃和营，再进三剂，诸病尽却，胃能纳谷而痊。

廉按 胎前宜凉，产后宜温，虽皆熟在人口，然亦一偏之见，总要查悉原因，辨明证候为第一。前哲徐洄溪曰：近人有胎前宜凉之说，颇为近理。至于产后则阴血尽脱，孤阳独立，脏腑如焚，经脉如沸，故仲景专以养血消瘀为主，而石膏、竹茹亦不禁用，余每遵之，无不立效。乃近人造为产后宜温之邪说，以姜、桂为主药。夫果阴阳俱脱，脉迟畏寒，血水淋漓，面青舌白，姜、桂亦有用时。乃血干火燥，纯现热证，亦用热药，则经枯脉绝，顷刻而毙，我见以百计。更有恶露未净，身热气塞，烦躁不寐，心烦腹痛，皆由败血为患，亦用姜、桂助其火而坚其瘀，重则即死，轻则变成蓐劳。造为此等邪说者，九死不足以蔽其辜。由此类推，凡胎前伏温，产后陡发，对证用药，虽犀角、石膏亦不必忌，何况其次，如此案之轻清透达乎。但方虽清稳，尚属伏温轻证之疗法，与张氏寿甫之滋阴清胃汤（元参两半、当归三钱、生白芍四钱、生甘草钱半、鲜茅根二钱），异曲同工。

赏析 该病案为产后温病，血分转出气分，伏热于内之证，故见身热汗出，不恶寒，反恶热，咳嗽气逆，渴喜凉饮，舌红苔黄薄腻。对于产后温病，切勿仅用温补之法，临证变通，清轻透达法尤为重要，佐以活血消瘀，以除伏热。治当清泄肺胃邪热，但因产后，阴血易脱，瘀血易生。故当兼顾血分，以生地、白薇清热凉血，赤芍、丹参凉血活血。先生针对“胎前宜采用寒凉的药物，产后宜采用温燥的药物”这个流传已久之说具体分析，强调在临证时应灵活变通，详审其因，辨明其证。“胎前宜凉”确有一定道理，但“产后宜温”极易误导。若产后阴阳俱脱，使用姜、桂等温燥之品或为有益；但若血虚火燥，加用姜、桂等温燥之品，则会“火上浇油”，恶露更不易排，致使病情加重，甚则危及生命。故而不可拘泥“产后宜温”，还需具体分析，产后对于犀角、石膏这类寒凉药物的使用，只要对证，但需用药，不必绝对禁忌。

温病鼻衄案（内科）

王经邦（住天台栅门楼）

病者 李忠荣，年三十余岁，业商，住宁海东路李家庄。

病名 温病鼻衄。

原因 由于阳明郁热，迫血妄行，而上冲于脑，脑通于鼻，故衄。

证候 独热无寒，面赤沸红，衄如涌泉。

诊断 温证如遇脉象洪大浮芤，必发鼻衄。先用解肌清热，可无后患。若用辛温燥湿等物，立时衄血。欲止其血，当用此方为妥，虽有余邪，不致贻害。切不可用参、芪、地、芍等补气敛血滋阴之药，其衄血虽止，恐余邪未清，至后变端百出。亲睹数人，致成不治，皆因余邪未清之故。

疗法 青蒿、竹叶、连翘清其表热，黄连、黄芩、丹皮、山栀清其里热，荷叶凉血而消瘀，木通、茅根驱邪而达下。

处方 青蒿脑二钱 淡竹叶钱半 青连翘钱半 小川连七分 黄芩一钱 粉丹皮二钱 焦山栀二钱 鲜荷叶一钱 汉木通一钱 茅根四十支

效果 一服衄即止，不劳他药而痊。

廉按 温热逆升清窍而衄，其衄后热势必衰，故用清泄之法，亦与前证不同。是方加鲜生地五钱，捣生锦纹五分，效更捷。

赏析 该病案，患者感受温病，因阳明郁热，迫血妄行，上冲清窍，发为鼻衄。医者对鼻衄的各种治法及可能后果进行辨识：如脉象洪大浮芤，可解肌清热而解，则无后顾之忧；若以辛温燥湿药物，则立见衄血。切不可以补气敛血滋阴之药，使余邪未清而生变证。本案治疗以清泄为法，青蒿、竹叶、连翘清表热，黄连、黄芩、丹皮、山栀清里热、荷叶凉血消瘀，木通、茅根祛邪从下而出，药仅一剂即获痊愈。先生对温病鼻衄治疗简要概括，认为温病鼻衄乃湿热上犯清窍所致，鼻血出后热势必然减退，此时应顺势采用清泻之法，如再加鲜生地、生锦纹，可能疗效更为快捷。

温病咳血案（内科）

何绍彭（住永修正街）

病者 淦祖照，年二十余岁，耕种为业，住廖坊区。

病名 温病咳血。

原因 温邪劫伤肺络，咳血已经半月，后因初夏劳力，病乃愈甚。

证候 不时咳血，甚则呕血，身热脘痞。

诊断 舌边尖红，苔薄白，脉浮数微弦。此由邪伤肺络，肺气失于清肃，致阳络伤，血从上溢也。劳力病甚者，有所用力，则气血之行疾，而上涌愈甚也。及失血过多，则虚而生热，是以又有身热脘痞之症也。

疗法　以桑叶、白茅花、米仁畅肺分之气，百草霜、黑姜、紫菀理肺分之血，皆有宁络之功，生地、芝麻、西参、阿胶补络损以平虚热。

处方　白茅花钱半　冬桑叶钱半　生苡仁三钱　百草霜一钱　黑炮姜二分　鲜生地三钱　黑芝麻钱半　毛西参一钱二分　陈阿胶一钱二分　紫菀钱半

效果　四剂热退血少。于前方去炮姜、桑叶，加生白芍，又六剂而血止。仍于方内去白茅花、百草霜，加霍斛、杞子各一钱，调理而痊。

廉按　咳血较吐血为难治。方用清肺宁络，参以濡血，亦属寻常疗法，妙在白茅花、百草霜二味，气清质轻，善止肺血，炮姜亦反佐得力，使诸药无阴凝之流弊也。

赏析　该病案，患者春温劫伤肺络，血从上溢而咳血，劳作后气血运行加快，咳血加重。失血过多，内生虚热，表现身热胸痞。治以清肺宁络，参以濡养气血之品，初诊以桑叶、白茅花、米仁畅肺气，百草霜、黑姜、紫菀理肺血，生地、芝麻、西洋参补肺络平虚热。四剂后患者热退出血减少，复诊，初诊方去炮姜、桑叶，加白芍，六剂血止。三诊，去白茅花、百草霜，加霍斛、枸杞子各一钱，调理而愈。治疗上妙用白茅花、百草霜气清质轻，善止肺血；佐以炮姜使药无阴凝留滞之弊。先生以此明示后学，咳血较难治，最常用方法清肺宁络，参以养血。本方效验亦提示治疗温病咳血，当清温邪同时，辅以滋养阴血，佐以温热药防滋养致温邪留滞，可为病家欲求速效者炯鉴。

温病兼喉疼案（内科）

张锡纯（住天津）

病者　胡珍簠，年五十四岁，原籍云南，寓天津。

病名　温病兼喉疼。

原因　建筑楼房十余所，自初春开工，一切事务，皆自经管，费心劳神，暗生内热。又日饮牛乳两次作点心，亦能助热。内热上潮，遂觉咽喉不利，至仲秋又感受温病，其咽喉陡然作疼。

证候　表里俱觉发热，咽喉疼痛，妨碍饮食，心中之热，时觉上冲，则咽喉之疼痛益甚，周身酸懒无力，大便干燥。

诊断　脉象浮滑而长，右关尤重按有力，舌上白苔满布。此温病之热已入阳明，与内伤之热相并而为病也。

疗法 此证原初得两日，表证未罢，因内有蕴热，所以阳明之腑热已实，而脉象犹浮，舌苔犹白也。宜用重剂清其胃府之热，而少佐以解表之品，表解里清，喉疼亦当自愈。

处方 生石膏细末四两，煎汤一大钟，乘热将西药阿斯必林三分弱融化其中服之。因阿斯必林之原质存于杨柳皮液之中，实为辛凉解肌之妙品也。服后若得微汗，诸病自退。

效果 服药后约半点钟，肌肤似欲汗而未能透出，迟一点钟，觉心中之热不复上冲，咽喉疼痛轻减，时在下午一点钟。至晚间临睡时，仍照原方再服一剂，周身皆得透汗，安睡一夜，翌晨诸病若失矣。

廉按 温病兼喉疼，多属胃家燥热，上蒸咽喉，故重用善清咽喉之石膏，清凉解热，配以阿斯必林者，以其性最善发汗，又善透痧疹，使伏热从表外达也。方法虽新，仍是清凉解热之旧例。

赏析 该病案，患者春温表证未解，内有蕴热，伤及胃阴，温热之邪入阳明经，表现为阳明腑实与内伤之热相并之象，胃热上冲咽喉则喉痛。治疗上重用清胃腑热之品，少用解表之品，使表解里清。该病案用石膏清凉解咽喉之热，配以西药阿司匹林中医用法发汗透疹，使伏热从表而解。此案例乃中西医结合治疗病例，温病发热兼有咽喉疼痛，多因胃热上蒸咽喉所致，当治以清凉解热，使伏热外达。此案重用生石膏，李时珍《本草纲目》第九卷记载“石膏亦称细理石，又名寒水石，有解肌发汗等功效，乃祛瘟解热之良药”。阿司匹林是应用最早、最广和最普通解热镇痛药。先生以此案例明示后学者，治疗把握疾病及药物特性，不拘于古，灵活变通，老树可开新花。

温病兼冲气上冲案（内科）

张锡纯（住天津）

病者 郑伯恕，年五十二岁，奉天裕盛铭印书局经理。

病名 温病兼冲气上冲。

原因 其人素有痰饮，偶有拂意之事，肝火内动，其冲气即挟痰饮上涌，连连呕吐痰水。季春之时，因受感冒成温病，温热内传，触动冲气，又复上冲。

证候 表里壮热，渴嗜饮水，痰水上泛，屡屡咳吐，呃逆哕气，连连不除，两胁作胀，大便三日未行。

诊断 脉象左部弦长，右部洪滑而长，重按皆甚实，舌苔白厚，中心微黄，此温病之热，已入阳明之腑，又兼肝火挟冲气上冲也。

疗法 当重用白虎汤以清阳明之热，而以降冲兼镇肝之品辅之。

处方 生石膏三两（研细） 生赭石一两（研细） 生龙骨八钱 生牡蛎八钱 白知母八钱 生杭菊六钱 清半夏三钱 厚朴钱半 甘草二钱 煎汤三茶钟，分三次温饮下。

效果 将药三次服完后，热退气平，脉亦较前和平。其大便仍未通下，遂将石膏、龙骨、牡蛎各减半，再煎服一剂，大便通下痊愈。

说明 医家用石膏，未有与赭石并用者。即愚生平用石膏，亦未尝与赭石并用，恐其寒凉之性直侵下焦也。然遇有当用之病而用之，则病当之，非人当之。如此证，不重用石膏，则阳明之大热不除，不重用赭石，则上逆之冲气莫制，此所以并用之而无妨碍也。

廉按 冲属于胃，又隶于肝，凡有痰饮者，每兼肝郁，肝火内动，挟冲气上冲，势必连呕痰水，甚则呃逆噫气，若感温病，其势更甚。此案方用清降潜镇，确是对证发药，案后说明，理亦充足。

赏析 该病案，患者素体痰饮内停，稍遇不称心事情即肝火内动，冲气上冲则痰饮上涌，出现呕吐痰水。春季不慎，感受春温邪气，温邪内传阳明，兼挟肝火冲气上冲，故而出现壮热、渴嗜饮水，痰水上泛，咳吐频繁，呃逆唠气，两胁作胀，大便不行等，治疗当以清阳明之热兼降冲镇肝，白虎汤加减，其中重用石膏清阳明之热，兼重用赭石潜镇上逆之冲气，病情得愈。白虎汤本方为阳明经证的主方，亦为治疗气分热盛的代表方。石膏：甘、辛、大寒，归肺、胃经，有清热泻火，除烦止渴之功效。赭石：味苦甘、平、寒，归肝、胃、心包经，有平肝镇逆，凉血止血之功效。两者均为寒凉之品，恐伤下焦。此案不重用石膏则阳明之大热不除，不重用赭石则上逆之冲气不制。先生认为冲气脏腑归属，痰饮兼冲气上冲的病机在于，出现痰饮者，多见于肝气郁滞，肝火内动，肝气犯胃，胃气上逆，故呕吐痰涎，甚至呃逆、嗳气，复感温病，则病情更重，治疗当以清降潜镇。

春温案（内科）

严执中（住泰兴东门外殷家庄）

病者 张东楼之妹，年十九岁，住常州陈巷。

病名 春温。

原因 去岁暮略受寒邪，寒郁化热，至今春复新感风寒而发。前医令服解表药数帖，汗出而热不退。

证候 初病头疼身痛，胸闷食少，口渴引饮，晚间热重，时成呢喃。一星期后，经行忽停，因而少腹疠痛，连夜谵语，咳嗽黏痰，用力而不得出，齿焦舌刺，索茶而不多饮，屈指已廿七日。

诊断 六脉弦数，尺部细候则促。证属春温而邪入阴分，蓄血胞宫也明矣。幸喜二九之年，真阴尚未消烁，如急救得法，犹可转危为安。

疗法 治病必求于本，故重用黑原参、原麦冬、鲜生地、肥知母、粉丹皮，滋阴清热为主，川贝母、牛蒡子、广陈皮，理气豁痰为辅。又思蓄血下焦，大便燥结，扬汤止沸，莫若釜底抽薪，因用桃仁泥、广箱黄前后通行合治，而丹皮佐桃仁，甘草佐大黄，意在一则防缓，一则恐急。余若芦根、茅根、银翘与川贝、牛蒡等，不过邪由外入者，仍使之由外而出，所以吴鞠通、叶天士、陈平伯、王孟英诸先生，谓为温邪发表之要药也。

处方 肥知母三钱　川贝母三钱　桃仁泥三钱　生甘草五分　净连翘三钱　黑元参五钱　粉丹皮三钱　广箱黄三钱　金银花三钱　广陈皮一钱　鲜生地五钱　原麦冬三钱　牛蒡子二钱

鲜芦根三钱、鲜茅根一两（去衣），二味先煎代水。

效果 予方一出，当时诸医议论纷纷，谓死期将临，尚用大黄三钱，怂恿病家莫服。予见胶柱派反对，乃大声曰：倘病者服余方而死，余愿出大银百元，为之棺椁丧葬。于是病家使病者连服两煎，果月信复来，腥臭难闻，夜不谵语，日不糊涂，身热亦退，颇思饮食。延余复诊，苔腻黄已化，脉弦数已缓，惟咳嗽稠痰，比前尤多。予乃于前方去大黄、桃仁、加杏仁泥、全瓜蒌，连服四剂而愈。

廉按 病属冲任伏热，桃仁承气加减，正合病机，然非素有胆识者，不敢担任。

赏析 该病案，患者冬季感寒邪，寒邪潜入阴分，伏而成温，春季再感寒邪，寒邪与伏温邪气郁而化热，客于胞宫营血，伤及阴液，故起病初起头疼身痛，胸闷食少，口渴多饮，夜间热重。起病周后，春温伏邪进而客于胞宫营血，出现停经，少腹痛；春温伤阴液，出现齿焦舌起芒刺，口渴不多饮；外感寒邪郁而化热，客于肺则咳嗽；耗伤阴液则痰液黏不易咳出。其发病迅速，病情危笃。医者未识，在病之初，误以单纯表寒证，仅用解表之剂，汗出热不退。严氏应诊时，治病求本，重用清热滋阴，辅以理气豁痰；又针对客于胞宫营血之春温邪气，前后通治，大胆应用桃仁承气汤加减，釜底抽薪，患者得以转危为安。再去大黄、桃仁，加止咳润肠之杏仁、瓜蒌而获效。朱丹溪曰："妇人久无子者，冲任脉中伏热也。夫不孕由于血少，血少则热，其原必起于真阴不足。"提出冲任伏热乃真阴不足之说。《伤寒全生集》之桃仁承气汤乃治疗蓄血证，似乎是方不依证，但未考虑到患者二九之年，真阴尚足，故采用滋阴清热为主，以桃仁承气汤釜底抽薪，使邪从外出。

春温案（内科）

杨燧熙（住镇江西城内）

病者 陈济川，年五十五，镇江商人，住镇江西门城外。

病名 春温。

原因 幼年完婚太早，后伤酒色而患淋浊，服止涩药过早，毒逼于内，致腿缝生鱼口之症数月。显系内因阴虚，外因温邪而发。

证候 头痛恶寒发热，浑身骨疼，大便数日不行，小溲赤，口不渴，腹部拒按，唇齿干燥，咳嗽不爽，脘闷不舒。

诊断 脉浮滑数，两关较大，舌苔淡黄，朱点甚多。脉证合参，断为温病，此《内经》所谓"冬不藏精，春必病温"也。

疗法 先进桑菊饮加减以清热，继投调胃承气汤加味以下积。

处方 霜桑叶三钱 苦桔梗二钱 净连翘二钱 炒黄芩钱半 杭白菊三钱 薄荷叶八分 瓜蒌皮三钱 京赤芍钱半 光杏仁二钱 生甘草五分 大贝母三钱 枇杷叶二钱（去毛筋净）

接方 金银花三钱 瓜蒌皮三钱 生甘草一钱 净连翘三钱 生箱黄二钱 黑山栀三钱 川石斛三钱 元明粉钱半（冲服） 毛知母钱半 荸荠三枚

效果 初剂热解，二剂便行，三剂即能起立，可吃稀糜饮少许。后以滋养法，调理二三剂而康健。

廉按 初用辛凉轻剂以宣上，继用苦寒重剂以攻里，此注重肺胃之治法，是得力于《温病条辨》者。

赏析 该病案，患者伤于酒色，肾阴亏虚，外感温邪，故出现头痛恶寒发热、浑身骨痛，大便数日不行，小便赤，口不渴，腹部拒按，唇齿干燥，咳嗽不爽，脘闷不舒表现。《黄帝内经》亦提到"冬不藏精，春必温病"。此患者乃春温之证。治疗上应首先采用辛凉清热之桑菊饮宣在上之邪气；待患者在上之邪气外透之后，转而采用苦寒泻下的调胃承气汤攻在里之温邪；待温邪散去后，滋养调理胃气痊愈。《温病条辨》为吴瑭之作。全书以三焦辨证为主干，前后贯穿，释解温病全过程辨治，同时参以仲景六经辨证、刘河间温热病机、叶天士卫气营血辨证及吴又可《温疫论》诸说，析理至微，病机甚明，而治之有方。桑菊饮为辛凉轻剂，用以宣上；调胃承气汤为缓下剂，用以攻里，实乃依据“胃土为肺金之母也”。先生以此案例明示后学者，春温之证，应注重肺胃同治。

春温案（内科）

陈作仁（住南昌中大街四川会馆）

病者 陈其义，三十六岁，南昌人，住城内。

病名 春温。

原因 失偶续弦，时当客冬，房事过劳，真阴亏损，又兼冬令严寒。经云：“冬伤于寒，春必病温。”又云：“冬不藏精，春必病温。”其斯之谓欤。

证候 初起证似伤寒，惟热多寒少，常有汗出，汗后而热不稍减，且口渴引饮，此与伤寒病状，大不相同。

诊断 两寸脉浮大而数，右寸脉尤洪，脉证合参，断为春温，乃热邪伤阴之候也。

疗法 但春温症而恶寒，微兼表证，不能骤用纯阴之剂，宜仿仲景麻杏甘石汤主之，但麻黄春夏宜慎用，兹以薄荷代麻黄为君，杏仁宣表为臣，石膏质重泻火，气轻解肌为佐，甘草和中为使。但温必有毒，有浊气，加银翘芳香化浊，泄热解毒，以助石膏之清解。

处方 苏薄荷一钱二分　叭哒杏仁三钱（去皮尖）　生石膏八钱（杵）　生甘草一钱　净银花三钱　青连翘三钱

效果 此方连进二剂，各证均减过半，惟咳嗽热渴，尚未痊愈。易以桑菊饮加减续进。

冬桑叶三钱　白菊花二钱　苦杏仁二钱（去皮尖）　桔梗钱半　贝母钱半　鲜芦根三钱　淡竹叶钱半　苏薄荷四分　生甘草一钱

此方又接进三剂，未七日而各证逐渐就痊矣。

廉按 辨证清切，选药惬当，妙在初起即用荷、杏、石、甘加银翘，而为辛凉之重剂，较吴氏银翘散力量尤大，真得叶氏薪传也。

赏析 《医学衷中参西录》云：“冬伤于寒，春必温病”，“冬不藏经，春必温病。”患者房劳伤阴，冬季感寒，春患温病，发病时兼表寒证，初起似伤寒证，但表现汗出，汗后而热不减，口渴喜饮，实为春温，热邪伤阴之证。治疗应养阴清热为法。因兼表证，不能单纯使用大量清热及滋阴之品，有闭门留寇之嫌。选张仲景麻杏甘石汤主之，但麻黄性温，味辛，易伤阴，春夏季尤慎用，故以薄荷为君药，以缓麻黄之温辛，以杏仁、石膏为臣，加银翘，辛凉之力较银翘散更强，解温热之邪。复诊，改用桑菊饮之辛凉轻剂，病得愈。《伤寒论》之麻杏甘石汤，麻黄辛甘温，宣肺解表而平喘，石膏辛甘大寒，清泄肺胃之热以生津，麻黄配石膏既能宣肺，又能泄热，杏仁，苦降肺气，止咳平喘，既助石膏沉降下行，又助麻黄泻肺热，炙甘草顾护胃气，防石膏之大寒伤胃，调和麻黄、石膏之寒温，共奏辛凉宣泄，清肺平喘之功效。先生对此评述，当临证变通，虽为麻杏甘石汤加减，但不以辛温之主药，重用辛凉药作为主药以透解温邪。

春温发斑案（内科）

叶鉴清（住上海）

病者 杨左，年三十余，宁波人。

病名 春温发斑。

原因 邪陷入胃，化火劫津，致热蒸发斑。

证候 温邪已逾一候，身不恶寒，蒸蒸发热，斑如绵纹，头面胸背四肢均有，色尚红活，大渴饮冷，头额汗多，烦躁气闷，甚则神昏谵语，溺赤如血，便闭三日，舌干绛，根苔黑，唇焦，前板齿燥。

诊断 脉来右洪数，左弦数。脉证合参，显是阳明热盛之候，上蒸包络，则时有谵语，熏蒸肌表，则灼热发斑，邪势方张，津液已伤，诚恐骤变痉厥，勿谓言之不豫也。

疗法 阳明经腑气血皆热，故用膏、知、地、斛双清气血生津救液为君，大青叶、生草化斑解毒为臣，竹叶清泄膈上之热，茅根清宣血分之热，元参专泻浮游之火，味咸色黑，且能养阴，以清心肾之热，合银翘清解为佐使。服一剂。

处方 生石膏二两 鲜生地二两 生甘草一钱 大青叶三钱 大竹叶三钱 连翘四钱 肥知母四钱 鲜石斛八钱 润元参四钱 金银花四钱 茅根

肉五扎（去心衣）

二诊 热灼较和，赤斑更多，昨夜讝语较少，寐亦稍安。醒后烦闷渴饮尚甚，舌根黑苔已化，干绛无津，唇焦便闭，溺赤茎痛，种种火盛劫津之象，未见少减。病已九日，右脉洪数，左脉弦数，仍防昏痉变端，再以大剂生津清热法治。

二方 生石膏二两　鲜生地二两　生甘草一钱　大青叶三钱　净连翘四钱　肥知母三钱　鲜石斛三钱　肥元参四钱　天花粉四钱　金银花四钱　茅根肉五扎（去心衣）　鲜竹叶三钱　黑犀角四分（磨冲）

另用鲜石斛三钱炖汤代茶。

三诊 热势渐减，赤斑渐淡，有汗津津，谵语已止，舌绛有液，脉来洪数稍静，烦闷渴饮尚甚，大便未行，小溲赤痛，邪恋阳明，慎防昏痉变端，守原法治。

三方 生石膏一两五钱　鲜石斛八钱　京元参四钱　净连翘四钱　焦山栀三钱　鲜生地一两五钱　生草梢一钱　天花粉四钱　金银花四钱　竹叶心三钱　茅根肉五扎（去心）　灯心三扎　犀角三方（磨冲）

另炖鲜石斛代茶。

四诊 斑渐回，热较退，烦躁气闷渴饮等，亦有减无增，夜寐较安，讝语不作，脉右尚形浮数，左弦数，便畅不痛，色深黄，舌苔红润，胃纳渐展，病情已有转机。治再生津清化，然必须加意谨慎，勿变为上。

四方 生石膏一两　鲜石斛五钱　京元参三钱　净连翘三钱　大竹叶三钱　鲜生地一两　天花粉四钱　焦山栀三钱　金银花三钱　嫩芦根一两（去节）　灯心三扎

鲜石斛汤代茶。

五诊 身热解而不彻，诸恙悉退，三部脉象，数而不大，舌胎红润，微有薄苔，烦闷已平，渴饮渐和，赤斑循序而回，小溲黄，邪势已退六七，不生他变，可保无虞。

五方 鲜石斛四钱　净连翘三钱　绿豆皮四钱　鲜竹叶三钱　甘蔗皮五钱（塘西产）　冬桑叶钱半　金银花三钱　嫩芦根一两（去节）　生竹茹钱半　灯心三扎

六诊 斑虽回净，肌热犹未解清，易汗口干，舌红润，根生薄苔，脉象弦数，右甚于左。今日频转矢气，大便欲解而未行，大邪虽退，余烬尚存。治再清胃养津，参以润肠。

六方 西洋参一钱　生扁豆衣钱半　火麻仁四钱（研）　大竹叶三钱　绿豆衣四钱　鲜金斛四钱　净连翘三钱　瓜蒌仁四钱（研）　嫩芦根八钱（去节）　甘蔗皮五钱（塘西）

七诊 交两候热退身凉，脉来静软，大便亦行，干燥异常，温病后津虚肠燥，往往如此。

七方 西洋参一钱 生扁豆衣钱半 净连翘三钱 火麻仁四钱（研） 生谷牙三钱 鲜金斛三钱 稆豆衣三钱 嫩芦根八钱（去节） 松子仁三钱（研） 淡竹叶钱半

八诊 胃纳颇旺，脉来濡而有神，溺长色淡，皆邪去正复之佳象也，前方既合，毋庸更章。

八方 西洋参一钱 南沙参三钱 稆豆衣三钱 橘白一钱 淡竹叶钱半 川石斛三钱 扁豆衣钱半 生谷芽三钱 生竹茹钱半 灯心三扎

九诊 大病之后，全恃胃气健旺。今寝食均安，大便又行不时，津液来复，即脾家运化之力亦健，所以神采颇好，脉象有神。治再和养，惟怡情静摄，调匀饮食，较服药尤为紧要。

九方 米炒洋参钱半 川石斛三钱 生谷芽三钱 水炒竹茹钱半 灯心三扎 南沙参钱半 稆豆衣三钱 橘白一钱 抱木茯神三钱 红枣三枚

效果 服四剂痊愈。

廉按 肝胆为发温之源，阳明为成温之薮，诚以肝主回血，血中含有炭素，每从火化，故厥阴经最多伏火，每挟春温时气而暴发。其发也，阳明首当其冲，故身灼热而发斑，与新感风温病势，轻重悬殊。此案辨证有识，处方有胆，非学验兼优，确有把握者不办，惟方中再加羚角为尤妙。

赏析 该病案，患者感受春温邪气，内陷于阳明从火而化，劫伤阴液，阳明经热盛熏蒸肌表发斑；上蒸包络，则时有谵语，其溺赤如血、便闭、舌干绛等，若发展将出现痉病或惊厥，故治疗上初诊、清气血生津液之品为君，化斑解毒为臣，清心肾热合解表清热为佐使。二诊发斑更甚，热象稍减，津伤未复，继续予以大剂生津清热之品。三诊、四诊，发斑稍减，热象渐退，守潜方治法。五诊身热解未完全彻底，仍以清热生津为法。六诊、七诊，大邪已退，尚有余邪残留，治以清胃养津，参以润肠。八诊、九诊继以养阴益胃，恢复患者正气。先生评此案，认为肝胆经为春温邪气成形之处，阳明经为春温邪气聚集之处。《黄帝内经·灵枢·本神》和《黄帝内经·素问·调经论》中均明确提到“肝藏血”，有贮藏和调节血液的功能，但肝郁易化火，故而厥阴肝经最易出现伏火，肝主春，故而春季尤易发病，外感发病，首先侵犯阳明经，虽临证可见身热及发斑表现。但伏气温病与新感春温病势相比，前者病情重。并认为该病案医者对春温伏气犯病的认识透彻，处方用药恰到好处，并提出处方中加用羚角增强疗效的个人观点。

春温误治案（内科）

陈作仁（住南昌中大街四川会馆）

病者 杨春芳，年四十八岁，南昌人，住广润门外。

病名 春温误治。

原因 房事过劳，时届春令，无以应生发之气，致发春温重证。误服辛温发表等剂，病日加重，延误旬日。

证候 壮热不退，汗多口渴，大便旬余不通，舌苔黑生芒刺，病势危险已极。

诊断 脉左右俱洪数鼓指，合参病势现象，察其前服各方，知系春温误药所致。证已至此，非大剂滋阴兼涤肠，不及挽救。

疗法 议以增液承气法，重用元参、生地、麦冬为君以滋水养阴，合大承气汤以急下存津，此亦破釜沉舟之意也。

处方 润元参六钱 鲜生地六钱 杭麦冬五钱（去心） 生川军三钱 川厚朴二钱 炒枳实二钱 元明粉二钱（冲）

次诊 一剂大便即通，热渴俱减，险象已除。遂改以复脉汤去姜、桂续进。

细生地六钱 杭麦冬五钱 杭白芍三钱 阿胶珠三钱 生甘草二钱 火麻仁三钱（去壳，捣）

效果 服二剂，热渴均愈，惟胃阴不足，正气尚亏。又进益胃汤加减，以为善后调理。

北沙参四钱 润玉竹三钱 细生地四钱 杭麦冬三钱 抱木茯神三钱 粉甘草二钱 鲜青果四枚（剖破，若无青果时不用亦可）

煎成后去渣，加上冰糖五钱烊化，频频服之，服四剂而痊愈。

廉按 春温误治，至舌黑而生芒刺，症势已险，方用增液承气法救误，确有巨功。惟续进减味复脉汤，稍嫌太骤。当先进益胃汤为合法，俟胃阴复而胃气健，然后用复脉法滋填收功，较为适当。

赏析 该病案，患者因房劳过度伤及真元阴血，又感受春温邪气，误服辛温发表药，致邪气未除，阴伤更甚。患者出现壮热不退，汗多口渴，大便旬余不通，舌苔黑生芒刺，病情极为凶险。医者以大剂滋阴之品兼涤肠之药，选增液承气汤治疗，便通热退后，改复脉汤加减扶其阴气，最后以益胃汤补胃阴扶其正气而愈。《温病条辨》之增液承气汤有滋阴增液，泻热通便之功效。伏气春温以阴伤为本，若误服辛温药物更加伤阴，故治当滋阴为主，兼以涤肠存津，重用增液汤之元参、麦冬、生地以滋养阴液。复脉汤出自《医门补要》，有益阴生脉之功效，益胃汤出自《温病条辨》，方用一派养阴之品，以复胃阴，纳饮食为本。本案中患者大便旬余不通，势必纳食不佳，加之阴液耗伤，故先生认为，此当以补胃阴扶其胃气，选用益胃汤为宜，若胃气健，则脾胃生化有源，再以复脉汤益阴生脉效果更好。

春温夹食案（内科）

钱存济（住广德城内）

病者 张修臣子，年十二岁，住广德北乡。

病名 春温夹食。

原因 初因伤风发热，头痛自汗，不寒而渴，余投以麻杏甘石汤，加薄荷、银花，一剂即愈。后因误食鲫鱼半碗，其证复作，他医进以辛燥，病转剧。

证候 目肿如桃，头痛如劈，烦躁谵语，大渴引饮，潮热自汗，小便短数，大便不通，胃胀拒按。

诊断 脉象滑实，舌绛苔燥，合病因脉证参之，此胃实证也。夫外邪初解，胃气必虚，正宜清淡滋养，以生津液，乃不戒于口，恣食荤腥，停滞于胃，复进辛燥，助阳耗液，食积得阳明燥化，致胃经所统属之地，皆结实不通。故目肿头痛者，阳明燥火上冲也。烦躁谵语者，胃热上蒸神经也。大渴引饮者，胃津竭而求救于水也。潮热者，阳明旺于申酉，实则得旺而剧也。自汗者，津液外泄也。小便短数者，津液下逼也。大便不通者，肠有燥屎也。病既内外皆实，自宜急下，以泻悍热之气，而救将绝之阴也。

疗法 以大承气汤原方，先煎枳、朴，继纳大黄、次入芒硝，盖取生者气锐而先行，熟者气钝而和缓之义，欲使芒硝先化燥屎，大黄继通地道，而枳、朴除其积滞，皆所以通泄大肠而逐热也。

处方 厚朴五钱　枳实四钱　大黄四钱　芒硝三钱

以水三碗，先煮枳、朴取二碗，去滓，纳大黄，煮取一碗，去滓，纳芒硝熔化，顿服。

效果 服一剂，下燥屎数十枚，诸恙霍然，即占勿药。令以米饮调之，一周而愈。

廉按 案语多所发明，选方极为确切，非精研《伤寒论》，胆识兼全者不办。

赏析 本病案为春温夹食案。本案病始“邪热壅肺，肺失宣降”，予麻杏甘石汤“辛凉宣泄，清肺平喘”，因病情善变，加用辛凉解表之薄荷、银花，以助热邪外解，故一剂而愈。后因患者误食鲫鱼半碗，病证复发，他医使用辛燥，使病情加重。诊为春温夹食之证。《伤寒全生集·审证问因察形正名》：“若头疼身热，恶寒拘急，恶心，中脘痞满，或吐或呕，或痛或泻，则知挟食伤寒也。”《通俗伤寒论·夹食伤寒》：“病因或先伤食而后感寒，或先受寒而后伤食，或病势少间，强与饮食，致重复发热，变证百出，而为夹食伤寒。”选用枳实栀子豉汤、香苏葱豉汤、藿香正气丸、大承气汤等方。鲫鱼为酿湿生热之品，食后使病证复发，叠因误用辛燥之品，使病情加重。本案在“诊断”中详尽分析病因病机，《医宗金鉴》云：“诸积热结于里而成满痞燥实者，均以大承气汤下之也。”承气汤其性苦寒，芒硝冲服，其生者气锐而先行，化其燥屎；大黄后下，通其大肠，枳、朴除其积滞，使大肠通泄而热逐体外。此乃《伤寒论》治疗“胃家实”思想的体现。

春温夹痰案（内科）

叶鉴清（住上海）

病者 席锡蕃先生令姪润身兄，年廿余岁，洞庭山人。

病名 春温夹痰。

原因 新感风温，素蕴痰热。

证候 但热不寒，有汗不解，咳嗽气逆，痰厚若胶，咳吐维艰，病已逾候。表分之风邪，虽从汗达，里分之痰热，正在熏蒸，蒸于胃，则脘闷渴饮，发热不已，熏于肺，则咳嗽痰厚，气急不平，便闭溺赤，烦躁少寐。

诊断 脉来右寸关浮滑数，左弦数，舌尖边红，根中黄苔，津液已经受伤，最恐上痹肺气为痰厥，内陷包络为神迷，不可不预防也。

疗法 初方，用鲜斛清胃生津，苏、葶、桑皮、白前，泻肺开降为君，芦根、米仁、冬瓜子（即千金苇茎汤去桃仁），清肃肺胃为臣，余如杏仁利肺，蒌、贝化痰，连翘清热，枇杷叶顺气，用为佐使，各尽其清肃上中两焦之功能也。

处方 鲜石斛四钱　炙苏子三钱　象贝钱半　连翘四钱　生苡仁四钱

水炙桑皮四钱　甜葶苈一钱　瓜蒌仁五钱　杏仁三钱　冬瓜子四钱　白前钱半　枇杷叶三片（去毛）　嫩芦根二两（煎汤代水）　服一剂。

次诊　大便先清后溏，痰浊下达，气急较平，熏灼势缓，身热稍和，惟咳嗽尚甚，稠痰咳吐尚艰，烦闷渴饮，饮又不多，小溲短赤，赤而且浑，脉右数大于左，舌红苔黄腻，种种胃热上蒸，肺不清肃，痰与热熏灼，津与液受伤。热无形也，痰有质也，宜清无形之热，化有质之痰，清理肺胃，顺气生津。病已经旬，慎防昏喘变端。

次方　霍石斛三钱（另煎）　炙苏子钱半　象贝钱半　杏仁二钱（去尖）　广郁金钱半（生打）　生桑皮四钱　甜葶苈一钱　瓜蒌皮四钱　连翘四钱　枇杷叶三片（去毛）　嫩芦根一两（去节）　生米仁四钱　冬瓜子四钱　一剂。

三诊　昨夜寐颇安，气分逐渐平降，惟咳嗽依然，咳痰尚利，身热较轻，烦闷亦减，大便又行，微带溏薄，病势日见退机，全赖痰从上出，热从下达。今日诊脉，右部浮大虽平，滑数尚甚，左尚弦数，舌苔化薄，当再清化肺胃痰热。

三方　水炙桑皮三钱　杏仁二钱（去尖）　象贝一钱　冬瓜子四钱　赤苓四钱　芦根一两（去节）　白前钱半　连翘四钱　瓜蒌皮三钱　生米仁四钱　通草一钱　枇杷叶三片（去毛）　一剂。

四诊　身热乍盛乍衰，咳嗽或平或作，所幸咳痰颇爽，气逆已和，肺气不至有升无降，痰热亦不至有入无出，舌质既淡，苔亦化薄，小溲较长，色尚深黄，脘闷口渴均减，右脉仍形滑数。再拟清胃肃降，顺气化痰，不加昏喘变端，可保无虞。

四方　嫩芦根一两（去节）　生米仁四钱　杏仁二钱（去尖）　川、象贝各一钱　生竹茹钱半　冬瓜子四钱　桑叶、皮各钱半　连翘三钱　瓜蒌皮三钱　广郁金钱半（生打）　枇杷叶三片（去毛）　通草一钱　鲜地栗三枚　一剂。

五诊　身热大减，大便又行，脘闷气逆等次第就轻，咳嗽亦不若前日之剧作，咳痰较薄，肺气渐得清降，痰热日见退化，溺色仍黄，脉来右部滑数，左尚和平，舌苔薄黄。病势已松，再以清化。

五方　嫩芦根一两（去节）　生米仁四钱　川、象贝各钱半　鲜竹茹三钱　赤苓四钱　冬瓜子四钱　青连翘三钱　全瓜蒌四钱　生蛤壳四钱（打）　通草一钱　淡竹叶三钱　枇杷叶三片（去毛）一剂。

六诊　身热交两候退净，诸恙均平，胃纳亦展，惟咳嗽未已，咳痰厚薄不一，余热挟痰尚恋肺胃，清肃下降，不能如常，脉来数象已和，右濡滑，左小弦，舌淡红，根苔薄黄，火邪已退，仍从肺胃治之。

六方　嫩芦根六钱（去节）　生米仁三钱　川贝二钱　橘白一钱　生竹茹

钱半　冬瓜子四钱　川石斛三钱　蒌皮三钱　生扁豆衣钱半　淡竹叶钱半　二剂。

七诊　昨食粥稍多，脘中微闷，时欲作嗳，大病小愈，胃虚消化力薄，所以每每能食运迟，咳嗽有痰，肺邪亦未清肃，舌根薄黄，溺色渐淡，大便三日未行，脉右濡细带滑，治再清化，务宜调匀饮食，安养怡情，当此九仞，幸加意留神为上。

七方　宋公夏钱半　广郁金钱半　橘皮一钱　炒扁豆衣钱半　冬瓜子三钱　川贝母钱半　炒蒌皮三钱　炒竹茹钱半　旋覆花钱半（包煎）　通草一钱　枇杷叶三片（去毛）　玫瑰花五分（后下）　二剂。

八诊　和胃清肺，顺气化痰，乃病后清理之法。

八方　川石斛三钱　宋公夏钱半　橘白一钱　茯苓三钱　冬瓜子三钱　甜杏仁三钱　川贝母钱半　炒竹茹钱半　炒蒌皮三钱　枇杷叶三片　灯心三扎　三剂。

九诊　便通溺长，胃纳亦展，惟稍有咳嗽，晨起尚有稠痰，脉濡有神，胃府湿热已化，肺家痰邪未清。

九方　甜杏仁三钱　宋公夏钱半　川石斛三钱　橘白一钱　冬瓜子三钱　茯苓三钱　川贝钱半　蒌皮三钱　炒竹茹钱半　枇杷叶三片（去毛）　四剂。

十诊　诸恙均平，咳嗽已和，舌苔亦化，脉来柔软，邪虽去，正未复，治再清养。

十方　西洋参一钱　宋公夏钱半　甜杏仁三钱　橘白一钱　茯苓三钱　川石斛三钱　川贝母钱半　冬瓜子三钱　炒竹茹钱半　稆豆衣三钱　红枣三枚　四剂。

十一诊　胃热已清，肺痰亦化，平素食后，时欲作嗳，胃气不和所致，脉来较振。治再清养，饮食尤宜谨慎。

十一方　西洋参一钱　川贝钱半　杏仁二钱（去尖）　旋覆花钱半（包煎）　炒竹茹钱半　原金斛三钱（另煎）　瓜蒌皮三钱（炒）　橘白一钱　绿萼梅一钱　枇杷叶三片（去毛）

效果　服六剂痊愈。

廉按　新感风温，素蕴痰热，为春季最多之候。叙证详明，处方轻稳，先清化，后清养，治则井然。似此佳案，堪为后学法程。

赏析　本案病名为“春温夹痰”，但病因却写为“新感风温，素蕴痰热”？风温是感受风热病邪所引起的急性外感热病，四时都可发生，但以冬春季节为多，其中发于冬季者又称为冬温。风温病属于新感温病范畴，发病之初出现肺卫表证，继则或顺传于胃，出现肺胃热盛证候，或逆传于心包，出现昏、谵症状，疾病后期则可表现为肺胃阴伤。春温和风温都发于春季，两者均属温热性质，风温属“风热病邪”，表现为初起见发热，微恶风寒，咳嗽，口微渴等肺卫表热征象，后期出现肺胃阴伤之象；春温属“温热病邪”，表现为初起可见灼热烦渴，甚则神昏、痉厥、斑疹等里热证候。本案关键在于，“表分之风邪，虽从汗达，里分之痰热，正在熏蒸”。因此本病患者开始感受风温，但内蕴痰热，表现却是以里热为主，即以春温的表现为主，故病名称之为“春温夹痰”。本案治法记叙详细，先生称此案例为学习温病的经典案例，治疗上先轻稳，再清化，后清养，其治疗体现了温病治疗的阶段性，值得后世医家认真学习体会。

春温夹痰喘案（儿科）

叶鉴清（住上海）

病者 陈女孩，年二岁，苏州人。

病名 春温夹痰喘。（俗名肺风痰喘，实则肺闭）

原因 痰热内蕴，又感风温。

证候 壮热有汗，神识昏蒙，微咳喘急，喉有痰声漉漉，便溏溺少。

诊断 纹淡紫，舌苔厚白，脉来细数。已服过麻杏甘膏汤，无效。风痰热交结上焦，肺气将闭，襁褓肺弱，防涌塞骤变，勉拟轻清开泄，以尽医力。

疗法 肺位最高而司呼吸，喉为肺之外候，射干、牛蒡、甘、桔，利肺开喉为君，苏、葶、莱菔子，豁痰宣降为臣，更以杏仁、枳壳、前胡、郁金，宽胸宣郁为佐使也。病在上焦，药用轻清，仿徐之才轻可去实之义。

处方 炒牛蒡三钱 生甘草四分 广郁金钱半 莱菔子三钱 甜葶苈一钱 前胡钱半 泡射干八分 苦桔梗五分 白杏仁二钱 炙苏子钱半 生枳壳钱半

次诊 喘势较平，小溲稍长，热灼之势亦缓，咳嗽痰多，便溏甚黏，痰邪已由肺入胃肠而下行，脉细较扬，右部濡滑数，关纹隐而不显，痰热尚充斥肺胃，质小病重，防喘塞骤变，治再清宣。

次方 炒牛蒡三钱 生甘草四分 广郁金钱半 炙苏子钱半 泡射干八分 苦桔梗五分 白杏仁二钱（勿研） 甜葶苈一钱 生枳壳一钱 嫩前胡钱半 白通草一钱 广橘白一钱

三诊 喘平，咳声亦松，肺气已得宣利，热退身凉，微微自汗，大便溏薄，溺多而黄，舌苔腻薄，脉象濡滑数。病情已入坦途，治再清肺，顺气化痰。

三方 熟牛蒡二钱 象贝三钱 炙苏子钱半 冬瓜子四钱囫囵杏仁二钱（去皮尖） 炒蒌皮三钱 连翘壳三钱 通草一钱 生枳壳一钱 前胡钱半 莱菔子三钱

效果 服二剂后，诸恙均和，惟尚咳嗽有痰。仍宜清肺化痰，又服二剂痊愈。

廉按 邪闭在肺，势极危险，而对证发药，不旬日已痊者，因小儿脏腑嫩薄，易入亦易出，所以效力神速也。

赏析 本案病名为“春温夹痰喘”，病因为“痰热内蕴，又感风温”。患儿风痰热交结于上焦，肺气将闭，故症见“壮热有汗，神识昏蒙，微咳喘急”。先生认为，伤寒为外感六气之通称，凡是夹痰证，必须分辨六淫以施治。本案开始应用麻杏甘膏汤无效，此方多用于风温邪热壅肺证。风热病邪由卫分传入气分，热壅肺经气分，以肺卫病变为主。同时应有舌红苔黄、脉数的里热征象。然患者为小儿，脉细数，因以痰热内蕴为主，而不是邪热壅肺，肺失宣降。故治法上以利肺开喉为君，豁痰宣降为臣和宽胸宣郁为佐使的治疗思路。小儿体质稚阴稚阳，“谷少胃薄”，切勿任以重剂，应以“轻可去实”之法。“轻可去实”指用轻清疏解之药物，可解除外表实证。比如《汤液本草》卷上：“轻可以去实，麻黄、葛根之属是也。”若头痛身热，微恶风寒，无汗，咳嗽，苔白，脉浮数之表实风热，可用葱豉桔梗汤以疏风清热。

春温夹痰热案（内科）

魏树森（住兴化后街）

病者 高尔昌，年四十余，业商，住泰县。

病名 春温夹痰热。

原因 素因嗜食厚味，内积痰热，又外感时邪而起。

证候 头痛身热，胸脘痞闷，烦躁不安，舌苔黄，且渴，已延一候。

诊断 诊脉浮滑且数，浮脉主表，滑脉主痰，数脉主热，以脉合证，此春温夹痰热病也。方书论温病，有伏气外感之分。此证因素嗜厚味，痰热内蕴，又值时令温暖，腠理开泄，外感时邪，肺先受病，故见头痛身热，胸脘痞闷，烦躁不安等症。前医进辛凉解表之剂，如荆芥、豆豉、薄荷、牛蒡、银翘、甘、桔等味，服后胸烦如故，而表热亦未尽解。考《临证指南》温热门结论云：此病夹有痰热者，用温胆汤。盖夹有痰热之人，痰热熏蒸于外，亦足以致身热而有余，必须清其痰热，则身热胸烦始解，其理甚明。

疗法 用蒌贝温胆汤加味，以清其痰热，兼宣通气分，则诸病自除。

处方 瓜蒌霜钱半 瓜蒌皮三钱 法半夏钱半 粉丹皮钱半 小枳实钱半 川通草一钱 川贝母三钱 茯神三钱 茯苓三钱 焦山栀三钱 淡竹茹钱半 六一散四钱 广橘红一钱 冬桑叶三钱 广郁金钱半 射干钱半

效果 服两帖，身热胸烦尽解。更用清养胃阴之药，调理数日而瘥。

廉按 辨证既明，方亦清稳，是得力于叶法者。

赏析 本案因素嗜厚味，痰热内蕴，又值时令温暖，腠理开泄，外感时邪，肺先受病，故头痛身热，胸脘痞闷，烦躁不安，此为春温夹痰之证。患者伏痰于内，久而化热。前医误为外感温病，以辛凉解表之法，但表热未解，病情未为缓解。参考《临证指南》，夹有痰热用温胆汤，清其痰热，则身热胸烦始解。《医方集解》云："此足少阳阳明药也，橘、半、生姜之辛温，以之导痰止呕，即以之温胆；枳实破滞；茯苓渗湿；甘草和中；竹茹开胃土之郁，清肺金之燥，凉肺金之所以平甲木也。如是则不寒不燥而胆常温矣。经曰：胃不和则卧不安；又曰：阳气满不得入于阴，阴气虚故目不得瞑。半夏能和胃而通阴阳，故《内经》用治不眠。二陈非特温胆，亦以和胃也。"本方加瓜蒌、贝母也有重在化痰之意。先生以此案例明示后学者，在诊治春温病时，当细分辨伏气温病与外感温病，伏气温病有别于新感温病。有因感受外邪后，因邪轻未能随即构成发病条件，蕴伏于里；或因平素内有积热，再感受时邪，内伏郁热自里透出。只有诊断明确，方能药到病除。

春温晚发误治坏证案（内科）

李竹溪（住芜湖米市街）

病者 张维翰，年三十七岁，浙江人，芜湖常关吏。

病名 春温晚发，误治坏证。

原因 冬伤于寒，潜伏营分，偶触新感而发。据述初起寒热无汗头痛，医以麻黄、杏仁等暨开泄之品，服后逾时即汗，头晕舌干，服梨一枚，稍定。

更医，桂枝温胆诸汤，毫无效果。

证候 汗不能收，热不肯退，起坐憎寒，卧又汗泄，神疲气索，颧赤懒言，舌干绛，苔薄焦，齿板目合，寐则呓语郑声，循衣摸床，略触即醒，醒后仍能了了，咳嗽痰红，日顷三盏，左胁疼痛，一派阴液就亡正气将残之象。

诊断 左脉细数，右细滑无力。查问此病之初，正当谷雨，乃少阴君火司令，阳气大升之时，虽当时有寒热无汗头痛之新邪，法宜清解，微透其汗为先。前医麻黄分量尚轻，而开泄之品过多，脱营之体，力不能胜，以致变证蜂起，坏象从生。及扶起坐憎寒，卧又汗泄，亦当仿白芍、甘草汤法。更医又误以桂枝温胆等汤，肌不解而痰反多，且营络更沸，痰红胁痛频增。脉证如斯，危机显露，请先留命，慢言治病。

疗法 先贤有云：存得一分阴，退得一分热。此时门户洞开，藩篱尽撤，首当育阴救本，仿集灵膏法，作滋苗灌根之策。本方加入二至，斡旋阴阳，牡蛎存阴止汗，阿胶补坎填离，鲜石斛得水石之精，清滋胃肾而益脾阴，梨汁、蔗浆纯含天然真液，生津降火，功冠草木，人乳汁血液所成，借充营络而有殊功，日夜频进勿辍。

处方 别直参一钱　生、熟地各四钱　天冬连心一钱　麦冬三钱　女贞子二钱　旱莲草三钱　鲜石斛三钱　左牡蛎四钱　东阿胶三钱　河水煎。

甘蔗浆一杯　雪梨汁一杯　鲜人乳一杯　三味另冲。

二诊 夜分稍静，呓语郑声均减，而汗仍未收，津仍未复，苔黑略退，舌绛依然，红痰减半，胁痛犹存，是方不为无效，不过救阴较补阳本难，水到渠成，稳持勿变。仍于原方之中，参加生鳖甲三钱、生龟板三钱、五味子五分，以灵介潜滋肝肾，较草木事半而功倍，更借五味之力，滋肝肾而敛肺止汗，又精不足者补之以味，此品独有之矣。

三诊 力挽颓波，诸恙均减，险象悉平，谅无枝节横生之患。惟是质虚，骤难复元，余烬仍嫌未熄。乃于原方去二至鳖甲，专以养正涤邪，渐次转危为安。

效果 三候热已退净，汗亦全收，而精神委顿，起坐殊难，动则心悬欲脱。则参加至三钱，牡蛎、龟板用至一两。幸能饮食，嘱早晚以冰糖炖熟藕熟梨作点心食之。匝月始离床褥，讵料久卧之人，足力顿减，立则需人，嘱以靠椅铺褥坐之，以足践地，如移步状。依法行之，日渐有力，而复原状矣。

廉按 伏气春温，偶感新寒而晚发，折衷张长沙《伤寒论》者，每以麻杏甘膏汤为正治药。然就余实验，苟非其时、非其经、非其人之质，足以当之，鲜不为害，未可拘执古方而轻试也。历见温热病误服麻黄，或汗出不止而死，或咳血不止而死，或目赤唇焦、裸体不顾而死，或两颐暴肿溃烂而死，骤变坏证不治者多多矣。此案用集灵膏加味解救，幸而得生，然亦侥幸成功，不可尽信其一概得效也。

赏析 本病为“春温晚发，误治坏证”，为伏气春温，偶感新寒而晚发。本病误治有二，其一，此人为浙江人，为南方人，不如北方人体质强盛。同时发病之初在谷雨时节，谷雨是春季最后一个节气，谷雨节气的到来意味着寒潮天气基本结束，气温回升加快，阳气大升之时，而开泄之品使用过多，导致营阴不足；其二，夫起坐憎寒，卧又汗泄，当仿白芍、甘草汤法，更医又误用桂枝温胆汤等，肌不解而痰反多，且营络更沸，痰红胁痛频增。患者最终阴津不存，有性命之危。遂秉持“存得一分阴，退得一分热”的思想，首以育阴救本，斡旋阴阳为法，方主集灵膏加减，石斛牡蛎益阴，梨汁蔗浆生津降火，阿胶补坎填离（坎离即为阴阳之意），患者遵医嘱遂康复。先生以此案例明示后学者，春温错认为伤寒证，误用伤寒论方，可能导致病情出现多种变证，甚者危及生命，辨证论治应谨慎，此病案治疗成功属个案，不能一概而论，遣方用药仍应结合实际而辨证。

春温兼寒案（内科）

袁桂生（住镇江京口）

病者 姚某子，年十五岁，学生，住本镇。

病名 春温兼寒。

原因 三月间由学校归家，自觉外寒夹内热而发。

证候 恶寒欲睡，旋即发热，头痛身痛，谵语不能识人，口渴溲赤。

诊断 脉滑数，苔白腻，此内热为外寒所束也。

疗法 辛凉轻透，以银翘散合栀豉汤加减。

处方 金银花三钱 青连翘三钱 焦山栀三钱 淡豆豉三钱 苏薄荷钱半 苏叶梗钱半 牛蒡子钱半 苦桔梗一钱 生甘草五分

先用活水芦根一两，煎汤代水。

次诊 下午四时复诊，神昏谵语如故，身热自汗濈濈然不止，面赤口渴欲饮水，脉息滑而不数，舌苔薄腻，不黄不燥，因思《伤寒论》云：阳明病发热汗多者，急下之。而面赤神昏，又皆当下之症，遂改用小承气汤加味。

次方 生锦纹三钱 川厚朴五分 生枳壳二钱 淡黄芩二钱 青连翘二钱 白知母二钱

三诊 服后，解大便两次，神清安睡，汗止热解，自能起坐，知饥欲食。其家以外病愈，不复延诊。越三日复发热，有汗口渴，脉滑数。与白虎合小陷胸汤。

三方 生石膏三钱（研细） 白知母三钱 生粳米三钱 生甘草五分 栝蒌仁四钱（杵） 小川连四分 仙露夏二钱

效果 服后热退神清，惟咳嗽痰中带血而已。复与泻白散加黄芩、知母、茅根等，二剂痊愈。

廉按 冬时伏气，随春令温热之气而发，但所发之因不同，有感非时暴寒而发者，有饥饱劳役而发者，有房室不慎而发者。此案春温兼寒，俗名冷温，或称客寒包火，张路玉谓怫郁之热，乘春温之气而发，虽有非时暴寒，止宜辛平之剂发散。初方用银翘散合栀豉汤加减，微发以解其新邪。迨新邪解后，而伏邪外达，见有下症，放胆用小承气加味，非熟读《伤寒论》者不办。第三方白虎合小陷胸汤，亦有力量。惟咳痰带血，肺经尚有伏热，故用二皮、芩、知以清肺经之伏火，佐以茅根凉血宁络，甘草、粳米调养胃气，刚刚恰好。

赏析 本病案“外寒夹内热而发”，病名为“春温兼寒”。俗名冷温，或称客寒包火。多因素体有热，如阳盛体质，脏腑热偏盛，原有外感热病未愈，复感寒邪，症状表现为寒热并见，寒在表热在里。治须解表清里，还需顾护脾胃。初方银翘散合栀豉汤加减，微微发汗以解其新邪。待新邪解，伏邪外达，而出现发热汗多，面红神昏等阳明经实热当下之症，用小承气汤加味下之。三诊时，病患咳痰带血，表明肺经仍有伏热，故用白虎合小陷胸汤清肺经之伏火，凉血安络，调养胃气，切中病机。热邪壅肺的证候用麻杏甘石汤，肺胃热炽用白虎汤，这两个证候都有气分热盛，方内均含有石膏。热邪壅肺证是上焦气分初起阶段，热邪壅滞在上焦肺，尚未深入中焦胃，故用麻杏甘石汤，石膏配伍麻黄清热宣肺，侧重于清肺而不涉及清泄胃热。肺胃热炽证是热邪已由上焦肺转入中焦胃，热势更重，是气分证的极期，因此用白虎汤，以石膏配伍知母，肺胃同治。

秋温夹湿案（内科）

过允文（住宜兴徐舍）

病者 蒋一清之子，年三十二岁，住蛟爪圩。

病名 秋温夹湿。

原因 素有痰湿，又感秋凉，郁伏化热。

证候 发热谵语，胸痞便溏，苔厚黄腻，渴不多饮。

诊断 脉不宣扬，乃湿遏热郁之候。本当辛开苦泄，奈一误于香燥，再误于凉遏，香燥则热炽，凉遏则枢窒。故热绵三月，呓语神昏，其胶固不解之情，皆药误有以致之也。

疗法 辛以宣之，芳以开之，苦以泄之。

处方 石菖蒲一钱 前胡二钱 苏薄荷钱半（后入） 陈胆星钱半 广郁金钱半 象贝母三钱 玉枢丹五分（研，冲） 枳壳一钱 鲜枇杷叶五片（刷净） 白蔻仁五分（后入） 瓜蒌皮二钱

效果 二剂，湿开热透，神清谵除。继用轻清淡渗法收功。

廉按 湿遏热郁，自以苦辛开泄为首要，方中既有玉枢丹，特长于芳透，则蔻仁可以去之。

赏析 本案患者因素有痰湿，又感秋凉，郁伏化热，而致秋温夹湿。辨为湿遏热郁，当以苦辛开泄为先，即辛以宣之，芳以开之，苦以泄之。方用玉枢丹，又名太乙紫金丹，由“山慈姑：三两；红大戟：一两半；千金子霜：一两；五倍子：三两；麝香：三钱；雄黄：一两；朱砂：一两”组成。（宋·王璆《百一选方》）该方“治痈疽恶疮、汤火蛇虫犬兽所伤，时行瘟疫，山岚瘴气，喉闭喉风，久病劳瘵；解菌蕈菰子”。具有化痰开窍，辟秽解毒，消肿止痛之功效。本案患者未见热闭心包之象，故其治疗不以清心开窍为法，而是侧重于芳香抵浊，辟秽开窍之效为用。

冬温战汗案（内科）

张际春（住泰兴北城外）

病者 徐天华，年二十六岁，业棆杩，住泰兴燕头。

病名 冬温战汗。

原因 冬旱气温，劳苦受之即发。

证候 两候身热不解，头眩夜烦，便实溺黄，咳嗽少痰，大汗淋漓，形色若有脱象。

诊断 早诊苔黄中绛，脉象滑数。系冬温自口鼻入肺，不得外解，则里急而顺传于胃也。肺为娇脏，胃为阳土，宜清宜降，谁知药服便行，忽然发

战，大汗如雨，似有急不可缓之险象。病家疑余误汗致脱，即邀复诊，其脉似和，右部不静，此邪久羁气分，得清解之力，大便之后，邪与正争，以作战汗，非阴阳离决之脱汗，一战不清，恐至再战。今正气未至大虚，邪气未得清楚，吴氏鞠通所谓但当听其自然，勿事骚扰可耳。

疗法 方取桑叶、杏仁、连翘、栀皮、薄荷以清肺，枳壳、瓜蒌皮以降胃，贝母、茯苓、薏苡、甘草以清肺胃热化之痰，又加枇杷叶清降之品为佐使。次日又诊，汗后热不清，咳有黏痰，即以参叶养阴为主，茯苓、甘草、薏苡以和胃气，贝母、瓜蒌皮以去未清之痰，少佐连翘、栀皮、丹皮、荷叶络以清气分之余热，仍守先贤战汗后身复温，亦不可骤用补药，恐余邪未净复炽之训。

处方 冬桑叶一钱　青连翘二钱　光杏仁二钱　山栀皮钱半　生枳壳钱半　苏薄荷一钱　象贝母三钱　栝蒌皮三钱　云茯苓三钱　薏苡仁三钱　生甘草八分　枇杷叶二张（去毛）

又方 参叶二钱　云茯苓三钱　粉甘草五分　生薏苡三钱　栝蒌皮钱半　川贝母一钱　连翘一钱　山栀皮一钱　粉丹皮一钱　荷叶络二钱

效果 翌日汗止热减咳缓，食粥碗许。复一二诊，热净咳已而痊。

廉按 邪与正争，战而汗出病必解，战而不汗病即加，其常也。今因便后而发战大汗，乃内热外溃之佳兆，既非脱汗，自不宜补。故仍用清肃余邪为治，方皆清稳。

赏析 冬温指冬季感受反常气候（冬应寒而反温）而发生的以热象为主要表现的疾病，见于《伤寒论·伤寒例》。初起头痛、无汗、发热、微恶寒、口渴、鼻干或鼻塞流涕、咳嗽气逆，或咽干痰结、脉数、舌苔逐渐由白变黄；继则汗出热不解、口渴恶热、咳呛、胁痛、脉滑数、舌赤苔黄而燥等症。以后传变，与风温大体相同。如邪在肺卫，见头痛、无汗、发热、微恶风寒、咳嗽、咽痛等症，治宜辛凉解表，用桑菊饮、银翘散。如其邪不解，见气分、营分或血分证候，参照卫气营血辨证。本病虽属新感，但与正气虚弱，肾经不足有关（见《伤寒绪论·冬温》）。亦有因冬令不能闭藏，其气反泄于外者，则宜补药中兼用解表药（见《丹溪心法附余·瘟疫》）。本案复诊时其脉似和，右部不静，此邪久羁气分，得清解之力，大便之后，邪与正争，以作战汗，非阴阳离决之脱汗。战汗是热性病过程中正邪激烈抗争的一种特征性表现。冬温战汗，为内热外泄之佳兆，故此时不宜用补法，以免闭邪留寇，当顺势而为，清肃余邪方治。

温疟案（内科）

王经邦（住天台栅门楼）

病者 陈逢年，年五十岁，商人，住天台城内东门。

病名 温疟。

原因 前医误作湿温证治。

证候 日晡潮热无汗，渴喜冷饮，饮食不进，身尚恶风。

诊断 脉象弦数。此因风发之伏气温疟也。

疗法 宜柴、葛以解表热，知、芩以退里热，半夏以和阴阳，参、甘以扶元气，加葱白、竹叶引里热以达表，仿柴葛解肌汤之意。

处方 川柴胡一钱　生葛根一钱　肥知母三钱　淡黄芩钱半　生甘草八分　法半夏二钱　海南参二钱　鲜竹叶三十片　鲜葱白三个

效果 服一剂，骤然战栗，遍体大汗，不省人事，病家惊惶。余曰：此伏邪外达之象也，俗称发溅，正虚邪胜，不能相敌之故。即时神清能言，原方去柴、葛、葱白，加生石膏、水芦根，专清伏热，连服二剂而痊。

廉按 陶氏柴葛解肌汤加减，虽为伏温化疟之初方，然必因风发者，始堪暂用以发表。其柴胡一味，必须川产，乃有轻清疏达之妙用，否则易青蒿脑可也。

赏析 温疟属疟疾的一种。《温疫论·温疟》有云：“凡疟者，寒热如期而发，余时脉静身凉，此常疟也，以疟法治之。设传胃者，必现里证，名为温疫，以疫法治之者生，以疟法治之者死。”柴葛解肌汤出自于《伤寒六书》卷三，由“柴胡、干葛、甘草、黄芩、芍药、羌活、白芷、桔梗”组成。本方意在“辛凉解肌，清泻里热”。《成方便读》记载本方以柴胡解少阳之表，葛根、白芷解阳明之表，羌活解太阳之表，如是则表邪无容足之地矣。然表邪盛者，必内郁而为热，热则必伤阴，故以石膏、黄芩清其热，芍药、甘草护其阴，桔梗能升能降，可导可宣，使内外不留余蕴耳。用姜、枣者，亦不过借其和营卫，致津液，通表里，而邪去正安也。

温疟案（内科）

吴宗熙（住汕头水平马路）

病者 陈御花，年五十岁，业农，住澄海鮀浦乡。

病名 温疟。

原因 内有伏暑，外感秋凉，两邪相搏，遂变痎疟。

证候 初感秋凉，发热恶寒，数日后忽变痎疟，先热后寒，热多寒少，逐日增剧，已延月余。入夜即发谵语，心神烦躁，口渴引饮，小便短少。

诊断 脉左右手寸关两部俱弦数，尺部反浮大，重按而虚，舌绛津干。此久疟伤阴之症也。《素问》疟论篇曰："夏伤于暑，秋必痎疟。"又曰："先热后寒，名为温疟。"盖由凉风外袭，郁火内发，表里交争，故往来寒热。缠绵日久，正气已虚，其邪已由少阳延及厥阴矣。热迫心包故谵语烦躁，热劫真阴则舌绛津干，此时非大救津液，安能遏其燎原乎。

疗法 喻家言曰："治温疟当知壮水以救阴，恐十数发而阴精尽，尽则真火自焚而死。"此论甚中窾要，宜宗其意以治之。故用生地、元参、麦冬为君以壮水救阴，地骨、知母、莲子心为臣以退少阴之热，羚角、鳖甲为佐以泄厥阴之热，银胡、青蒿为使以解少阳之标。

处方 生地黄四钱　元参三钱　原麦冬四钱　地骨皮四钱　知母三钱　生鳖甲三钱　羚角一钱（先煎）　银胡八分　莲子心一钱　青蒿八分

上药煎汤，早晚各服一剂。

效果 服药二日而谵语平，三日而寒热止。始终以此方加减，再服三剂而愈矣。计共服药八剂，调治一星期而平复。

廉按 温疟有二：一得之冬中于风，寒气藏于骨髓之中，至春则阳气大发，邪气不能自出，因遇大暑，脑髓烁，肌肉消，腠理发泄，或有所用力，邪气与汗皆出，此病藏于肾，其气先从内出之于外也。如是者阴虚而阳盛，阳盛则热矣，衰则气复反入，入则阳虚，阳虚则寒矣。故先热而后寒，名曰温疟。二其脉如平，身无寒但热，骨节烦疼时呕，白虎加桂枝汤主之。此案即《内经》所论之温疟，方从孟英医案中脱化而来，确系实验疗法，非向壁虚造者比。

赏析 本病案因"内有伏暑，外感秋凉，两邪相搏，遂变痎疟"，伏暑是指发于深秋以至冬月的伏气温病。《温病条辨》卷一中记载："长夏受暑，过夏而发者，名曰伏暑。"《黄帝内经·素问·生气通天论》："夏伤于暑，秋必痎疟。""痎疟"，疟疾的通称，亦指经年不愈的老疟。《黄帝内经·素问·四气调神大论》："夏三月，此谓蕃秀……逆之则伤心，秋为痎疟。"张隐庵"集注"引马莳曰："痎疟者，疟之总称也。"明代方孝孺《与郑叔度书》之七："然自去冬得痎疟疾，辗转至今，屡愈屡作。"案中以生地、元参、麦冬为君，以壮水救阴，地骨、知母、莲子心为臣，以退少阴之热，羚角、鳖甲为佐，以泄厥阴之热，银胡、青蒿为使，以解少阳之标，服药八付配合调治后痊愈。此案即内经所论之温疟，遵照喻嘉言之语，重在壮水以救阴。

温疟兼痰厥案（内科）

过允文（住宜兴徐舍）

病者 吴氏妇，年二十八岁，住屺亭桥。

病名 温疟兼痰厥。

原因 肺素有热，先伤于寒，后伤于风。

证候 先微寒，后大热，寒时则厥，神昏肢冰，半时许吐痰数口，则厥回而热，大渴大汗，气促便赤。

诊断 《金匮》论温疟与《内经》互异，然阴气伤为瘅疟，肺有热为温疟，乃是定论，不必拘于微寒与不寒也。此证先微寒，后大热，脉右洪，苔白薄者，温疟也。然来时则厥，吐痰则醒，明有宿痰内蕴，乘疟窃发，互相为患，故断为温疟兼痰厥。

疗法 桂枝白虎汤加减，以膏、知、芦根清透伏热为君，花粉、石菖蒲、玉枢丹豁痰开窍为臣，佐桂枝以辛散外寒，使甘草以调和诸药也。

处方 川桂枝四分 天花粉三钱 鲜石菖一钱（剪碎，生冲） 活水芦根一两（去节） 生石膏五钱（研细） 肥知母三钱 玉枢丹二钟（磨汁，研冲） 生粉甘草五分

效果 一剂知，二剂已。惟痰未尽除，用外台竹沥饮加减（淡竹沥两瓢，生姜汁二三滴，梨汁两瓢，加水略滚，温服），调理以善后，服三剂，痰除胃动而愈。

廉按 温疟兼痰厥，在老年往往一厥不醒，内闭外脱而毙。此案幸在壮年，犹可辛寒泄热，豁痰开窍而苏，然亦险矣。药从汉方加减，切合病情，故能效如桴鼓，可见古方学派，不可不悉心研究也。

赏析 患者因“肺素有热，先伤于寒，后伤于风”，而致“温疟兼痰厥”。肺有热为温疟，乃是定论。此证先微寒，后大热，脉右洪，苔白薄者，温疟也。然来时则厥，吐痰则醒，宿痰内蕴之症明显，且乘疟窃发，互相为患，故断为温疟兼痰厥。《黄帝内经》记载：“此先伤于风而后伤于寒，故先热

而后寒也，亦以时作，名曰温疟。”此案先生论述应当遵循《黄帝内经》中的温疟病。《黄帝内经》曰：“温疟者，得之冬中于风，寒气藏于骨髓之中，至春则阳气大发，邪气不能自出，因遇大暑，脑髓烁，肌肉消，腠理发泄，或有所用力，邪气与汗皆出。此病藏于肾，其气先从内出之于外也。如是者，阴虚而阳盛，阳盛则热矣，衰则气复反入，入则阳虚，阳虚则寒矣。故先热而后寒，名曰温疟。”治法应当以清透伏热为先，辅以豁痰开窍。

热病案（内科）

阳贯之（住华阳县南打金街）

病者 张心源，年二十四岁，古董铺，住会府东街。

病名 热病。

原因 夏月病热，医者不知辛凉解肌之法，妄用表散，使伏火上逼，鼻血长流不止，复用犀角、羚羊、黄连等药以清热，将阳邪引入少阴心经。变证尤恶，举家忙乱。又更医，投承气汤亦不效。

证候 舌生芒刺，谵语不休，发热燥渴，白昼稍轻，晚间加剧。服承气汤数剂，大便亦不通。迁延十余日，仅存一息于床褥矣。

诊断 察其脉两寸俱无，两关之脉，时而紧疾，时而迟细，有不可捉摸之状。此热邪陷入三阴者也。当善下之，庶可转危为安。

疗法 病家曰：芒硝、大黄已食之多矣。余曰：阳邪传入阳分，则芒硝、大黄可以破其坚垒，阳邪陷入阴分，则芒硝不能为力。盖芒硝咸寒凝血，反使阴经之瘀热不能转出阳分而下泄也，法当佐热药下之。凡病在阳分，以寒药下之，在阴分以热药下之。借阳药为导引，直入阴分，非用阳药以去病也。通利之后，急与养阴退阳，扶脾助胃，不惟热药不可用，即稍带辛燥之药，亦不可用也。

处方 生大黄五钱　小枳实三钱　鲜生地六钱　生甘草八分　黑附片五分　同煎极熟。

效果 一剂而即通利。随用人参白虎汤出入加减，即能起床。迨舌苔退尽，始改用清补之药，四剂获愈。

廉按 热结阳明，用石膏、大黄以清降之，热陷少阴，用犀角、羚、地以清透之，此热病分经用药之大要也。若大黄与附子并用，仲景方亦曾载之，不读古医书者茫然耳，骤见之反诋为方药杂糅，甚矣，此事之难知也。此案颇有发明，学者宜注意之。

赏析 本病案患者因“夏月病热”，医者误治，“使伏火上逼”。此伏火易误解：其一，炼制外丹的一种方法。指将矿石药加热处理（多与特殊的辅料混合），使其变为高温下不气化挥发的另一种物质，从而达到制伏矿石药火毒，利于服用的目的。本案“伏火”非上所言。其二，潘毅教授在“以土伏火”一文中指出，郑钦安在《医理传真》中对以土伏火有妙解：“世多不识伏火之义，即不达古人用药之妙也。余试为之喻焉：如今之人将火煽红，而不覆之以灰，虽焰，不久即灭，覆之以灰，火得伏即可久存。古人通造化之微，用一药、立一方，皆有深义。若附子甘草二物，附子即火也，甘草即土也。古人云：‘热不过附子，甜不过甘草。’推其极也，古人以药性之至极，即以补人身立命之至极，二物相需并用，亦寓回阳之义，亦寓先后并补之义，亦寓相生之义，亦寓伏火之义，不可不知。”案中患者初诊贻误，错服表散，使伏火上逼势急，后又误服承气汤，使阳邪陷入阴分，方中芒硝咸寒凝血，更使阴经之瘀热无从外透而下泄，因其病在阴分，故应以热药下之。后继应以扶脾益胃为辅，配合治疗。可见本案文中之伏火，乃潜伏于内之火邪也。

热病兼寒案（内科）

张锡纯（住天津）

病者 于君，年四十余，住邑北境于常庄。

病名 热病兼寒。

原因 伏热初起，为风寒所束，不得汗。医者治以苏子降气汤，兼散风清火之品，数剂病益进，改延予诊。

证候 壮热无汗，胸中烦热，又兼喘促，口渴喜饮，头犹觉疼，周身犹有拘束之意。

诊断 脉洪滑而浮，舌苔白滑微黄。此外寒束内热也。

疗法 投以拙拟寒解汤，处方毕，或问此汤为发表之剂，而重用石膏、知母，微用连翘、蝉退，何以能得汗？答曰：用此方者，特恐其诊脉不真，审证不确耳。果能真确，则服之复杯可汗，勿庸虑此方之不效也。

处方 生石膏一两（捣细） 肥知母八钱 青连翘钱半 蝉退钱半（去足

土）

效果 连服两剂后，须臾上半身即出汗，又须臾觉药力下行，其下焦及腿亦皆出汗，其病若失。

廉按 伏气热病为时邪引动而发者，当看其兼挟之邪轻重如何。轻者可以兼治，重者即当在初起时着意先撤新邪，俟新邪既解，再治伏邪，方不碍手，此须权其轻重缓急，以定其治法，不可豫设成见也。此案热病兼寒，方中重用石膏、知母以清胃府之热，而复少用连翘、蝉退之善达表者，引胃中化而欲散之热，仍还太阳作汗而解。斯乃调剂阴阳，听其自汗，非强发其汗也，虽非强发其汗，而复杯之顷，须臾汗出而愈。审是则寒解汤，不但宜于热病，即春温现此脉证者，投之亦必效也。

赏析 此案为“热证伤寒”之初期。徐荣斋先生在《重订通俗伤寒论》书中对于热病兼寒案，认为因伏热初起为风寒所束，此为“外寒束其内热”，治以自制的寒解汤——生石膏一两（捣细）、肥知母八钱、青连翘钱半和蝉蜕钱半（去足土）。方中重用石膏、知母以清胃腑之热，又用连翘、蝉蜕之善于达表者，引胃中化而欲散之热，仍还太阳作汗而解。此乃调剂阴阳，听其自汗，非强发其汗也。热证伤寒（又名热病伤寒），因伏热将发，新寒外束，然发在夏至之后为热病，多由伤暑而发。古人仍以伤寒称之者，谓其初受病时，皆寒气郁伏所致耳。可分为热病兼寒，热病兼暑。对于热病兼寒者，必先解其热以出其汗。

瘅热兼寒案（内科）

郑惠中（住杭县定南乡）

病者 何郑氏，年三十二岁，住杭县定南乡何家埠。

病名 瘅热兼寒。

原因 由伏热内发，新凉外搏所致。

证候 头痛背寒，身热无汗，口渴神烦，脘腹尤灼，便闭溺赤，两足独冷。

诊断 脉右洪数，左浮弦，舌赤，苔白兼黄。此外寒束内热，热由伏气，即《灵枢》所谓冬伤于寒，春生瘅热是也。

疗法 仿叶氏辛凉重剂，故用荷、杏、石、甘，发表解热为君，佐以栀、豉、蒡、翘之轻宣，芦笋、灯心之凉透。

处方 薄荷叶一钱 生石膏六钱（研细） 焦山栀三钱 炒牛蒡钱半 光杏仁三钱 生甘草六分 淡香豉三钱 青连翘四钱

先用活水芦笋一两、灯心五分，煎汤代水。

次诊 一剂而微微似汗，再剂而壮热大渴，大汗淋漓，神烦谵语，两足转温，频转矢气，脉右洪大搏数，左转数实，舌苔黄糙，此热结胃肠之实火证也。实则泻之，与白虎承气汤急下存津。

次方 生石膏一两（杵） 生川军三钱 小枳实钱半 肥知母四钱 元明粉二钱（分冲） 生甘草七分

三诊 一剂而腹中努胀，欲便不便，二剂而大便通畅，热渴顿除，谵止神静，惟小溲赤热涩痛，黄苔退而舌干，干不喜饮，脉转小数，按之无力，此伏热去而津液已亏也，议保津以清余热。

三方 鲜生地五钱 天花粉二钱 济银花钱半 鲜茅根一两（去皮） 鲜石斛四钱 毛西参一钱 青连翘二钱 鲜荷梗一尺（切寸）

效果 连服三剂，溺利热净，胃纳稀粥。后用白茅根一两，鲜石斛三钱，煎汤代茶，调理旬日而瘳。

廉按 瘅热多发于暮春，正立夏阳气升发之时，伏气自内而出，发于阳明者多，膏、知放胆可用。若挟新寒搏束，亦当兼发其表，表邪先解，然后辨其为燥热则用膏、知，为实热则用硝、黄，一意肃清伏热，其病自愈。只要认证清楚，确系热在于胃，则白虎承气依法投之，可以取效反掌，切勿因疑生怯，反致因循贻误也。无如不明医理者，见方中有大黄一味，即谓之承气，即谓之攻积，因而疑忌多端，当用不用，坐此贻误者多矣。

赏析 本病由“伏热内发，新凉外搏所致”，瘅热，古病名，泛指热性病。《灵枢·论疾诊尺》：“冬伤于寒，春生瘅热。”寒，冬之气也。伤，过多也。人之冬月，受寒过多，至春必属瘅热之病，此为寒生热也。伏热将发，新寒外束，然发于夏至以前者为瘅热，多由于暴寒而发。热病兼寒，必先解其热以出其汗。轻证用葱豉桔梗汤加益元散，重则加白虎汤表里双解。故用薄荷、杏仁、石膏、甘草发表解热为君，佐以栀子、豆豉、牛蒡、连翘之轻宣，芦笋、灯心之凉透。二诊为热结胃肠之阳明腑实证也。实则泻之，给予白虎承气汤，急下存津。白虎承气汤由白虎汤合调胃承气汤而成。本方证为阳明经热盛与阳明腑实证并见，病在阳明。三诊为伏热去而津液已亏也，议保津以清余热。

热病化燥案（内科）

毛凤冈（住常州）

病者 王珊卿，年三十二岁，住漕桥。

病名 热病化燥。

原因 立夏后多食米糕，食积化火，触动伏热而暴发。前医用消导药二剂，病势反剧。

证候 身灼热，汗自出，不恶寒，反恶热，口渴引饮，谵语发狂，便闭溺涩，苔厚焦黑。

诊断 脉洪数实而有力。脉证合参，此伏热化燥，《伤寒论》所谓“阳明之为病，胃家实”。“表里皆热，热结在里”是也。

疗法 仿喻西昌硝黄甘膏汤，急下存阴例，以救济之。

处方 元明粉三钱（后冲） 生川军四钱 生石膏一两（研细） 生甘草五分

次诊 一剂而略便燥矢，狂热渐减，再剂而燥便甚多，热退不渴，神疲嗜卧。醒后神识转清，舌红微干，脉虚数，改用吴氏五汁饮，养胃阴以善后。

次方 甘蔗汁、雅梨汁、鲜芦根汁各两大瓢，生荸荠汁、生藕汁各一大瓢，重汤炖温服。

效果 连服三日，诸证皆平而瘥。

廉按 热病者，纯热无寒之伏气也，发于春者为瘅热，发于夏者为热病。热化火，火就燥，理当急下存阴。方用喻氏硝、黄、甘、膏，药虽四味，泻火清燥，面面俱到，一击而中。此素有定见于中，乃不为临歧所炫。

赏析 本案患者因“立夏后多食米糕，食积化火，触动伏热而暴发”，病名为热病化燥。热病者，纯热无寒之伏气也，发于春者为瘅热，发于夏者为热病。热化火，火就燥，理当急下存阴。前医只认食积，未识病已化热，仅用消食导滞之品，力弱效差，疾病反迁延。案中方仿喻氏硝黄甘膏汤，给予元明粉三钱（后冲）、生川军四钱、生石膏一两（研细）竣下泻火，清热导滞，使热滞俱消，配以生甘草五分缓和药性，实乃标本兼治之法。大便通后，大热已去，胃阴亏虚，给予五汁饮。五汁饮实为甘寒清养肺胃，补充津液的果汁饮料，以梨汁、藕汁、荸荠汁、甘蔗汁、鲜芦根汁为主材，出自《温病条辨》卷一。而本案中证多发于秋季，正是新鲜水果上市的季节，药源丰富，易于获取。先生虽言不为临岐所炫，后人仍当慎之。

伏热咳血案（内科）

陈作仁（住南昌大街四川会馆）

病者 陈仁获，年五十五岁，河南人，寓南昌城内。

病名 伏热咳血。

原因 冬令严寒，晨起院中散步，寒气外迫，伏热内郁，烁肺咳嗽。延绵旬余，愈咳愈甚。一日吸卷烟，偶呛入肺，咳嗽尤甚，以致血随痰涌。

证候 咳嗽日久，肺已受伤，又兼伏火内扰，逼血妄行，不得归经。一日呛咳太甚，血随肺气上涌，大吐倾盆，殊属危险。

诊断 左右六脉，弦数鼓指。此人虽年逾五旬，而身体康强，察其致病原因，参合证象脉候，虽视之危险，尚不难于疗救也。

疗法 非重剂滋水养肝，以平伏火不可。于是重用鲜生地、白芍以凉血清火为君，以麦冬、栀子、海石清金降痰为臣，以川贝母化痰解郁为佐，以茅根、藕节消瘀止血为使。

处方 鲜生地一两　杭白芍五钱　杭麦冬五钱　黑山栀三钱　海浮石三钱　川贝母三钱（打碎）　白茅根一两（去衣）　藕节一两。

效果 此方连进二剂，大吐遂止。惟咳痰尚带血丝，仍照原方加栝蒌仁三钱（杵）、诃子肉三钱（煨），接服三剂。至六日后，不但吐血痊愈，而咳嗽亦因之俱愈矣。

廉按 此治热伤肺络之清降方法，颇有力量。惟偶吸卷烟呛咳，以致咳呕狂血，可为喜吸纸烟者炯戒。

赏析 本病案患者因伏热内郁，寒气外迫，烁肺咳嗽。又因平素吸烟，素肺虚弱，导致咳嗽尤甚，以致血随痰涌。《重订通俗伤寒论》夹血伤寒篇中，作仁先生认为血从咳嗽而出也。是病虽生于寒，而实因寒动火，火中伏寒，寒中包火。案中患者平素有吸烟史，且体内伏火因晨练受寒上扰，迫血妄行，终致大量咳血。此案告诫：吸烟有害健康，首先伤肺，肺病者吸烟易致呛咳咳血。

热冲头脑案（内科）

张锡纯（住天津）

病者 尉之凤，年二十余，住安东。

病名 热冲头脑。

原因 时觉有热起自下焦，上冲脑部。

证候 头巅有似肿胀，时作眩晕，心中亦时发热，大便干燥，小便黄涩，饮食照常，身体亦不软弱。

诊断 脉象洪实。其脑部为热冲激，伏有外感热邪，下陷于奇经冲脉中，其热不从外发，随奇经之冲脉，由胃而上升巅顶也。

疗法 因其身体不弱，俾日用生石膏细末四两，煮水当茶饮之，若觉凉时，即停服。

次诊 据述服石膏六七斤，上冲之热见轻，而大便微溏。因停药不服。诊其脉仍然有力，问其心中仍然发热，大便自停药后，即不溏矣。为开白虎加人参汤，方中生石膏重用三两，以生淮山药代粳米。

处方 生石膏三两（捣细） 肥知母一两 野台参六钱 生山药六钱（生打） 粉甘草三钱

效果 连服六七剂，上冲之热大减。因出院还家，嘱其至家按原方服五六剂，病当除根矣。

廉按 《内经》谓胃为十二经之海，其清气上注于目，其悍气上冲于头，循咽喉，上走空窍，循眼系，入络脑。此案热冲脑部，由胃挟冲脉伏热，上走空窍使然。初方重用石膏，清胃热以镇冲气。接方人参白虎汤加减，既降实火，又清虚热，功用较一味石膏尤为周到，病当除根，信非虚语。凡能用仲景方法者，无不皆然。所惜者，病家不明医理，往往以证之经方，疑而生畏，不敢信用，因循贻误，虽有良医，亦莫如之何也矣。

赏析 本案患者时觉有热起自下焦，上冲脑部，故名“热冲头脑”。何先生认为，“此案热冲脑部，由胃挟冲脉伏热，上走空窍使然”，以白虎加人参汤治之。白虎加人参汤又名化斑汤，方用知母（三钱）、石膏（五钱）、人参（二钱）、甘草（一钱半），上作一服，水二钟，粳米一百粒，煎至一钟，不拘时服。主治伤寒或温病，里热盛而气阴不足，发热，烦渴，口舌干燥，汗多，脉大无力；暑病津气两伤，汗出恶寒，身热而渴。本案用此方治气分热盛而津气不足之证，在白虎汤清热生津的基础上，加人参以益气生津，粳米为大米（稻米）的一个品种。味甘，性平，能益脾胃，除烦渴。张锡纯此方“以生山药代粳米，则其方愈稳妥，见效亦愈速”。

热伏膈膜案（内科）

张锡纯（住天津）

病者 赵君，年四十许，住奉天小南关。

病名 热伏膈膜。

原因 伏气为病，不从外溃，转从上蒸。

证候 始则发热懒食，继则咳嗽，吐痰腥臭，大便数日一行。

诊断 脉象滑实，右脉尤甚，舌有黄苔。此由伏气伏于膈膜之下，逼近胃口，久而化热，不外发为热病，转上透膈膜，熏蒸肺脏，致成肺病者也。

疗法 投以大剂白虎汤，以生山药代粳米，又加利痰解毒之品。

处方 生石膏三两（捣细） 肥知母一两 生山药六钱（杵）粉甘草三钱 法半夏六钱 栝蒌仁八钱（杵） 青竹茹四钱 青连翘三钱

效果 三剂后病愈强半。又即其方加减，服至十余剂痊愈。

说明 石膏之质，中含硫养，是以凉而能散，有透表解肌之力，外感有实热者放胆用之，直胜金丹。其性，一善清头面之热，二善清咽喉之热，三善清瘟疹之热，四善清痰喘之热。《神农本经》谓其微寒，则性非大寒可知。且谓其宜于产乳，其性尤纯良可知。故用生石膏以退外感之实热，诚为有一无二之良药。其用量，石膏之质甚重，七八钱不过一大撮耳。以微寒之药，欲用一大撮，扑灭寒温燎原之热，又何能有大效，是以愚用生石膏以治外感实热，轻证亦必至两许。若实热炽盛，又恒重用至四五两，或七八两。或单用，或与他药同用，必煎汤三四茶杯，分四五次，徐徐温饮下，热退不必尽剂。如此多煎徐服者，欲以免病家之疑惧，且欲其药力常在上焦中焦，而寒凉不至下侵致滑泻也。特是药房轧细之石膏多系煅者，即方中明开生石膏，亦恒以煅者充之，因煅者为其所素备，且又自觉慎重也。故凡用生石膏者，宜买其整块明亮者，自监视轧细（凡石质之药不轧细则煎不透）方的，若购自药肆中，难辨其煅与不煅。迨将药煎成，石膏凝结药壶之底倾之不出者，必系煅石膏，其药汤即断不可服。

廉按 伏邪化热，火必克金，则肺脏本为邪热所当犯之地，其或热壅于胃，上熏于膈，则热邪由胃而炎及于肺，更为病势所应有。近时烟草盛行，肺中津液熏灼成痰阻窒肺隧，平日每多痰咳。更值伏热上蒸，痰得热而痰更胶黏，热附痰而热愈留恋，其为咳为喘，意中事也。肺络不通，则胸胁刺痛，热郁日甚，则痰秽如脓，甚或咳红带血，无非热灼肺伤所致。此时苟伏邪已一律外透，则治之者只须清泄肺胃。夫病在肺，而何以治者必兼及胃？盖肺中之热，悉由胃府上熏，清肺而不先清胃，则热之来路不清，非釜底抽薪之道也。此案热伏膈膜，方用白虎汤加减，重用生石膏，诚见及于此耳。案后发明生石膏之性质功用，阅历精深，的是名论。

赏析 本病案为“伏气为病，不从外溃，转从上蒸”，导致热伏膈膜。方以白虎汤加减治之。白虎汤，历代中医奉其为解气分大热的经典方。中医认为“白虎”为西方金神，对应着秋天凉爽干燥之气。以白虎命名，比喻本方的解热作用迅速，就像秋季凉爽干燥的气息降临大地一样，一扫炎暑湿热之气。先生认为：伏邪化热，火必克金，则肺脏本为邪热所当犯之地，其或热壅于胃，上熏于膈，则热邪由胃而炎及于肺，更为病势所应有。热淫于内，以苦寒发之，故以知母苦寒为君。热则伤气，必以甘寒为助，故以石膏为臣。津液内烁，故以甘草、粳米甘平益气为使，不致伤胃也。本案特点在于生石膏的应用。临床上，生石膏重在清热泻火；煅石膏则功在收敛生肌，不可混用。

孕妇热窜隧络案（妇科）

严继春（住绍兴安昌瑞安桥）

病者 徐氏妇，年三十一岁，住本镇徐家溇。

病名 热窜隧络。

原因 孕已五月，时值夏令，手足初觉麻木，继则剧痛。专科恐其胎陨，用四物汤加减以安胎，四剂不应，来延予诊。

证候 腹热口干，四肢串痛，不可屈伸，小溲短数。

诊断 脉两尺弦滑，右关洪数，舌红苔黄。予断之曰：此伏热横窜隧络也。

疗法 清宣络热以除痛，痛止则胎自安。

处方 鲜竹茹三钱 焦山栀三钱 白知母三钱 大豆卷三钱 冬桑叶二钱 青子芩钱半 东白薇钱半 鲜荷梗五寸

先用丝瓜络一两、嫩桑枝一两，煎汤代水。

效果 连服二剂，痛止胎安，不劳他药而痊。

廉按 伏热横窜隧络，病从旁枝而出，乘其势而宣通之，通则不痛，两剂而痊，信然。

赏析 妊娠之病患，多因气血下养胎儿而亏虚，往往以安胎为其主方，初诊者未仔细辨证，仅以补气养血之四物汤主之，未察觉腹热口干，小便短数，脉两尺弦滑，右关洪数，舌红苔黄，均为一派邪热炽盛之象。患者热邪烁，故四肢疼痛，当以清热舒络为法，热清痛止，胎自安，清热之剂兼顾胎气，酌量使用冬桑叶、鲜竹茹、子芩、鲜荷梗等清热安胎之品，不违安胎之初衷，足见选方用药良苦用心。先生提示后学者，切忌见孕只顾安胎，通而止痛，痛止胎安。

胃肠实热案（内科）

郑叔渔　庄虞卿（住丽水第十一中学）

病者 刘式聪乃室，年逾四稔，体强，住西乡石牛。

病名 胃肠实热。

原因 初患温热，又复生产，邪热乘虚而陷入阳明，遂成实热之证。

证候 单热不寒，舌黑口渴，两耳无闻，腹痛胸满，大便旬余不解。

诊断 脉左手沉数，右手沉实。脉证合参，此手足阳明实热证也。口渴舌黑，邪火内焚者，火极似水也。大便闭、耳无闻者，热蒸清窍也。夫胃气以下行为顺，今为邪热蕴结，失其下行之效用，遂致腹痛胸满。病已结热在里，非下夺决无生理，勿守丹溪产后以大补气血为主之诫，宜遵景岳产后有火，不得不清，有内伤停滞，不得不开通之训。俟下后病退，再服调补之剂。

疗法 急则治标，仿仲景治产后实热例，用大承气汤以夺其邪。下后，即用归、芍、地以养其血，元、麦、生草以滋其液，治分标本先后，庶无实实虚虚之弊。

处方 生锦纹三钱　芒硝钱半　川朴一钱　枳实一钱　水六杯，先煮枳、朴，后纳硝、黄，煮取三杯，分二次服，一剂知，即勿服。

又方 当归身三钱　大生地四钱　生白芍三钱　元参钱半　破麦冬三钱　生甘草八分

效果 一日大便利，耳能闻，舌黑退，胸腹舒。改服次方，旬余就痊。

廉按 辨证处方，殊有卓识，非精研《金匮》妇人方者不敢用。

赏析 此案为典型的阳明腑实证，燥——大便燥结，实——实热实证，痞——腹部痞闷，满——胸胁满闷，其病机为热结阳明，大承气汤主之，吴昆《医方考》述："厚朴苦温以去痞，枳实苦寒以泄满，芒硝咸寒以润燥软坚，大黄苦寒以泄实去热。"即大黄泻热存阴，芒硝软坚通便，厚朴行气消积，枳实宽胸理气。鉴于患者产后，气血耗损，下后复来以四物汤加减以养血滋阴，符合急则治标，缓则治本之原则。此案为应用大承气汤配合四物汤治疗产后阳明腑实证之典范。何氏提示后学者，疾病不仅应辨清孰本孰标，还要按标本缓急原则来治疗，临床上务必坚持急则治标，缓则治本的原则。

热郁腹痛证案（内科）

陈务斋（住梧州四方井街）

病者 封其光，年三十余岁，广西容县，住梧州市，军政界。

病名 热郁腹痛证。

原因 劳心过度，思虑抑郁。诱因饮食不节，过饱过醉，食积停滞，消化不良。素因肠胃积郁，腹中膨胀，湿蓄气聚。

证候 胸腹胀满，隐隐疼痛，食则呕吐。继则腹中绞痛，大小便不通，辗转反侧，眠睡不能，坐立更甚。历旬余之久，昼夜痛剧欲死，肢表厥冷，绝粒不食，肌肉消瘦，面唇指甲青白，精神已失，奄奄一息。

诊断 诊左右六脉沉伏，验诊体温升腾，听诊中左呈高音，兼带水泡音。以脉参证，定为热郁腹痛证。由食积停滞，中气不畅，脾不运则胃逆；尤复过饱过醉，伤及脾胃，助湿生热；且烦劳抑郁，肝木不能下行疏泄，木横助火，连合君火升提，烁肺刑金。金不生水，水干木郁，脾土益受其克，消运之官能尽失，清阳不能上升，浊气糟粕不能降泄，以致二便不通，气聚热生，湿郁火动，肝气一陷，痛遂立发。前医谓湿寒之证，用附桂理中汤治之，致热伏心肝，血热凝瘀，则肝气更郁，而痛更剧。再以温中治之，则外象愈寒，脉愈沉细。再以温中理气治之，而热愈深，则脉伏肢厥，至成危而欲绝。

疗法 急救汤剂，用大承气汤加减。方取生军、芒硝、桃仁推荡大肠，去宿清热为君，白芍、黄芩、红花平肝泻火，去旧生新为臣，厚朴、枳实、郁金宽中下气而开郁结为佐，竹沥水、丝瓜络通关化痰，疏通经络为使。一服后，痛则略减，惟大便仍不通。用手术洗涤大肠，始得立下燥粪数次，而痛立除，肢表不厥，面唇已新，能眠能睡，食量略思。诊脉左右弦数，又用清热逐湿化气汤，取厚朴、扁豆、苍术、川连、茯苓、延胡、郁金、木通、生军、白芍、青皮、土薏理气开郁，运脾土湿，清热降火，通经利水。三服后，大小便如常，腹中舒畅，食量已进。诊脉已缓，惟元气已弱，又用补气运脾逐湿汤，取其补气生津，健脾和胃，利水渗湿，活络宁神。

处方 大承气汤加减方

生军四钱 厚朴三钱 芒硝四钱 桃仁三钱 白芍三钱 黄芩四钱 红花二钱 郁金三钱 枳实三钱 丝瓜络五钱 煎后，加竹沥水一钟和服。

又方 清热逐湿化气汤方

厚朴二钱 扁豆四钱（炒） 苍术一钱 黄连二钱 茯苓五钱 延胡二钱 郁金三钱 木通钱半 生军三钱 白芍三钱 青皮二钱 土薏六钱（炒） 煎服。

三方 补气运脾逐湿汤方

防党五钱 五味钱半 黄芪二钱 白术钱半 淮山药五钱 茯苓五钱 麦冬三钱 土薏五钱（炒） 枣仁二钱 桑寄生三钱 煎服。

效果 五日腹痛已除，肢表不厥，十日食量已进，二十日元气已复。

廉按 辨证既明，处方亦有条理。

赏析 热郁腹痛者，劳心抑郁在先，后因饮食内郁化火者也。由食积停滞，中气不畅，脾不运则胃逆；尤复过饱过醉，伤及脾胃，助湿生热；且烦劳抑郁，肝木不能下行疏泄，木横助火，连合君火升提，烁肺刑金。金不生水，水干木郁，脾土益受其克，消运之官能尽失，清阳不能上升，浊气糟粕不能降泄，以致二便不通，气聚热生，湿郁火动，肝气一陷，痛遂立发。此案与上一病案同有阳明腑实证之征，六腑以通为用，急下存阴，一剂大承气汤加味腑气未通，外法清除直肠燥结之屎，诸症大减，厚朴、枳实、郁金宽中下气而开郁结对郁证之法也；二剂清热除湿化气汤运脾以化体内湿热之标；再剂补气运脾逐湿汤补气生津，健脾和胃，利水渗湿，活络宁神，防治湿浊再生。考虑患者久病耗气伤阴，三剂汤药一并调理终致痊愈。此病与上病例虽同用大承气汤主方，但病因不同，不可不鉴。先生仍提示后学者，诸多原因均可产生大承气汤证，应分清标本先后次序，标本有先后，治标也有先后之分，不可不记。郁与热，关系密切，遣方用药，当注意清热与解郁兼顾。

热伏肝冲案（妇科）

何拯华（绍兴同善局）

病者 许寿山君夫人，年三十四岁，住南池。

病名 热伏肝冲。

原因 内因肝郁络瘀，外因立夏后天气暴热，伏热自内而发。

证候 一起即壮热自汗，渴不恶寒，两胁串疼，少腹尤灼，气上冲心，心中痛热，饥不欲食，食即呕酸。

诊断 脉左弦涩，右弦数，舌紫黯。此热伏于冲脉血室之中，而瘀留于肝膜孙络之间也。

疗法 通络化瘀，理冲泄热，仿曹仁伯清宣瘀热汤加减。

处方 真新绛二钱　广郁金三钱（原支磨汁，分冲）　冬桑叶二钱　盐水炒丹皮钱半　旋覆花二钱　拌左金丸一钱（包煎）

先用活水芦笋一两、鲜茅根二两、鲜葱须二分，三味煎汤代水。

次诊 两剂后，气冲、胁疼、自汗、呕酸渐止，而外凉内热，少腹尤炽，神呆少语，或妄见如狂，脉仍如前，舌转紫干。此由伏热与瘀互结，血得热而愈形胶固，热附血而愈觉缠绵。辗转筹思，惟有仿喻西昌进退法，进则前方加光桃仁二钱，醋炒生川军钱半，退则前方加白薇三钱，归须一钱，姑服各一剂，以消息之。

三诊 先服进法一剂，即行大便一次，其色或黄或黑，或溏或结，神识转清，狂妄即止。次日续服退法一剂，神识渐昏，间发狂妄，脐旁冲脉按之动跃而坚，脉舌尚无更变。再将进法原方，加酒炒生川军钱半，鲜生地汁二大瓢（分冲）。

四诊 一剂后，腹中大痛，宿瘀畅行，其色紫黑如酱。大便后，自汗肢冷，晕厥一次。脉转沉弦而软，舌转淡紫而润，腹灼渐轻，冲动亦底。姑仿三甲复脉意，潜阳育阴之中，加人参以扶正气，珠粉以镇心神。

四方 生鳖甲四钱（打）　左牡蛎四钱（生打）　细生地三钱　太子参一钱（秋石水炒）　生龟甲四钱（打）　陈阿胶一钱（烊，冲）　生白芍四钱　原麦冬二钱（辰砂染）　清炙草八分　茄楠香二分（冲）　清童便二瓢（冲）　珍珠粉二分（药汤调服）

五诊 连投三剂，晕厥即止，冲亦不动。惟少腹灼热，减而不净，两胁似胀非胀，两腰似酸非酸，胃能渐进米汤，脉转弦软微数，舌色渐转嫩红，此血液虽已大亏，而冲脉尚有余热未清也。治以育阴养血为君，略佐活络清冲以调理之。

五方 陈阿胶钱半（烊，冲） 白归身一钱 东白薇三钱 真新绛一钱 细生地四钱 生白芍四钱 紫葳花二钱 生橘络七分

先用鲜藕肉四两、小京枣四枚，煎汤代水。

六诊 四剂，忽然宿瘀畅行二三次，少腹两旁发现紫黑细疹，然后积瘀伏热始得一律肃清。胃已日进稀粥，神气渐振，脉来虚小，舌亦红活。当于养阴之中，兼扶正气以善后。

六方 大生地三钱 生白芍三钱 潞党参二钱（米炒） 霍石斛一钱（白毛，先煎） 白归身钱半 陈阿胶钱半（烊，冲） 北沙参三钱 广橘白、络各五分 生藕肉四两 青皮甘蔗四节（切碎）

效果 连服八剂，胃健消谷，精神复原而愈。

廉按 瘀热留于肝冲血络之中，则孙络蚕丛。在细微曲折之处，药力不易于疏通，而又不宜于猛剂攻消，只有通络化瘀、理冲泄热之法，缓缓图功。如曹仁伯清宣瘀热汤例，虽为中窾，然必仿喻氏进退法，相机而进，渐次递加，而瘀热始能畅解。益见肝络奇经之证，最为淹缠，治法虽合，难奏速效。第四五六三方，亦皆稳健适度。

赏析 此案患者壮热自汗，渴不恶寒，少腹尤灼，属实热证；两胁窜痛，气上冲心，心中痛热，饥不欲食，食即呕酸，为肝气反胃证。究其原因为肝郁化热，加之初夏暴热诱发，治则当泻火疏肝，和胃止痛，方选左金丸加清热活络药，不难理解。其后先生认为：伏热与瘀互结，血得热而愈形胶固，热附血而愈觉缠绵，病邪不易速除，加桃仁、生川军活血通便泄热尤得奇妙，病邪大去，后以滋阴潜阳复脉之法扶正善后而愈。先生提示后学者，祛邪扶正法恰当应用尤其重要。先驱邪，再者扶正祛邪，最后扶正善后。用桃仁、生川军的活血通便泄热，深得要旨。

热结膀胱案（内科）

萧琢如（住湘乡水口山矿局）

病者 李君，年二十余岁，住湘乡。

病名 热结膀胱。

原因 先患外感热病，诸医杂治，证屡变，医者却走，其父不远数十里

踵门求诊。

证候 面色微黄，少腹满胀，身无寒热，坐片刻，即怒目注人，手拳紧握伸张，如欲击人状，有顷即止，嗣复如初。

诊断 脉沉涩，舌苔黄暗，底面露鲜红色。诊毕，主人促疏方，并询病因。答曰：病已入血分，前医但知用气分药，宜其不效。《内经》云：血在上善忘，血在下如狂。此证即《伤寒论》热结膀胱，其人如狂也。

疗法 当用桃仁承气汤速通其瘀。

处方 光桃仁三钱 生锦纹三钱（酒洗） 元明粉二钱（分冲） 紫猺桂五分 清炙草七分

效果 一剂知，二剂已。嗣以逍遥散加丹、栀、生地，调理而安。

说明 《伤寒论》云："太阳病不解，热结膀胱，其人如狂，血自下，下者愈。"按热结膀胱，即热入血室之变文。以血室与膀胱相连也。其曰"其人如狂"者，即包括小柴胡证谵语妄见在内。又曰："外解已但少腹急结者，桃仁承气汤主之。"所谓急结，即兼有抵挡汤证之硬满在内。病变不一，古文简略，读者当扼定病源，即其常以通其变，断不可死于句下，所谓知其要者，一言而终，不知其要，流散无穷也。

廉按 膀胱在小腹之间，近血海之所。膀胱有津液而无血，而与胞中之血海相连，热干之，阴不胜阳则动胞中之血，血结为死魄，魄乱其魂，是以如狂也。此案方用桃仁承气汤，桃得阳春之生气，其仁微苦而涌泄，为行血之缓药。得大黄以推陈致新，得芒硝以清热消瘀，得甘草以主持于中，俾诸药遂其左宜右有之势。佐以肉桂者，辛能行气，气行而血乃行也。惟舒驰远谓膀胱蓄血，与大肠蓄血有别，血蓄膀胱者，少腹硬满，小便自利，大肠蓄血者，屎虽鞕而大便反易，其色必黑。桃仁承气，为大肠蓄血者宜之。若太阳蓄血，乃为热结膀胱，其去路自应趋前阴而出，当用红花、小蓟、生地、归尾、万年霜之类，加入五苓散中，从小便以逐其邪，庶几有当。其言亦颇有理，后之遇此证者，对证酌用可也。

赏析 膀胱有津液而无血，而与胞中之血海相连，热干之，阴不胜阳则动胞中之血，血结为死魄，魄乱其魂，是以如狂也。膀胱为足太阳经之府，患者初诊伤寒太阳病未解，医者知用气分药解其表，却未查其下腹硬满、拘急不舒、发热而不恶寒、神智如狂等表邪化热入里，与血相搏，结于膀胱之证。此证为热结膀胱，血热相搏之实证，如《伤寒论》云："太阳病不解，热结膀胱，其人如狂，血自下，下者愈。"故予桃仁承气汤，通下逐瘀而得效。先生提示后学者，伤寒表证易于变为里证，表里相传，阶段不同，用药不同，需加以辨别。

热入血室案（妇科）

箫琢如（住湘乡水口山矿局）

病者 黄氏妇，年三十余岁，住湘乡。

病名 热入血室。

原因 适月事来，因感寒中断，舁数十里至余馆求诊。

证候 往来寒热，少腹及胁下疼痛如被杖，手不可近。

诊断 脉弦数，舌苔白而暗。即《伤寒论》“热入血室，其血必结，故使如疟状也”。

疗法 与小柴胡加归、芍、桃仁、红花、荆芥炭，活血通瘀。

处方 川柴胡钱半 青子芩一钱（酒炒） 姜半夏钱半 清炙草六分 当归须二钱 赤芍一钱 光桃仁三钱 片红花一钱 荆芥炭一钱 鲜生姜一钱 大红枣两枚

效果 连服两剂，大便下黑粪而瘥。

廉按 叶氏谓热邪陷入血室，与血相结，必少腹满痛，身体亦重，身之侧旁气痹，及胸背皆拘束不遂。轻者刺期门，重者小柴胡汤去甘药，加延胡、归尾、桃仁，挟寒加肉桂心，气滞者加香附、陈皮、枳壳等，去邪通络，正合其病。此案对证处方，虽从经方加减，而却与叶法大旨相同。

赏析 “往来寒热，胁下疼痛，脉弦数”属少阳病，方选小柴胡汤主之。“少腹及胁下如被杖，手不可近”为血瘀证，即《伤寒论》“热入血室，其血必结，故使如疟状也”，故用小柴胡汤加桃红四物汤加减。正如《金匮要略》：“妇人中风七、八日，续来寒热，发作有时，经水适断，此为热入血室，其血必结，故使如疟状，发作有时，小柴胡汤主之。”本案经典在于原方加用荆芥炭，患者正处月经期，既解表，又防活血药出血太过，恰到妙处。此案对证处方，虽从经方加减，而总不离叶法大旨。

另外先生亦指出治病当分轻重缓急，轻者只需刺期门，重者采用小柴胡去甘药，加延胡、归尾、桃仁，挟寒加肉桂心，气滞者加香附、陈皮、枳壳等。也告诫后人针药结合，轻重缓急分明利于遣方立法。

热入血室案（妇科）

萧琢如（住湘乡水口山矿局）

病者 邓君之妻，年二十四岁，住湘乡。

病名 热入血室。

原因 小产后患伏热，杂治不痊。检阅前方，皆与证反，势已濒危，其夫仓皇乞诊。

证候 身大热多汗，少腹硬痛，痛处手不可近，溲便皆不通利。

诊断 脉弦数，舌色红而苔白。此瘀血停蓄为患也。

疗法 本宜桃仁承气汤，以病久人困，虑其难于胜受，乃变通用四物汤去地黄，加桃仁、红花、肉桂、醋炒大黄以缓通之。

处方 归尾钱半　赤芍三钱　川芎一钱　光桃仁二钱　片红花一钱　紫猺桂五分　醋炒生川军钱半

效果 一剂下黑粪甚多，痛减七八，再剂而愈。

廉按 王孟英谓热入血室有三证：如经水适来，因热邪陷入而搏结不行者，此宜破其血结；若经水适断，而邪乘血舍之空虚以袭之者，宜养营以清热；其邪热传营，逼血妄行，致经未当期而至者，宜清热以安营。此案热入血室，由瘀热互结不行，自应活血通络以破其结。方用四物汤加减，较之桃仁承气虽为和缓，而桃、红、桂、军等四味，通瘀亦颇着力，宜其投之辄效也。

赏析 王孟英谓热入血室有三证：如经水适来，因热邪陷入而搏结不行者，此宜破其血结；若经水适断，而邪乘血舍之空虚以袭之者，宜养营以清热；其邪热传营，逼血妄行，致经未当期而至者，宜清热以安营。本案患者热入血室，本应桃仁承气汤活血通便泻热，然小产后体虚兼误诊误治而致正气亏虚，医者以四物汤为主体加以变通，功效较桃仁承气汤稍和缓，但增加桃仁、红花、肉桂、醋炒大黄四味泻下通瘀得力之品，结合患者小产后虚弱体质，全方既祛邪又不伤正气，服二剂而愈。此案乃又一扶正祛邪灵活应用的典范。

热入血室变子宫炎案（妇科）

张锡纯（住天津）

病者 张温卿之夫人，年三十余，住南皮。

病名 热入血室，变子宫炎。

原因 据述前因恒觉少腹切疼，英医谓系子宫炎症，用药数次无效。继乃谓此病如欲除根，须用手术剖割，将生炎之处，其腐烂者去净，然后敷药能愈。患者惧而辞之。后至奉又延日医治疗，用坐药兼内服药，稍愈。至壬戌夏令，病变增剧，时时疼痛，间下脓血。至癸亥正初，延愚诊治。

证候 疼处觉热，以凉手熨之稍愈，上焦亦时觉烦躁。

诊断 脉弦而有力，尺脉尤甚。此系曾受外感，热入血室。医者不知，治以小柴胡汤加石膏。外感虽解，而血室之热未清，下陷子宫，阻塞气化，以致子宫生炎，浸至溃烂，脓血下注。

疗法 用金银花、乳香、没药、甘草以解其毒，天花粉、知母、玄参以清其热，复本小柴胡汤方义，少加柴胡提其下陷之热上出，诸药煎汤，送服三七细末二钱，以化腐生新。

处方 银花三钱　乳香一钱　天花粉三钱　玄参六钱　甘草钱半　没药一钱　肥知母四钱　川柴胡一钱　参三七二钱（研细）　药汤送服。

次诊 疼似稍轻，其热仍不少退。因思此证原系外感稽留之热，非石膏不能解也，遂于原方中加生石膏一两，后渐加至二两。

效果 连服三剂，热退强半，疼亦大减。遂去石膏，服数剂，渐将凉药减少，复少加健胃之品，共服药三十剂痊愈。

廉按 子宫生炎，患处必红肿热痛，延久则溃烂，亦必兼下脓血。现今专科，多从淫毒证治，外用洗法，内用龙胆泻肝汤，重加土茯苓为主。此案悟到热入血室，血聚成炎，熏灼既久，浸至溃烂流脓。方用解毒清热，化腐生新，痛虽稍减，而外感稽留之热仍不稍退，必加生石膏一二两，伏热大退而痛亦大减，益见热入血室之原因，确有特征。

赏析 患者曾感受外邪，邪热乘虚侵入血室，与血相搏，而致少腹切痛。热入血室是古代中医文献中记载的一个病名。最早记载出于中医经典专著《伤寒论》和《金匮要略》。其病机应该是中医六经辨证中太阳或阳明邪热乘虚内陷血室，侵入少阳，与血搏结，心神被扰，少阳经气不利，枢机不运而致，日久则可出现温病中灼伤津液，邪热入心营表现。前医虽以小柴胡汤加石膏已解外感，但血室之热未清，致使血室热毒瘀结，终而血腐肉败，少腹热痛，脓血下注。此时热盛津伤，血行瘀滞是病机关键，故以天花粉、玄参、知母清热泻火、养阴生津，乳香、没药、三七活血化瘀、去腐生新，使药到病除。但张锡纯大师也注意到“痛虽稍减，而外感稽留之热仍不少退”，故加生石膏一二两，以清热泻火，收敛生肌，遂伏热大退而痛亦大减。先生明示后学者：妇科热入血室之证，热烁津液而至淤血内结，当以活血化瘀之药配合清热养阴之品以散血结、解症状。

热病发狂案（妇科）

严继春（住绍兴安昌瑞安桥）

病者 沈氏妇，年二十一岁，住蓬山。

病名 热病发狂。

原因 素因肝郁多痰，现因今年夏令，伏热内发，猝惊发狂。

证候 初起壮热心跳，头晕目眩，继即狂证陡发，或笑或骂，不避亲疏，甚则毁器登高。

诊断 脉弦滑而数，舌红苔白，此丹溪所谓热生痰，痰生风，风阳内鼓，激动心神而为阳狂也。

疗法 清伏热以安神，息风阳以涤痰。

处方 生石膏一两（杵，先煎） 白知母三钱 陈胆星一钱 老竹黄二钱 辰砂一钱 拌碧玉散三钱（包煎） 川楝子三钱 淡竹沥两瓢（冲）

先用生铁落一两、滚痰丸四钱（包煎），煎汤代水。

次诊 一剂而脉之弦滑略减，苔色转黄，而狂莫可制。二剂而腹痛，大便色如红酱，兼有白色胶痰，而狂势顿平。惟气上冲心，心筑筑然动，肢冷自汗，眩晕欲厥。此痰热下泄，而风阳未平，前则入阳则狂，今则入阴欲厥也。治以潜镇清熄，平定风阳。

次方 左牡蛎四钱（生打） 青龙齿三钱（生打） 桑麻丸四钱 拌磁硃丸六钱（包煎） 真珠母八钱（生打） 生鳖甲四钱（打） 小川连六分（盐水炒） 川楝子钱半 宣木瓜钱半 淡竹茹三钱

先用鲜茅根、童桑枝各一两、灯心五分，三味煎汤代水。

三诊 厥虽止而脘中疼，肢微温而汗仍出，口苦便涩，小溲短黄，脉弦兼数，舌苔黄薄。此虽热微厥亦微，而肝阳上犯胃脘也。当以柔肝和胃治其本，润肠利溺治其标。

三方 左牡蛎四钱（生打） 生白芍三钱 蜜炙延胡钱半 冬桑叶二钱 乌贼骨三钱 清炙草五分 川楝子钱半 淡竹茹三钱

先用漂淡陈海蜇四两、大地栗四个，煎汤代水。

效果 连进三剂，便润溺利，诸证皆平。后用黄草石斛三钱，淮小麦三钱，生藕肉四两，大红枣四枚，煎汤代茶，调养旬余而瘳。

廉按 发狂虽有阴阳虚实经络脏腑新久之异，要皆必经心肝两脏而发，以心藏神，主知识，肝藏魂，主行为，未有神魂清醒，而昏狂迷妄至于此极者也。此案胃热蒸心，阳盛发狂，其主因也。而肝郁挟痰，其素因也。猝然受惊，其诱因也。初方用加减铁落饮，泻肝火以涤胶痰；接方用潜镇清熄，以定风阳；三方柔肝和胃，润肠利溺，标本兼顾，法皆中的，宜其所投辄效，诸证悉平。

赏析 狂病，最早见于《黄帝内经·灵枢·癫狂》。本案患者素因肝郁多痰，邪热内蕴，猝惊则心气紊乱，使心无所依，神无所归，引动痰火上扰心神而发狂证。《杂病源流犀烛·癫狂源流》："癫狂，心与肝胃病也，而必挟痰挟火，癫由心气虚、有热，狂由心家邪热，此癫狂之由。……癫为久病，狂为暴病；癫病多喜，狂病多怒；癫有时人不之觉，是颠之轻者，狂有时人不及防，是狂之骤者。"生铁落饮出自清代名医程钟龄《医学心悟》，本方清心化痰，平肝熄风，镇惊安神。《古方选注》："盖铁之生者，气寒味辛，其性直行内降，下气疾速，用其捶出之花，庶得外走经络，开结于木火之中，则狂怒自已。"配以滚痰丸急治其标；辰砂甘，微寒，有毒，入心经，镇心安神；石膏、知母清胃火；胆星、竹沥清热化痰；川楝子清肝火；碧玉散使热从下行则邪有去路；辰砂镇痉，总之本方安神定志，熄风化痰。服本方后安神静睡，不可惊骇叫醒，犯之则病复作，此为治标之法。先生以此案强调狂证必经心肝两脏而发，故平肝、柔肝、泻心火为其治本之法。

热病子痫案（妇科）

严继春（住绍兴安昌瑞安桥）

病者 胡陈氏，年三十四岁，住马回桥。

病名 热病痫厥。

原因 孕已七月，腹中早有伏热，时时心烦，不为之医治。适因与夫反目，号哭半日，怒火上冲，陡发痫厥。

证候 初则谵语不已，两手发痉，目窜上视，不省人事，约半时许，口吐涎沫，神识即醒。继则手足瘛疭，神昏发厥，问之不语。

诊断 脉六部弦洪有力，舌红带紫。此陈良甫所谓子痫。由心肝热盛鼓风，气升痰升，刺激脑筋，顿失知觉运动之常，所以痫而且厥也。似此脉证，胎防抽坏，姑以急救母命为首要。

疗法 急急大泻心肝之火，故以连、芩、芍、胆为君，然火假风威，风助火势，故以羚、麻、桑、菊为臣，使火息风平，则脑筋自安，脑筋安而痫厥自止，佐以马宝、西黄异类灵动之品以开痰清神，使以竹茹清肝络以舒筋也。

处方 小川连一钱 生白芍五钱 明天麻钱半 白池菊二钱 青子芩三钱 龙胆草一钱（盐水炒） 冬桑叶二钱 淡竹茹三钱

先用羚角片八分、真马宝一分、西牛黄一分，煎汤调下。

次诊 据述先进羚角煎，调马宝散二服，昏厥已醒，痫愈其半。继服汤药两煎，犹觉胎热上冲，时欲眩晕。诊脉寸大于关，关大于尺，均兼弦数。此肝风尚未尽息，挟痰火与胎热，同逆而上，即产科书所谓子悬证也。议以潜镇清熄，使肝阳潜而风息，风息则火降痰平，痰平则诸证悉除矣。

次方 石决明八钱（生打） 冬桑叶三钱 明天麻钱半 盐水炒川连七分 青龙齿三钱（打） 白池菊二钱 辰茯神四钱 陈木瓜一钱

先用金银戒指各一枚、灯心三小帚，煎汤代水。

三诊 眩晕大减，胎上冲心亦轻。惟腹中自觉内热，胎动不安，便秘溺涩。幸而脉弦转柔，数象渐缓，舌红润，略现薄苔，此心肝火平而伏热未清也。议清伏热以安胎。

三方 青子芩钱半 东白薇三钱 冬桑叶二钱 丝瓜络三钱（带子） 生白芍三钱 生甘草五分 淡竹茹三钱 肥知母三钱

先用淡海蜇四两、大地栗四个，煎汤代水。

四诊 一剂而胎动渐安，二剂而大便已通，色如红酱，溺虽利而尚热，脉两尺滑搏，此胎未抽坏可知。议养胃阴为君，兼清余热。

四方 鲜石斛三钱 原麦冬钱半 冬桑叶二钱 青皮甘蔗四节（切碎） 北沙参三钱 生白芍三钱 淡竹茹二钱 雅梨肉一两（一片）

效果 连服四剂，胃纳日增，精神渐复而瘥。

廉按 妊妇热病痫厥，较但病风痉者尤重。方用龙胆泻肝合黄连泻心加味，前哲陆肖愚曾用此法而效。妙在先用羚角汤送服马宝西黄，较之陆氏方法更为着力。惟就余所验，马宝虽为子痫之特效药，服后往往痫厥即除，隔二三日或四五日，胎亦随落。此案幸而保全，殆由孕妇素禀尚强，胎元亦足之故欤。

赏析 子痫是产科危急重证之一，对母体胎儿都有严重威胁。相当于现代医学的妊娠高血压综合征。主要病因是肝风内动及痰火上扰。若产妇素体肝肾不足或脾胃虚弱，因孕重虚，暴怒伤肝，肝郁化火，火盛动风，风助火威，风火相煽；或湿聚成痰，痰火交织，蒙蔽清窍，发作时以抽搐、昏迷为紧急，症情险恶。本案孕妇已有内热，暴怒伤肝，风火上冲，而发子痫。热盛惊厥，急则治其标，大泻心肝之火。先用羚角汤，送服马宝、牛黄清热化痰，镇惊安神，得治其标。马宝、牛黄均为动物胃肠道或胆囊结石，清心、凉肝且能开窍醒神，然此等性凉之品用后则胎亦下矣，本案例中妇人得以保全胎儿，盖因妇者素体壮实，胎元亦足矣。二诊肝风有所平然尚未尽熄，挟痰火与胎热，同逆而上，即子悬证，治以潜镇清熄；后肝热虽清，然伏热未尽，遂予清热安胎为法，四诊则病渐愈。后期养胃阴，以平抑肝风，胎元得安，甚妙！

伏热痉厥案（内科）

周小农（住无锡）

病者 殷寿根妻，年近而立，住上俞巷。

病名 伏热痉厥。

原因 先因其夫足蹩，情志抑郁。继因感受首夏天时暴热，引动伏邪，挟素有之肝郁，一起即痉且厥。至明日，乡愚以为鬼所祟，先延巫禳，继请余诊。

证候 先发大寒，复厚被二副，热不外扬，而从内窜，两手痉动，呻吟烦躁，大叫呼热，随即口噤，昏厥不省，已一日夜矣。

诊断 据初病时，脉躁疾异常，兹则肢痉强直，脉右数左伏，口噤，以竹箸抉齿，视苔白，知其气闭，邪陷厥阴也。

疗法 初以卧龙丹吹鼻，不嚏。继以逼迫瓶射薄荷精，并以大指掐右手背威灵穴，目睁，得嚏七八次，顿觉汗出遍体，苏来连声难过，口渴呼饮。再诊左脉已起，药拟清热解郁，化痰息风。

处方 泡射干一钱　广郁金三钱（生打）　淡豆豉三钱　黑山栀三钱　丹

皮三钱　双钩藤五钱　珍珠母一两（生打）　石决明八钱（生打）　淡竹茹二钱　竺黄钱半　青连翘三钱　济银花三钱　滁菊花三钱　九节石菖蒲七分

先用茅根一两、薄荷一钱，化服至宝丹一丸，后服汤药。

效果　服药后，神清痉定，惟胸脘窒闷。续与清热调气即愈。

廉按　伏热而兼挟外感者，则以新邪引动伏气为病。若伏热而兼内伤者，则因内伤而留滞伏热，不得爽达。治之不得其法，每有因此淹缠，致成坏证者。即如平时有气郁之病，则肝气不畅，络气郁滞，热邪窜入肝络，即有胸板胁刺咳逆等证。邪郁不达，久而化火，即蒙冒厥阴，而有昏痉之变。此案伏热痉厥，即邪窜厥阴之明证。盖足厥阴肝脉，上达巅顶，巅顶即神经中枢，伏热挟肝火刺激神经，故一起即痉且厥。法用逼迫瓶射薄荷精，大指掐右手背威灵穴，却为开闭醒厥之要诀。方用清热解郁，化痰熄风，固属正治，妙在至宝丹，用异类灵动之品直清神经，故服后神清痉定，速奏肤功。此等内外并治，后学当注意之。

赏析　本案辨证为热病致痉，详问病史，患者素有肝气不舒，久则肝郁化火，加之夏季暴热，内外因促其发病，风热之邪侵入肝络，故见胸胁刺痛、呃逆等；足厥阴肝经上达巅顶，在体合筋，肝郁不达四末，故而既痉且厥。治以疏肝泻热，直中要害，但以卧龙丹吹鼻，逼迫瓶射薄荷精，掐右手背威灵穴，醒神智方可中药内服，乃为急诊手段，现在不常用。但不失为一种极好的方法，值得令人借鉴。若此法不效，亦可考虑鼻饲法。至宝丹为“凉开”代表方之一，《绛雪园古方选注》云，“以此丹入寒凉汤药中用之，能祛阴起阳，立展神明，有非他药之可及”。先生提示后学者，既要明了疾病寒热虚实病机，又要明确内外因相互作用，才能辨证准确，药到病除。

热病殒胎案（妇科）

严继春（住绍兴安昌瑞安桥）

病者　范蔚卿之侄媳陈氏，年三十余，住范家埭。

病名　热病殒胎。

原因　仲夏热自内发，身不甚热。晋城就产科钱某诊视，用四物汤去芎，加子芩、白术、苏梗、砂壳、阿胶、杜仲、川断等出入为方，专以补血安胎。旬日势已垂危，不克坐船，改延予诊。

证候　面红齿燥，斜目弄舌，神识昏厥，口秽喷人，手足瘛疭，腹热如烙，舌伸出口，约有半寸，便秘溺无。

诊断 脉两寸关洪数，两尺如无，舌青紫而燥，边尖鲜红如硃。予断之曰：此伏热盘踞腹中，内蒸殒胎，胎已早腐。欲保胎而胎反不保者，由不知清透伏热，徒以滋补助其热，热遏久灼，则胎自腐也。

疗法 宜急下之，或可冀幸。若犹欲保胎，非但胎不可保，即孕妇生命亦可立倾。其家力恳堕胎方，遂以调胃承气合犀角地黄汤加味。

处方 生川军四钱 元明粉三钱（后入） 生赤芍三钱 毛西参三钱 黑犀角五分（磨冲） 鲜生地八钱 粉丹皮三钱 生甘草一钱

先用生淮牛膝一两、益母草一两、灯心五分，煎汤代水。

次诊 连服两煎，胎落果已臭烂，形色青紫，而神气即清，诸症大减，腹热亦轻，舌红而青亦退，尺脉已起，余亦小数。当通络瘀以清余热。

次方 益母草五钱 苏丹参三钱 丹皮三钱 鲜生地三钱 童便一杯（冲） 真西珀八分 拌研飞滑石四钱（包煎） 净楂肉三钱 鲜茅根八钱（去皮）

效果 三剂后瘀行胃动，粥食日加。后以生藕肉四两，红枣四枚，煎汤代茶，调理旬余而瘳。

廉按 昝氏《产宝》谓："面赤舌青，则其子必死，面青舌赤，则其母必亡，若面舌俱见青色，口角两边流涎沫者，则子母二命俱不能保也。"就余所验，亦不尽然。此案热病系实邪，误补则助热殒胎，必然之势。所云急下，或可冀幸，语亦圆活。往往所见胎下之后，母命随之而殒者亦甚多。必腐胎下后，热退神清，别无变证，方可许入坦途。虽然，凡一应殇胎、子死腹中者，须当急下，勿使上奔心胸，然必验其舌青面赤，肚腹胀大，腹冷如冰，口中有秽气出者，方可议下。然犹必审其人之虚实寒热，或宜寒下，或宜温下，或宜峻下，或宜轻下，随其宜而施之，方免贻误。

赏析 《类证治裁》云："凡怀孕则血留气聚，脉多滑数。其殒胎多在三月，是血热。"《女科纂要》云："产前当补脾清热养血，如《金匮》当归散之类。盖补脾则中气固，而无半产胎动之虞。清热则火不妄动，而无胎漏烦淋之患。养血则胎有所资，而无坐草艰难之苦。至八九月，仍加顺气之剂，俾气顺而骨自开，血足而胎自滑。"本案孕妇本有内热，热闭于内，身不甚热，前医不识其证，误以温补安胎，助热而致风火相煽，内蒸胎元，胎死腹中，腐胎内阻下元，血脉不通，故见脉两寸关洪数，两尺如无。治以调胃承气合犀角地黄汤，竣下热结腐胎，胎落热清则愈。先生特别提示，子死腹中，须当急下。

上热下寒案（内科）

萧琢如（住湘乡水口山矿局）

病者 宁乡王生，年近二十，肄业中学。

病名 上热下寒。

原因 得外感数月，屡变不愈。取视前所服方，皆时俗清利搔不着痒之品。

证候 胸满，上身热而汗出，腰以下恶风，时夏历六月，以被围绕。

诊断 脉弦，舌苔淡黄。此上热下寒证。时医不能知之，余遵张仲景古方治之，不必疑阻，保无他虞。

疗法 与附子泻心汤，清上温下。

处方 黑附块一钱（煮取汁） 生川军一钱 小川连六分 片黄芩六分

上三黄以麻沸汤渍之，须臾绞去滓，纳附子汁，分温再服。

效果 阅二日复诊，云药完二剂，疾如失矣，为疏善后方而归。

廉按 《伤寒论》太阳篇下，“心下痞，而复恶寒汗出者，附子泻心汤主之。”此案证虽与《伤寒论》所载同中有异，而其为上热下寒则一也，故借用附子泻心汤正合。妙在附子专煮，扶阳暖下，欲其熟而性重；三黄汤渍，开痞清上，欲其生而性轻也。

赏析 此乃热证患者误治成上热下寒的经典病例，外感之疾，宜解表之剂，而误投清热泻下苦寒之品，不仅表未解，邪气入里化热，故上身热而汗出，而且苦寒伤阳，阳气受损，故腰以下恶寒，此为上热下寒之证，圣人以上热下寒，是有春夏无秋冬也，当从天外引阳下降入地中，治宜清上温下之附子泻心汤合证。此方煎法为仲景原法。大黄、黄连、黄芩开水浸渍，取其性轻，开痞清上。附子独煎、久煎，取其熟而性重，可以扶阳暖下。上热下寒，经曰“阴病在阳，当从阳引阴，必须先去络脉经隧之血。若阴中火旺，上腾于天，致六阳反不衰而上充者，先去五脏之血络，引而下行，天气降下，则下寒之病自去矣，慎勿独泻其六阳。此病阳亢，乃阴火之邪滋之，只去阴火，只损血络经隧之邪，勿误也”。

真热假寒案（内科）

陈务斋（住梧州四方井街）

病者 何仲西，年三十岁，广东番禺县，住广西梧州，商业，体壮。

病名 真热假寒。

原因 不究卫生，过饱过醉，复食生果，以致消化不良，物质停留肠胃，蓄湿郁而生热。又因冷水洗浴，寒泻外束，火热内郁，正气不畅，血凝不运。

证候 恶寒战栗，四肢厥冷，腹中胀满，大便不行。继则人事不省，面青唇白，目直口开，脉厥气微，全体俱厥，指甲青白，舌白微涩。

诊断 诊既无脉，四肢厥直，体亦冻冷，胸间微暖，气息似绝，以手按口鼻，亦无气息动静，以鹅绒按鼻门，始见微动，断是假死。以手探其舌微涩，定是真热假寒之证。谅因醉饱太过，正气不运，消化不良，脾胃郁结，二便不通，蕴聚上逼入心，适遇冷水洗浴，外寒一束，血气顿停不运，则昏懵无知。前医谓中寒之证，以重剂附桂理中汤治之，过为燥逼，热邪攻心，关窍闭塞，而心之英灵尽丧，故为昏倒，肢体俱厥，气脉俱绝。外面所现寒凝，内则实热之证，当急急救治，缓则无效矣。

疗法 汤剂用羚犀莲珀汤，取羚、犀、莲心、竹沥清心攻热，通窍化痰为君，生军、木通、元明粉推荡大肠而通小水为臣，白芍、黄芩、钗斛泻火平肝，润胃生津为佐，茯神、琥珀镇心宁神而挽英灵为使。急煎频频灌下，待数时药尽后，四肢渐软，竟刻而脉始隐隐微微。再将方连二服频灌，次日则脉起而弦数，面唇红润，目已转睛，肢体不厥，小便已得点滴，略能言语。又用大承气汤，加犀角、莲心、竹沥、茯神，取其清心宁神，通关化痰，推荡肠胃，泄其郁热。服后则精神略好，惟燥渴连连，诊脉仍数。又用平胃润燥汤，取其生津清热，降火利水。

处方 羚犀莲珀汤方

羚羊角钱半　磨犀尖三钱　莲子心一钱　生大黄四钱　淮木通二钱　元明粉四钱　生白芍二钱　黄芩肉三钱　钗石斛三钱　云茯神四钱　血琥珀二钱（末冲）　煎后，加竹沥一大碗冲和服。

次方 大承气汤加犀莲竹沥茯神方

生大黄五钱　川厚朴二钱　川枳实三钱　元明粉四钱　磨犀尖三钱　莲心八钱　云茯神五钱　煎后，加竹沥一小碗冲和服。

三方 平胃润燥汤

钗石斛三钱　肥知母三钱　生石膏五钱　淡竹叶钱半　天花粉三钱　破麦冬四钱　生地黄三钱　生白芍二钱　川厚朴二钱　云茯苓四钱　煎服。

效果　三日，人事已醒，肢体厥除，脉复能言；五日，大小便如常，食量略进；十日，元气已复。

廉按　此案之真热，实因前医用附桂理中所酿而致，故以犀、羚、莲、珀投之，遂能见效，后二方亦用之得法。

赏析　真热假寒，内有真热外有假寒候，又为热厥证。其基本病机为邪热入里，热邪深伏，阳气被阻，以致阴阳之气不得贯通周流，而形成热蕴于内，拒阴于外，相互排斥之局面，即阳盛格阴。如四肢厥冷、脉沉等，似属寒证，但其身寒而不喜加衣被，脉沉而有力，并且又可见口渴喜冷饮、咽干口臭、谵语、小便短赤、大便燥结等热象。此说明内热炽盛是真，而外呈之寒象则为假。《伤寒论·辨厥阴病脉证并治》中记载："凡厥者，阴阳气不相顺接，便为厥。厥者，手足逆冷者是也。"此案患者平素脾胃虚弱，饮食过量，蓄湿郁而生热；凉水洗浴，寒邪外束；前医苦不识此证，投以桂附理中汤，导致热邪更甚，上攻于心，关窍闭塞，故而昏倒，气脉俱绝。以醒神通窍，通腑泄热之法，祛真热之邪；故以羚、犀、莲、珀为君，清心泄热、通窍化痰，臣以生军、木通、元明粉通便利水，使邪有去路，从二便而走；佐以白芍、黄芩、钗斛泻火平肝，润胃生津，如此则达釜底抽薪之功效。

热泻案（内科）

张尧询（住新化南门外）

病者　欧阳晏氏，年逾五旬，住新化县城向化街。

病名　热泻。

原因　体素虚寒，喜服温补。缘去秋朝香南岳，途中炎热，日饮冷水解渴。及归遂得泻病，迄今秋历岁有余矣。

证候　每夜二鼓，腹痛即泻，泻后痛止，三四五鼓，每鼓辄痛，每痛辄泻，痛不喜按，每夜五六次，日三四次，口苦渴，咳多痰，小便短，卧不安，气息欲绝。

诊断　脉细滑而数，按之鼓指。以脉参证，为热泻也。经曰：时感于寒则受病，微则为咳，甚者为泻为痛。形寒饮冷则伤肺。夫饮冷即内伤寒，伤肺病微为咳，伤脾病甚为泻为痛。以肺主咳嗽，脾主飧泄也。此指初受寒即病泻痛者，其为寒泻寒痛可知。迨寒积久化为热湿，脾恶湿，传入大肠即泻，当脐而痛，其为热泻热痛亦可知。乃医因年老体素虚寒，辄用温补，理虽近似，殊不知愈补愈泻，愈温愈热，为大谬也。若再误治，则阴将亡而命立倾矣。

疗法 养阴止泻，因用白芍、甘草为君，救阴缓中而除痛，用阿胶、川贝、栝蒌为臣，养血润燥而豁痰，用茯神、苡米、芡实为佐，去湿利水而补脾，用伏龙肝、灯草为使，涩肠和胃而清水道，然不补气无以生津，用洋参以长精神而辅正气，并用气血冲和之人乳冲服之。

处方 东白芍五钱　甘草二钱　真阿胶二钱（烊，冲）　川贝母三钱　栝蒌根三钱　南芡实三钱　薏苡三钱　辰茯神三钱　西洋参五分　伏龙肝一撮　灯草一握　人乳二小瓢（冲服）

效果 二剂泻痛减，三剂心神安，咳痰亦少，调养半月，病遂如失。

廉按 热泻兼痛，乃肝阳乘脾之候。方用芍、草为君，遵《内经》酸泄甘缓之法，余药亦面面顾到，看似平常，实则颇费心机。

赏析 泄泻先须辨五因，治分三法见于经，养其脾胃尝为本，莫使五虚成慢惊。泄有五者，谓风、寒、暑、湿、食积也，皆属湿论。故风湿、寒湿、湿热、中湿，此者温之生于外者也。食积，则湿之生于内者也。叔和云：湿多分五泻者是也。治有三法者，按仲景《伤寒论》云：下利不止者，宜理中丸。理中者，理中气也。治泻，不利小便非其治也，五苓散主之。不止者，利在下焦也，宜赤石脂禹余粮汤止之。故初则温中，理其胃气也；次则分利，使阴阳和畅，水谷分别也；末则止涩，涩可去脱，恐肠胃滑而谷气不收也。此三者治泻之大法也。故予家传心法，初用理中汤，中用五苓散，末用七味豆蔻丸，或一粒白玉丹，即是仲景之法。本案患者病史年余，已热盛伤津，阴液亏虚，故以芍药甘草汤为主，救阴缓中而除病。芍药甘草汤出自《伤寒论》，调和肝脾，缓急止痛，主治津液受损，阴血不足诸证，正合本案。

积热化泻案（儿科）

吴宗熙（住汕头永平马路）

病者 郑友嘉，年十二岁，住汕头。

病名 积热化泻。

原因 初因伤暑发热，腹痛水泻。服济众水而泻止，热与痛更甚。继服香薷饮，病益增剧。改服白虎汤等药，亦不觉其效，病延七八天。

证候 午后热甚，夜分谵语，舌苔黄厚焦燥，口渴引饮，脐腹绞痛。

诊断 脉沉滑数，右手重按实而有力。此阳明实证，化为痛泻也。《伤寒论》曰：“阳明病，谵语有潮热，反不能食者，肠中有燥屎五六枚也。”盖胃有支络上通于心，故热盛蒸心则为谵语，燥屎在大肠则腹痛，夜分潮热者，阳明旺于申酉之时也。初因伤暑自泻，邪有去路，乃其吉兆。反遽止之，留于肠胃，劫烁津液。苟非急下救阴，则燎原之势，安能遏乎。

疗法 仿三一承气汤加减，经云：“热淫于内，治以咸寒，火淫于内，治以苦寒。”故君大黄之苦寒以泻热，臣芒稍之咸寒以软坚，更佐甘草之和，以缓硝黄直下之性，俾肠胃积热，皆得从容下行，复使以枳实行气宽中，直达幽门，俾积热速从大肠排泄也。

处方 生大黄三钱　粉甘草钱半　芒硝四钱　枳实一钱　上药三味，先煎去滓，再纳芒硝，更上火微煎令沸，分二次温服。

次诊 服后三小时，大便下坚粪数枚，再服余药，少顷秽粕杂下，腹痛顿止，是夜谵语不作。余热未净，改用甘寒退热法。

复方 生石膏三钱　白知母二钱半　甘草五分　粳米一百粒　淡竹叶二钱　生芦根三钱　原麦冬三钱　煎汤，日服一剂。

效果 三日而痊。稀粥淡养数天，平复如常。

廉按 积热化泻，夏令最多，必先通因通用，此为自然疗法。若反其道而行之，变证百出，病势之常也。此案辨证处方，颇有胆识，学者深可为则。

赏析 吴又可云：“暑伤发热，从外解者，或发斑，或战汗、狂汗、自汗、盗汗；从内陷者，胸膈痞闷，心下胀满，或腹中痛，或燥结便秘，或热结旁流，或协热下利，或呕吐、恶心、谵语、舌黄、舌黑、苔刺等证，因证用治，昼夜皆热，日晡益甚，……如舌上纯黄色兼见里证，此邪已入胃，乃承气汤证也。”该病案，患儿午后热甚，夜分谵语，舌苔黄厚焦燥，口渴引饮，脉沉滑数，重按有力，此为阳明实热证。又脐腹疼痛，此为阳明腑实证，多为胃肠热盛，燥实阴结，腑气不通，大便多秘结或热结旁流，故见腹痛水泻，盖胃有支络上通于心，故热盛蒸心而为谵语。《伤寒论》曰：“下利谵语者，有燥屎也，宜小承气汤。”燥屎内结何以反见下利？乃因肠中燥屎阻结，邪热逼近津液从其旁而下，于是结者自结，下者自下，即为热结旁流。然医者妄投止泻，虽泻得止，而热与燥实未除，热无法从大便排出，使燥热更甚，耗伤津液。治当泻热导滞，通因通用，用大黄之苦寒以泄热通便，荡涤肠胃，芒硝助泻热，兼软坚散结，枳实行气宽中，消痞除满，使屎去脏通，下利自止。待腹痛、谵语既止，再予白虎汤合养阴生津之品清除余热，益胃生津，以恢复元气。

伏热痢案（内科）

张锡纯（住天津）

病者 王剑秋，年四十，陆军团长，住奉天铁岭。

病名 伏热痢。

原因 己未春远戍郑州，北人居南，夏日不堪溽暑，至孟秋病痢还奉。先入日人所设南满医院，医治旬日无效，遂来院求为诊治。

证候 其病先泄泻旬日，继变痢疾，赤白稠黏，腹疼重坠，一日夜十五六次，且自觉腹凉，恒用热水囊熨之。

诊断 脉弦有力，左部尤甚。知其下久阴虚，肝胆犹蕴有实热也。

疗法 因晓之曰：此证原无寒，不必熨以热水囊，投以滋阴清肝之品，病当立愈。

处方 怀山药一两（生） 白头翁四钱 生白芍四钱 北秦皮三钱 生地榆三钱 生甘草二钱 旱三七三钱（细末） 鸦胆子六十粒（去皮，拣成实者）

药共八味，先用白糖水送服三七鸦胆子（此药须囫囵吞不可嚼破）各一半，即将余六味煎汤服。当日煎渣再服，亦先服所余之三七及鸦胆子。（此方载拙著《衷中参西录》，名通变白头翁方，后论所以通变经方之义甚详，宜参观。）

效果 如法服药一剂，其痢即愈，又变为泻，日四五次。自言腹中凉甚，熨以热水囊则稍愈，急欲服温补之药。然其脉仍无寒象，乃为其再三恳求，心稍游移，少为开温补之品。服后仍变为痢，下坠腹疼如故，至斯，病者亦自知决非寒凉，遂又急服第一方一剂，痢又愈。继用调补脾胃，兼消食利水之品数剂，其泻亦愈。

廉按 厥阴热痢，丹溪谓之肝痢。此案用白头翁汤加减，清解热毒，兼滋阴血，确为稳健有效之良方。与《金匮》治产后下痢，虚极用白头翁加甘草阿胶汤，理法相同。

赏析 本案中北人居南，源于水土不服，夏日伏邪，至秋发病。痢疾不发于夏而发于秋者，盖夏时阳气尽发于表，太阴主里，湿土用事，纯阴无阳，或过食生冷，积而不化，积久成热，痢之所由起也。不发于夏者，无阳则阴不运；发于秋者，阳气入里。攻之使然也，治法宜以苦寒之药燥湿涤热，佐以辛热助阳、开郁达气，故曰：行血则便红自愈，调气则后重自除。虽然，亦有虚实之辨，浅深之别，未可以概治也。《医方集解·泻火之剂》："此足阳明、少阴、厥阴药也。白头翁苦寒能入阳明血分，而凉血止痢；秦皮苦寒性涩，能凉肝益肾而固下焦；黄连凉心清肝，黄柏泻火补水，并能燥湿止痢而厚肠，取寒能胜热，苦能坚肾，涩能断下也。"《伤寒论》治厥阴热痢下重者，以白头翁汤清解热毒，至于久痢，其肠中或有腐烂，故用三七、鸦胆子，化其腐烂。鸦胆子，苦寒，入大肠经，为治痢抗疟要药，加用白芍、甘草可调和肝脾，缓急止痛，酸甘敛阴。

热痢伤阴案（妇科）

何拯华（绍兴同善局）

病者 施天宝之妻，年三十五岁，住测水牌。

病名 热痢伤阴。

原因 素因血虚肝旺，秋患热痢多日，所服皆积、朴、楂、曲、木香、槟榔、蒌仁、导滞丸等，一派消导攻痢等药，病遂伤及肝肾而大变。

证候 五色杂下，频频虚坐，呃逆不食，腹中空痛。

诊断 脉两尺独大，余弦小数，舌起雪花。脉证合参，此久痢伤及肝肾，张仲景所谓五液注下，脐中筑痛，命将难全也。

疗法 当用熟地、归、芍、阿胶补其肝肾为君，牡蛎、龟甲降其冲逆为臣，佐以旋覆、刀豆除其呃，使以鲜斛、炙草调其胃，以胃为肾之关，仿张会卿胃关煎之意，力图挽救于什一。

处方 春砂仁三分　拌捣大熟地五钱　白归身钱半　生白芍三钱　陈阿胶钱半（烊，冲）　生打左牡蛎四钱　龟甲心四钱（生打）　旋覆花钱半（绢包煎）　刀豆子四钱（盐水煅）　鲜石斛四钱　清炙粉甘草八分

效果 连服四剂，呃逆止，雪花苔退，惟下痢虚坐不减，原方加鲜稻穗、炒香鲜荷叶、赤石脂、禹余粮，去旋覆、刀豆，再进四剂，虚痢已止，原方再加米炒潞党参钱半、小京枣四枚，叠进四剂，胃动复元而愈。

廉按 热痢伤阴，直至呃逆不食，舌苔雪花，病势危险已达极点。方用大剂育阴潜阳，镇纳肝冲，虽属对证发药，然病势至此，不效者多，此妇幸获痊愈，已侥倖万分矣。惟为医者心存济世，志在救人，虽遇百难一活之证，亦当作万有一生之想，岂可见危而不受命战。如果知难即退，在医者自为计则得矣，其如患者之生命何！

赏析 本案患者素血虚肝旺，脉多见弦数，又热痢多日，更损阴精，故见两尺脉浮大而软。肝肾阴虚，虚火犯胃上冲，则呃逆不止；阴血亏耗，不能濡养腹部经脉，则腹中虚痛；湿浊内困中焦，津液不布，则舌苔白如雪花片，此为热痢伤阴，因阴虚而至夜微热腹痛，非峻补其阴则痢痛不息。前医误投消积导滞之品，病而生变。后治以育阴潜阳，化湿和胃，以益气血之源而愈。方用熟地、归、芍、阿胶等补肝肾、调气血，更用石斛养阴益胃，且有石脂、禹余粮温涩固脱之药，实乃经中塞因塞用之法，盖里急后重。数至厕而不能便，非塞而何，况因塞而过用利气，乃致滑脱不收，安得不用塞以固之耶，更有不知调气，但见下痢日久，便行止塞，闭其滞气，迫痛愈加，愈劫愈甚，此与杀之无异也。

伏热五色痢案（内科）

陈憩南（住潮安金山脚）

病者 林兆臣，年三十六岁，面粉商，揭阳人，住汕头。

病名 伏热五色痢。

原因 七月中旬，偕友登山涉水，满携香蕉龙眼借以充饥，归途遇雨，入夜即发热恶寒，天明病痢，辗转误治，致动五脏郁火。

证候 四肢厥冷，身热腹痛，右脐旁跳动，一分钟约行二三次，青白黄红，臭秽令人欲呕，合目谵语，奄奄一息。

诊断 六脉细数带弦，沉分有神。余谓病家曰：冤哉此证也！书曰，大实有羸状，其是之谓乎。核原证内伤生冷，外感风寒，当时若照夹食伤寒例治之，愈矣。乃细阅前医诸方，类皆实实，妄企邀功，今畏虚虚，争先卸手。查近世治痢专书，列入死证者五条：一曰发热不休，亡阴也；二曰饮食不入，邪伤胃也；三曰发呕，毒上攻也；四曰状如豚肝，大小肠烂也；五曰下血如屋漏，脾气败也。今发热虽不休，而有时畏冷，饮食虽不入，然啖生梨尚能知味，至于呕则无之，粪杂五色，原非豚肝，更衣纵频，岂曰屋漏，倘能施医缓之妙术，犹可延晋景以尝新。

疗法 主“热淫于内，治以咸寒”之旨，先用犀角一钱，生磨开水冲，次用鲜金银花带叶一撮，荸荠十四粒，生萝卜一两，青皮梨留皮去心一个捣取汁，令少沸温服。继用汤药，专以清宣五脏郁火，清热宣郁汤主之。

处方 清热宣郁汤（自制验方）

羚羊角钱半（先煎） 苏麦冬二钱 生石膏四钱（研细） 元明粉钱半（冲） 钩藤钩钱半 淡竹叶钱半 牡丹皮钱半 地骨皮四钱 白头翁三钱 金银花三钱 肥知母三钱 杭白芍三钱

效果 一剂积秽尽下，神识稍清；再一剂诸恙大减；三剂能食。嗣养阴和胃，病遂霍然。

廉按 五色痢者，即青黄赤白黑杂下也。青者胆汁，黄者粪，赤者血，白者脓，黑着宿垢，最重难治。证虽有实有虚，毕竟虚多而实少，实证属毒火，虚证属阴亏。此案本属伏火与积热互结不解，由前医误治，以致毒火下逼而痢成五色。故纯用清透润降而痊，究较阴亏证为易治。

赏析 《金鉴》云：“五色痢者，五色脓血相杂而下也，若有脏腑尸臭之气则凶。因于用止涩太早，或因滞热下之未尽，蕴于肠胃，伤脏气也。用一切补养之药不应，则可知初病非涩之太早，即下之未尽也。诊其脉若有力，虽日久仍当攻也。”《医通》曰：“患五色痢者，良由脏腑之气化并伤，是以五色兼见，……须知益火消阴，实脾堤水，兼分理其气，使失于气化之积，随之而下，未失气化之精，统之而安，诚不出乎此法。”患者腹痛腹泻，里急后重，大便恶臭，色青白黄红，诊为痢疾不难，虽有四肢厥冷，奄奄一息，合目谵语，但身热腹痛，六脉细数带弦，为实热痢，犀角地黄汤为治疗急热重证的良方，源自孙思邈《千金要方》，咸寒镇热，滋阴复脉，热与毒结为痢，外加白头翁、金银花清热解毒，热毒去阴液复，神智自清。先生以此案提示后学者，痢疾辨病易，辨证难，本患者奄奄一息，貌若大虚，实为热毒痢，此大实有羸状者也。临证时必究其根源，方可对证下药。

下集

传染病案

第七卷　时行温疫病案

温毒发斑案

曾月根（住五华周潭）

病者　张少卿，年二十二岁，法政学生，住广东五华大田。

病名　温毒发斑。

原因　感染温毒时行而发。

证候　面赤唇红，一身手足壮热，血毒外渍，神烦而躁，发出红斑。

诊断　六脉洪大，右甚于左，舌鲜红，阳明血热无疑。血为阴，气为阳，阳盛则烁血，血热则发斑矣。

疗法　凉血解毒，以泄络热，故以生地、犀角之大寒为君，以清君火，佐以芍药、丹皮之微寒，以平相火，火熄则斑黄阳毒皆净尽矣。

处方　鲜生地一两　犀角尖二钱　赤芍药六钱　丹皮二钱五分

效果　一服热清斑透，继用清养法调理而痊。

廉按　温毒发斑，犀角地黄汤却是正治。故《千金》古方，平时不可不研究也。

赏析　温病之轻重缓急，有卫气营血之分，危重者，邪入血分也。邪热充斥于内，则见面赤唇红，一身手足壮热，六脉洪大，舌鲜红；热邪扰心则神烦而躁；波及营血，迫血妄行，则见斑疹隐隐。营血分病证，当清营凉血解毒。犀角地黄汤出处《小品方》录自《外台秘要》，为热入血分证之主方，一服而热清斑透。此案诊断准确，则方药无缪，故效果显矣。

温疫发斑案

胡剑华（住景德镇毕家同）

病者　孙云山，年三十一岁，酱园柜员，住景德镇。

病名 温疫发斑。

原因 夏历八月，斑症流行，平素嗜酒，起居不慎，故易于传染。

证候 面部浮肿，四肢酥麻，恶寒发热，脊强无汗，口渴嗜茶，腹内不安，荐骨痛甚，斑发隐隐。

诊断 舌根淡黄少津，脉浮而数，浮为外越之象，数主高热之征。脉证合参，断为阳明热郁发斑之候。

疗法 斑宜外达，必汗先泄而斑随之出，故用麻杏甘石汤鼓其外出，仍虑力薄，复加防风、独活，助其发汗排泄之力也。

处方 净麻黄八分　防风一钱　生甘草六分　生石膏八钱　独活八分　苦杏仁二钱

效果 服一剂，汗出而寒热退，二剂身痒斑出，三剂荐骨痛止，四剂痊愈。

廉按 麻杏甘石汤开表清里，却为透发斑疹之良剂。惟时当夏月，麻黄宜易香薷，李氏时珍所谓夏月之用香薷，犹冬月之用麻黄也。仿其法，勿执其药，是亦化而裁之之妙用欤。

赏析 病起酷夏，外感暑热，平素嗜酒，内伏湿热，起居无惧，内外交攻，故而发病。温病上受，首先犯肺，邪热蕴结于肺，波及营血，可见斑发隐隐；肺通调水道功能失调，可见四肢浮肿。然病者仍有恶寒发热，脊强无汗，乃表证未去，邪热入里，法当开表清里，使汗出表解，斑疹自去。麻杏甘石汤开表清里，透发斑疹正为此剂。为加强发汗之功，特以麻杏甘石汤加防风、独活，《药类法象》云：防风“治风通用。泻肺实，散头目中滞气，除上焦风邪”。清·黄元御《长沙药解》云：防风“行经络，逐湿淫，通关节，止疼痛，舒筋脉，伸急挛，活肢节，起瘫痪，敛自汗、盗汗，断漏下、崩中”。此案加之，甚为精妙。

温疫内陷证案

陈务斋（住梧州四方井街）

病者 陈梁氏，年二十五岁，广西容县，住乡，体壮，农业。

病名 温疫内陷。

原因 素因食物不节，消化不良，宿滞化热。诱因温疫流行，传染菌毒而发，又因药误而内陷。

证候 初起恶寒发热，头痛项强，腰脊疼胀，肢倦口渴，由午至酉，起立即仆，不省人事，牙关紧闭，肢冷至肘，脘腹灼热，气粗喘急，唇缩而焦，齿黑而干，目赤面青，经昼夜不醒。

诊断 左右脉伏，舌紫而苔罩白腻，体温达一百零四度，此吴又可所谓体厥脉厥也。由疫毒将发，新凉外束，伏邪欲达而不能遽达，遂致脉伏不见，热极而厥，厥深热亦深。故前医叠用辛散通关方法，竟一昼夜不效。病势甚凶，危在顷刻。惟脉伏多系实症，虽见昏厥，开达得法，或可挽救于什一。

疗法 初用竹沥合童便，重加紫雪一钱，频频灌下，以豁痰宣窍，清热降火。服后神识略醒。再用刘氏双解散，去防、术、芎、归、芍等，加红花、中白、牙皂、磨犀，取荆、薄、麻黄速解肌表，以辛散外寒，犀角、翘、栀速透上焦，以清宣里热，硝、黄、芩、膏荡涤肠胃，以凉泻伏火。然病至内陷昏厥，必有有形之痰火瘀热，蒙闭心与脑神气出入之清窍，故用牙皂、桔梗以开痰，红花、中白以涤瘀。君臣佐既经配合，而使以益元散者，解热毒以调和诸药也。一服后，则肢表厥减，面唇略润，诊脉略见沉弦数。再二服后，人事略醒，牙关缓软，四肢厥除，惟手足麻挛，口甚燥渴，体中发热，心常惊悸，起卧无常，诊脉起而洪弦数。又用犀羚钩藤汤加人中白，取其直清心肝，泻火熄风，泄热通络，化痰利水。一服后，热退体和，肢表麻挛已除，惟咽干口渴，烦躁不眠，诊脉弦数略减。又用人参白虎合犀角地黄汤，双清气血两燔，润津燥以救阴液。

处方 防风通圣散加减方

荆芥穗一钱　苏薄荷一钱　带节麻黄三分　生大黄四钱　生山栀三钱　犀角尖二钱（磨冲）　净朴硝三钱（冲）　益元散三钱（包煎）　西红花二钱　人中白二钱　生石膏六钱（研细）　青连翘四钱　青子芩三钱　小牙皂一钱　津桔梗一钱

次方 犀羚钩藤汤加人中白方

犀角尖一钱（磨冲）　羚羊角二钱（先煎）　钩藤钩五钱　人中白三钱　牙皂角一钱　生石膏六钱　知母三钱　莲子心四钱　川木瓜三钱　龙胆草二钱　淮木通二钱

三方 人参白虎合犀角地黄汤

西洋参三钱　生石膏三钱　肥知母四钱　粉甘草一钱　陈粳米六钱　黑犀角三钱　鲜生地四钱　生赤芍三钱　牡丹皮钱半　煎服。

效果 五日牙关不闭，四肢厥除，人事已醒。十日热退体和，食量略进。二十日烦躁已除，食量大进，元气回复而痊。

廉按 凡疫病目赤面青，昏厥如尸，四肢逆冷，六脉沉伏者，此为闷疫。闷疫者，疫毒深伏于内而不能发越于外也。渐伏渐深，入脏而死，不俟终日也。至于急救之法，先刺少商、中冲、曲池、委中等穴以宣泄其血毒，再灌以紫雪合玉枢丹清透伏邪，使其外达，或可挽回。此案方法，大旨近是，惟少一刺法，则未免缺点矣。

赏析 该病案初起证见恶寒发热，头痛项强，是为表证，后因误治而邪热内陷。起立即仆，不省人事，牙关紧闭者，乃邪热内陷心包之证，阳气郁结于里，不能外达于四肢，故见四肢厥冷。患者一派大热之象，又因新凉外束，伏邪欲达而不能遽达，遂致脉伏不见，热极而厥，厥深热亦深。若不正确施治，邪则渐伏渐深，入脏则死。综观该病治法，先予清热芳香之品豁痰开窍以使其恢复神识，再予表里双解剂对症施治，清理热与解表邪同行，使里郁之热得以透发，肢厥渐解。与此同时，医家不忘予滋补之品救阴，使邪解而正不伤，后人当引以为鉴。

温疫闭证案

丁佑之（住南通东门）

病者 赵大兴，年四十二岁，商界，住县城。

病名 温疫闭证。

原因 疫毒内伏血分。

证候 面色清淡，四肢逆冷，呕泻兼作，昏聩如迷。

诊断 六脉细数沉伏，舌色紫赤。良由热伏于内而不发露于外，渐伏渐深，入脏即死，不俟终日，此温疫之最烈者。

疗法 宜内外兼治，先刺曲池、委中以泄营分之毒，再以紫雪清透伏邪，使其外越。

处方 紫雪丹五分，新汲水调下。

效果 一剂知，二剂效。如斯大症，不十日而痊。后治多人，均应手而愈，虽不敢夸验案，然亦不敢自秘。

廉按 仿孟英治闷疫例，却是救急之捷法。妙在先用刺法放血，使疫毒从血分排泄，然后用紫雪使穿经入脏之疫毒，从内达外而消解，故其效如神。

赏析 此乃温疫之重证，邪热内陷之深甚也。故先用刺法放血，以泄其毒，若血分疫毒未去，则病者神不得清。再者邪已内陷脏腑，仅去血分之热不能治也。内服紫雪丹，清热开窍、镇静安神，使伏邪得以清透。紫雪丹者，其色呈紫，状似霜雪；又言其性大寒，清热解毒之良方，犹如霜雪之性，故而称之为“紫雪丹”。紫雪丹源于《太平惠民和剂局方》卷六，又称紫雪，紫雪散，为温病三宝之一。由石膏、寒水石、磁石、滑石、犀角、羚羊角、木香、沉香、元参、升麻、甘草、丁香、朴硝、硝石、麝香、朱砂等十六味药物配制而成。目前各地配制不同，药味和药量各有出入。此案内外兼治，可谓标本兼顾矣。

温疫昏厥案

姜德清（住平度北七里河）

病者 官忠学，年五十岁，住平度城北花园。

病名 温疫昏厥。

原因 辛酉年八月染疫，前医叠次攻下而无效。

证候 初起恶寒头痛，四肢痠疼，叠经误治，遂致舌胀满口，不能言语，昏不识人，呼之不应，小便自遗，便闭，旬余大小腹胀，按之板硬。

诊断 六脉洪大，齿垢紫如干漆，脉证合参，此极重之温疫昏厥也。医者不明病源，发表数次，大耗其液，温补药多，更助其火，火炽液伤，上蒸心脑，下烁胃肠，病之所以酿成坏象也。

疗法 汤丸并进，因重用生石膏直清阳明，使其敷布十二经，退其淫热为君，犀角、川连、黄芩、连翘泄心肺之火为臣，元参、生地、知母抑阳扶阴，泄其亢甚之火而救欲绝之水为佐，丹皮、赤芍、栀子泄肝经之火为使。令其先用利便糖衣丸五粒，接服蓖麻油一两。服后约一时许，大便自下，大小腹俱软。速进汤药两剂头煎，调服安宫牛黄丸两颗。

处方 生石膏八两（研细）　真犀角四钱　小川连四钱　黄芩四钱　青连翘三钱　元参一两　鲜生地一两　知母八钱　丹皮三钱　赤芍三钱　焦栀子三钱　生绿豆二两　鲜竹叶五钱（煎汤代水）

安宫牛黄丸方

犀角末一两　小川连一两　黄芩一两　焦栀子一两　广郁金一两（生打）明雄黄一两　飞辰砂一两　珍珠五钱　台麝香二钱半　真冰片二钱半

共为细末，炼蜜为丸，赤金为衣，每丸重三分，金银花、薄荷煎水送。

次诊 六脉和而略大，齿垢净尽，舌尚干，能言语，惟昏谵未净除，是余热未清。原方减其用量，再进两服，间用安宫牛黄丸一颗，药汤调服。

次方 生石膏四两（研细） 真犀角二钱 小川连二钱 黄芩二钱 青连翘三钱 元参六钱 鲜生地八钱 知母六钱 粉丹皮三钱 赤芍二钱 焦山栀三钱 生绿豆一两 鲜竹叶三钱

安宫牛黄丸一颗（研细，药汤调服）

三诊 六脉和平，舌苔退而微干，时有错语。仿增液汤意，令其连进两剂，间用万氏牛黄丸一颗，药汤调下。

三方 仿增液汤意

生石膏二两（研细） 细生地八钱 知母六钱 连心麦冬四钱 万氏牛黄丸一颗（研细，药汤调下）

万氏牛黄丸方

西牛黄五分 小川连一两 黄芩二钱 广郁金四钱 生山栀六钱 飞辰砂三钱 共为细末，神曲糊丸。

效果 八日即能起坐，旬余胃健而愈。

廉按 病则温疫昏厥，药则中西并进，方则从余氏师愚、吴氏鞠通两家择用，清矫雄健，卓尔不群，真胆识兼全之验案也。

赏析 温病之作，或有表证，表证未解，易陷入里。此案乃邪陷心包之重证。阳明邪热炽盛，热扰心包，故多见神昏谵语，昏不识人，治法当以清阳明热与方向开窍并行。医家重用生石膏泻热清阳明，配以犀角、川连、黄芩等寒凉之品，荡涤邪热，再用安宫牛黄丸，开窍醒神，安宫牛黄丸乃“凉开三宝”中最凉也，以牛黄清心解毒，豁痰开窍，麝香芳香开窍。吴鞠通所言：“使邪火随诸香一齐聚散也。”后方中用增液汤加减，使攻邪而不伤正，考虑周全矣。

时疫温毒案

钟翊乾（住瑞安鲍田）

病者 戴女，年十五岁，住清泰乡。

病名 时疫温毒。

原因 冬寒潜伏膜原，至首夏外感时毒而发。

证候 身热口渴，两足痠痛，不能起立，神昏谵语，面青晦浊。

诊断 脉沉细似伏。由病机遏不能达，故阳症而见阴脉，刘河间所谓蓄热内甚，脉道不利，反致沉细欲绝也。

疗法 泄热解毒，以两石、芩、连、山栀为君，银花、连翘为臣，但清凉无涤秽之功，故佐以玉枢丹芳香辟秽，陈金汁以浊泄浊，使以茹、络、冬藤疏通脉络。

处方 生石膏五钱，研细　飞滑石四钱（包煎）　焦山栀二钱　银花三钱　连翘三钱　淡黄芩钱半（酒炒）　小川连四分（酒炒）　淡竹茹三钱　丝瓜络三钱　金汁一两（冲）　鲜忍冬藤四钱　玉枢丹五粒（研细，药汤调下）

效果 初方连服二剂，足痛瘥，谵语减。于原方减石膏、金汁，加番泻叶钱半、人中黄二钱、板蓝根二钱。服后便溏，色黑如酱，头面反肿，口不能开，咽微痛。又将番泻叶加足三钱、鲜大青叶五钱、鲜生地六钱、金果榄二钱，服后再解黑溏粪颇多，夹有燥矢，病遂愈。

廉按 断语引证确凿，处方清芬灵通，妙在玉枢丹善解温毒，惟人中黄一味，不如仍用金汁为是。

赏析 患儿于初夏时节，外感暑热发病，症见身热口渴，两足酸痛不能站立，面青晦浊，神昏谵语，此暑温所致高热神昏，即《温病条辨·上焦篇》“小儿暑温，身热卒然痉厥”也。然阳证却见阴脉，医者辨明为刘河间所指“蓄热内甚，脉道不利，反致脉沉细欲绝”，正为阳盛格阴也。以泄热解毒之剂，用两石、芩、连、山栀为君，银花、连翘为臣，佐玉枢丹解毒避秽，初服两剂见效。次方减石膏、金汁，加番泻叶、人中黄、板蓝根，服后症状加重，排黑色溏便，头面肿胀，口不能张，咽微痛等证，乃邪热内炽上攻头面，下结肠腑，邪热不降也。又将番泻叶加倍，添鲜生地、金果榄，至此燥屎随溏便而出，乃病愈。廉臣先生认为第三剂方中用人中黄不如仍用金汁，是以金汁清热解毒效果强于人中黄。

金汁又名金水或粪清。功效清热解毒，凉血消斑，疗暑热湿毒极效。人中黄，为甘草末于人粪坑中浸渍后之加工制成品。具有清热、凉血、解毒之功效。清热之力稍弱于金汁。

时疫温毒案

陈在山（住辽阳咸春堂）

病者 郭麟阁之子，年二十三岁，住奉天牛庄城。

病名 时疫温毒。

原因 素多嗜欲，体瘦阴虚，外感时毒而发病。

证候 咽喉骤然肿痛，气喘声哑，舌黄口渴，皮肤热，头项痛，心烦谵语，小水黄涩，大便燥结。

诊断 脉沉细数。证与脉不相符者，由素嗜烟色之人，津亏血燥，龙雷之火动于内，温热之邪袭于外，内外交迫，表里不通，故脉现似阴非阴，理应舍脉从证，不必为脉理所泥也。

疗法 重用鲜生地救阴凉血为君，花粉、石膏生津止渴为臣，犀角、薄荷、双花解毒退热为佐，枳壳、蒌仁通畅气分为使，加山豆根、牛蒡子清咽利膈，解毒散热，滑石、竹叶渗利水道，引热下行。

处方 鲜生地八钱　生石膏一两　天花粉四钱　二宝花三钱　牛蒡子三钱　枳壳二钱　山豆根二钱　薄荷叶一钱　黑犀角一钱　栝蒌仁四钱　淡竹叶钱半

又方 鲜生地五钱　生石膏六钱　天花粉二钱　二宝花二钱　生枳壳一钱　广犀角八分　滑石粉三钱（包煎）　淡竹叶钱半　陈金汁二两（冲）

效果 服前方一帖，表热解而咽喉清，稍进饮食，惟内热未退。又服后方两帖，大便一次，热退身凉。终以养阴健胃法而愈。

廉按 温毒较温病尤重，自以清解血毒，宣畅气机，为第一要义。方亦宗此立法，当然有效。诊断时舍脉从证，确有见地。盖温毒温热，不比内伤杂症，往往脉难全恃，必须详审舌苔，按其胸腹，诘其二便，汇而参之，庶可得其真谛也。

赏析 辨证之道，需脉证合参；若脉证相逆，则“舍证从脉”或“舍脉从证”。此案患者素嗜烟色，津亏血燥，龙雷之火动于内，温热之邪袭于外，内外交迫，表现咽痛、身热、舌黄及口渴，乃实热之证，脉反见沉细数，表里不通也，舍其脉以辨证。治以重用鲜生地救阴凉血，佐以生津止渴，犀角、薄荷、双花解毒退热、通畅气分、渗利水道，引热下行。诸法兼施，三剂而热退身凉。终以养阴健胃法善其后。犀牛是受国际保护的珍稀濒危动物，被列入《濒危野生动植物种国际贸易公约》附录，中国作为《濒危野生动植物种国际贸易公约》签字国，从1993年起，国家禁止犀牛角（包括其任何可辨认部分和含其成分的药品、工艺品等）贸易，并取消了犀牛角药用标准，对出售、收购、运输、携带和邮寄犀牛角的行为都要依法查处。文献中运用犀牛角，反映当时医疗情况，目前临床多以水牛角代替。

温毒发颐案

严绍岐（住绍兴昌安门外官塘桥）

病者 张三义，年二十五岁，住塘湾。

病名 温毒发颐。

原因 暮春病温，感染时毒，病经五日由于失下。

证候 耳下两颐肿硬且痛，连面皆肿，喉赤肿疼，壮热口渴，便闭四日。

诊断 脉数且大，按之浮沉俱盛，舌苔黄厚。脉证合参，此由温热时毒挟少阳相火，阳明燥火，势如燎原而上攻，刘松峰《说疫》所谓疙瘩瘟也。

疗法 内外并治，外敷三黄二香合水仙膏，内服普济消毒饮加减，使在上焦之温毒，疏而逐之，在中焦之温毒，攻而逐之，皆速为消解之意，恐缓则成脓而为害。

处方 苏薄荷钱半　牛蒡子二钱（杵）　济银花三钱　青连翘三钱　鲜大青五钱　粉重楼二钱　元参三钱　白芷一钱　生川军三钱（酒洗）　陈金汁二两（分冲）　漏芦钱半　鲜荷钱一枚

外治方 三黄二香散

川黄连一两　川黄柏一两　生大黄一两　明乳香五钱　净没药五钱

上为极细末，初用细茶汁调敷，干则易之，继则用香油调敷。

水仙膏方 水仙花根不拘多少，剥去老赤皮与根须，入石臼捣如膏，敷肿处，中留一孔出热气，干则易之，以肌肤上生黍米大小黄疮为度。

效果 连服两头煎不应。原方生川军改为五钱，又加元明精三钱，泻血两次，诸症大减，惟口渴引饮，小便不通。改用白虎汤（生石膏八钱、知母四钱、生甘细梢八分）去粳米，加瓜蒌皮五钱、鲜车前草二两、鲜茅根二两、鲜荸荠草一两，小溲如注，而诸症遂解。

廉按 吾国所谓温毒发颐，即西医所谓耳下腺炎也。东垣普济消毒饮加减，确是对之良方。直至三头煎，始大泻血而毒解。可见消解时毒，总以速清血毒为首要。西医叠次注射清血针，良有以也。

赏析 发颐者，热毒结于颐颌之间也。《医宗金鉴》："此症又名汗毒，发于颐颌之间，属足阳明胃经。"其特点是颐颌之间肿胀疼痛，张口受限，全身症状明显，病势严重者常可出现内陷变证。本案见耳下两颐肿硬且痛，连面皆肿，乃由感受温毒时邪，以致邪热毒壅结少阳、阳明之络，经络阻塞，气血凝滞于局部，热胜肉腐化脓而成。喉赤肿痛，壮热口渴，脉数大，浮沉俱盛，舌苔黄厚者，邪热内结，阳明燥火，势如燎原而上攻也。治当内外兼顾，内服清瘟败毒饮以清热解毒，外敷三黄二香合水仙膏。连服两剂不应。非药不对症，乃病重药轻也，原方生川军改为五钱，又加元明精三钱，泻血两次，诸症大减，惟口渴引饮，小便不通。继用白虎汤加减，诸多症遂解。

温毒喉痈案

袁桂生（住镇江京口）

病者 张文卿夫人，年三十岁，住本镇。

病名 温毒喉痈。

原因 吸受温毒，因循失治，或误治而致剧。于五月初十日，始来求诊。

证候 咽喉两旁肿塞，汤水不能下咽，虽口津亦不能咽，胀塞非常，口有秽气，两旁既肿塞，而其下复溃烂，身热口渴。

诊断 脉息滑数有力，舌苔白腻。盖温毒痰热，蓄积上焦，污血壅阻而成喉痈。治不得法，致肿势日盛，将成喉闭而死矣。

疗法 救急之法，当先放血以开其闭。否则牙关拘急，口不能张，呼吸闭塞，神丹莫救矣。乃以刀刺喉内肿处，出紫黑血块甚多，盖皆毒血也。随之蓬莱雪吹之。

处方 金银花三钱　紫花地丁三钱　淡黄芩三钱　川贝母三钱　栝蒌皮三钱　金果榄三钱　鲜生地八钱　干生地四钱　小川连八分　广橘皮一钱

另加雅梨汁一酒钟和服。

次诊 下午复诊，喉内见粘有稠脓。乃以毛笔蘸水洗涤，洗出稠脓甚多，喉肿觉松。复于两臂曲池穴针刺出血，以分毒血上行之势。仍以原方再进一剂，明日大雨倾盆，未及来诊。

三诊 第三日来复诊，则热全退，喉肿大消，能进薄粥两碗，舌苔亦退，又得大便，脉息亦转软滑矣。

三方 金银花三钱 川贝母三钱 天花粉三钱 生苡仁三钱 浙茯苓三钱 佩兰叶一钱 干生地三钱 元参二钱 原麦冬二钱

效果 接服二剂痊愈。

说明 凡喉痈肿势过甚者，皆由污血为患，急宜刀刺放血，万万不可姑息也。

廉按 喉风不吐痰，喉痈不放血，皆非其治也。然其间有必须刺者，有不必刺者。沙耀宗《经验方治》云：咽喉痛肿者，紫艳未溃，或已溃而未深，而项外漫肿坚硬，痰气壅闭，汤水难容者，急用喉针在喉之两旁高肿处，刺入分许二三下，咯去紫黑毒血，随时吹药，不致大溃。或用衣针刺两手大指内侧爪甲根分许，即少商穴也，刺入分许，挤尽紫血，泄肺经热毒。然喉烂可进汤水，或色淡不艳，溃烂过深者，皆不必刺。脉细神昏，毒已内陷者，亦不必刺。此案内外兼治，竟收全功者，由开刀放血之效力也。故专门喉科者，必先熟悉外治诸法，试为节述其要：一要备撑嘴钳。凡牙关紧闭之时，若用金铁之器硬撬其口，必伤其齿。用乌梅、冰片搽擦之法，若又不开，则必用撑嘴钳，缓缓撑开其口，牙环宽而齿不受伤，最为灵妙。二要备压舌片。凡看喉之际，将舌压住，则喉关内容之形色，一目了然。三要备杏仁核弯刀。凡杏仁核肿大，势必涨塞喉关，药食难下，必用弯刀于杏仁核上，放出脓血，则喉关宽而药食可下，且无误伤蒂丁之弊，较喉枪喉刀，尤为便利。四要备照喉镜。察看喉关之内容，能隐微毕显，以补助目力所不及。五要备皮肤针。以便射入血清，急解喉痧之毒微生物，奏功最捷，此名血清疗法。凡治喉痧初起，历试辄验。六要提疱以泄毒。用异功散（斑蝥四钱、去翅足、糯米炒黄、去米不用，血竭、没药、乳香、全蝎、玄参各六分，麝香、冰片各三分，共研细末），如蚕豆大，放膏药上，贴患处喉外两旁，一周时起疱，夏日贴二三时即能起疱，不必久贴。起疱后，速即挑破，挤出黄水，倘紫色或深黄色，宜用药贴于疱之左右，仍照前挑看，以出淡黄水为度；再用大蒜头捣烂如蚕豆大，敷经渠穴（在大指下手腕处寸口动脉陷中），男左女右，用蚬壳盖上扎住，数时起疱，挑破揩干以去毒气。七要漱喉以去毒涎。取鲜土牛膝根叶，捣汁一碗，重汤炖温，不时漱喉，漱毕，即低头流去毒涎，再漱再流，须耐心流十余次，毒涎方净。此品为治喉圣药，善能消肿散血，止痛化痰，无论何种喉证，用之皆效，以其能去风痰毒涎也。凡喉证以去风痰毒涎为第一要义。倘红肿白腐，用紫金锭三钱，热水冲化，俟冷，含漱患处，吐出，再含再漱，此法不独能去喉腐，且能导吐风痰。八要吹鼻以通气吐痰。凡喉痧肺气无不窒塞，首用吹鼻一字散，猪牙皂七钱，雄黄二钱，生矾、藜芦各一钱，蝎尾七枚，共为细末，吹少许入鼻孔，即喷嚏出，而吐毒痰；若鼻塞喉闭，必用喉闭塞鼻枣，蟾酥七分、细辛四分、辰砂三分、麝香二分五厘、冰片二分五厘、猪牙皂四分、半夏三分、辛夷四分、巴豆四分去油、牛黄二分、雄黄四分，研极细末，用红枣切破一头，去核，将药少许纳入枣内，用线扎封枣口，左痛塞右鼻，右痛塞左鼻。若小孩鼻小，枣不能塞，或用棉花包药扎塞，亦可。但不能令药靠肉，以免肿疱之患。若喉闭势重者，用两枣将两鼻齐塞。治喉痧喉闭，气息不通，命在垂危者，有起死回生之功，较之用卧龙丹、紫金丹、开关各法，不能得嚏，百无一生者，不若此枣一塞，痰气渐松，人事转醒，洵多神效也。九要吹喉以解毒去腐退炎止痛。首用烂喉去腐药（用杜牛膝根叶汁之晒干净末一两、苏薄荷末五分、浣花青黛五分、梅花冰片三分，共研匀，磁瓶密藏，不可泄气受潮，如潮但可晒干再研，不可火烘），以流去毒涎；接吹锡类散（象牙屑焙、珍珠粉各三分，飞青黛六分，梅花冰片三厘，壁蟢窠二十枚、墙上者佳，西牛黄、人指甲焙各五厘，将各焙黄之药，置地上出火气，研极细粉，密装于磁瓶内，勿使泄气，专治烂喉时症及乳蛾、牙疳、口舌腐烂，凡属外淫为患诸药不效者，吹入患处，濒死可活）以去腐止烂；末用珠黄散（珍珠粉六分，西牛黄三分，京川贝、煅龙骨各四分，煅青果核三枚，共研细末，磁瓶密藏）以清余毒而生肌。十要刮后颈以散毒。于颈窝处搽真薄荷油少许，用钱一文，如刮痧样往下顺刮，须千余刮，显出块点，用磁片锋刺破，即以蜞口吮出恶血，无蜞时，则用小吸气筒以吸出之，散毒最为神效。此治喉痧、喉痹、喉痈、喉蛾及各种风火喉证之第一妙法也。

赏析　喉痈者，咽喉之痈疡也。中医认为，其病因有三：一是六腑不和，气血不调，肺胃热蕴，风热痰火之气上冲咽喉；二是过食辛辣醇酒厚味；三是七情郁结。此案咽喉肿塞溃烂，汤水不下，虽口津亦不能咽，口有秽气，身热口渴，乃热毒壅结咽喉之重证。急以刀刺喉肿处，出紫黑血块，蓬莱雪吹之。蓬莱雪来源于《喉科紫珍集》卷上。药物组成黄芩，黄连，栀子，雄黄，硼砂，牛胆消，鸡内金，人中白，枯矾，制青梅，青黛，牛黄，麝香，铜青，熊胆，珍珠，冰片，儿茶。内服清热解毒之金银花、紫花地丁、淡黄芩；利咽消结之川贝母；凉血生津之生地。

温毒牙疳案

杨孕灵（住泰县）

病者　朱姓，年约二旬，业商，住泰县娄庄。

病名 温毒牙疳。

原因 温病月余，热毒未净，杂进食物厚味，挟热毒熏蒸脾胃而成。

证候 牙龈肿痛，溃烂流血，色黑味臭，齿摇身热。

诊断 脉两手浮数，寸关尤甚，舌苔厚腻而灰，此温毒病变之走马牙疳证也。牙疳而名之走马，言患之迅速也。

疗法 内服外搽漱口之药并用。内服则用石膏、知母、石斛、山栀清热为君，然不滋阴，无以清热，又用地黄、元参、白芍、人中白为臣，少加银胡、桔梗、升麻引经为佐，用鲜芦芽、竹叶为使。外搽之药，乃以赤砒、大枣、人中白、冰片。又漱口之方，用白芷、细辛、乌附尖、蒲黄者，取其引热邪外达也。每日煎药两剂，日夜搽药八九次，漱口均在搽药之前施之。

处方 生石膏八钱（研细） 鲜石斛三钱 知母四钱 生山栀三钱 人中白钱半 银胡二钱 生杭芍三钱 苦桔梗六分 升麻五分 鲜芦芽八寸 鲜淡竹叶二十片

漱口方 香白芷一钱 北细辛一钱 乌附尖一钱 生蒲黄二钱

外搽方 赤砒霜一两 人中白二两 真冰冰片一钱 大黑枣五十枚 黑枣五十枚（去核） 将赤砒一两匀为五十份，安放于枣内，以线扎之，置炭火上煅炼，俟出尽白烟，成炭形为度。取起为末，后入漂煅之人中白、真冰片，共研为极细末，磁瓶收贮，以备外搽。搽时用毛笔蘸药，轻轻拍在患处。

效果 一二日腐脱臭少，三四日肉红热清，旬日则齿固肉生矣。

廉按 温毒牙疳，虽挟积热而变，然亦急症，治稍因循，则齿牙尽落。外治砒枣散，确系对症验方。内服大剂清胃消疳，方亦切病，可加胡连、贯仲，则杀虫蚀之力量更足矣。

赏析 《儒门事亲》卷五："牙疳者，䘌也。䘌者，牙断腐烂也。"走马牙疳者，因发病急骤，故名走马，乃较危重之急性口腔病，多因病后余毒未清而发。

此案患者牙龈肿痛，溃烂流血，色黑味臭，齿摇身热。脉浮数，舌苔厚腻而灰，热毒深重也。治宜清阳明胃热、解毒祛腐。治疗当内服、外搽、漱口之药并用。内服则用清热滋阴，外搽之药，乃以祛腐生肌之赤砒、冰片等。漱口之方者，引热邪外达也。诸法齐施，腐肉脱热邪清，齿复固新肉生矣。

秋瘟痉厥案

姜德清（住平度北七里河）

病者 张成文，年六十岁，住公沙屯。

病名 秋瘟痉厥。

原因 癸亥年八月杪，天时火热，秋瘟盛行，初染不以为病，后至九月中旬而发病。

证候 初起恶寒头痛，周身拘挛，项脊俱强，陡变痉厥，牙关紧闭。

诊断 六脉沉细而数，舌紫赤，脉证合参，此秋瘟痉厥症也。乘入阳明之络则口紧，走入太阳之经则拘挛，外窜筋脉则成痉，上蒸心包则为厥，《内经》所谓“血之与气，并走于上，则为大厥”也。

疗法 先用手术，以灯照前后心、两胁及大小腹，有小红点隐隐，用毫针挑七八个，噤开能言，再挑七八个，周身活动知痛，大叫拒挑，继即神迷复厥。遂用汤丸并进，安宫牛黄丸通心包以清神，清瘟败毒饮加减，透伏火以逐疫毒。

处方 黑犀角三钱　小川连四钱　青子芩三钱　青连翘三钱　元参三钱　生石膏一两（研细）　鲜生地一两　粉丹皮二钱　焦栀子三钱　赤芍二钱　鲜大青五钱　肥知母四钱　鲜竹叶四十片　鲜石菖蒲一钱（剪碎，搓熟，生冲）

安宫牛黄丸两颗，分两次，药汤调下。

效果 一剂病轻，第二日又诊，脉洪大，自言觉一气块流走不定，走胁胁痛，走腰腰痛，走至足指、痛不敢屈伸，走至肾囊、疼不可忍。余晓之曰：由当时挑的太少，致经络之热毒流注走痛。原方加石膏一倍，生川柏钱半，丝瓜络一枚，先煎代水。第三日抽惕若惊，筋属肝，由热毒流于肝经，不能外溃而出，筋络受其冲激，故发瘛疭，状如惊痫，又加石膏一两、龙胆草钱半、双钩藤六钱，日服二剂，诸症轻减，痉厥亦止。终用竹叶石膏汤，去人参、半夏，加西洋参、鲜石斛、梨汁等肃清余热，以养胃阴，连进四剂，胃动而愈。

廉按 断证悉宗经旨，处方极合病机，是得力于余师愚《疫症一得》者。惟用毫针挑其痧点，却是放血泄毒之外治良法。病至痉厥，疫毒已直窜脑与脊髓，刺激其神经而发，吴鞠通安宫牛黄丸，不如用紫雪合厥证返魂丹，清镇泄化，平其神经，以定痉厥，其效果尤为神速。

赏析 本案乃外感温热暑湿疫毒，邪不外达，内陷营血，气血两燔，热盛神昏则痉厥狂躁。因毒邪炽盛，故急当针挑放血，以去其毒盛。方用清瘟败毒饮，重用石膏直入胃经，使其敷布于十二经，退其淫热；佐以黄连、犀角、黄芩，泄心肺火于上焦；丹皮、栀子、赤芍，泄肝经之火于下焦；连翘、玄参，解散浮游之火；生地、知母，抑阳扶阴，泄其亢甚之火，而救欲竭之水；桔梗、竹叶，载药上行；使以甘草和胃也。此皆大寒解毒之剂，故重用石膏，先平甚者，而诸经之火自无不安。现疫毒初起，恶寒发热，头痛如劈，烦躁谵妄，身热肢冷，舌刺唇焦，上呕下泄，六脉沉细而数，即用大剂；若沉而数者，即用中剂；浮大而数者用小剂。如斑一出，即加大青叶，并少佐升麻四、五分，引毒外透。此内化外解，浊降清升之法。

时行冬瘟案

吴兴南（住辽阳城内戴二屯）

病者 刘姓女，年二十岁，辽阳县人，住玉嘉沟。

病名 时行冬瘟。

原因 公元一九一七年八月望后至二十三等日，天气似烟非烟，似雾非雾，昏迷岚瘴，日为之赤，昼为之暝，别有一种气氛，是女为人拾棉，早出暮归，感染斯疫，伏至冬初病作。

证候 四肢痠软，头目昏眩，目眦如血，胸满气喘，神昏谵语，甚则抽搐，两目天吊，牙关紧闭。

诊断 脉来洪大有力，人迎气口尤盛，呼吸之间，脉约八至，满舌浊苔，直断为时行冬瘟，不可误认作伤寒。

疗法 先用双甲重按其少商两穴，抽搐顿止，以通关散通其肺窍，少时得嚏。次用芒针，量患者中指中节横纹为度，刺其左右两鼻孔，令血盈盂；又刺颊车、曲池，泻合谷，病者能言矣；次泻廉泉、玉英、手之三里，并中冲、劳宫，心包络经得开；刺左期门，泻肝经邪热；刺右章门，劫肺窍温毒。又次用刮法，顺刮其两胁与两尺泽，如刮痧状，均令黑紫，两腿犹言紧急。又取承山、鱼腹、委中等穴刺之，病觉稍安。此急则治标之法。用药以解毒活血，新加羚羊角汤，方用羚羊角为君，性善解毒，直清肺肝，安神定魄，镇风定抽，双花重用解毒，红花、桃仁专行破血，菊花为清洁之品，得秋肃之气，花开于顶，其香清馨，不杂浊味，能清头风，人共知之，能辟瘟毒，人鲜知焉，重用三钱以清温解毒，根朴、榔片、枳壳，吴又可达原饮曾用之，其槟榔一名劫瘴丹，生于热带烟岚之地，治瘟疫生用，大得效力。土瓜根即天花粉，能荡平胸中实热，性擅解毒，尤专止渴。

处方 羚羊角二钱（磨服） 金银花五钱 南红花三钱 甘菊花三钱 土瓜根三钱 生桃仁二钱（去皮） 钩藤钩三钱 坚榔片三钱 川根朴二钱 炒枳壳二钱 生甘草一钱 净连翘二钱

效果 服二帖，诸证大减，惟尚有谵语。又与自配牛黄安宫丸二丸，服之神清。嗣用清养法调理月余而痊，然已发落甲脱，自己尝言重生也。

廉按 证既明辨，法宗清任，况解毒活血汤，本治热疫之良方，能对证而加减善用之，自然应手奏功。

赏析 此案秋染斯疫，伏至冬初病作。病在冬季，但症见四肢酸软，头目昏眩，目眦如血，胸满气喘，神昏谵语，甚则抽搐，两目天吊，牙关紧闭。脉来洪大有力，满舌浊苔，皆瘟热之证也，非冬伤于寒而病，乃为时行冬瘟也。患者抽搐，两目天吊，牙关紧闭，急则治标之法，首用针法急救之，使其能言矣。次用刮法，使病稍安。再用方药以解毒活血，方用新加羚羊角汤，羚羊角为君，解毒，清肺肝，安神定魄，破血辟瘟等；服二帖，诸症大减，惟尚有谵语。继用牛黄安宫丸，醒神开窍，服之神清矣。

大头瘟案

叶馨庭（住黟县南屏）

病者 叶绍芹，年十二岁，住安徽黟县，小学肄业。

病名 大头瘟。

原因 冬令感寒，伏而不发，至春三月，地气上升，复感时行温毒，上攻头部而始发，发即病势剧烈。

证候 咳嗽气喘，口渴舌燥，壮热便结，神识昏迷，头痛难举，红肿一周，若戴箍焉，箍之内外，红肿成块，游走不定，红块之上，细泡无数。

诊断 脉象浮数，风温热毒显然。今头痛难举，红肿一周，风热上迫也。红肿成块，游走不定，风之善行数变也。壮热不退，神识昏迷，风火内扰也。火乘所胜以侮所不胜，而肺金受烁，故咳嗽气喘，口渴舌燥，由是而来。

疗法 因用羚角、钩藤以熄风，银花、甘草以解毒，连翘、贝母清心肺，菊花、白芷散头面，人中黄、黑山栀、酒炒生军以泻火，芦根、石斛以清胃。每日煎药两次。

处方 羚羊角五分（锉末，炖冲） 鲜芦根三钱 金银花四钱 连翘心三钱 双钩藤五钱 鲜石斛三钱 生甘草节一钱 川贝母二钱（去心） 黑山栀二钱 人中黄三钱 香白芷一钱 酒炒生军一钱 甘菊钱半

效果 上方服三剂，风热渐解，头肿见消。减去羚角、钩藤、生军三味，加冬桑叶三钱、紫马勃一钱（包）、元参心二钱五分，再服四剂而痊。

廉按 大头瘟证，当以东坦普济消毒饮为正治，今仿其法而略为加减，宜乎应手奏功。若病势尤重者，砭法外治，亦当相助以求速效。

赏析 患儿冬令感受寒邪，邪伏于膜原，到春季三月再感时行温毒，毒邪上攻头面，出现头面焮赤肿大之大头瘟，所谓“冬伤于寒，春必病瘟”也。此案证型为热毒炽盛并邪陷心肝变证，同时又有咳嗽气喘，热毒闭肺，肺失宣降。医者以三剂通圣消毒散与羚角钩藤汤加减，泻火熄风消毒而获效。通圣消毒散源自《重订通俗伤寒论》，组成为荆芥、防风、川芎、白芷，银花、连翘、牛蒡、薄荷、焦栀、滑硌，风化硝、酒炒生锦纹、苦桔梗、生甘草，犀角尖，大青叶，鲜葱白，淡香豉，活水芦笋，鲜紫背浮萍。再以普济消毒饮之增减，四剂之后病愈。

疙瘩瘟案

沈奉江（住无锡）

病者 拙荆张氏，年五十余，住本宅。

病名 疙瘩瘟。

原因 素禀阴虚，每交冬令，喜用脚炉。春时易生温病，一日陡发疫证，困苦莫可言状，另延他医，惊而却走。

证候 遍体奇痒，渐发无数之块，大者如盘，小者如碗不等，肿而微红，攻于头面则目红，攻于胸肺则气逆，神识模糊，瘙痒不止，几欲挖去其肉，日夜不寐，呼号三日。

诊断 脉洪弦搏数，舌紫赤。脉证合参，此疙瘩瘟也。由热毒蕴于营分，外发肌肤，防其毒陷心包，则大险重矣。

疗法 急急清营解毒以透发之。

处方 黑犀角一钱 鲜大青五钱 鲜生地一两 蜜银花三钱 青连翘三钱 黑山栀三钱 粉丹皮二钱 炒牛蒡二钱 人中黄钱半

先用生绿豆二两、鲜茅根二两，煎取清汤，代水煎药。

效果 连服三四剂，而块渐小渐减，痒亦渐止，调理六七剂而愈。

廉按 疙瘩瘟者，遍身红肿，发块如瘤者是也。证由血毒外溃，故连投清血解毒而痊，无他巧妙。

赏析 疙瘩瘟者，为热入血中，血中热毒外溃，症见遍身奇痒，面红气逆，神识模糊，日夜不寐，脉红数，舌紫，此属热毒蕴于营分；外发肌肤，则遍身奇痒，内陷心包，则神识模糊，上攻头面，则面目红肿，治以清营汤加减以清营解毒。犀角咸寒，清营凉血解毒兼散瘀，银花、连翘透热转气，使营分之热透于气分，生地、牡丹皮清热凉血，活血散瘀。栀子清三焦之热，导湿热下从小便而出。大青叶、牛蒡子清热解毒，白茅根，绿豆寒凉之品，清热。此方以清泻营分之热为主，兼以清热生津，养阴透热转气，活血散瘀。

软脚瘟案

严绍岐（住绍兴昌安门外官塘桥）

病者 薛三二，年三十五岁，住松林。

病名 软脚瘟。

原因 素患湿热脚气，时愈时发，今春染时行温邪而发。

证候 一起即两脚大痛，不能起立，立即足软欲仆，身发壮热。

诊断 脉两关尺弦数，左甚于右，舌紫赤。脉证合参，此《松峰说疫》所谓软脚瘟也。总由肾水先亏，不能养肝，肝经血分之湿热下注两足。余遂断之曰：此为险证，今因素患脚气，病在壮年，犹可挽回。

疗法 以芩、芍、川楝直清肝热为君，二妙化湿滋水，以治脚软为臣，佐以延胡、小茴、淡竹根，清通其络以止痛，使以碧玉散，导其湿热从小便而泄也。

处方 青子芩二钱 生赤芍五钱 川楝子三钱 酒炒延胡钱半 二妙丸钱半 拌碧玉散三钱（包煎） 炒小茴香五分 淡竹根三钱

效果 两剂足痛轻减。原方加炒香桑枝二两、青松针一两，煎汤代水。再进两剂，足痛既除，温邪亦渐瘥。嗣以竹根、桑枝、松针、丝瓜络煎汤代茶，调理四日而痊。

廉按 喻氏嘉言谓："软脚瘟者，便清泄白，足重难移者"是也。刘氏《松峰说疫》谓："病因湿瘟，宜苍术白虎汤。"此案病名同，而因症不同，断非直钞苍术白虎汤可愈。辨证从肾水先亏，不能养肝，肝经血分湿热，下注两足而断，颇有见地，故另选对症之药以奏功。可见医者临证，必以探源审症为首要。

赏析 此案患者素患湿热脚气，复感暑湿疫之邪，邪蕴肌肉，阻滞经络，热伤阴液，筋失所养所致。症见两脚大痛，不能坐起，壮热，脉两关弦数，舌紫赤。此属湿热之邪已入血分，筋脉失养也；血分湿热下注于两足，故两脚大痛，不能坐起。治以清肝热，通络利湿止痛。以黄芩、芍药、川楝子清肝经之热，二妙丸滋水化湿，佐以延胡索、小茴香、淡竹叶，清热除湿，通络止痛。以碧玉散导湿热从小便而去。碧玉散出自《伤寒直格》，即六一散加青黛，令如浅碧色。全方以清肝热，通络化湿为法，两剂痛减，加桑枝、青松针增加除湿清热之力，再二剂，痛除，更加竹根、松针、丝瓜络之属以除余下之温邪也。

伤风时疫证案

陈务斋（住梧州四方井街）

病者 陈典常，年二十九岁，广西容县，住乡，体壮，业农。

病名 伤风时疫证。

原因 素因过食生冷果实，以致脾难运化，蓄湿生热，诱因风疫流行，菌毒由口鼻吸入，直接传染。

证候 初起恶寒发热，头目俱痛，腰脊硬疼，四肢痛倦，咳嗽气喘，咽干口燥，痰涎胶黏，咳则困难，间或咯血。继则全体大热，昼夜不休，烦躁已极，痰涎上壅，咳更困难，声破而嗄，不能语言，神识乍醒乍昏，面色紧黑，目白现赤血丝，唇赤黑肿，便结数日不行，溺短赤涩。

诊断 左寸关尺沉伏，右寸浮大而促，关尺洪滑数有力，体温达一百零六度，舌卷苔黑燥，深红起刺。脉证合参，此伤风时疫之危症也。由天时不正，夏应热而反凉，秋应凉而反热，实非其时而有其气，疠疫为殃，长幼如是，互相传染。是年仲夏，雨水太盛，湿气最旺，仲秋丽日太炎，燥气最猛，疫气一触，即如爆发。检阅前医诸方，皆用风药，耗津助火，症殊危险，幸右关尺尚存不散，或可救治。

疗法　先用羚犀杏石解毒汤，取杏仁、石膏、知母、桑皮、花粉、钗斛、竹沥润肺降逆，化痰生津为君，羚角、磨犀清心平肝，凉透伏火为臣，中白、银花、红花凉血败毒，去瘀生新为佐，芦笋、茅根清宣透解为使。连进三服，体热略退，形容略润，日则醒而不昏，夜仍谵语昏迷，诊脉数而有力。继用大承气汤，加黄柏、桃仁、红花、生地、石膏、莲心、花粉、麦冬等，取其荡涤胃肠，清其燥以救津。再进三服，始下燥粪数次，人事已醒，昼夜不昏，谵语已除，津液已复，舌苔黑退，转为粗涩。惟咳嗽声破尚不能除，脉数无力，又用百合固金汤，加石膏、知母、钗斛、洋参，取其润肺生津，活血助气，清肺平胃，滋阴降火，连进二十余服，咳嗽已减，声清不破，略能进食，诊脉微见燥涩。用补肺阿胶汤加生脉散，取其润燥生津，助气活血，补肺化痰，滋降虚火。

处方　羚犀杏石解毒汤

羚羊角三钱（先煎）　犀角尖二钱（磨冲）　北杏仁五钱　生石膏二两（研细）　肥知母六钱　鲜钗斛四钱　金银花四钱　生桑皮五钱　人中白四钱　天花粉五钱　西红花二钱

先用活水芦笋四两、鲜茅根三两，煎汤代水，煎成，加竹沥一杯，冲服。

次方　大承气汤加减方

生大黄五钱　小枳实四钱　生石膏一两（研细）　川黄柏五钱　芒硝三钱　天花粉六钱　西红花二钱　莲子心四钱　原桃仁三钱　煎服。

三方　百合固金汤加减方

野百合二钱　大玄参五钱　川贝母三钱（去心）　大生地四钱　津桔梗一钱　破麦冬三钱　生白芍四钱　生石膏四钱（研细）　肥知母三钱　粉甘草一钱　西洋参钱半　鲜钗斛三钱　白归身钱半　熟地露十两　枇杷露六两（二味代水煎药）

四方　补肺阿胶汤加生脉散

贡阿胶三钱（烊，冲）　马兜铃钱半　炒牛蒡钱半　北杏仁四钱　粉甘草一钱　东、西洋参各钱半　破麦冬三钱　北五味三分　陈糯米三钱　煎服。

效果　五日热退体和，谵语已除，人事亦醒。直至三十日，咳嗽始减，声清不破，食量略进。四十日，咳嗽全除，食量大进，元气恢复而痊。

说明　是年戊午秋末冬初，气候温燥，乡村市镇，时疫大为流行，各家长幼，互相传染者十之八九，几至路无行人，医药不效，死亡甚众，惨不可忍。余是役诊治数千人，其症大略相同，药方俱照案内，按症之轻重，用药之加减，倘年老及幼孩，或标本不同，用量须加详察，胎前产后尤当酌量调治。经余手者，十愈七八，特录数证，就正有道。

廉按 疫必有毒，毒必有菌，菌毒吸自口鼻，由气管达于血管，将血气凝结，壅塞津门（即淋巴腺总汇管之口），津郁为痰，阻滞气机，故见种种肺病，内陷心包，以致心筋质炎，故见种种神经病。此案初方，使疫毒由血分转出气分，妙在犀羚合西藏红花，透解血毒，行散血瘀，膏、知、桑皮，合芦、茅二根，清宣气热，使其速转出气分而解。第二方，使疫毒瘀积，由胃肠排泄而出。三方、四方，辛凉合甘寒法，清滋互用，为风燥热疫善后之正法。非素有经验，能负重任者不办。

赏析 患者病由邪热炽盛，疫毒入血，故见咳嗽气喘，咽干口燥，痰涎胶黏，咳则困难，间或咯血等肺系症状；体热烦躁，神识乍醒乍昏，目白现赤血丝，唇赤黑肿，便结数日不行，溺短赤涩乃疫热盛行的症状。先用羚犀杏石解毒汤，透血解毒，清宣气热；继用大承气汤加减方，泻阳明实热；后期用百合固金汤，养阴润肺，化痰止咳；补肺阿胶汤加生脉散养血和血，益气养阴，敛汗生脉。此案首解毒，继攻下，再滋润，终补益。层层递进，步步为营，确为经典之范例也。

妊娠兼风燥时疫证案

陈务斋（住梧州四方井街）

病者 陈韦，年二十二岁，广西容县，住乡，学界，体瘦弱。

病名 妊娠兼风燥时疫证。

原因 素因受孕后，气血不充，神烦少睡。诱因秋后风燥时疫流行，菌毒飞杨，由口鼻吸受，直接传染。

证候 初起头痛目眩，恶寒发热，咳嗽痰黏，肢倦神烦，口渴胃钝。继则气喘声嗄，咳痰甚艰，咳则咯咯有声，胸膈胀满，食则呕难下咽，肌肉脱落，形体枯瘦，不能起立，起则昏仆，神识乍醒乍昏，谵言妄语，唇缩齿枯，咽干口燥。

诊断 六脉弦数微浮，数则七至有奇，舌苔枯黑而涩，边尖深赤起刺。脉证合参，此妊娠兼风燥时疫证也。余晓之曰：病势危险极矣，辗转思维，只有竭力以救母，不能兼顾其胎儿。若犹欲保胎，恐母命一亡，而胎儿之命亦随之俱亡，请君择于斯二者。病家遂谓照此病势，当然急救母命为首要，请竭力设法，放胆用药可也。予对之曰：脉虽浮数已极，幸未散乱，或能挽救，以图侥幸。

疗法 先用凉隔散合犀角地黄汤去丹皮，加花粉、银花、人中白，取硝、黄、栀、芩荡涤肠胃，降火救阴为君，地、芍、花粉凉血安胎，生津润燥为臣，犀角、连翘、竹叶、薄荷清心肝伏火，凉散风燥为佐，银胡、银花、人中白和解表里，散郁败毒为使。连进二服不应，直至五服后，始得泻数次黑燥结粪，而燥热略平，舌苔略润，谵语已除，人事亦醒。仍见燥渴不眠，食量不思，咳嗽如前。又用人参白虎合百合固金汤加减，取其润肺生津，平胃降逆，活血安胎，养阴滋水。连进十余服，则咳嗽已除，声清不嗄，燥渴已止，食量已进，睡眠已安，身体已和，舌黑苔已退，转现微白微涩。惟元气衰弱，声低气微，软而无力，诊脉微弱。又用四物汤合生脉散，加茯神、枣仁、于术、山药，取其补气生津，养阴活血，安胎宁神，运脾健胃。连进十余服，则元气略强，食量大进，起居步履，稍能支持。惟肢体皮肤，微现浮肿，诊脉缓滑。又用四君子汤合五皮饮，取其补气运脾，去湿消肿也。

处方 凉膈散合犀角地黄汤加减方

元明粉三钱（分冲） 生大黄四钱 焦山栀三钱 青连翘三钱 青子芩三钱 薄荷叶钱半 鲜竹叶二钱 生白芍三钱 鲜生地一两 粉甘草一钱 犀角尖三钱（磨冲） 银柴胡二钱 天花粉四钱 金银花三钱 人中白钱半

次方 人参白虎合百合固金汤

西潞党三钱 生石膏四钱（研细） 肥知母三钱 陈粳米五钱 粉甘草一钱 野百合二钱 鲜生地四钱 川贝母钱半 生白芍二钱 津桔梗二钱 原麦冬三钱 当归身钱半 大元参二钱 熟地露一斤（代水煎药）

三方 四物汤合生脉散加减方

大熟地四钱 生白芍二钱 白归身三钱 川芎一钱 西潞党四钱 五味子钱半 破麦冬三钱 云茯神二钱 酸枣仁二钱 贡于术三钱 淮山药五钱（生打）

又方 四君子汤合五皮饮

西潞党四钱 贡白术六钱 云茯苓四钱 粉甘草一钱 生桑皮五钱 五加皮四钱 大腹皮三钱 老陈皮二钱 生姜皮二钱 煎服。

效果 五日人事已醒。二十日咳止燥平，食量已进。三十日百病俱除，食量大进，元气已复。后一月，胎儿产下，母子俱全。

廉按 风燥酿疫，秋冬为甚。就余所见，去年深秋至冬，有发白喉时疫者，有发喉痧时疫者，有发疫痘疫瘖者，直至今春，疫势渐衰，其证虽变状万端，而原因总归于风燥热毒，气血两燔。医者不究病因，见喉治喉，见痘治痘，见瘖治瘖，辄用通套成方，以致枉死载途，良可悲也。此案注重伏火就燥，气血两燔，开首即用凉隔合犀角地黄加减，表里双解，三焦分消，投剂果决，自然效如桴鼓。然非有学识、有胆量、经验宏富者，不敢负此重任。

赏析 本案妊妇本有气血不足，秋后感受风燥时疫，入里化热，邪热结滞于上、中二焦，故见胸膈胀满，食则呕，谵言妄语，唇缩齿枯，咽干口燥。首用凉膈散和犀角地黄汤加减，表里双解，三焦分消邪热，凉血安胎。大黄、芒硝虽为妊娠禁忌之药，然邪热炽盛之证，辨证准确，急者治标，用之无妨。继用人参白虎合百合固金汤，清热生津润肺，平胃降逆，活血安胎；再用四物汤合生脉散加减方，补血收敛，养阴宁神，健脾安胎；终用四君子汤合五皮饮，补气运脾，去湿消肿；先清后补，稳扎稳打，遂得母子安康。

妊娠燥疫证案

陈务斋（住梧州四方井街）

患者 梁陈氏，年二十六岁，广西容县，佳乡，体壮，业农。

病名 妊娠燥疫证。

原因 素因性躁而暴，劳苦过度，受娠数月，适染燥热时疫而发病。

证候 初起头目骨节皆疼，全体大热，昼夜不休，皮干无汗，咳嗽气逆，咽干口渴声嗄，谵语狂躁，神识昏迷，唇焦齿黑，舌黑而卷，叠起芒刺，不能言语，甚至皮枯甲错，状如蛇将脱壳，以手击之，全体皮肤，响声咯咯。

诊断 皮壳硬浮，不能诊脉，只得舍脉从证。查问病原，断为妊娠兼燥疫证。检阅前方，尚用耗散药以劫阴，血液垂涸，势难挽救，实因病家再三乞援，不得不勉图救济之法。

疗法 先用犀角地黄汤凉血清营为君，合人参白虎汤生津润燥为臣，子芩、莲心、银花凉血安胎，清热解毒为佐，使以竹沥，清肺燥以活络痰也。连进二服后，始能其声噫噫，舌苔略润。再进三服，能言能咳，声尚未清，舌始能伸，黑苔已退。五服后，人事已醒，言语亦清，思食薄粥。六七日间，全体皮壳脱落，大者尺许一片，小者数寸，形如蛇退，毫毛尽脱，全体焕然一新，粉白微红，然后始能切脉。诊左右细数而涩，咳嗽痰胶，咽干口燥，睡眠不安。次用人参白虎汤，加归、地、芍、薇、元参、柏子仁，以滋阴宁神，凉血养胎，清热降火，生津润燥。十余服后，精神略好，食渐进，咳嗽已除，咽喉不干，睡眠已安。惟元气未复，肌肉未长，诊脉微弱，终用参芪归术汤，以补气生津，养血安胎，补脾健胃，降火宁神以善后。

处方 犀角地黄汤合人参白虎汤加减方

黑犀角二钱（磨汁） 鲜生地一两 青连翘四钱 生白芍四钱 生甘草一钱 生石膏八钱（研细） 白知母四钱 西洋参三钱 青子芩三钱 生粳米三钱 银花蕊三钱 生莲心三钱 煎后，加竹沥一钟和服。

次方 人参白虎汤加味方

生石膏五钱（研细） 鲜生地六钱 肥知母四钱 东白薇三钱 生白芍五钱 乌元参四钱 西洋参钱半 大归身钱半 柏子仁三钱 生甘草七分

三方 参芪术归汤

西洋参二钱 北黄芪钱半 天生术钱半 大归身二钱 大生地四钱 生白芍三钱 淮山药五钱（生打） 酸枣仁钱半 破麦冬三钱 肥知母三钱 云茯神三钱 川黄柏一钱

效果 五日能语言，人事醒，食量略进，皮肤壳脱。调养至三十日，食量大进，肌肉已长，元气亦复，人皆称奇，谓今古罕闻之证。愈后两月分娩，母子双全。

廉按 燥疫一证，前哲吴氏鞠通虽有发明，方载《吴氏医案》，然系寒燥阴毒。今此案娠妇兼患燥热时疫，殊属棘手重证，立法注重气血两燔，烁涸津液，故用人参白虎清滋气分之燥热，犀角地黄清解血分之燥毒，双方兼顾，用得恰好，洵救燥疫之良剂。厥后两方，一则清滋气液，一则双补气血，亦为善后所必需，真精心结撰之佳案也。

赏析 本案娠妇素因性躁而暴，适染燥热时疫而发病。初期头目骨节疼痛，发热，无汗，咳嗽，前医诊为风寒伤表，肺失宣降，故过用辛温耗散之药以竭阴液，致使燥热疫毒之邪蕴结血分。热盛伤津，则咽干口渴；热扰心神，则谵语狂躁，神识昏迷；热入营血，血结于内，津血不能荣润皮肤，则肌肤甲错。故主用犀角地黄汤清热解毒，凉血散瘀疗血分之热毒，合人参白虎汤清热益气润燥疗津液之耗损。待燥热已除，气津耗损明显，则用参芪归术汤，补气生津，养血安胎，补脾健胃，降火宁神以善后。此案明示，妊娠本易耗损阴血，即使外感风寒，用药亦不可过度辛温燥烈，应顾护母体阴血为本也。

第八卷　时疫喉痧病案

疫喉痧案

丁甘仁（住上海）

病者　顾君，年十余岁，在上海南市，开设水果行。

病名　疫喉痧。

原因　从时疫传染而得，患已七天。

证候　寒热无汗，咽喉肿痛，牙关拘紧。痧麻布而隐约，甚则梦语如谵。

诊断　脉郁数不扬，舌苔薄腻而黄。余曰：此疫邪失表，将欲内陷之候也。

疗法　非麻黄不足以发表，非石膏不足以清里，急进麻杏石甘汤主之。

处方　净麻黄四分　生石膏四钱（研细）　光杏仁三钱　生甘草六分

效果　连服两头煎，得畅汗，痧麻满布，热解神清，咽喉红肿亦退，数日而安。

廉按　疫喉痧一证，不外乎风寒温热瘟疠之气而已。其证初起，凛凛恶寒，身热不甚，并有壮热而仍兼憎寒者，斯时虽咽痛烦渴，先须解毒透痧为宜，即或宜兼清散，总以散字为重，所谓火郁则发之也，俾汗畅则邪达，邪达则痧透，痧透则喉烂自止，此即是案用麻杏甘膏汤之原理也。惟麻黄用于喉痧之理由，曹氏心怡阐发最详，其《喉痧正的》云：瘟疠之邪，郁之深而发之暴，不能自出于表，以至上窜咽喉。苟非洞开毛窍，何以泄其毒而杀其势，此开手所以必用麻黄也。用麻黄之法，有独用者，有炙入豆豉内者（吴人称过桥麻黄）。凡时令严寒，或证起数日，表邪郁极，当急与解散者，可独用，分量少只三分，多至五分，不过取其轻扬之性以达毛窍，非若西北正伤寒之需重汗也。或时令温暖，邪郁不甚者，可炙入豆豉内用之，分量亦少至三分，用豆豉三四钱，同水炙透，去麻黄，煎服，仿佛仲圣麻沸汤之法，然亦不可拘。若时令虽暖，而表邪甚急者，仍当专用为捷。若在暑月，可用桑白皮监之。或其人素有痰血，或病中曾见衄血者，俱宜兼用桑白皮，此《局方》华盖散之遗制也。至于救逆诸法，则有麻黄与白膏同用者，如邪郁数日，已从火化，苔黄口渴者，以麻黄、豆豉、鲜石斛同用，舌尖微绛者尚可用。

有与黑膏同用者，如误治在前，表邪未达，痧透不畅，而舌色绛赤者，麻黄可与豆豉、生地同用。手足瘛疭者，可参用羚羊角、并有与石膏同用者。如发于暑月，而复误治，痧火与暑邪交并，热甚生风，手足瘛疭，神识瞀乱，而邪仍未达，舌焦黑口渴者，不得已可试用之。既非暑月，但见以上诸证者，亦可参用。活法在人，是在临证者审体之。其言之详明如此。奈近世病家，辄畏麻黄、石膏而不敢服。医者迎合其意，随改用薄荷、蝉衣、牛蒡、银花、连翘、细辛、芦笋、玉枢丹等，或用葱白、豆豉、紫背浮萍、青蒿脑、紫草、丹皮、青箬叶、鲜茅根、太乙紫金丹等，皆轻清芳烈之品，仿洄溪治瘟疫之法，服之虽亦能发汗透痧，然总不及麻杏甘膏汤之速效。曹氏心怡所谓喉痧一证，历来鲜善治者，以不敢用麻黄畅发其表也。丁君在沪行道数十余年，医名甚盛，乃敢用数千年历劫不磨之经方，可谓医林之铮铮者矣。

赏析　疫喉痧又名烂喉痧，为感染风寒温热之瘟邪疠气所致，是以发热、咽喉溃烂、肌肤痧疹密布为主要临床特点的传染性疾病。病症早期，可出现畏寒，低热或高热，咽痛，心烦，口渴，治疗烂喉痧首先应解毒透痧，或兼以清散。本案患儿已然出现邪热将欲内陷之候，医家果断使用麻杏甘石汤，以麻黄辛温发散为着重点，正所谓“火郁发之”；使汗出则邪达，邪达则痧透，痧疹透则喉烂自愈，连服两剂数日而安，迅速控制了病势，可谓立竿见影。何廉臣引用曹心怡用麻黄治疗烂喉痧的心得，进行了总结：瘟疫之邪，积郁越深病发之时就越重，邪气不能从表而出，自会上攻咽喉，皮肤出疹而疹出“隐约”并不透彻，此类疾病最宜发散，透邪达表，最忌寒凉收涩，使邪郁于里，若不开毛窍，邪气不能外达，则毒邪难以排出，故此病必用麻黄，麻黄的用量可根据疹透与否灵活增减。

麻黄之用，为本案亮点，其他或药或方，虽也可发汗透痧，然效不及麻杏甘石汤。故廉臣对丁氏果敢用药颇为赞赏，称之为“医林之铮铮者”。丁氏甘仁不愧近代杏林之旗帜也。

疫喉痧案

丁甘仁（住上海）

病者　周童，年十四岁，住中法学堂后面。

病名　疫喉痧。

原因　今春天时不正，喉痧盛行，传染而患已八天。

证候 痧虽布而未透足，热势不退，喉关肿腐，颈项左右肿硬疼痛，欲成痧毒，大便泄泻。

诊断 脉滑数，舌苔黄。脉证合参，风毒欲达而不能遽达，已有内陷之象也。

疗法 先进葛根芩连汤加味，以止便泄。继投败毒汤去牛蒡加元参，以消痧毒。

处方 生葛根钱半 净蝉衣八分 青连翘三钱 苏薄荷钱半 片黄芩一钱（酒汁） 小川连七分（酒洗） 生甘草五分 炙僵蚕二钱

接方 荆芥穗钱半 薄荷叶一钱 炙僵蚕三钱 板蓝根钱半 青连翘三钱 象贝母二钱 生蒲黄三钱（包煎） 京赤芍三钱 益母草三钱 元参三钱 生甘草六分 生石膏四钱（研细）

效果 初方一剂，服后即得汗热减，泄泻即止。惟痧毒肿硬益甚，喉关肿腐不脱，汤饮难进。继投接方，并外敷药，痧毒即消，咽喉肿腐亦去，数日而安。

廉按 风毒痧喉，初起即当用荆防败毒汤加减，以表散开达，苦寒清滋等味，一味不可兼杂，使其痧从汗透，病毒自然不留。毒既外泄，喉痧当然轻减，直待痧回肿退，鼻有清涕，遍身作瘰蜕皮，方进凉血清解之味，靡不应手速效。此案亦同此意，稍嫌芩、连苦泄，用得太骤，致有肿硬甚益，汤饮难进之反应。幸而改进败毒，犹得挽回于中道，否则殆矣。故曹心怡《喉痧正的》谓："凡遇风毒喉痧，先以得畅汗为第一要义，"旨哉言乎。

赏析 该案例为风毒喉痧，今称猩红热，猩红热98%患者有咽峡炎，咽部初感干燥，继而疼痛，吞咽时加重。脓毒型表现为咽部严重的化脓性炎症，渗出物多，形成脓性假膜，局部黏膜可坏死而形成溃疡。本病起病之时即应用开达解表之剂，以荆防败毒散透汗发痧，毒邪随汗而走，喉疫自得消减。此间不可用苦寒滋腻之剂，否则疹发不畅，邪郁于里，反而会闭门留寇。只待痧疹减少肿势消退，才可用凉血清解之药，切不可冒进。本案正是初期误用苦泄，致痧疹加重，继方幸改为败毒散，使得毒邪有路可出，不致郁积于里。

疫喉痧案

叶鉴清（住上海）

病者 钱左，年八岁，苏州人，寓唐家弄。

病名 疫喉痧。

原因 传染时疠致病。

证候 喉痛红肿有腐，凛寒壮热，面赤肤红如锦纹，胸头手肢稍见点粒，杂有白色细点，烦闷大渴，时有谵语，便闭溺赤，头面有汗，阳明热甚，气血两燔。

诊断 脉来洪数，右部尤甚，舌鲜绛，苔黏浊，体温一百零四度半，来势速而且险，此疫疠传染极重之喉痧也。幼稚质弱，抵抗力薄，防津涸陷闭骤变。

疗法 宜以大剂清解，生津败毒，冀其转机，速请高明酌进为妥。喉痧是疫毒最危之候，余师愚有清瘟败毒饮，重用石膏，直入胃经，退其淫热，生地、石斛保其津液为君，羚羊角、丹皮、赤芍清泄气血之热，参以凉肝为臣，银翘、甘中黄之解毒，兼元参之清喉养阴为佐，葛根、蝉衣、茅根转扬宣透为使也。

处方 生石膏二两（研细） 鲜石斛一两（先煎） 牡丹皮三钱 甘中黄八分 净连翘五钱 鲜生地一两 羚羊片钱半（先煎） 赤芍二钱 板蓝根四钱 金银花五钱 粉葛根一钱 润元参四钱 蝉衣一钱 茅根四两（去心衣，煎汤代水）

另用茅根、芦根，煎汤代茶。

次诊 红痧较透，壮热汗多，喉腐红痛，而有稠痰，渴思生冷，脘闷烦躁，间有谵语，舌绛苔黏浊，便闭，溺赤如血，脉数大，体温一百零四度二，此时疠传染，直入阳明，气血均受燔灼，病仅三日，津液已经大伤，症势危险，变迁极速，与寻常感冒风痧不同。今拟生津凉胃，清解热毒。

次方 生石膏二两（研细） 鲜石斛一两 大青叶三钱 甘中黄八分 牡丹皮三钱 鲜生地一两 元参五钱 天花粉四钱 川贝四钱 黑山栀三钱 金银花五钱 净连翘五钱 茅根肉五扎（去心衣） 犀角四分（磨冲）

三诊 红痧稠布，神识尚清，仍壮热汗多，大渴大饮，喉痛红腐，舌干绛，苔垢厚，烦躁气闷，未见轻减，大便五日未行，溲赤茎痛热甚，为毒充斥阳明，津液灼伤殊甚，致肠腑宿垢，不得下行，频转矢气奇臭，即是明证，脉来六部一律数大，体温一百零四度半，病势正在险途。今日仍议清胃生津，通利大便。

三方 生石膏二两（研细） 鲜石斛一两 瓜蒌仁五钱 生草梢七分 黑山栀三钱 鲜生地一两 肥元参五钱 元明粉一钱（与瓜蒌仁同打） 生大黄三钱 丹皮三钱 青连翘五钱 金银花五钱 犀角四分（磨冲）

四诊 大便两次，先燥屎，后微溏，解后热势较和，烦躁气闷渴饮亦稍缓，红痧稠密，喉腐已化，红痛略减，溺赤茎痛，脉来数大稍静，体温一百零三度，舌干绛，津伤热甚。稚年阴分不充，病虽小愈，不足恃也。治再清胃，生津解毒。

四方 生石膏一两半 鲜石斛八钱 生草梢七分 牡丹皮三钱 净连翘四钱 鲜生地八钱 元参四钱 细木通四分 焦山栀三钱 金银花四钱 大竹叶三钱 茅根肉五扎（去心衣）

五诊 红痧稍回，蒸热有汗，喉痛较和，而有稠痰，夜寐稍安，烦躁渴饮等亦较平，溺赤茎痛，脉大虽似稍敛，数象尚甚，舌质绛，苔已化，体温一百零二度。阳明邪热有余，津液不足，慎防生变，治守原意。

五方 生石膏一两（研细） 鲜石斛七钱 天花粉四钱 净连翘四钱 竹叶心三十根 鲜生地八钱 川贝母三钱（去心） 元参四钱 金银花四钱 灯心三扎 生草梢七分 塘西甘蔗皮五钱

六诊 红痧渐回，身痒，表热较淡，内热烦闷渴饮等亦较和，种种邪退之象，邪既退化，津液即可保全，舌绛稍淡而润，喉痛已和，溺赤茎痛，脉来弦数，体温一百零一度半。邪疠虽退，蕴热尚盛，童年阴未充足，须加意谨慎，勿变方妥。今日仍议生津清化。

六方 生石膏七钱（研细） 元参三钱 生草梢五分 净连翘四钱 竹叶心三十根 鲜石斛七钱 天花粉四钱 绿豆衣五钱 金银花四钱 灯心三扎 嫩芦根一两（去节） 塘西甘蔗皮五钱

七诊 热势大衰，红痧循序而回，诸恙悉见和平，脉来右弦数，左尚和平，舌红润，根薄，体温一百零一度。邪势日退，津液日回，胃纳亦展，种种逢凶转吉，化险为夷，治再清养。

七方 西洋参一钱 元参三钱 净连翘三钱 大竹叶三钱 灯心三扎 鲜石斛四钱 嫩芦根八钱（去节） 金银花三钱 绿豆衣四钱 甘蔗皮四钱（塘西）

八诊 痧回热减，惟寐醒后，嗌燥口干苦，须饮汤水，方能言语。喉痧乃疫毒之病，极伤津液，大便欲行而不解，肠燥有留热也。脉来右尚弦数，体温一百度。治守原法，参以润肠。

八方 西洋参一钱 元参三钱 净连翘三钱 瓜蒌仁四钱 大竹叶三钱 鲜石斛四钱 大麻仁四钱（研） 金银花三钱 松子仁三钱 嫩芦根八钱（去节）

九诊 大便仍欲解不行。后用洋蜜锭纳谷道中，逾时始得下行，尚畅，即古人蜜煎导法，最稳妥效速。暮分尚形肌热口干，津液不复，余热未清，所幸粥饮渐加，夜寐顿安，体温一百度。静养调理，自可复元。

九方 西洋参一钱 元参三钱 净连翘三钱 绿豆衣四钱 原金斛三钱

东白薇钱半　金银花三钱　嫩芦根八钱（去节）　甘蔗皮四钱（塘西）

十诊　表热已解，大便又行，溺黄，邪热已退，津液来复，脉至数象已和。病后调理，贵乎平淡。

十方　西洋参一钱　稆豆衣三钱　绿豆衣三钱　淡竹叶钱半　甘蔗皮四钱　原金斛三钱　生谷芽三钱　嫩芦根四钱　灯心三扎

十一诊　诸恙皆和，脉来和软有神，安谷甜睡，再以平淡调理。

十一方　西洋参一钱　川石斛三钱　稆豆衣三钱　淡竹叶钱半　橘白一钱　南沙参三钱　生谷芽三钱　绿豆衣三钱　灯心三扎

效果　服三剂痊愈。

廉按　治喉痧之法，宜辛凉横开，以陈氏《疫痧草》、《喉疫浅说》两书，最为善本，其次余氏《疫疹一得》。此案亦守是法，首尾十一方，随机应变，法稳方妥，可为后人效法，诚有功于世之佳案也。

赏析　疫喉痧首载于《金匮翼》，主要见于清代医学文献，今称猩红热。治疗烂喉痧，以清热解毒、清利咽喉为基本法则，以卫气营血为主要辨证方法。本案患儿初诊已是气血两燔之候，患儿体弱正虚而邪重，医家以大剂清解，生津败毒之法才可挽回一二，初剂考虑痧疹未透，给予葛根、蝉衣、茅根，转扬宣透为使，而后察验确存津伤过甚，故每每佐以生津养阴之剂，扶正祛邪方才解厄，终使病者转危为安。医者临症变通，治法稳妥、方药适宜，可作为经典案例以供后人参考。

温疫喉痧案

丁甘仁（住上海）

病者　李氏，年四十余岁，南京人，住上海老北门内。

病名　温疫喉痧。

原因　由侍他人之喉痧，遂致传染。前数医谓此妇素体阴亏，仅用薄荷、元参、桑、丹、茅芦根等，方药平淡而不效。

证候　发热五六天，麻痧布而不匀，咽喉肿痛欲闭，牙关拘紧，喉中痰声漉漉，滴水难下，便闭数日。

诊断　脉郁数不扬，舌不出关，苔薄腻黄。余断之曰：此温疫之邪，为外寒所束，痰热交阻膈中，壅塞肺胃之间，危在旦夕也。

疗法　急投透痧解毒汤加六神丸、凉膈散、竹沥、萝卜汁等，解其表邪，通其腑气，以挽救之。

处方 荆芥穗钱半 粉葛根二钱（生） 炒牛蒡二钱 嫩射干二钱 前胡钱半 净蝉衣八分 紫背浮萍三钱 青连翘二钱 淡香豉三钱 白僵蚕三钱 淡竹茹三钱 生甘草五分 桔梗一钱 六神丸七粒（先吞） 凉膈散三钱（包煎） 淡竹沥 萝卜汁各一瓢（冲）

效果 一日两剂，服后得汗与便。外以香菜煎水，揩其肌肤，以去外束之寒。次日痧布，喉关渐开，数日而愈。

廉按 风温时毒，酿成喉痧，近今发现为最多。此案疗法，表里双解，合解肌透痧，涤痰通肠等药，使疫毒半从汗出，半从便出，双方兼顾，面面周到。惟方中生甘草一味，凉膈散内已备，可删。症既喉肿欲闭，痰声漉漉，葛根太升，亦可减去。

赏析 疫喉痧又名烂喉痧，为感染风寒温热之瘟邪疠气所致，是以发热、咽喉溃烂、肌肤痧疹密布为主要临床特点的传染性疾病。病症早期，可出现畏寒，低热或高热，咽痛，心烦，口渴，治疗烂喉痧首先应解毒透痧，或兼以清散。本案中，其人正气适亏，侍奉有疫痧之人，感受患者疫毒而发病，然而外感寒邪束表，内有痰热，疫邪不能透达肌表，壅滞在肺胃之间，方用表里双解之法，解肌透痧去其表邪，涤痰通肠通其腑气，必运用汗法，下法解除疫毒，但在本案咽喉肿闭，内有痰涎的情况下，葛根之升发作用不妥。

温毒喉痧案

丁甘仁（住上海）

病者 夏君，年二十余，扬州人，住上海陈大弄。

病名 温毒喉痧。

原因 患时疫喉痧五天，痹痧虽已密布，独头面鼻部俱无，俗云白鼻痧，最为凶险。曾经服过疏解药数帖，病势转重。

证候 壮热如焚，烦躁谵语，起坐狂妄，如见鬼状（病家以为有祟为患），咽喉内外关均已腐烂，滴水难咽，唇焦齿燥。

诊断 脉实大而数，舌深红。余曰：此疫邪化火，胃热熏蒸心包，逼乱神明，非鬼祟也。

疗法 头面鼻部，痧虽不显，然非但用升葛等升散可治，急投犀角地黄汤解血毒以清营，白虎汤泄胃热以生津，二方为君，佐以硝黄之咸苦达下，釜底抽薪。

处方 黑犀角六分（磨汁，冲） 鲜生地一两 赤芍二钱 丹皮二钱 风化硝三钱（分，冲） 生石膏一两（研细） 白知母四钱 生甘草六分 生锦纹四钱

效果 服后，过数时得大便，即能安睡。次日去硝、黄，照原方加金汁、竹油、珠黄散，服数剂，即热退神清，咽喉腐烂亦去。不数日而神爽矣。

廉按 同一喉痧，有时喉痧，疫喉痧之别。无传染性者为时喉痧，因于风温者最多，暑风及秋燥亦间有之，其症喉虽红肿且痛，而不腐烂，痧虽发而不兼㾦。有传染性者为疫喉痧，因于风毒者多，因于温毒者亦不鲜，其症喉关腐烂，而不甚痛，一起即㾦痧并发，㾦则成片，痧则成粒。丁君自制解肌透痧汤，为治风毒喉痧之正方，凉营清气汤为治温毒喉痧之主方，各有攸宜，慎毋混用。若不辨而误用，无不起剧烈之反应，而其寿立倾。临证之时，必先注意而慎重之。

赏析 喉痧，今称猩红热。治疗烂喉痧，以清热解毒、清利咽喉为基本法则，以卫气营血为主要辨证方法。喉痧也分为时喉痧和疫喉痧。因感染时行之气而发病者称为“时喉痧”；多由于感受风温者或秋燥而发。时喉痧的症状为咽喉虽红肿疼痛，但少见糜烂，虽有皮疹但是很少弥散成片。能相互传染引起流行的称为疫喉痧，多因感受风毒或温毒者，症见喉关腐烂，而疼痛不明显，起病之处则可见丹痧并发，丹则成片，痧则成粒，其人毒邪较重，正不胜邪，邪毒内陷营血，出现气营两燔重证，毒邪内陷心包，所以症见高热，神昏谵语，证情凶险，甚至可因内闭外脱而死亡，需急投予清心开窍。本案为温毒喉痧，医者急投犀角地黄汤以清营，白虎汤泄胃热以生津，二方为君，佐以硝黄之咸苦达下，釜底抽薪。温毒得以驱除，则疾病得以治愈。此两方，仍可为现代医家治疗猩红热之主要参考方。

温毒喉痧案

陈务斋（住梧州四方井街）

病者 黄云之，年四十岁。

病名 温毒喉痧。

原因 素因嗜酒无量，并食辛热太过，以致肠胃积热，适秋感温燥厉气而发。

证候　初起发热，痧痧并见，咳嗽音哑，喉头痒痛。继则目赤面青，大热昏狂。延旬日间，焦躁异常，更见昏迷，手常撕其喉腭，不能制止，鲜血常流，形枯体瘦，唇焦面黑，不能语言。

诊断　左脉洪弦，右则浮大而数，舌苔黑燥，边尖深赤起刺。脉证合参，此喉痧危证也。查阅前医方法，太遵修园禁令，绝无清凉，纯用温散，耗津助火，则毒火升炎，胃腑热燥，津液将竭，厉邪与气血交混，达之不得，清之亦不易，势甚危急。今所幸者，脉尚有根未散，或可救治。

疗法　先用卧龙丹嗃鼻通关，开窍通气。紫雪消解邪火，透毒清神。继用羚羊黑膏汤加减。取羚角、莲心、生地、元参、紫草清心平肝，凉血润燥为君，桑叶、蒺藜、麦冬、贝母润肺清热，降逆化痰为臣，生军、元明粉败毒荡下，釜底抽薪为佐，淡香豉、人中黄泄浊解毒为使。连进二服后，人事已醒，手不撕喉，血出已止，体热亦减。诊其左脉略静，右仍躁数。又用桑丹泻白散为汤加减，取其润肺降逆，平胃清热，凉血养阴，化痰败毒。连进十余服后，食量已进，喉中不痛。惟有微咳微燥，不能安眠，诊脉左则缓静，右关略数。又用石斛元参汤加减，取其润肺降逆，清热养胃。

处方　卧龙丹方

西牛黄一分　麝香肉一分　梅冰片一分　蟾酥一分半　猪牙皂二分　羊踯躅三分（即闹羊花）　北细辛二分　灯草灰一钱　金箔十张

共研末，飞过，瓶贮，用一分吹鼻，用五厘冲。后服紫雪八分　用竹叶心五十支、灯心五分，煎汤调下。

又方　羚羊黑膏汤方

羚羊角二钱　淡豆豉钱半　鲜生地五钱　冬桑叶二钱　白蒺藜钱半　黑元参四钱　破麦冬三钱　老紫草钱半　莲子心四钱　杏仁三钱　生大黄三钱　元明粉钱半　川贝母二钱　人中黄钱半

三方　桑丹泻白散为汤加减方

冬桑叶五钱　牡丹皮二钱　元参四钱　天花粉三钱　杏仁四钱　川贝母二钱　桑白皮四钱　地骨皮四钱　甘草一钱　鲜生地三钱　知母三钱　大黄三钱

四方　石斛元参汤加减方

鲜石斛四钱　黑元参三钱　杏仁五钱　栝楼仁三钱　鲜生地四钱　破麦冬三钱　生甘草钱半　煎服。

效果　五日人事已醒，喉痧亦减，血止热退。十五日食量已进，喉症亦除。二十日食进体健，元气已复。

廉按　此仿曹心怡《喉痧正的》之方法，妙在先用卧龙丹开窍宣气，紫雪芳透清神。惟人中黄不如金汁，泄热逐毒，较有肤功。

赏析 瘟疫之邪，积郁越深，病发之时越重，邪气不能从表而出，自会上攻咽喉，忌寒凉收涩，使邪郁于里，若不开毛窍，邪气不能外达，则无法排出毒邪，阻拦病之出处。前医遵循常理纯用温散之品，又素体温热，出现胃热液劫，喉痧危证，病势危急。后医家借鉴曹心怡著《喉痧正的》治疗烂喉痧之法，首先用卧龙丹以少许搐鼻取嚏，开窍通气，源自《重订通俗伤寒论》引《治疗汇要》。组成为溪黄、金箔、梅冰、荆芥、闹羊花、麝香、辰砂、牙皂角、细辛、灯心灰。功用开窍通闭。主治诸痧中恶，霍乱，五绝，诸般卒倒急暴之证，痰热内蒙，口闭不语如厥者；紫雪丹消解邪火，透毒清神，避免病情进一步恶化。继用羚羊黑膏汤泄热解毒，釜底抽薪，益气养阴药善后。

瘟毒喉痧案

尹桀山（住济南西小王府）

病者 郑继功，年逾三旬，平阴县自治员，住城北郑家庄。

病名 瘟毒喉痧。

原因 本年正月下旬赴诸城，路经济南，与友人盘桓多日。家人专丁送信报告云：阖家俱染瘟证，已殇一幼女矣，闻耗变欢乐为忧伤，匆匆旋归，见家人皆病，非常忧闷，不但殇女之悲也，因之已亦感染。

证候 初得时，喉疼咽干而呛，满嗓色白腐烂，水难下咽，目赤唇焦，全身现疹，危险已极。经医生张某，用刀割三次，病势益剧。

诊断 六脉洪数，惟尺浮大有力，舌白而尖绛，干燥少津液。予向家人曰：此瘟毒喉痧也。乃阳明三焦郁火炽盛，上干肺脏之病。其喉生肿疼者，皆挟热为之。若风毒结于喉间，其热盛则肿塞不通，而水浆不入，俗名狼掐脖，病势险而速。按世医疗此证者，尽知忌发表，诚恐用荆防等品因风吹火，酿成燎原之势，因执定养阴清肺汤以为主方。不知此证，若专系燥热在内，但现白喉，养阴药犹可重用；即兼痧疹，必有表邪，当痧疹将现未现之际，经络贵乎透泄，而用地、冬滋腻等品以填补之，反将瘟毒遏住，大非所宜，当用竹叶石膏化毒汤为治。

疗法 先服紫雪丹以救急，次服银翘散以透解热毒，又次加减竹叶石膏汤。而以生石膏直清胃热为君，金汁、银翘、元参以解火毒为臣，竹叶、木通、人中白等以泄小肠之积热为佐使，末用粉草，引用苇根者，所以和中气而使邪热透出肌表也。

处方 生石膏四钱（研细） 金银花二钱 净连翘二钱 大元参四钱 淡竹叶一钱 细木通一钱 鲜生地五钱 甘中黄钱半 粉甘草八分 鲜苇根二两 鲜茅根一两（去衣，二味煎汤代水） 金汁二两（分冲）

又方 生石膏三钱（研细） 犀角一钱 金汁二两（冲） 川贝母三钱（去心） 细木通一钱 竹叶一钱 粳米一大撮

效果 调服丹散后，继服前汤药方三剂，后汤药方三剂，病遂痊愈。

廉按 喉痧与白喉，医者辄多误治。今揭其异点于下，俾学者一览了然。一、喉痧由于风温时毒，或湿热秽浊之毒；白喉由于风燥煤毒，或煎炒辛热之毒，其异点一。一、喉痧初起，即憎寒壮热，或乍寒乍热；白喉初起，即浑身发热，或身反不热，其异点二。一、喉痧初起，即痧点隐约，甚或密布，肌红且多，发于邪盛火旺之时，其色鲜红而紫艳；白喉初起，并不发痧点，即或见痧点，亦多发于邪退毒轻之际，其色淡红而枯燥，其异点三。一、喉痧初起，喉红肿黏涎，继即色现深紫，或紫黑黄腐灰白不等；白喉初起，喉微痛，或不痛，有随发而白随现者，有至二三日而白始见者，有白腐假膜成片者，有白点白条白块不等者，甚至有满喉皆白者，其异点四。一、喉痧初起，皆毒盛火亢，初陷则耳前后肿，颊车不开，再陷则神昏谵语，痉厥立至，鼻煽音哑，肺阴告竭而毙；白喉初起，即毒烁阴虚，初溃则白块自落，鼻孔流血，再溃则两目直视，肢厥神倦，黏汗自出，肺气上脱而毙，其异点五。而其所殊途同轨者，同为喉烂，同为疫毒，同为传染，同为毒盛血热，同为气液两伤，阴津枯涸耳。惟治疗之法，喉痧繁杂，白喉简单。喉痧之繁，繁在初治，初治之杂，杂在新邪。盖因喉痧一证，虽由疫毒内伏，其发也，往往伏邪因新邪引动而出，或因风寒，或因瘟毒，或因风热风燥，或因湿热秽浊，皆当查明原因，对症发药。此案系瘟毒喉痧，初用紫雪银翘二方，芳透解毒于前，继以竹叶石膏汤加减，清凉透解为后盾，处方步骤井然，宜其应手奏效。堪为瘟毒喉痧之独树一帜。

赏析 烂喉痧与白喉都有咽部白腐的症状，在临床上容易混淆，然而详辨其病因病机，症状转归，多有不同，不难分别。烂喉痧与白喉虽同为咽喉疾患，但治法则大相径庭。白喉应滋阴润肺，不可发表以伤阴津；烂喉痧为邪热内侵，亟应于邪热尚在气分之际，即与宣泄透表，达邪于外，故辛凉解表法为首选之法，若邪入营分，则酌加凉血清热之品。此案为瘟毒喉痧，初用紫雪银翘二方，芳香清透，继以竹叶石膏汤清热滋阴；竹叶石膏汤，为清热剂，具有清气分热，清热生津，益气和胃之功效。主治伤寒、温病、暑病余热未清，气津两伤证。身热多汗，心胸烦热，气逆欲呕，口干喜饮，气短神疲，或虚烦不寐，舌红少苔，脉虚数。临床常用于治疗流脑后期、夏季热、中暑等余热未清、气津两伤者。处方有序，堪为治疗瘟毒喉痧的典范。

风毒喉痧案

丁甘仁（住上海）

病者 傅君，年廿余岁，住上海塘山路。

病名 风毒喉痧。

原因 传染而得，已有八天。前医之方，皆是养阴清肺汤等类。

证候 壮热无汗，微有畏寒，痧麻隐约，布而不显，面色紫暗，咽喉肿腐，滴水难咽，烦躁泛恶，日夜不安。

诊断 脉郁数不扬，舌苔黄腻。余曰：此喉痧误认白喉也。傅氏数房，仅此一子，老母少妻，哭泣求救。余对之曰：症虽凶险，正气未败，尚可挽回。

疗法 随投透痧解毒汤，加枳实、竹茹疏达开豁，兼刺少商出血，开闭泄火。

处方 荆芥穗钱半　净蝉衣八分　粉葛根二钱　青连翘二钱　紫背浮萍三钱　炒牛蒡二钱　炙僵蚕三钱　淡香豉三钱　嫩射干一钱　轻马勃八分（包煎）　小枳实钱半　鲜竹茹二钱　生甘草五分　前胡钱半

效果 一日夜服两剂后即得畅汗，麻痧渐布，面色转红，咽喉肿腐亦减。连进数剂，三四日即愈。喉痧之证，有汗则生，验之信然。

廉按 治病必先其所因，凡烂喉痧原因，都因瘟毒吸入肺胃，又遇暴寒折郁，内伏肠胃膜原，复触时令之厉风而发。其发也，蕴蒸之毒，弥漫三焦。幸而获治，则毒散而气化，不致牵连传染。不幸失治，则毒聚成疫，触之即病，以次递传，甚至累年不已，如近日沪绍情形，愈发愈盛，迄今未之或息也。陈氏所谓疫痧，余氏所谓疫疹，信矣。其症重在痧子，不重咽喉。初起治法，必先急与开达，轻则如蝉衣、牛蒡，重则如麻黄、葱白之类。其次驱风，荆、薄在所必需，若已从火化者，桑、菊、银翘亦可参用。又次开肺，肺气开则皮毛亦开，自无壅滞不透之患，故前桔、射干亦为要药。又次解毒，玉枢丹、太乙紫金丹等又当兼用。其他如杏仁、橘红之化痰，青箬、柽柳之循经速达，皆为此症辅佐之良品。此初起一二日之大概情形也。至于二三日间，外束之风寒已解，内蕴之毒火方张，凉泻攻毒，急急宜投，如犀角、鲜地、川连、生大黄、风化硝、金汁等，尤为釜底抽薪之妙法，腑气通畅，痧火自熄，咽喉亦渐愈矣。若仍执辛散开透之方，则火势逾炽，肿势方增，腐亦滋蔓，必至滴水下咽，痛如刀割，炎势燎原，杀人最暴。遇有议用凉泻者，反以郁遏诽谤之，此偏于发散开达之为害亦巨也。总而言之，要惟于先后次第之间，随机权变，对症发病，斯为中其窾矣。此案但用解肌透痧汤即愈者，特其病势之清浅者耳。

赏析 烂喉痧以外感温热时毒为病因，而时毒之邪不仅具有攻窜、壅滞之性，且其热毒较一般温邪为烈。对本病的辨析，固然当以卫气营血为辨，但往往因其界限不甚清晰，而又注重初、中、末三期之辨；初起治以辛凉清透，热毒化火，可用桑叶、菊花、银翘；肺气郁闭，则用桔梗、射干；炼肺生痰，加杏仁、橘红。中期注重泻火解毒，清营凉血，为釜底抽薪之法。末期宜用滋阴生津，清解余毒。本案中，将喉痧误认为白喉，至中期仍用辛散开透之方，则火热毒盛，至滴水下咽，痛如刀割。故在病情发展过程中，应注意辨别疾病的分期，随证用药，方能取效。

春温喉痧案

袁桂生（住镇江京口）

病者 牛筱川夫人，忘其年，住本镇。

病名 春瘟喉痧。

原因 今年二月患喉痧症，服药不效，遂邀予诊。

证候 痧出鲜红，咽喉右边破烂，色红而兼有白腐，并不大肿，颧红唇红，身热作恶，汤水不能下咽。

诊断 脉数，舌前半红赤无苔。此阴液素亏，感受温热为病。

疗法 先宜养阴清热解毒，外吹锡类散。

处方 细生地三钱　原麦冬三钱　金银花三钱　紫花地丁三钱　川贝母三钱　白知母二钱　生甘草五分　青连翘三钱　西藏橄榄三枚　作煎剂。

次诊 次日上午九时复诊，述昨药服后，夜间能安睡两小时，热减恶定。能进茶汤，仍用原方。

三诊 下午十时复诊，诸恙无大进退，惟舌光红无津，片刻不饮茶，则烦硬不柔，身微热，不能寐。盖日间亲戚问病者多，言语劳神，以阴亏之病，骤然劳神，则津液益亏，脑力益衰，而虚火亦益炽，此所以舌本燥硬，而光赤无津，不能寐也。非大剂养液安神之法，断难有济，乃以大剂增液汤为主。

三方 干地黄八钱 原麦冬四钱 元参六钱 朱拌茯神四钱 百合三钱 鲜石斛三钱 炒枣仁四钱 甘草五分 莲子心四分

四诊 第三日复诊，诸恙悉减，喉烂亦退，惟精神疲弱，夜间不能多寐。仍以原方减轻其剂，并加茅根、沙参、地骨皮等药。

五诊 接服两剂，喉烂全平，身热亦退，痧亦脱皮。但不思饮食，舌淡无苔，脉息软小而兼有滑象。盖津液虽复，胃气尚虚，乃以四君子汤加味。

五方 潞党参三钱 生于术钱半 云茯苓三钱 清炙草五分 干地黄三钱 炒熟地炭四钱 生谷芽二钱 炒扁豆三钱 湘莲七枚

效果 调补旬日而痊。

廉按 喉痧有轻有重，轻则温邪仅在经络，疏而达之，则痧透而喉痛即解；重则疫火灼伤脏腑，虽用疏达，而痧出鲜红，喉烂起腐者，以阴液素亏，不耐痰火之熏蒸也。余曾数见不鲜矣。此案初方，即用养阴清热为君，参以解毒，继用大剂增液安神，终用益气滋阴，双补阴气以收全功，纯为阴虚者患春温喉痧而设。陈继宣谓喉痧阴虚者，灼热无汗，喉烂神昏，痧红成片，舌绛且光，阴液燥涸，其毙甚速，故其方不得不注重养阴清喉也。

赏析 留得一份阴液，便得一份生机。温病治疗中，尤其要注意养阴，防止疫毒邪火劫烁阴液。此病初起，医家以养阴清热为主，辅以解毒，方用生地、麦冬、金银花、紫花地丁、川贝、知母等，复诊观其舌光红无津，辨证为津液益亏，脑力益衰，而虚火炽盛，继用大剂增液安神，对阴虚体质又外感春温喉痧的患者，疗效颇佳。病至末期，热毒虽已大减，但尚有余邪，且阴液已在前期病程中大量耗损，故其治疗当邪正两顾，其中尤须注意除邪务尽，以免死灰复燃，或遗毒另滋他患。

冬温喉痧案

叶馨庭（住黟县南屏）

病者 程崇和，年逾弱冠，住安徽黟县，业商。

病名 冬温喉痧。

原因 腠理不密，冬温上受，袭入肺胃。

证候 咽喉上腭，白点满布，有胶黏痰，势将溃烂，饮食难下，呕吐口渴，身热便结，肌红发疹。

诊断 脉象弦数，舌红苔黄燥。此冬令严寒，寒极生热，袭入肺胃，肺胃之火上冲即吐，熏咽成痰，阻碍咽喉，故肿腐疼痛焉。盖手太阴之脉，上从肺系，足阳明之脉，上循喉咙故耳。

疗法 喉痧一证，虽由肺胃之火上升，而诸经之热有以助之，故用犀角、石斛泻心胃火，牛蒡、浙贝、桔梗、万年青清肺利咽于上，山栀、元明粉推泻于下，生地、丹皮、川连清心肝，马勃、人中黄消热毒，牛黄化热痰。每日煎药两次，外治用冰硼散和紫雪丹，频吹喉内。

处方 犀角尖八分（锉末） 牛蒡子一钱 苦桔梗八分 焦山栀二钱 鲜生地二钱 鲜石斛三钱 浙贝母二钱 万年青二片 元明粉二钱 粉丹皮一钱 马勃一钱 人中黄二钱 真牛黄三分（末，冲）

次方 冰硼散和紫雪丹，频吹喉内。

效果 上方服二剂，喉痧见松，呕吐得止，身热已退，大便亦解。减去犀角、牛黄、丹皮、元明粉等味，加鲜芦根五钱，金银花二钱，甘草五分。再服三剂，则安然无恙矣。

廉按 夏春农曰：疫喉痧，以三焦相火为发源，以肺胃二经为战场，以吸受疫疠之气为贼渠。其证初起，咽喉即腐，或左或右，或左右全腐，其色或白或黄，或红或紫，其痛或重或轻，或不痛，遍身热如火燎，皮肤红晕如斑，苔色或白或黄，或灰黑，或黏厚，脉象或浮数，或弦数，或洪大，或沉伏，呕吐气喘，神烦昏冒，自利溲赤，口干唇红，躁乱惊惕，或微恶寒，面垢肢凉，谵言搐搦，轻者犹可救疗，重者多不逾三日而死，何也？缘手少阳三焦经与手厥阴心包络经相为表里，三焦相火沸腾，直犯心包，故神糊不识人也。前贤谓温病首先犯肺，逆传心包。予谓疫喉痧三焦火炎，直犯心包，同一危疴。奈病来仓猝，成法无稽，以致治者聚讼纷纭，或谓先治其喉，禁用寒凉，或谓首重斑痧，当宜升托，然总难获效。不知疫疠之气，充斥三焦，猝然而发，咽喉一腐，遍身皮肤紫赤，如斑如痧，并无颗粒可分，世所谓烂喉痧是也。考前贤以伤寒胃热失下，合君相二火，尚为斑疹，何况疫喉痧本是君相二火为害乎？此疫喉痧之不宜升托也明矣。且予历验之于患疫喉痧者，疫痧一回，无不皮肤甲错，可见营血亢害已极。每见投风药升散过度者，或幸不致毙，然皮肤蒸热逗留总不易清，必须凉营清热救阴之品，日夜频进，大作汤液，直待营阴来复，而外热始清，是疫喉痧亦当以清透化毒，凉营泄热之法为正治。不必分治喉治痧之先后也，又明矣。此案内外方法，悉宗夏氏薪传，故能特收敏效。

赏析 此案为毒燔气营之烂喉痧。烂喉痧多发于春温，以发热、咽喉肿痛、糜烂，肌肤丹痧密布为特点，病因系温热时毒由口鼻而入，口鼻通于肺胃，故肺胃首先受病，转入卫气营血，邪毒化火，后期伤阴。然邪毒亦可弥漫于三焦，出现逆传心包、内闭外脱等危候。该病来势凶险，医家每因治法而众说纷纭，不分治喉治痧之先后。然此病以皮肤蒸热逗留，总不易清为特点，亦当以清透化毒，凉营泄热之法为正治，无须分治喉治痧之先后也，内服外治疗效尤佳。

烂喉疫痧案

袁桂生（住镇江京口）

病者 金平卿哲嗣，年八岁，住本镇。

病名 烂喉疫痧。

原因 体质素瘦，今年三月出痧，痧后又生泡疮，至六月初旬，又病喉痧，发热咽痛。初由西医蒋某治之，用冷水浸毛巾罨颈项，又用水浴法，及服安知必林，与盐剥水漱喉等法，均无效。病势益剧，其岳家童姓荐予治，时六月十五日也。

证候 身热、咽喉两旁上下，皆溃烂腐秽，口渴溲黄。

诊断 脉息软数，舌红无苔。盖阴液大亏，热邪燔灼于上焦也。热不难解，惟咽喉全部腐烂，而阴液亏耗，断非实证可比。危险已极，幸神不昏，呼吸不促，不烦躁，尚可挽救。

疗法 内服以加味增液汤为主，外以吹喉锡类散频频吹之。先用淡盐汤漱喉，漱后吹药。金君自以体温计，置患者口中验热度，已有一百零五度之高。予谓体温计虽能验热度之高下，然不能分虚实，万不可泥以论病。若只准体温计所验之热度以定治法，则当用三黄白虎。然就脉象舌色而论，则不独三黄白虎不可误投，即西药中之退热剂，亦非所宜。否则危亡立见，噬脐无及矣。金君韪之，遂以予方煎服焉。

处方 鲜生地一两　原麦冬三钱　元参三钱　金银花三钱　肥知母一钱　鲜石斛三钱　天花粉二钱　黄芩一钱　青连翘三钱　生甘草六分

次诊 十六日复诊，四肢不热，身热亦轻，舌色红艳而光，毫无苔垢，大便通利，溲色黄浊，言语多，口不渴，彻夜不寐，喉烂如故，脉息虚数，原方去黄芩、花粉、知母、鲜生地，加西洋参、枣仁、茯神、百合等品。

次方 西洋参钱半 炒枣仁三钱 朱拌茯神三钱 原麦冬三钱 干地黄五钱 鲜石斛三钱 元参三钱 青连翘三钱 生甘草六分 金银花三钱

先用百合一枚，煎汤代水煎药。

三诊 十七日复诊，舌上红色转淡，夜间能睡一二时，谵语亦减，咽喉上部腐烂较退。惟下部及隔帘等处，仍然腐烂，精神疲惫，脉息虚细无神，是气血大虚之候也。急宜培补，拟方以大补元煎合增液汤法，惟吹药仍用锡类散，日吹数次。

三方 西洋参二钱 炒熟地炭四钱 干地黄四钱 怀山药三钱 元参二钱 鲜石斛二钱 朱染茯神四钱 麦门冬二钱 人中黄四分

四诊 十八日复诊，夜寐甚安，谵语亦止，稍能进粥汤，喉烂减退大半，脉息仍细弱无神。仍用原方加味。

四方 西洋参二钱 炒熟地四钱 干地黄四钱 朱茯神四钱 怀山药三钱 元参二钱 鲜石斛二钱 原麦冬二钱 人中黄四分 湘莲三钱 女贞子三钱

五诊 十九日复诊，喉烂全退。用毛笔蘸水拭之，腐物随笔而出，全部皆现好肉，不比前数日之黏韧难拭矣。脉息亦较有神，而现滑象，舌色仍淡无苔，小便清，能进薄粥。仍用原方加减。

五方 西洋参二钱 炒熟地三钱 干地黄四钱 朱茯神四钱 元参二钱 湘莲三钱 原麦冬二钱 怀山药三钱 人中黄四分 女贞子三钱 扁豆三钱

六诊 二十日复诊，饮食较多，仍以原方减轻其剂，接服两日，眠食俱安。但忽又发热，或轻或重，而热之时间又不一致。金君复以体温计验之，仍在一百零五度及零三四度之间，甚以为忧。予曰：无恐也，此气血未能复原，营卫未能调和，而邪热之内伏者，仍不免有余蕴耳。且现在喉烂痊愈，眠食俱安，种种生机，与七日以前之危险现状，相去不啻天渊。乃以前方去熟地，酌加青蒿、佩兰、苡仁、地骨皮等药。接服两剂，遍身发出白瘖，如水晶，如粟米，而热遂退，饮食亦渐多。但仍不能起床行立，嘱以饮食培养，如鸡鸭汤粥饭之类尽量食之，自是遂不服药。

效果 越数日，为其祖母诊病。此儿犹未能起床，但饮食甚多，每日夜须食六七餐。至半月后，始稍能行动，一月后，始能出卧室。可以想见其病之危，体之虚矣。当其未能出卧室之时，亦间有发热便秘，面目浮肿诸现状，皆未以药治之。此为病后应有之现象，一俟气血精神恢复原状，则自痊矣。此病得瘥，固由病家始终坚信，旁无掣肘之人，而夏君子雨赞助之力亦足多焉。予用熟地时，病家不敢服，虑其补也，赖夏君为之解说，盖夏与金固旧交，而亦精于医者也。

廉按 疫痧时气，吸从口鼻，并入肺经气分者则烂喉，并入胃经血分者则发痧。故烂喉者色多白，病在肺而属气；发痧者色多赤，病在胃而属血，其疫则一也。一发于咽喉之地，一达于肌表之间，在肺则曰烂喉，在胃则曰发痧，是以名烂喉痧。喉痧气血同病，内外异形，其病根不外热毒，热胜则肿，毒胜则烂，热非清凉不解，毒非芳香不除，清凉解毒，芳香逐秽，治疫要领，再视其气质之虚实何如，随症而变通之。此案为救误而设，纯仿阴虚烂喉例治，故以救阴为主，略参解毒，乃治烂喉疫痧之变法也。

赏析 此病案患儿平素体弱，反复患病病程竟长达3月，终患烂喉痧高热，病势危重，已趋阴竭。然医者明辨病机，用寒凉之法，明辨阴液耗伤，予以救阴解毒，扶正祛邪，救之于危厄，幸不辱病家所托。而患儿病情之重，停止服药后，在家中静养近一月，期间现发热便秘，头目发肿，此为疾病过程中或恢复期之现象，乃邪毒损伤肺脾肾，导致三焦水液输化通调失职所致，待脏腑正气恢复，疾病亦渐痊愈。医家在案尾，简略感叹若非病家始终坚信，另得朋友帮助开导家属，患儿所得之病恐无法善了。所谓“信之则灵”是也。

烂喉痧案

刘荣年（住济南东流水）

病者 许童，年十余岁，住省城。

病名 烂喉痧。

原因 外感风热时毒而成。

证候 喉中肿烂白腐，顽涎甚多，浑身大热，兼有痧子，烦渴饮冷，昏迷不识人，大便闭结，小溲短赤。

诊断 脉象浮洪，舌红苔黄腻。合参各证，确系烂喉痧。此缘外受风温入于阳明，上蒸于肺，故咽喉溃烂，兼有痧子，正是温热欲出不得所致。与白喉证之喉中干燥，五心烦热者，迥乎不同。医家泥于《白喉忌表抉微》一书，以白喉法治烂喉痧，专用滋阴之药，闭塞外邪，使不得出，故致神昏不识人。夫风寒温散，风温凉散，凡是外感，自无不用表散之理，喉痧乃瘟症最重之一端，非用大剂清解，何以驱此温邪也。

疗法 内服汤药，外用吹药，葛根主身大热烦渴，用以为君，佐以薄荷、菊花以解其表，再用石膏以清其里，板蓝根、贝母、土牛膝以清理咽喉，鲜苇根以透发疹子，双花、丹皮、芍药以为之使。又因过服滋腻之药，再加栝蒌以治胸结。又恐喉间肿甚，不能下药，先用圣惠方地龙、鸡子白法，以开喉闭，外吹锡类散，以治腐烂。

处方 生葛根五钱 白菊花二钱 板蓝根三钱 土牛膝三钱 金银花二钱 苏薄荷二钱 生石膏三钱（捣） 川贝母三钱 鲜苇根五钱 粉丹皮二钱 生白芍二钱 全栝楼三钱 粉甘草一钱

用水六茶碗，单煮葛根成五茶碗，再纳诸药煮成三碗，分三次服。

又方 《圣惠方》治喉闭法，用鲜地龙（一名蚯蚓，俗名曲蟮）一条，研烂，以鸡子白（即鸡蛋清，去黄用）搅和，灌入即通。

又方 锡类散见尤在泾《金匮翼》、王孟英《温热经纬》二书，故不赘录。

效果 服地龙后喉肿渐消，饮水即不再呛。服药后身热渐退，疹子渐消。吹锡类散后，白腐即随涎而出。次日即将原方减去葛根、菊花、薄荷，共服药三剂，即行痊愈。

说明 余愤时医以白喉法治烂喉痧，枉死者众，因将二症异点细心分辨，征之历年经验，著有《烂喉痧证治辨异》一书。

廉按 辨证明晰，用药切当，惟此属普通治法。如现舌绛，咽喉红肿，肌红如锦，音哑口干，灼热神昏，亦须大剂滋营增液，清热解毒之法，不可执守成法为妥。

赏析 治疗烂喉痧首先需注意与白喉的鉴别，以免将烂喉痧错当成白喉而失治、误治。烂喉痧与白喉均有发热症状，而不同点在于烂喉痧除高热外可见咽峡炎、杨梅舌、环口苍白圈、帕氏线及皮肤出疹等症状，白喉则可见咽喉部假膜，一般起于扁桃体，渐次蔓延至咽、软腭、鼻腔，颜色灰白不易擦去，若强行擦去，必致出血。且咽部干燥，而有五心烦热之症。烂喉痧治疗宗旨，以清热解毒为主，亦不可拘泥，该当补阴时即当补阴，以免贻误病情。

烂喉痹痧案

丁甘仁（住上海）

病者 王君，年二十岁，本丹阳人，客居沪上。

病名 烂喉痧痧。

原因 新婚之后，阴液早伤，适因喉疫盛行，遂传染而甚重。

证候 痧痧虽布，壮热不退，烦躁不寐，汤饮难咽。

诊断 延余诊治，病已七天，切脉弦洪而数，舌鲜红起刺。余曰：此温疫之邪，化火入营，劫津伤阴，内风欲动，势将痰涌气喘，危在旦夕间矣。

疗法 急投犀角地黄汤清营解毒为君，竹叶石膏汤清气达邪为臣，佐以金汁珠黄散清喉制腐，使以竹沥清润涤痰。

处方 磨犀粉五分　赤芍二钱　青竹叶三十片　金银花三钱　鲜生地八钱　丹皮二钱　生石膏八钱（研细）　青连翘三钱　金汁二两（分冲）　淡竹沥一两（分冲）　珠黄散（珠黄、琥珀各七分　西黄五分　西瓜霜一钱）　药汤调下。

先用活水芦笋二两，同生石膏煎汤代水。

效果 叠进二剂，诸症大减，调理数日而痊。

廉按 丁君案后自注云：行道数十年，诊治烂喉痧痧，不下万余人，方不外汗清下三法。其汗法约有四方：一为解肌透痧汤，荆芥穗钱半、净蝉衣八分、嫩射干一钱、生甘草五分、粉葛根二钱、炒牛蒡二钱、轻马勃八分、苦桔梗一钱、前胡钱半、连翘壳二钱、炙僵蚕三钱、淡豆豉三钱、鲜竹茹二钱、紫背浮萍三钱。如呕恶甚，舌白腻，加玉枢丹四分冲服。专治痧痳初起，恶寒发热，咽喉肿痛，妨碍咽饮，遍体痠痛，烦闷泛恶等证（痧痳见咳嗽为轻，无咳嗽为重）。二为加减麻杏甘膏汤，净麻黄四分、生石膏四钱、象贝母三钱、鲜竹叶三十张、光杏仁三钱、射干八分、炙僵蚕三钱、白萝卜汁一两、生甘草六分、连翘壳二钱、薄荷叶一钱、京元参钱半。专治痧痳不透，憎寒发热，咽喉肿痛，或内关白腐，或咳嗽气逆之重证。三为加减升麻葛根汤，川升麻五分、生甘草五分、连翘壳二钱、炙僵蚕三钱、粉葛根钱半、苦桔梗一钱、金银花三钱、鲜荷叶一角、薄荷叶八分、京赤芍二钱、净蝉衣八分、萝卜缨三钱。专治痧痳虽布，而头面鼻独无，身热泄泻，咽痛不腐之症。四为败毒汤，荆芥穗钱半、薄荷叶一钱、连翘壳三钱、生蒲黄三钱、生石膏四钱、炒牛蒡二钱、象贝母三钱、益母草三钱、生甘草六分、京赤芍三钱、炙僵蚕三钱、板蓝根钱半。如大便泄泻，去牛蒡、石膏，加葛根、黄芩、黄连。专治痧痳未曾透足，项颈结成痧毒，肿硬疼痛，身热无汗之症。其清法亦有四：一为加减黑膏汤，淡豆豉三钱、薄荷叶八分、连翘壳三钱、炙僵蚕三钱、鲜生地四钱、生石膏四钱、京赤芍二钱、净蝉衣八分、鲜石斛四钱、生甘草六分、象贝母三钱、浮萍草三钱、鲜竹叶三十张、茅芦根各一两。专治疫邪不达，消烁阴液，痧痳布而不透，发热无汗，咽喉肿红，焮痛白腐，口渴烦躁，舌红绛起刺，或舌黑糙无津之重证。二为凉营清气汤，犀角尖五分磨冲、鲜石斛八钱、黑山栀二钱、牡丹皮二钱、鲜生地八钱、薄荷叶八分、川雅连五分、京赤芍二钱、京元参三钱、生石膏八钱、生甘草八分、连翘壳三钱、鲜竹叶三十张、茅芦根各一两、金汁一两冲服。如痰多，加竹沥一两冲服，珠黄散每日服二分。专治痧麻虽布，壮热烦躁，渴欲冷饮，甚则谵语妄言，咽喉肿痛腐烂，脉洪数，舌红绛，或黑糙无津之重症。三为加减滋阴清肺汤，鲜生地六钱、细木通八分、薄荷叶八分、金银花三钱、京元参三钱、川雅连五分、冬桑叶三十张、连翘壳三钱、鲜石斛四钱、甘中黄八分、川贝母三钱、鲜竹叶三十张、活芦根一两去节。如便闭，加生川军三钱，开水泡，绞汁冲服。专治疫喉、白喉，内外腐烂，身热苔黄，或舌质红绛，不可发表之症。四为加减竹叶石膏汤，青竹叶三十张、桑叶皮各钱半、金银花三钱、鲜苇茎一两去节、生石膏六钱、光杏仁三钱、连翘壳三钱、白萝卜汁一两、生甘草六分、象贝母三钱、冬瓜子四钱。专治痧麻之后有汗，身热不退，口干欲饮，或咽痛蒂坠，咳嗽痰多等症。其下法亦有四：或单用生川军汁苦寒直泻；或并用硝、黄，咸苦达下；或兼用凉膈散，发表攻里，肃清三焦之邪热；或重用陈金汁，以浊泄浊，且有防腐止烂之效能。究其来历，大都从陈氏《疫痧草》，夏氏《疫喉浅说》，曹氏《喉痧正的》三书脱化而出，已扼喉痧证治之大要矣。

赏析 此案为毒燔气营之烂喉痧。患者内由阴亏，外感时邪，入营化火，进一步劫津伤阴，使内风欲动，有痰涌气喘之势。治以清营解毒，佐清气透邪之品，再配清喉制腐之方，兼挟清润涤痰之药，以奏其功，妙法不外乎一个“清”字。烂喉痧以清泄热毒为基本治则，夏春农指出“疫喉痧”治法全重乎清也，而始终法程不离乎清透，清化，清凉攻下，清热育阴之旨也，若参入败毒之品更妙。初期治以辛凉清透，中期注重泻火解毒，清营凉血，末期宜用滋阴生津，清解余毒。

喉痧兼热入血室案

丁甘仁（住上海）

病者 刘妇，年二十岁，住虹口靶子路。

病名 喉痧兼热入血室。

原因 肝络伏热，感染喉痧，适值经行之际。前医以其壮热神糊，早投鲜生地、鲜石斛、芦茅根等甘寒凉遏而病转内陷。

证候 初起痧麻虽布，麻色紫暗，发热烦躁，梦语如谵，咽喉肿腐，不能咽饮，继则腹中绞痛，少腹结块，大便溏泄，壮热即衰，痧点即隐，谵语撮空，牙关拘紧，痰多气粗。

诊断 脉空数无神，亦不能视其舌色。余断之曰：此瘟疫之邪，已陷入三阴，血凝毒滞，残阳欲绝，无药可救。

效果 于是晚而殁。噫！前哲谓早投寒凉，百无一生，过用疏散，尚可挽回，益信然矣。

廉按 此因伏热内发，疫毒外激，遂致血热妄行，而经水适来。此时救济之法，当然以疏达透毒，活血通络为首要，遵《内经》火郁则发之例。乃反以阴凝清滋之鲜生地、鲜斛，逼疫毒内陷三阴，势必血凝毒滞，内闭外脱，酿成必死之逆候，虽有卢扁，亦望而却走矣。此案可为擅用鲜地、鲜斛者炯戒。

赏析 本案患者因内有伏热，外感温热时毒而发病。初起表现毒壅气分之证，又正当经期，治当以清气疏达透毒，活血通络为首要，而医者用大量甘寒滋阴药物，邪气不能外透反致疫毒内陷三阴，症见神昏谵语，少腹急结，痰阻气逆，脉弱无神，酿成血凝毒滞，内闭外脱危候，乃医家失治误治之过。故历代医家对烂喉痧的治疗，提出用药有“三禁忌”之说，即禁忌辛温发表，禁忌早投苦寒，禁忌直折下夺。

烂喉丹毒案

姜德清（住平度北七里河）

病者 乔升礼，年四十余，住东北乡乔家屯。

病名 烂喉丹毒。

原因 平素无病，因多食炙煿辛热，致肺胃热盛，骤感风热而病发。

证候 身发灼热，神气怯弱，四肢沉重，胸膈板闷，不欲饮食，胸胁大小腹内夹核如杏核，大小长短不一，约十数个，按之不痛，咽喉微烂。

诊断 六脉沉数，舌红苔黄。脉证合参，此烂喉丹毒也。其病之发原由于胃，胃居膈下，而胃之食管在膈上，与喉管相近，因而累及于肺，肺有毒则发痧，胃有毒则发斑，肺胃二经毒火炽，则外露丹痧。此胃毒甚，故只见丹不见痧。

疗法 外敷汤丸并进。令其先吞六神丸一次，再进清瘟败毒饮，以生石膏为君，重清胃热，犀角、川连、黄芩、连翘、元参泄心肺之火为臣，丹皮、赤芍、栀子、生地、知母凉血行瘀，泄肝经之火为佐，僵蚕、牛蒡子、丝瓜络通十二经为使，外用鲜丝瓜捣敷。

处方 牛蒡子三钱（杵） 白僵蚕二钱 丝瓜络三钱 知母六钱 鲜生地八两（捣汁） 焦栀子三钱 赤芍三钱 丹皮三钱 连翘三钱 元参八钱 黄芩三钱 小川连四钱 犀角一钱 生石膏二两 水煎，日服二次。外吹锡类散。

效果 一诊稍轻，二诊大减，三诊将原方加鲜石斛、鲜大青各三钱，去蒡、蚕、芩、连、石膏，六日痊愈。

廉按 名虽烂喉丹毒，实系核疫之一种，与西医所称腺百斯笃相类。方用余师愚清瘟败毒饮，吹锡类散。内外并治，却有效力。方中再加调玉枢丹，芳透解毒，则效当更速矣。

赏析 此案为毒侵肺胃之喉痧，今称猩红热。患者嗜食辛热，致肺胃热盛，又外感风热而发病。表现为胃先受累，牵连致膈，而累及于肺。邪入肺经则发痧，入胃经则发斑。此胃毒甚，故只见丹不见痧。治以内外兼修，取鲜丝瓜通络消肿，内服六神丸清热解毒、消肿止痛。六神丸含麝香等6味药物，用于烂喉丹痧，咽喉肿痛，喉风喉痈，单双乳蛾，小儿热疖，痈疡疔疮，乳痈发背，无名肿毒。再服清温败毒散清热泻火，凉血解毒。兼局部用药锡类散外吹于患处，内外并治，共奏奇效。

喉痧变烂喉案

丁甘仁（住上海）

病者 叶妇，年二十余岁，住上海澄衷学校。

病名 喉痧变烂喉。

原因 侍其夫喉痧而得此疾。前医恐其亦出痧痳，连进辛凉透解，未敢骤用滋阴清降，毫无应效，病反转重。

证候 身热甚壮，咽喉腐烂，汤饮难进，烦闷口渴。继则发热更甚，躁扰不安，起坐如狂，甚至谵语妄言，咽喉间满腐，蒂丁去其大半，口唇焦燥。

诊断 脉洪数有力，舌灰黄。此疫毒由口鼻直入肺胃，悉从火化，由气入营，伤津劫液，内风欲动，势将痉厥也。

疗法 急投犀角地黄汤凉营解毒为君，佐竹叶石膏汤清燥救肺，加减数味，合而为凉营清气之剂。

处方 犀角尖五分（磨汁，冲） 鲜生地八钱 京赤芍二钱 粉丹皮二钱 川连五分 鲜石斛八钱 京元参三钱 生石膏八钱 焦山栀二钱 薄荷叶八分 青连翘三钱 生甘草八分 鲜竹叶三十片 陈金汁一两（冲） 先用鲜茅根、芦根各一两，煎汤代水，每日服珠黄散二分。

效果 一日夜连进四剂，即热退神清，咽喉腐烂亦退，三四日即愈。似此危险重证，得庆更生，亦可谓幸矣。可见有痧痳而喉不腐者有之，喉腐而不出痧痳者亦有之。

廉按 此因喉痧遗毒，以致血毒内溃，肺叶受灼，而喉乃白烂，凉营清气，治法适当。似此佳案，足为后学师范，惟犀角、石膏、金汁等三味，尚可酌加用量，力图速效。否则杯水车薪，药虽对症，尚恐不足以胜病。虽然，此际之调剂全在医者诊断之精确，用药之胆识也。

赏析 此病案为烂喉痧之毒燔气营证。患者有疫毒接触史，医者预防用药，然剂量不足或辨证不明确，致使邪毒经口鼻侵犯肺胃，病情进展迅速，由气入营，化火化风，出现壮热烦渴，狂躁谵语，内风欲动，且邪热劫伤营阴而口唇焦燥。医者急施加减凉营清气汤，以清气凉营，解毒救阴，并配珠黄散局部治疗，以清热解毒、去腐生新，珠黄散来源于《络囊撮要》，组成为西牛黄、冰片、真珠、煨石膏。主治口疳，喉痛。对症施治，虽症状危重，仍可转危为安，化险为夷。

第九卷　时疫白喉病案

燥疫白喉案

丁甘仁（住上海）

病者　叶女，年十余岁，住上海。

病名　燥疫白喉。

原因　素因阴虚肝热，现因染燥疫时气，与内蕴伏热相应为患，病已四天。

证候　喉旁左右两关腐烂，蒂丁亦去其半，身热不壮，四日粒米不进。

诊断　脉象濡数，舌质淡红，中后薄黄。余曰："此疫疠之邪薰蒸肺胃，而心肝之火内炽也。"

疗法　郑梅涧《重楼玉钥》续集云："白喉遇燥气流行而发，用药以养阴清肺为主。"今仿其法而加减之。

处方　鲜生地六钱　京元参三钱　冬桑叶三十张　金银花三钱　汉木通八分　鲜石斛四钱　甘中黄八分　川贝母三钱（去心）　青连翘三钱　薄荷叶八分　川雅连五分　鲜竹叶三十片　活水芦根一两（去节）

效果　一剂即咽喉腐烂渐脱，反觉焮痛，此由腐烂虽去，新肉未生，故焮痛。仍用原方加花粉三钱，因未大便，加生川军三钱，开水泡绞汁冲服，得大便甚畅，胃热下行，白喉随愈。肺与大肠相表里，腑热下达，肺火亦从下降，病遂就痊。

廉按　郑氏养阴清肺汤，专为燥疫白喉而设，虽属正治，然就余所验，江浙患真白喉证少，染烂喉痧者多，若不明辨而误用，每致贻人夭札。吾友杜君同甲，所以著《白喉抉微》驳议，叮咛以警告病家也。

赏析　本案投以养阴清肺汤确为治疗燥疫白喉之良药。患儿肺胃阴虚，心肝火旺，用以养阴清肺兼通泻肠腑之剂，胃热得去而喉烂自愈。但在没有明确诊断之前，不可乱用滋阴之剂。白喉易于与烂喉痧混淆，烂喉痧一病若不明确诊断而误投养阴之剂，必将失治误治，故临症应细心察验。何廉臣认为江浙一带常有发热、咽喉溃烂见白腐者，多为烂喉痧，而确诊为白喉者少。前文亦有言，《白喉忌表抉微》一书影响颇大，众医家常拘泥于此书所言，治疗喉病皆用滋阴之药。此法用于烂喉痧，无异于闭门留寇，邪不得出，内郁伤人。《白喉忌表抉微驳议·自序》有“患者误服其方，惨遭冤死，不知著是书者何所仇于喉病之人而必造此偏执之谬说而尽杀之也”一言。故在此强调医家对此一类证候应谨慎明辨二者病因病机，再拟治法方药，不要以偏概全，以免误诊。

燥疫白喉案

袁桂生（住镇江京口）

病者 家嫂，年四十岁，住京口。

病名 燥疫白喉。

原因 今年九月间疫喉盛行，感染而陡患喉证。

证候 初起时仅咽喉两旁红肿，继起白点，发热、恶寒、头疼。

诊断 脉滑，舌苔淡黄而腻。此燥挟湿热，痰滞酝酿为患。

疗法 辛凉甘润，以泄热解毒。豁痰清喉，外治吹蓬莱雪。

处方 苏薄荷四分 冬桑叶一钱 青连翘四钱 栝楼皮三钱 金银花三钱 川贝母三钱（去心） 鲜生地六钱 金果榄二钱（杵）

次诊 次日寒热退，而咽喉两旁则破烂，汤水难下，舌苔淡黄厚腻，右脉滑数，乃痰伏上焦也。仍以前方加减，再进一剂。

次方 金银花三钱 青连翘四钱 川贝母三钱（去心） 金果榄二钱（杵） 鲜生地六钱 淡黄芩二钱 光杏仁三钱 冬瓜仁四钱 石菖蒲四分 丝瓜络四钱 汉木通一钱 雅梨汁一酒钟（和服）

三诊 第三日复诊，喉部溃烂未至蔓延，咽内常觉痰阻，舌苔黄腻，痰浊甚重，轻剂不能治也。

三方 旋复花二钱（包煎） 川贝母四钱（去心） 海浮石三钱 栝楼仁三钱 半夏曲三钱 原麦冬三钱 鲜生地三钱 小川连五分 广橘皮钱半 雅梨汁一酒钟 莱菔汁一酒钟（和服） 并另用梨汁，莱菔汁与饮。

四诊 痰渐活动，能稍稍咳出矣。然舌苔则满布黏腻，口黏而干，大便数日未通，右脉滑数。乃以原方去海浮石，加滚痰丸三钱同煎，盖欲通其大便，使痰浊下降也。

五诊 此药服后，夜间能睡一二时，知饥欲食，而病势遂大退矣。然并未大便，惟吐痰则甚多，舌苔尚腻，仍以前方去滚痰丸。服后，诸恙俱退。家嫂以药太苦，遂不服药。

效果 但以薄粥调养，越日大便始通，而起居如常矣。

廉按 过玉书曰：白色喉蛾、白色喉痹、白色喉风、白色虚喉、白色喉痈、痨证白喉，以及喉疳之白腐、喉痧之白点，皆南方常有之症，均非北方之时疫白喉也。此案虽系燥疫白喉，然挟湿热痰滞，故初用辛凉甘润、解毒豁痰，继因痰浊甚重、注重开痰为君，佐以清润，终加滚痰丸消降痰火，尤为着力，故服后诸恙悉退而痊。惟生地、麦冬阴凝滞气，究与痰浊不相宜，当易竹沥、金汁为妥。

赏析 本案为燥疫白喉兼夹湿热痰滞。患者因感时疫而患白喉，初起以毒侵肺卫为表现，故以苏薄荷辛凉，疏散风热，利咽透疹；症见脉滑，舌苔淡黄而腻，此燥挟湿热，痰滞酝酿为患，故以冬桑叶疏风散寒、清肺润燥。配伍青连翘、栝楼皮、金银花、川贝母、鲜生地、金果榄加强消肿散结养阴、清热解毒化痰之效。然次日寒热虽退，而咽喉两旁破烂，舌苔淡黄厚腻，右脉滑数，痰伏上焦也。遂加黄芩、杏仁、冬瓜仁、石菖蒲、汉木通、雅梨汁清热燥湿润肺、泻火解毒排脓。后方主症为痰涎壅盛，大便不通，故以祛痰通便为主。大凡时疫喉证，多因风火挟痰，冲激于喉咙一线之地，猝不得出，遂致顷刻肿闭。医者辨证施治，须变通灵活。

燥疫白喉案

陈务斋（住梧州四方井街）

病者 梁德荣，年三十岁，体壮，商业，住广西梧州。

病名 燥疫白喉。

原因 素因过食酸滞，嗜酒无量。诱因秋天炎燥，是年白喉盛行，毒菌飞扬，由口鼻吸受，直接传染。

证候 恶寒发热，头目眩痛，背胀腰刺，全体骨节疼痛，咽喉干涸，微现硬痛。继则体中大热，咽喉疼痛势不可忍，喉头起白点白块微烂，外面微肿，口干而渴，头部更痛，声破不能言，目赤唇焦，气逆喘急，气热而臭，顽痰上涌，鼻流鲜血，神志烦闷，睡寤恍惚，神识昏迷，面色微黑。

诊断 脉左洪弦，右浮数，体温一百零五度，此燥疫白喉证也。查阅前医方药，纯为表散治风之方，反使其毒分窜经络，火势愈猛，血涌于鼻，痰阻关窍，顿致心神昏愦，危在顷刻。今所幸者，左脉尚存根气，或可救治。

疗法 先用仙方活命汤加减。取犀角、莲心、胆草、山栀清君相之火为君，石膏、知母、黄柏平阳明燥热为臣，生地、中白、银花、白芍、甘草凉血养阴，和中败毒为佐，元参、兜铃、蓝根、瓜蒌下气化痰，润肺降逆为使。连进三服，鼻血止，人事醒，体热亦退，面唇略润。继用养阴清肺汤加减。连进五服，白喉已退，咽润津复，略能言语，稍进薄粥。惟腹中满胀，大便不行，诊脉左则缓静，右关尺数有力。用白虎承气汤加减，推荡瘀热，二服后，泻下黑燥粪数次，眠安食进，诊脉已缓。终用生脉散合白虎汤，助气生津，清胃润燥。

处方 仙方活命汤加减方

龙胆草三钱 马兜铃三钱 瓜蒌仁五钱 元参三钱 川黄柏二钱 鲜生地八钱 板蓝根二钱 生石膏八钱 犀牛角二钱（磨冲） 白芍三钱 生甘草一钱 焦山栀三钱 莲子心三钱 人中白三钱 白知母四钱 济银花三钱 煎服。

次方 养阴清肺汤加减方

鲜生地六钱 麦冬四钱 白芍三钱 薄荷六分 元参三钱 丹皮二钱 川贝二钱 生甘草钱半 胆草三钱 生石膏五钱（研细） 犀角三钱 煎服。

三方 白虎承气汤加减方

芒硝三钱 生大黄四钱 生石膏四钱（研细） 瓜蒌仁三钱 知母四钱 鲜生地五钱 黑元参四钱 煎服。

四方 生脉散合白虎汤方

生石膏四钱（研细） 麦冬三钱 五味一钱 知母四钱 西洋参三钱 粳米五钱 甘草钱半

效果 五日人事已醒，热退体和，白喉已减，鼻血亦止；十日喉证已除，略能言语，食量略进；二十日病除食进，元气已复。

廉按 此仿张善吾、郑梅涧辈治燥疫白喉之法，耐修子《白喉抉微》一书皆用此等方药，全在临证者辨明真燥白喉，始可仿用，否则贻误反多，学者宜注意之。

赏析 患者素因过食酸滞，嗜酒无量，易生痰热留滞体内，又因秋季燥热，正逢白喉流行，空气中大量毒菌飞扬，经由口鼻传染。而前方专为表散治风，反使其毒分走窜经络，波及他处，泻火上炎，络脉受损，血涌于鼻，痰热闭阻关窍，顿致神昏，甚至有生命危险。本案先用仙方活命汤加减方清热解毒、润肺降逆、凉血养阴、消肿溃坚、下气化痰，是为消法。后以养阴清肺汤加减方、白虎承气汤加减方、生脉散合白虎汤方，分别养阴清肺、解毒利咽，清热除烦、生津止渴，益气养阴、敛汗生脉，步步为营，以消病症。

燥疫白喉案

庄虞卿（住丽水第十一中学）

病者 项云禅令郎，年五岁，体弱，住吉祥巷。

病名 燥疫白喉。

原因 素体阴虚，肝热内盛，至深秋复感温燥而发喉证。

证候 初起恶寒发热，满喉皆粉白，音哑鼻塞，面青神倦，大便溏泻。

诊断 脉浮无力，左关弦数，舌红苔粉白，指纹青紫。脉证合参，此真白喉证也。

疗法 治之之法，惟有以厚重之药镇其上层，如巨砖盖鼎使焰不上腾，复以清凉之药润其次层，如以湿棉御炮使火不内射，既镇且润，火毒自骎驯而下行。惟大便泄泻太甚，又宜兼顾脾气，庶无滑脱之虞。方用生地、玄参、丹皮、炒芍以清其血分之热，川贝、麦冬、生草、石膏以清其气分之火，加薄荷、银花、连翘以消其肿而解其毒，粳米以补其脾而挽其泻。白喉兼泻，《白喉议》原有加藿香、砂仁之训。但香砂辛温，利于泻不利于喉，兹易以粳米，较用香砂似觉平稳，盖粳米甘凉，清热补脾两擅其长故也。外以瓜霜散加牛黄频吹，以清毒而消肿。

处方 细生地五钱　原麦冬三钱　炒白芍二钱　生粳米一合　苏薄荷一钱　乌元参四钱　湖丹皮二钱　生石膏三钱（研细）　川贝母二钱　生甘草一钱　每日服两剂。

又方 西瓜霜一钱　飞朱砂三分　梅花片一分　人中白二分（煅）　西牛黄二分　雄黄精三分　研细末，频吹喉内白点上。

效果 二日神色明亮，白块束小。五日泄泻亦减。七日白点退净，饮食如常。十日声音稍亮。再以竹叶、石膏、北沙参、破麦冬、生苡仁、生甘草、川贝母治之，两旬诸恙悉退矣。

廉按 此法治真白喉证，感邪已轻内热尚重者用之。惟五岁小孩日服两剂，分量尚嫌太重，故善用者斟酌之。

赏析 本案患儿所患之病为燥疫白喉，中医认为，白喉的病因为温疫疠气或疫毒燥热时邪，当素体肺肾阴虚加之秋冬干燥气候的影响，则邪易从口鼻而入，直犯肺胃，酿成阴虚阳热而发病。《重楼玉钥》云“……或多服辛热之物，感能而发”，此为饮食因素也。此时患儿已处于外邪轻而内热重之时，医家在处方用药之时，内服以滋阴清热润燥为主，兼以补脾止泻，令人称道的是，医家不拘于古训，将本应用于止泻之辛温之剂砂仁，替换为甘凉补脾之粳米，盖由砂仁阴虚内热者不宜用、二因其不利咽喉，而粳米可以兼顾也。此为方药与治法相呼应，尊古训更恪守中医辨证施治之原理也。又配合外用西瓜霜、牛黄局部用药，自然事半功倍。医者或曰，不以大剂不能镇其内热，而廉臣认为，患儿年幼，连连服药，剂量过大，易伤脾胃，应斟酌使用。若减少剂量，可配合饮食调理脾胃，清热养阴，徐徐图之，不伤正气也。

燥疫白喉案

尹小闰（住诸城）

病者 李式平，忘其年，住本乡。

病名 燥疫白喉。

原因 素禀阴虚，染时行燥疫而发。患此十余日，自知不起，流涕求救。

证候 喉燥纯白，咳吐黏涎，鼻塞颔肿，口干便秘。

诊断 脉缓滑而大，舌苔白厚带灰而糙。此伏火内盛，燥毒外引，酿成时疫白喉也。

疗法 用调胃承气汤以荡涤肠胃宿垢实热，合养阴清肺汤以润燥活痰，佐以郁李净仁破大肠气滞，使以枳壳直达幽门。

处方 生川军钱半（酒洗） 元明粉二钱（后入） 生甘草一钱 北沙参四钱 原麦冬三钱 鲜生地五钱 粉丹皮三钱 京川贝三钱（去心） 苏薄荷一钱 生白芍二钱 郁李净仁二钱 生枳壳一钱

效果 叠进两剂头煎，便下如脓，自觉喉间黏涎划然而下，所患若失，而舌苔犹现灰色，再进一剂而退。继用前方去硝、黄、枳壳、郁李仁、薄荷等五味，加元参四钱，养阴清肺、壮水制火而痊。

说明 此证始于天行，盛于传染。凡人鼻气通天，口气通地，温燥吸入，蕴结上中二焦，阻其脾胃升降之机。湿热郁蒸，津液不得四布，脘闷生涎，上蒸华盖。外则颔颐结肿，宛如时毒，内则盘踞咽喉，蒸成浊痰，邪无出路，愈结愈坚，而死亡随之矣。治当以邪从口鼻入者，仍驱之从浊窍出。其间有表证者，乃里气之滞也。邪留于胃，里气滞，表气因之不通。如目痛，眉棱骨痛，目眶痛，鼻干不眠，膝眼正面痛，此皆邪溢阳明之表，所谓里中之表也。如腹痛胀闷，四肢厥逆，或者溏粪下利，如烂柿、如败酱、如倭瓜、藕泥，胶滞稠黏，至死不结，此则里中之里。法宜速用调胃承气，以元明粉易朴硝为之君，以酒军为臣，以甘草枳实为佐使，急通其里，里愈而表自愈。至于脉缓滑而大者有之，缓洪沉缓抵骨者亦复不少，气道不利故也，若必俟洪数劲指，十不获一。十余年来，已验之人，历历不爽。如患者畏忌大黄，可用元明粉拌捣瓜蒌，每奏奇功。初下每如常粪，再下则变红中杂黏液胶滞，后复得黄粪为邪尽。若红黑色为未愈，仍宜守方下之，不变黄不止，既变黄又不可不速止，此为秘诀。

廉按 时疫白喉之病原在菌，而所以失其抵抗病菌之能力，致令此菌集结于肺部喉关，阻碍人之呼吸生机者，皆由肺胃之津液，因熏灼而化生黏涎稠痰之过也。就余所验，挟外感之风燥者，其势重，无外感之风燥者，其势轻。此案见其痰涎胶滞上中二焦，肺气因之失降，故用大黄、元明粉，遂《内经》上病取下之旨，因势利导，一鼓廓清，使毒有出路。仍参以养阴清肺者，盖为素禀阴虚，挟有燥热者而设。处方刚中寓柔，非确有胆识者不办。案后说明，亦有见地，洵阅历有得之言也。

赏析 患者先天体质阴虚，因感染时行燥疫而发病。得患此十余日，便自知病情危重。症见喉燥纯白，咳吐黏涎，鼻寒颔肿，口干便秘。予调胃承气汤合养阴清肺汤加郁李仁、枳壳加减成方，以荡涤肠胃宿垢实热，并可润燥活痰，佐以郁李净仁破大肠气滞，使以枳壳直达幽门。其中生川军活血行气、祛风止痛，元明粉润燥软坚、清热消肿，生甘草调和诸药，《本草汇言》：“和中益气，补虚解毒之药也”，北沙参养阴清肺、益胃生津，原麦冬养阴生津、润肺清心，鲜生地清热凉血、养阴生津，粉丹皮清热凉血、活血祛瘀，京川贝清热化痰润肺、散结消肿，苏薄荷疏散风热、利咽透疹，生白芍养血敛阴，郁李仁润肠通便、利水消肿，生枳壳行气开胸、宽中除胀。处方看似泻下，实则先除实邪，再补阴虚。荡涤泻下也有伤阴之虞，医者辨明虚实，足见其果敢。

燥疫白喉案

何拯华（绍兴同善局）

病者 周增福，年三十八岁，业商，住干溪。

病名　燥疫白喉。

原因　深秋吸受燥气，内伏肺络而不发，至初冬新感暴冷，与所伏之燥火互相冲激，猝乘喉间清窍而发。

证候　身痛发热，恶寒无汗，喉间初发白点，继发白块，咽燥无痰，咳则胸痛。

诊断　脉左浮紧，右浮数，按之反涩，舌边尖红，苔罩白滑，此肺经伏燥内发，太阳新寒外束也。

疗法　吴氏鞠通曰："燥气为病，轻则为燥，重则为寒，化气为湿，复气为火。"故先用麻杏为君，宣肺气以达皮毛，迅散其外束之新寒，臣以甘石。石膏为治燥火主药，其气腥，能达表，其性凉，能清里。凡喉间一见白点白块，此味急不容缓，配以炙草之甘缓，一以监制麻黄，一以濡润喉关。切不可误于耐修子忌表二字，使外寒与内燥互相牵引也。佐以生莱菔汁，使以鲜枇杷叶者，借其辛润止咳，轻清肃肺耳。

处方　麻黄五分　光杏仁三钱　生莱菔汁两瓢（后煎）　生石膏五钱（研细）　清炙草五分　鲜枇杷叶三大片（去毛筋）

效果　连服两剂头煎，津津微汗，而身痛恶寒除。惟热势大盛，喉间发白未退，遂去麻黄，倍石膏，加西洋参二钱、元参四钱、冲鲜银花露、陈金汁各二两，又用活水芦笋、鲜白茅根各二两，先煎代水。连进三剂，白去八九，喉中但觉燥痛。又加鲜生地汁，雅梨汁、淡竹沥各两大瓢。叠服两剂，病遂痊愈。

廉按　凡时疫白喉起于秋冬之间，遇有新寒外束者，放胆用麻杏甘石汤，颇有捷效。奈近时病家在畏麻黄石膏如虎，以致医不敢用，坐失病机，良堪太息。今援吾友恽铁樵君以证明之。其言曰：小女毛头，才六岁，呼喉痛。视之一边有白腐，如花生仁大，其症状发热恶寒无汗。余于评白喉忌表时，即认定此种症状等于伤寒太阳病。惟此病传变，始终不离咽喉，且舌绛口渴，是温热症状，其脉类洪数，大都无汗，于初起时得汗，则喉痛立减，此表闭阳郁之证也。今不问其喉烂与否，仅解其表而清其热，在法当瘥。其时已夜三钟，不及买药，姑俟明日。乃晨六钟视之，喉间白腐，两边均有，其面积较三钟前增加一倍，病毒进行之迅速，良为可惊，即以麻杏石甘汤予服。而内子见报端广告，有某药房保喉药片，急足往购，每半钟含药一片。向午汗出，傍晚热退，喉间白腐面积缩小，作黄色，微带绿，其不腐处则作殷红色，痛则大瘥，是夜得安寐，翌晨霍然。余深信麻杏石甘汤之中肯，而内子颂保喉药片之功德不置。讵女儿才瘥，十二岁之儿子复病，病状尽同。余已有把握，不复惊惶。然颇欲知保喉药片与麻杏石甘功效孰胜，因勿予药，专服保喉药片。越三钟视之，白腐仍增大，惟不如不服药片者之速，痛亦不甚剧，而状热无汗则略不瘥减。更进保喉药片，胸闷泛恶，不能受矣。内子惶急，促余予药。余曰：君谓药片佳，故余欲一观其成绩也。内子怒余以目，谓此何等事，乃作隔岸观火态度。余乃令屏保喉片弗服，更两钟，喉痛觉增剧，乃予麻杏石甘汤。喉遂不痛，越宿霍然愈矣。嗣是每值此证，予麻杏石甘，无不效者。

赏析 患者于深秋之时感受燥邪，内伏肺络而不发，至初冬之后遇寒邪，与所伏之燥火互相搏结，攻击人体呼吸道第一关——咽喉，发为燥疫白喉。医者遵吴鞠通“燥气为病，轻则为燥，重则为寒，化气为湿，复气为火”之理，先用麻杏为君，宣肺气以达皮毛，迅散其外束之新寒。臣以甘石。石膏为治燥火主药，其气腥，能达表，其性凉，能清里。配以炙草之甘缓，一可制麻黄之温，二可滋润喉关。佐用生萝卜汁，使以鲜枇杷叶，借此二者辛润止咳，轻清肃肺。感寒外束者，用麻杏甘石汤，疗效颇佳，此案可证之。

燥疫白喉案

何拯华（绍兴同善局）

病者 赵运发，年卅二岁，供职他省，住绍兴昌安门外富陵村。

病名 燥疫白喉。

原因 秋冬之交，久晴无雨，燥气流行，从口鼻吸入，潜伏化火，适感风而暴发。

证候 初起头痛恶风，身热微寒，咽干无痰，喉间介介如梗，发白如粉皮样，或干咳或不咳，或咽痛或不痛。

诊断 脉右寸浮数，按之微涩，舌苔薄白而糙，此肺病燥火本证也。其他肺热喉病少发白，而此独发白者，以实扶的里菌盘踞喉头，乃生假膜，其色呆白，刮之亦甚坚韧也。

疗法 先嘱其用白喉血清注射，内服喻氏清燥救肺汤加减。以色白微苦性清质轻之西洋参，色白气腥味淡性寒之生石膏为君者，此二味为清肺经燥火之特效药，臣以桑叶、薄荷、苦杏、甘草，取其辛凉而合苦甘也。悉遵燥淫于内，治以辛凉，佐以苦甘之经旨。然疫必有菌，菌必有毒，故佐以金汁、银花露之甘咸解毒，而使以白蛇退者，以蛇性喜清洁，一染秽气细菌即褪壳而换新皮，取其善退喉间之假膜也。

处方 真西参二钱 苏薄荷钱半 光杏仁三钱 生甘草八分 白蛇退三寸 生石膏八钱（研细） 霜桑叶二钱 银花露二两 陈金汁一两（二味同冲）

效果 注射后，喉间假膜渐化，色转淡黄。继服汤药，一日二剂，诸证轻减。三日喉间白腐退净，色转嫩红，微咳黏痰。原方去石膏、薄荷、杏仁、蛇退、金汁五味，加栝蒌仁四钱，京川贝、鲜石斛各三钱，雅梨汁、枇杷叶露各两瓢。连服四剂，咳止胃动而痊。

廉按 白喉之证甚多，其因不一。必喉间发白生假膜成片者，乃为真时疫白喉也。互相传染，大人易治，小儿难疗者，以小儿在四五岁内，咽喉服药处处不能如法，故治之较难也。此案探源辨证，按经处方，从喻氏救肺汤加减，不拘于养阴清肺，而应效反速者，注重于燥火二字耳。方中发明蛇退之生理作用及医治效用，语虽新颖，却有理由。

赏析 患者秋冬之交，燥邪入侵，潜伏化火，适感风而暴发。此典型风热白喉。此案治法先嘱其用白喉血清注射为西医疗法，内服喻氏清燥救肺汤加减为中医疗法。以西洋参、石膏为君者，此二味为清肺经燥火之特效药，臣以桑叶、薄荷、苦杏、甘草，取其辛凉而合苦甘也，疏散风热、清肺润燥、滋阴养血、利咽透疹、止咳平喘之功。燥淫于内，治以辛凉，佐以苦甘之经旨。然疫必有菌，菌必有毒，故佐以金汁、银花露之甘咸解毒，而使以白蛇退者，以蛇性喜清洁，一染秽气细菌即褪壳而换新皮，取其善退喉间之假膜也。此近代中西医结合治风热白喉之良案也。

燥证红喉转白案

萧琢如（住湘乡水口山矿局）

病者 李楚枬女，年方十岁，住湘乡。

病名 燥证红喉转白。

原因 前医从风毒喉痧治，服发散药，米饮不入口，已数日矣。

证候 身大热无汗，口渴心烦，夜不安枕，满喉发白。

诊断 脉浮大而芤，舌无苔，鲜红多刺，幸有浮液，不甚干燥。余曰：此乃燥证误表，挽回甚难。

疗法 为疏养阴清肺汤，取其润燥清喉、消痰制腐之作用，大剂频服，或可挽回。

处方 鲜生地一两 元参八钱 原麦冬六钱 丹皮四钱 生白芍四钱 川贝母四钱 苏薄荷二钱半 生甘草二钱 银花三钱 连翘三钱

效果 连服三剂，次日遍身露红斑，几无完肤。余曰：内邪外出，此生机也。仍守原方大剂加味，每日夜尽三剂，三日而平复，续以养阴方善后。闻愈后半月，发肤爪甲尽脱，燥证误表之为害，有如此者。

廉按 此血毒喉痧而转白烂者。前医见其红喉，身大热无汗，用发散透痧药，亦不得竟谓其误表。改服大剂养阴清肺汤后，次日即遍身露红斑，几无完肤，显系烂喉丹痧之症状。惟口渴心烦，夜不安枕，此属胃热蒸心，由气分而转入营分。此案养阴清肺汤中，薄荷、丹皮、银花、连翘诸药辛凉宣通，与大队增液川贝、甘、芍等一派凉润之药并用，既能散邪，尤能清热，所以服之辄觉捷效也。

赏析 患儿或为内燥阴虚之体，感受时疫温毒之邪起病后，前医者从风毒论治，若单用发散之药，加之热病伤阴，病家阴虚更甚，形成燥证，致患儿出现大热无汗、心烦口渴之症。医家急予滋阴之剂，连服三剂，患儿皮疹显露，邪气得出，之后又每日三剂，连服三日，才勉强挽回病势，后期仍用大量增液之品及川贝、甘草、白芍等性属凉润之药，以恢复其阴液。方中另有薄荷、连翘、银花、丹皮可辛凉宣通，透营转气，驱邪外达。烂喉痧虽以畅汗为第一要义，却不可一概而论，萧氏明辨病因病机，认为患儿本是毒热侵入肺胃，耗营伤阴，治疗予扶正祛邪辛凉宣通，滋阴清热并用而显效，幸得医家明辨，否则殆矣。

风毒白喉案

李伦青（住衡阳）

病者 沈筱岚，忘其年，住善化。

病名 风毒白喉。

原因 初由大舌边起白泡数颗，医用元、麦、赤芍、竹叶之类，连进三剂。一宵忽痰涎上涌，精神疲倦，恶寒发热，胸结，饮食不能下咽，延余往治。

证候 喉内白块已满，色如霜雪，痰涎稠黏不断，胸膈痞满。

诊断 脉两寸浮弦，右关沉紧，舌苔白滑，此风毒挟寒在表，未经宣发，误以寒凉迭进，变成坏证也。

疗法 用荆防败毒散以驱表邪，吹坎宫回生丹以祛疫毒。

处方 荆芥钱半 防风钱半 羌活一钱 独活一钱 制僵蚕二钱 柴胡一钱 前胡钱半 枳壳一钱 桔梗一钱 法半夏二钱 银花钱半 粉甘草一钱 鲜生姜三片

坎宫回生丹 已见周案。

次诊 次日白块退净，而胸膈为风痰阻隔，食入少顷即吐，不能直达中下二焦，症类关格。其家惧甚，复巫医杂投，百计罔效。余细察脉证，犹属风痰之毒阻隔，与喉无干。遂以拔毒及引龙归海之法，始两耳颈项稍发红疹；再用艾叶、皂角、白酒炒热，布包熨之，随熨随发，遍体红疹无间。其家以为变证，惧之尤甚。余曰：此佳兆也。必欲提毒表出，始能开其阻隔。次日果胸膈豁然，饮食即进，随以人参败毒散再提表以托毒。

次方 西洋参二钱 防风二钱（去芦） 白芷二钱 浙贝二钱（去心） 桔梗三钱 银花三钱 白僵蚕三钱（姜汁炒） 鼠粘三钱 荆芥一钱 人中黄一钱 蝉蜕七只 皂角刺三针

平险如意散 治一切白喉内外俱肿急症。

赤小豆四钱 大黄四钱 芙蓉叶四钱 文蛤三钱 四季葱三根 鼠粘三钱 燕子窝泥五钱

共研细末，将四季葱杵汁，以陈茶水、白酒各半共调和，炒微热，敷颈项，拔毒外出，消肿止痛。

引龙归海散 治寒证白喉急证。

本制附片四钱 吴茱萸三钱

共研细末，白酒调作二饼，贴两足心涌泉穴。若天气寒，用火微烘。庶无根之火浮越于上，得此引之而自降，亦以类相来之法也。

效果 以人参君主之药保元，鼠粘、僵蚕利咽，法夏、陈皮以消痰饮，银花、蝉蜕以清余毒。连进三剂，诸证悉除。后用六君、八宝以收全功。

廉按 此由喉痧误用凉遏而喉转白烂，故用内外兼治，多方透表以排毒外出，可见凡治白烂喉，以查析原因、辨明证候为首要。爰将陆氏辨证法，节录其要，以告当世之研究喉疫者。陆培初云：比年来白烂喉盛行，死亡相继，此非不治之症，皆由医家未能辨别病源，误药所致。证分三种：一为外感实证，表受风温，病在肺。病状恶寒发热，白腐仅在外面，浮面多系白点，不至成块，舌质赤，舌苔薄润，身上或有疹或无疹，治宜辛凉解表，用前、蒡、翘、贝、勃、蝉之属，外治用薄荷、真青黛、硼砂、马牙硝等研末吹之；一为内伤虚证，阴亏燥热，病亦在肺。病状无寒热，白腐在里，如粉如石灰，发呆白色，初起成点成块，一二日即粘连成片，满布喉间，舌质红，舌苔或白或微黄或无，而必燥涩，毫无滑腻黏涎。治宜凉润清降，用养阴清肺汤之属，外治用金银花、生甘草、象牙屑、濂珠粉、指甲、灯心灰等研末吹之；一为内伤实证，湿热熏蒸，病在胃而袭于肺。病状无寒热，间亦有寒热者，必在午后，而热不扬、寒不甚，白腐处带黄明色，必黏沫满喉，舌质红，舌苔厚腻黄滑，重者口喷秽气。治宜化湿清热，如三仁汤之属；或滑石、通草、子芩、茯苓、苡仁、金果榄、山豆根等，外治亦用金果榄、山豆根加滑石、人中白等研末吹之。其辨别全在舌苔之为燥为润为腻，以及平素体质、大小二便详察之、三证互误，均能杀人。

赏析 本案为白喉痧误治转为白烂喉之证，先用荆防败毒散以驱表邪，再以吹坎宫回生丹以祛疫毒，坎宫回生丹之药物组成：真血竭，细辛，真雄精，牙皂，大梅片，硼砂，真麝香，郁金，生附片。处方来源：《白喉全生集》。方剂主治：寒证白喉及乳蛾、喉风。然仍有风痰之毒阻隔，与喉无干，遂以拔毒及引龙归海之法，再用艾叶、皂角、白酒炒热，布包熨之，随熨随发，遍体红疹无间，提毒表出，始能开其阻隔。再以人参君主之药保元，鼠粘、僵蚕利咽，法夏、陈皮以消痰饮，银花、蝉蜕以清余毒，连进三剂，诸症悉除。后用六君、八宝以收全功。内外兼治，多方透表以排毒外出，可见凡治白烂喉，首要查析原因，确有因医家未能辨别病源，误药所致。

风毒白喉案

李伦青（住衡阳）

病者 陈汉仙，忘其年，住长沙。

病名 风毒白喉。

原因 患烂白喉痛数日，医用清润解毒诸剂而病愈剧，已二日余矣。其家视变证峰起，仓皇惧甚，延余往治。

证候 发热恶寒，痰涎上涌，声如拽锯，汤水不能下咽，视喉内淡红微肿，内关白点已陷，小便不通。

诊断 两手脉弦而紧，舌苔白滑。此误以清凉凝闭风寒，阻滞经络，使病毒不得外泄，遂化生痰涎，上涌咽喉，恐骤变喉闭急症。

疗法 即用坎宫回生丹合开关立效散，连吹二三次，立刻上下交通，饮食即进。随以柴胡饮提已陷之邪，二剂诸证悉除。后以加减六君子汤调理。

处方 坎宫回生丹　已载周案。

开关立效散　治一切白喉牙关紧闭，汤水难入等证。

真雄精一钱　北细辛一分　真牛黄一钱　生牙皂二分　真麝香四分　苏薄荷六分（去梗）　大梅片五分

除片麝、牛黄外，共研极细末，过绢筛，合片麝、牛黄再研极细，磁瓶收贮，蜡封固瓶口，勿使泄气。临时以三四厘吹两腮内，或以少许吹鼻孔，立刻开窍。

柴胡饮

川柴胡二钱　羌活二钱　法半夏二钱　制僵蚕二钱　桔梗钱半　济银花钱半　净蝉衣七只　川厚朴五分　陈皮一钱　粉甘草一钱　鲜生姜三片　水煎服。

加减六君子汤

西潞党五钱　生白术三钱　东白芍三钱　云茯神三钱　法半夏二钱　白归身钱半　制僵蚕钱半　陈皮一钱　济银花一钱　清炙草一钱　煨姜三片　水煎服。

效果　连服十剂而痊。

廉按　风毒白喉，有挟寒挟热之分。挟寒者，初起头痛恶寒，身疼发热，满喉淡红，微肿略痛，白腐多见于关外，或见于关内，形色多明润而平，尚能饮食，二便通利，脉多浮细而紧，舌苔多白滑，此风邪尚在表之候也。治宜荆防败毒散加减，驱风解毒，开痰发表，使疫毒从汗排泄，则喉痛自愈。喉如腐烂，轻则用玉钥匙品白金丸频吹，重则用坎宫回生丹。即使汗已出透，但有一毫恶寒胸闷，或身尚作热，苦寒药仍不得夹杂，惟有轻清泄热，以尽余邪而已；必俟皮脱肤凉，胸闷全消，鼻见清涕，而或有里热未清，及阴虚津亏者，方可酌进甘寒之品，庶几无害。此案为风毒挟寒之白喉救误而设，尚非初起之正治法。若挟热者更非其治，惟用坎宫回生丹合开关立效散连吹喉间，却属外治急救之要法。然就余所见白喉险证坏证，牙关紧闭，痰涎上涌，有不能服药亦无可吹药者，法宜先开关以扫其痰涎，甚则针刺各穴以出恶血，通经活络，使立时清醒，再行吹药服药，庶有挽回之希望。虽然，白喉无论寒热证，如汗出似油者不治。失音动痰气喘者不治，目光直视者不治，用针无血者不治，吹药无涎者不治，吹药即刻痛止白落、过日复患者不治，满喉皆白、刮之紫肿带黑者不治。医者如遇此等证候，切勿轻与用药，纵人尽天回，其能侥幸于万一者，亦未可知，但总不如先事告明之为愈也。

赏析　本案例初起医用清润解毒诸剂而病愈剧，此乃误用清凉之剂凝闭风寒，阴滞经络，使病邪不得外泄，遂化生痰涎，上涌咽喉，恐骤变喉闭急症。后发热恶寒，痰涎上涌，声如拽锯，汤水不能下咽，视喉内淡红微肿，内关白点已陷，小便不通，此疾病加重之重证。后医家用坎宫回生丹合开关立效散，连吹二三次，立刻上下交通，饮食即进，随以柴胡饮提已陷之邪，二剂诸症悉除。后以加减六君子汤益气健脾、燥湿化痰调理脾胃后天之本。案有昏迷口闭不张者急救治法，及有白喉不治者应先告知病情及预后。风毒白喉实有挟寒挟热之分，故临证当详辨，始能奏效。

风火白喉案

李伦青（住衡阳）

病者 长沙李兰生夫人，忘其年。

病名 风火白喉。

原因 素因血虚肝旺，现因风热传染而发。

证候 初患喉痛，发热恶寒，头疼心烦，口渴便涩，鼻出血丝，继见内关白块两条，肿痛异常，汤水难咽。

诊断 脉左关浮数，右寸独大，舌苔边白中黄，此足厥阴风火上冲手太阴而成也。

疗法 初用银翘败毒散，吹离宫回生丹，以除肿痛。次用八物甘桔汤，以退白烂。终用六味地黄汤加瓜蒌皮、鲜茅根育阴柔肝以善后。

处方 银花三钱　荆芥一钱　蝉蜕八分　牛蒡子二钱　西洋参一钱　连翘三钱　薄荷一钱　僵蚕钱半　甘中黄一钱　川贝母二钱

离宫回生丹　治热证白喉及乳蛾喉风等证，极效。

熊胆二钱　西洋参二钱　硼砂二钱　人中黄一钱　上青黛五分　黄连六分　山慈菇一钱　儿茶五分　真麝香三分　苏薄荷七分　大梅冰一钱　真牛黄一钱

除熊胆、牛黄、片麝外，共研极细末，过绢筛，合牛黄、片麝、熊胆（如湿润放银窝子内微火焙干），再乳精细，磁瓶收贮，蜡封固瓶口，勿使泄气。临时计每次以三厘，用喷药器吹入白处。含噙片时，使毒气随风涎吐出，便立刻回生。

八物甘桔汤

生花草二钱　银花钱半　制僵蚕一钱　霜桑叶三钱　苦桔梗一钱　麦冬钱半　牛蒡子一钱　陈金汁二两（分冲）

六味地黄汤

大熟地四钱　淮山药三钱　粉丹皮钱半　瓜蒌皮钱半　山萸肉钱半　云

茯苓二钱　福泽泻一钱　鲜茅根一两

效果　初用败毒散及吹喉药，肿痛俱减。次用八物甘桔汤，白块退净，诸证悉除。终用六味地黄汤加味，调养而痊。

廉按　时疫白喉虽以白喉杆菌为原因，而其发病之诱因，或因燥热，或因风火，或因虚热，或因阴寒。医者临证之时，必先其所因，伏其所主，而用药始能奏效。此案系风火白喉，所用初中末三方，虽亦寻常，然足以破白喉忌表之偏见。故凡治时疫白喉，风寒外束则宜表，郁燥化火则宜清，风火交扇、标本两急则宜表清双解，且有全系寒郁，则宜用温剂，无非凭证用药。凡与证不对者，均所宜忌，何独忌表乎。熟玩之，自悟其谬。

赏析　患者平时血虚肝旺，阴虚兼有内伏之热，又感受风热之邪，外邪引动内热，内外合邪，搏结肺胃二经而发病。喉为肺之门户，温热上熏口咽，损伤津液，故见咽痛、口渴、便涩。初用银翘散心凉透表、清热解毒，遏制风热之邪毒，再用离宫回生丹，以除肿痛；离宫回生丹，治热证白喉及乳蛾喉风等证。组成为熊胆、西洋参、黄连、山慈菇、硼砂、人中黄、儿茶、真麝香、青黛、大梅片、薄荷、真牛黄。次用八物甘桔汤，以退白烂；终用六味地黄汤加瓜蒌皮、鲜茅根，育阴柔肝以善后。

伏热白喉案

丁佑之（住南通东门）

病者　郭吉人，年三十八岁，扬州人。

病名　伏热白喉。

原因　热邪内蕴，上蒸喉白。

证候　寒热喉痛，已有白腐，口渴神烦。

诊断　脉象右寸浮数，苔黄。由热邪内伏肺经所致。

疗法　清热解毒，生津保肺，肺经一清，喉部自愈，再吹锡类散。

处方　黑犀角三分（先煎）　生石膏五钱（研细）　鲜生地四钱　天花粉二钱　原麦冬二钱　京川贝钱半（去心）　淡子芩钱半　小川连五分　元参心三钱　苦桔梗五分　生甘草五分

效果　三剂伏热肃清，喉腐退净，后用清养法调理而痊。

廉按　喉为肺气管之口，肺有伏热，日渐熏灼，喉炎起腐，病势进行之常。方用凉血解毒，清气化痰，以治喉腐之本，外吹锡类散，以治喉腐之标。

三剂热清腐退，可为伏热白喉之适当疗法。

赏析 本案患者热邪内蕴，上蒸喉白。喉为呼吸道第一关口，肺开窍于喉，肺有伏热，日渐熏灼，喉炎起腐，为伏热白喉常证。方用黑犀角清热凉血、定惊解毒，生石膏清热泻火、除烦止渴，鲜生地清热凉血、养阴生津，天花粉清热泻火、生津止渴、消肿排脓，原麦冬养阴生津、润肺清心，京川贝清热化痰、散结消肿，淡子芩清热燥湿、泻火解毒，小川连清热燥湿、泻火解毒，元参心凉血滋阴、泻火解毒，苦桔梗宣肺祛痰、利咽排脓，生甘草清热解毒、调和诸药。凉血解毒，清气化痰，以治喉腐之本；外吹锡类散，以治喉腐之标。肺热得清，白喉自愈。

阴寒白喉案

萧瑞器（住湘乡）

病者 周某，忘其年，住邵阳。

病名 阴寒白喉。

原因 素禀阳虚，传染阴毒而发。

证候 喉间初现白点，继则白块满喉，饭粒可进，惟饮水及咽津则痛甚，身微热，四肢厥逆。

诊断 脉沉缓无神，舌苔灰白而滑，如结痂状。此即《金匮》阴毒之为病，咽喉痛，五日可治，七日不可治也。

疗法 非助阳不足以破阴，故用附姜之辛热为君，佐以炙甘草者，甘平以解毒，使以童便，速驱喉毒从下而泄也。

处方 蜜炙黑附块三钱　川干姜二钱（蜜炙）　炙甘草一钱　童便二大瓢（冲）

效果 一剂知，二剂已。

说明 家严瑞器公，自弱冠厌弃科举，究心医学，于《伤寒》、《金匮》二书确有心得，里鄙咸称颂之。前清光绪癸未甲申间，吾乡数十百里内，多患阴寒白喉，他医率用表散或清滋，十不一治，家严独得其秘，每用通脉四逆汤奏效，甚者方中用生乌附八钱至一两，连服五六剂七八剂而愈。同道中莫不骇为奇异，一遇上证，咸逊谢推荐。计当时经手治愈者，不下数十百人。伯章自行医以来，经验他种白喉极多，独于以上阴寒剧证，未曾一见，不审当日何以若此之多，而家严独能于仲景伤寒方中探骊得珠，宜为同辈所叹服也。

男伯章敬志

廉按 阴寒白喉，患之者多属阳虚，虽少所见，然亦未尝无其证。前清归安名医包岩曰：白喉混称也，其中有阴虚，有阳虚。阳虚白喉，并不痛痒，并不寒热，饮食偶或不利，望之不红不肿，证属阳衰火息，非附桂不能疗是也。但就余在光绪十一年间所见，其证有表里轻重之别。一为轻证，初起白见于关内或关外，色必明润而平，满喉淡红，微肿略痛，头痛恶寒发热，饮食如常，二便和，脉多沉紧而弦，舌苔白，此阴寒尚在表之候也。治宜荆防败毒散加减；一为重证，一起白见于关内，成点成块，或满喉俱白，色如凝膏，喉内淡红微肿，时痛时止，头项强痛，身重恶寒，发热咳嗽，结胸声低，痰壅，不思饮食，目眩倦卧，手足逆冷，腹痛欲吐，脉多沉微欲绝或沉缓无神，舌苔白滑而厚，此阴寒直入里之候也。治宜椒附白通汤加减，王氏桂姜汤亦可酌用（紫猺桂、黑炮姜、炙甘草各五分，共归碗内，取滚水冲入，仍将碗炖于滚水，掉药含口，慢慢咽下，颇效）。若证在疑似之间，先用生川附切片，涂白蜜，火炙透黑，取如细粞一粒，口含咽津，如咽喉痛减轻，然后再用汤药，较为稳健。此案初起，即用通脉四逆汤，非辨证精确，胆识兼全者不办。

赏析 患者素阳虚，后感染阴毒，发为阴寒白喉，虽然少见，然亦未尝无其证。其证也有表里轻重之别。轻证，阴寒在表，治宜荆防败毒散加减；重证，阴寒入里之，治宜椒附白通汤加减或王氏桂姜汤亦可酌用。《伤寒论》：通脉四逆汤“治少阴病，下利清谷，里寒外热，手足逆冷，脉微欲绝，身反不恶寒，其人面色赤，或腹痛，或干呕，或咽痛，或利止脉不出者”。本案医家认为阴寒白喉，非助阳不足以破阴，故用附姜之辛热为君回阳通脉，佐以炙甘草者，甘平以解毒，黑附块补火助阳、散寒止痛，配童便速驱喉毒从下而泄也。

阴寒白喉案

李伦青（住衡阳）

病者 周定安夫人，忘其年，住常宁。

病名 阴寒白喉。

原因 病已数日，杂证多端，尚不知为白喉，因不甚痛故也。一日偶言喉痛，始延余往治。

证候 头痛项强，身重恶寒，咳嗽痰壅，肢冷腹痛，视内关白块两条，色如凝膏。

诊断 脉沉细弦紧，舌苔白厚而滑。余曰：此阴寒白喉也，幸而未服凉剂，犹可以治。

疗法 先用姜桂二陈汤以破阴通阳，顺气开痰，继以壮阳温胃汤散其寒凝，去其阴毒，外治吹坎宫回生丹。

处方 生姜汁十滴（冲） 姜半夏三钱 浙茯苓六钱 制僵蚕二钱 青化桂五分 炒广皮钱半 粉甘草一钱 春砂仁一钱

接方 姜半夏三钱 制附片三钱 丽参条五钱 制僵蚕三钱 炒广皮一钱 黑炮姜一钱 粉甘草一钱 炒银花钱半

坎宫回生丹 治寒疫白喉，及乳蛾喉风等证。

真血竭一钱 大梅片四分 生附片一钱（炙焦） 制牙皂二分 郁金一钱 真雄精二钱 真麝香六分 北细辛一分 飞月石一钱

上药除片麝外，共研极细末，过绢筛，合片麝再乳精细，磁瓶收贮，蜡封固瓶口，勿使泄气。临时计每次以三厘对掺艮宫除害丹一厘，用铜风鼓吹入白处，含噙片时，使毒气随风涎吐出，便立刻回生。

艮宫除害丹 专治一切白喉证。

真珍珠三钱（放水豆腐上蒸三尺香久） 地虱婆（放银窝内微火焙焦）二厘 真琥珀三钱 真玛瑙三钱（入砂坛内火煅七尺香久） 手指甲（瓦焙焦）五分 真麝香五分 真珊瑚三钱（入砂缸内火煅七尺香久） 蚯蚓（瓦焙枯）六分 大梅片六分 真辰砂三钱（水飞） 蚕茧七只（烧灰存性） 苏马勃三厘

共研极细末，过绢筛，再碼精细，磁瓶收贮，蜡封固瓶口，勿使泄气。辨寒热证，临时对用。

效果 服初方二剂，白块减半，惟痰嗽肢冷不减，腹仍冷痛，继服接方三剂，诸证皆痊。

廉按 时疫白喉，虽属燥热证多，阴寒证少，其间寒热二证，判若冰炭，临证时若不详审，杀人易如反掌。且每见白喉之死，死于热证者少，死于寒证者多，大抵人知有热证，而不知有寒证，皆误于疫之一字也。即以疫论，岂皆染热疫，独不染寒疫乎？况其病多见于黄河以北诸省之天气寒冷地方，发生于冬令之时为多。兹特约选萧李二家验案二则，以破世俗之迷信《白喉抉微》一书者。

赏析 以疫为论，或热疫，或寒疫。寒疫多发于寒冷之地，或体为阳虚，或冬令时节发病。时疫白喉，有燥热阴寒之异，其性质绝然不同，若辨证失误，则成误治。而导致白喉病死亡，寒证多于热证，概由于医家对燥热白喉了解颇多，而对寒证白喉知之甚少。本案为阴寒白喉也，幸而未服凉剂，犹可以治。用姜桂二陈汤，以破阴通阳，顺气开痰。继以壮阳温胃汤，姜半夏、制附片、丽参条、制僵蚕、炒广皮、黑炮姜、炒银花，以散寒止痛、益气养阴、托毒外出、理气健脾补肾、燥湿化痰散结，以甘草调和诸药，散其寒凝，去其阴毒。外治吹坎宫回生丹，使毒气随风涎吐出。辨证准确，疾病可瘥。

虚火白喉案

张锡纯（住天津）

病者 孙抟九，年二十岁，贵州人，高等师范学生。

病名 虚火白喉。

原因 得白喉证，屡经医治，不外忌表抉微诸方加减，病日增重。医者诿谓不治，始延愚为诊视。

证候 喉关纯白，黏涎甚多，须臾满口，即得吐出。

诊断 脉细弱而数，舌胖嫩淡红。知系脾肾两虚，肾虚气化不摄，则阴火上逆，痰水上泛，而脾土虚损，又不能制之，故其咽喉肿疼黏涎若是之多也。

疗法 投以六味地黄汤，滋补脾肾以清虚火，又加于术，少加苏子，制痰水上泛。

处方 大熟地六钱　淮山药四钱（生打）　山萸肉二钱　云茯苓三钱　粉丹皮钱半　福泽泻钱半　生于术钱半　苏子八分

效果 连服十剂而痊。

廉按 此为脾肾双补之和剂，妙在加苏子一味，不但能治痰水上泛，且能降阴火上逆，十剂而痊，信然。张君平时最喜用熟地，尝用六味地黄丸作汤，加川芎、知母以治如破之头疼，加胆草、青黛以治非常之眩晕，加五味、枸杞、柏子仁以敛散大之瞳子。且信其煎汁数碗、浩荡饮之之说，用熟地四两、茯苓一两以止下焦不固之滑泻，用熟地四两、白芍一两以通阴虚不利之小便。又尝于一日之中，用熟地斤许，治外感大病之后忽然喘逆脉散乱欲脱之险证。且不独治内伤也，又尝用熟地、阿胶大滋真阴之类治温病脉阳浮而阴不应，不能作汗，一日连服两剂，济阴以应其阳，使之自汗。可谓深悉熟地之医治作用矣。

赏析 本证为虚火白喉，病久日重，辨证属脾肾两虚，名医张锡纯予以脾肾双补和剂治疗，方用熟地补血养阴、填精益髓，淮山药补脾养胃、生津益肺补肾，山萸肉补益肝肾，云茯苓利水消肿健脾，粉丹皮清热凉血，福泽泻利水消肿，于术健脾益气，苏子解表散寒、行气宽中，治痰水上泛，又降阴火上逆，故十剂而愈。张锡纯善用熟地，廉臣先生总结之，如运用六味地黄丸，加川芎、知母治疗头疼，加胆草、青黛治疗眩晕。用熟地四两、茯苓一两治疗下焦不固之滑泻，用熟地四两、白芍一两治疗阴虚不利之小便等，不一而足。

虚火白喉案

袁桂生（住镇江京口）

病者 刘子衡令堂，年六十三岁，住本镇。

病名 虚火白喉。

原因 今年夏间，因孙儿病逝悲哭太过，遂患喉症。延予治之，予视其发白如霜。

证候 咽喉两旁，满布白腐，以毛笔蘸水拭之，则依然鲜红之好肉，并不溃烂，烦躁不宁，彻夜不寐。

诊断 脉息虚软，舌红如朱，中间略有薄苔。盖劳神太过，虚火上升，心肾不能相交，水火不能既济之病也。而况守节四十年，持斋二十载，其精血之衰、脑力之耗为何如耶！

疗法 与增液汤加味。

干地黄五钱　原麦冬三钱　元参三钱　朱拌茯神三钱　西洋参二钱　鲜石斛三钱　枣仁三钱　苏百合三钱

效果 一服烦躁定，能安睡。接服四剂痊愈。

廉按 白喉普通病名也，悲哭太过，激动虚火，病因也。方用增液汤加味滋阴清火，看似对症疗法，实则为原因疗法之一种，深得先其所因，伏其所主之经旨。

赏析 白喉证型多分为三：风热白喉、热毒白喉、阴虚白喉。患者年老，又悲哭太过，虚火妄动，心肾不交，水火不济，染疫毒而发为虚火白喉。明辨病因，循因用药，予增液汤加味治疗，干地黄补血养阴、填精益髓，麦冬养阴生津、润肺清心，元参养阴清热凉血，朱拌茯神宁心安神，西洋参补气养阴、清热生津，鲜石斛益胃生津、滋阴清热，枣仁养心益肝安神，苏百合养阴润肺、清心安神。清心火，滋肾水，水火既济，交泰而安，一服烦躁定，四剂痊愈。为辨证论治之典范也。

白喉并病案

何拯华（绍兴同善局）

病者 张明仙，年念六岁，业商，住水沟营。

病名 白喉并病。

原因 白喉虽由肺经伏燥，今则挟君相火而发。

证候 初起头痛身热，口干咽燥，喉旁发白，中间红肿而痛，甚则腮颈亦肿，咳逆痰多，胸闷心烦，不寐昏谵。

诊断 脉右滑数，左关浮弦搏数，舌根微硬，中紫尖绛。此燥热合君相火并发，乃肺心胆三经并病。遂明告之曰：其来势之猛烈，寿可立倾，勿谓言之不预也。

疗法 外内并治，先于喉间红肿处，用喉刀刺出恶血以杀其势。继则三经药并用。故以叶氏犀角地黄汤加桑、丹为君，泻心胆以清营，白虎汤去草、米加蒌、贝为臣，涤热痰以清气，佐以大青、地丁、金汁凉解血毒，使以莱菔、青果，既清燥火之闭郁，亦开痰涎之停留也。

处方 磨犀粉钱半（药汤调下） 鲜生地一两 银花三钱 青连翘四钱 鲜桑芽五钱 粉丹皮二钱 生石膏一两（研细） 肥知母四钱 栝楼仁五钱（杵） 京川贝四钱（去心） 鲜大青五钱 紫花地丁四钱 陈金汁二两（分冲）

先用生莱菔四两（切片） 鲜青果两枚（切去头尾劈） 煎汤代水。

效果 一日连进两剂，一剂而诸证略减，再剂而痰火渐清。原方略减用量，去犀角、青果，加生玳瑁四钱、淡海蜇四两（同生莱菔先煎代水）。又进两剂，便畅热退，神清谵除。改用吴氏五汁饮加减（鲜生地汁、甜梨汁、生藕汁、解晕草根汁、青蔗浆）调理以善其后。

廉按 凡燥疫白喉，其发白或点、或片、或块，色如鸡脂，或发热后数日始见，或一起即白喉满布，其来势虽各有轻重，而其为肺经燥毒则一。其间如有红肿者，或紫而痛甚者，挟有心经君火，胆经相火，相助为虐也。若火毒盛极，喉间紫胀，甚则两颐项背俱肿者，乃三经并病，危在顷刻之喉痹急症也，往往朝发夕死，夕发朝死。急急刺出恶血，以泄其气，用杜牛膝汁漱喉，以涌吐其痰，然后用重剂急灌，庶可转危为安。此案确系燥火白喉之三经并病，治虽急救得法，药亦大剂频服，然就余所见，间亦有不效者。

赏析 患者初起头痛身热，口干咽燥，喉红肿而痛，甚则腮颈亦肿，咳逆痰多，胸闷心烦，不寐昏谵，脉右滑数，左关浮弦搏数，舌根微硬，中紫尖绛，观其证脉，此燥热合君相火并发，乃肺心胆三经并病。医者明辨，告知病家，危在旦夕。治疗以内服外治结合，于喉间红肿处，急刺出恶血，先治其标；继则三经药并用，清心泻火，解毒开闭。药以磨犀粉清热凉血、定惊解毒，鲜生地清热凉血、养阴生津，银花清热解毒、疏散风热，青连翘清热解毒、消肿散结、疏散风热，鲜桑芽平抑肝阳、清肝明目，粉丹皮清热凉血，生石膏清热泻火、除烦止渴，知母清热泻火、生津润燥，栝楼仁清热化痰，川贝止咳平喘，鲜大青清热解毒、凉血止血，紫花地丁清热解毒、凉血消肿，陈金汁清热解毒，莱菔消食除胀、降气化痰，鲜青果清热解毒、利咽生津。全方重剂急灌，方可转危为安。此案系燥火白喉之三经并病，较之单纯白喉一经发病，前者病情更加凶险，尤需辨证正确，药量精准，方能力挽狂澜。

白喉坏证案

何拯华（绍兴同善局）

病者 骆开明，年念五岁，住骆家葑。

病名 白喉坏证。

原因 病本燥疫白喉，前医误认为风毒喉痧，用荆防葛根汤，大剂透发而剧变。

证候 初起身热自汗，咽燥无痰，喉间发白块。七八日后，忽白块自落，音哑气喘，痰声漉漉，势如潮涌。

诊断 脉右浮大滑搏，左反细数，舌绛且干。此由燥火过盛，肺液将涸，反用大剂辛燥升散，逐致激动肝风，冲气挟龙雷之火，随肾水而上逆，壅聚于喉咙之间，悉化为痰。余遂晓之曰：病不可为，无药可救。奈病家再四哀求，不得不于百无一活之中，筹万有一生之策。

疗法 潜镇摄纳为首要，先用羚角、西参、淡秋石煎汤，调下真猴枣以消息之。幸而药能下咽，痰气稍平。于是重用龟板、牡蛎、珍珠母、玳瑁等，得至静之精介以潜阳为君，冬、地、西参专保肺液，胶、芍、玄参兼导龙雷为臣，佐以金汁水清咽润喉，载引诸药以下行，使以熟地露滋肾救肺，增阴液而不滞，仍用猴枣镇纳冲气，以坠上壅之热痰也。

处方 羚角片一钱（先煎） 西洋参一钱 淡秋石五分 真猴枣三分（药汤调下）

接方 珍珠母一两（生打） 左牡蛎八钱（生打） 提麦冬四钱 玄参八钱 生白芍六钱 龟甲心六钱（生打） 生玳瑁四钱（剪细） 大生地一两 西洋参三钱 真陈阿胶二钱（烊冲） 陈金汁二两（冲） 猴枣三分（药汤化下） 熟地露二十两（代水煎药）

效果 日服接方两剂，一剂而喘促稍安，再剂而痰声如失。原方酌减用量，去金汁、猴枣，加鲜石斛四钱、甘蔗浆、甜梨汁各两瓢同冲。连服四剂，声音清亮，胃纳稀饭，竟侥幸而得奏全功。

廉按 此为白喉极重之危候，妙在首先用具有性灵、善能熄风之羚角；而猴枣坠痰，尤为神应。其色青黑，与肝肾二脏相合，故能摄纳龙雷之火，故闭证之痰热上塞，得之足以泄降。即脱证之虚痰上壅，亦可借以摄纳，并不虑其镇坠之猛，故一服后即痰气稍平。接方用大剂潜镇摄纳，又是必不可缓之要药，以平其逆涌之势，镇其龙雷之动。一日叠进两剂，亦属急证急治之方策。似此危证，幸奏全功，堪为遇此疑难大证者，别开益智之粽，新增续命之汤也。

赏析 本病初起为燥疫白喉，误用大剂辛温升散之药后，病情危重，肝风挟痰，几无可治。病家苦求，医者尚敢一试。以潜镇摄纳为首要，妙在首用羚角，善能熄风，而猴枣坠痰，尤为神应。痰气稍平，继重用龟板、牡蛎、珍珠母、玳瑁等，以潜阳为君，冬、地、西参专保肺液，胶、芍、玄参兼导龙雷为臣，佐以金汁水，清咽润喉，载引诸药以下行，使以熟地露，滋肾救肺，增阴液而不滞，仍用猴枣，镇纳冲气，以坠上壅之热痰也。一日连进两剂，急症急治，幸奏全功，堪为中药治疗危急重证之典范。

白喉兼泻案

萧琢如（住湘乡水口山矿局）

病者 舍弟萧璋如，住湘乡。

病名 白喉兼泻。

原因 秋杪感温燥而发。

证候 身无寒热，口不渴，满喉发白，又兼泄泻，小便时清时浊。

诊断 脉浮涩满指，舌苔淡白而薄，底面微露鲜红色。审由燥气所发，因兼泄泻，始尚犹豫。继乃恍然大悟曰：此肺移热于大肠，病邪自寻去路也。

疗法 即疏喻氏清燥救肺汤，取其寒以制热、润而滋燥，为深秋燥热伤肺之主方。

处方 霜桑叶三钱 北沙参三钱 原麦冬钱半 生石膏二钱 生甘草七分 陈阿胶八分（烊冲） 黑芝麻一钱（炒） 甜杏仁一钱 枇杷叶露一两（冲）

效果 一剂知，再剂已。

廉按 喻氏宗缪仲醇甘凉滋润之法制出此方，名曰清燥，实以滋水，即易所谓润万物者莫润乎水是也；名曰救肺，实以补胃，以胃液为肺津之母也。此案借治白喉兼泻，虽不脱养阴清肺之法，而其妙在煅石膏一味，石膏经煅，味淡微咸，西医推为盐类利尿药。尿利则肠中水分从小便排泄，不止泻而其泻自止。况煅过石质坚凝，又有坚肠之作用。萧君可谓善用成方矣。

赏析 患者辨证为秋感温燥而致的白喉兼泻，之所以兼泄泻，因肺移热于大肠，病邪自寻去路也。喻氏清燥救肺汤，方源自《医门法律》，为深秋燥热伤肺之主方。名为清燥救肺，实为滋阴养胃，是以阴液盛而肺燥自除，又土生金，胃液为肺津之母，胃液足则肺津盛。《古今名医方论》卷 1 录柯琴："古方用香燥之品以治气郁，不获奏效者，以火就燥也。惟缪仲淳知之，故用甘凉滋润之品，以清金保肺立法。喻氏宗其旨，集诸润剂而制清燥救肺汤，用意深，取药当，无遗蕴矣。石膏、麦冬秉西方之色，多液而甘寒，培肺金主气之源，而气不可郁。土为金母，子病则母虚，用甘草调补中宫生气之源，而金有所持。金燥则水无以食气而相生，母令子虚矣，取阿胶、胡麻黑色通肾者，滋其阴以上通生水之源，而金始不孤。"方中予霜桑叶疏散风热、清肺润燥，北沙参养阴清肺、益胃生津，原麦冬养阴生津、润肺清心，石膏清热泻火、除烦止渴，生甘草调和诸药，陈阿胶补血滋阴润肺，黑芝麻补肝肾、益精血，甜杏仁润肺止咳，枇杷叶清肺止咳。而其中生石膏应为煅石膏。煅石膏性味微咸，清热泻火之余兼利尿，使肠中水分从小便排出，则泻自止，又有坚肠之作用，在本案温燥白喉兼泻中尤为适用。药精方妙，实为斫轮老手。

泻转白喉案

萧琢如（住湘乡水口山矿局）

病者 工人王某，年近三十岁，住湘乡。

病名　泻转白喉。

原因　初患秋燥泄泻，日数十行。医以表散温燥药进，泻略减，而咽喉痛，杂见白点。

证候　身大热，汗出，遍体红斑，咳痰中带鲜血，口干，不甚喜饮，小溲短赤而数。

诊断　年未三十，两人掖而求诊，脉浮数而促，舌鲜红多刺，苔微黄。余曰：此乃秋燥证。泄泻者，肺热移于大肠，脏邪传腑，自寻出路，正是佳兆，乃反其道以行之，幸泄未全止，治节之权，尚存一线。而喉关见白而痛，咳嗽带血，则肺金受伤，已非浅鲜，及今图治，或可挽救。

疗法　与大剂养阴清肺汤加石膏、知母，清胃燥以救肺，保肺液以制腐。

处方　鲜生地一两　乌元参八钱　原麦冬六钱　生白芍四钱　丹皮四钱　川贝母四钱　苏薄荷钱半　生甘草二钱　生石膏六钱　知母四钱

效果　连进三贴，症减大半。嗣就原方加减，又十余帖，始获痊愈。

廉按　此因秋燥伤肺，肺移热于大肠，故作泻。若仿喻西昌秋燥泄泻例治，二三剂即可奏功。前医不知燥气病理，率用表散温燥，势必升腾燥热，则火焰愈炽，伤津劫血，以致喉痛白烂，咳痰带血，幸而不激动肝风，发为痉厥，又未至音哑气喘，肺炎叶腐，犹可用大剂养阴清肺汤加膏、知以救药误，否则殆矣。就余所见，此系伏暑内发，秋燥外搏，因误药而转变白喉，非真时行之义膜白喉也。

赏析　患者初起发病，脉浮数而促，舌鲜红多刺，苔微黄，乃秋燥证。表现为泄泻者，乃肺与大肠互为表里，脏邪传腑，泻热也。前医不明秋燥致泻的机制，予以辛温表散之药，而伤津劫液，出现喉痛，咳嗽带血等肺金受伤之症。幸肝风未动，及时救治，或可挽救。医者以大剂养阴清肺汤加石膏、知母润燥救阴。方中鲜生地清热凉血、养阴生津，乌元参凉血滋阴、泻火解毒，原麦冬养阴生津、润肺清心，生白芍养血敛阴，丹皮清热凉血，川贝母止咳平喘，苏薄荷疏散风热、利咽透疹，生甘草调和诸药，生石膏清热泻火、除烦止渴，知母清热泻火、生津润燥。纵观全案，系伏暑内伏，外感秋燥，误药伤阴，转为白喉，并非时行疫疠之白喉也。为医之道，查因辨证，不可不精矣。

第十卷　时疫霍乱病案

时疫霍乱案

张锡纯（住天津）

病者　寇媪，年过六旬，住奉天小南关。

病名　时疫霍乱。

原因　孟秋下旬，偶染霍乱。经医数人，调治两日，病势垂危，医者辞不治。其子寇汝仁来院，恳往为诊治。

证候　前本吐泻交作，至此吐泻已止，奄奄一息，昏昏似睡，肢体甚凉，六脉全无。询之犹略能言语，惟觉心中发热难受。

诊断　此证虽身凉脉闭，而心中自觉发热，仍当以热论。其所以身凉脉闭者，因霍乱之毒菌窜入心脏，致心脏行血之机关将停，血脉不达于周身，所以内虽蕴热，而仍身凉脉闭也。

疗法　当用药消其菌毒，清其内热，并以助心房之跳动。症虽危险，仍可挽回。

处方　镜面朱砂钱半　粉甘草细末一钱　冰片三分　薄荷冰二分

共研细，分作三次服。病急者，四十分钟服一次，病缓者，一点钟服一次，开水送下。

效果　将末药服二次，心热与难受皆愈强半，而脉犹不出，身仍发凉，知其年过花甲，吐泻多次，未进饮食，其气血衰惫已极，所以不能鼓脉外出以温暖于周身也。遂又为疏方，用野台参一两以回阳，生怀山药一两以滋阴，净萸肉八钱以敛肝气之脱（此证吐泻之始，肝木助邪侮土，至吐泻之极而肝气转先脱），炙甘草三钱以和中气之漓，因其心犹发热，又加玄参四钱以凉润之。煎汤一大钟，分两次温服下，脉出，周身亦热。惟自觉心中余火未清，知其阴分犹亏，而不能潜阳也。又用玄参、沙参、生山药各六钱，俾煎汤服下，病遂痊愈。

说明　此证初服之药末，载在拙著《衷中参西录》，名急救回生丹。因己未孟秋霍乱盛行时，愚在奉天拟得此方，登报广告，凡用此方者皆愈。

友人袁林普为故城县尹，用此方施药二百六十剂，即全活二百六十人。次年南半又有霍乱证，复为寄去卫生防疫宝丹方。（此方亦与前方同时拟者，方用粉甘草细末十两、细辛细末两半、白芷细末一两、冰片细末二钱、薄荷冰细末三钱、镜面朱砂三两。将前五味共和，泛水为丸，桐子大，阴干透，用朱砂为衣，勿令余剩，每服百丸，病重者可服一百三四十丸。）袁君按方施药六大料，自救愈千人。大抵前方治霍乱阳证最宜，后方则无论阴证阳证，用之皆效。《三三医书》第八种时行伏阴刍言，载此二方并能治愈伏阴若干证，谓霍乱为至险之证，而千古治霍乱无必效之方，幸拙拟二方用之皆效云。

廉按 张氏寿甫曰：霍乱之证，或因饮食过量，或因寒凉伤其脾胃，将有吐泻之势，疫毒即乘虚内袭，遂挥霍撩乱而吐泻交作矣。吐泻不已，其毒可由肠胃而入心（胃大络虚里、小肠乳糜管，皆于心相通，其症间有自心胞直传心者，多不及治），更由心而上窜于脑（心有四支血脉管通脑），致脑髓神经与心俱病，左心房输血之力与右心房收血之力为之顿减，是以周身血脉渐停而通体皆凉也。故治此证者，当以解毒之药为主，以助心活血之药为佐，以调阴阳奠中土之药为使，爰拟急救回生丹一方。若霍乱吐泻已极，精神昏昏，气息奄奄，虚极将脱，危在目前，病势至此，其从前之因凉因热，皆不暇深究，惟急宜重用急救回阳汤，固其阴阳之将离，是此汤虽为回阳之剂，实则交心肾和阴阳之剂也。服此汤后，若身温脉出，觉发热有烦躁之意者，宜急滋其阴分，若玄参、生芍药之类，加甘草以和之，煎一大剂，分数次温饮下。其言如此。发明霍乱之病理及其处方，可谓独出心裁，别开生面者矣。似此佳案，的是传作，宜其《衷中参西录》山西医学校定为教授学生之讲本也。

赏析 医之恒常法则，寒者热之，热者寒之。视身凉脉闭而辨为寒证者，似无不谬；然张氏锡纯不为所蔽，以患者心中自觉发热，仍当以热论之，可为舍脉取证之范例也。若无诊断之精准，何来疗效之斐然。判断已明，药用何如？首方以朱砂为君药，非为朱砂安神定志，乃取其消菌毒，清内热也；金代张元素之《珍珠囊》曰：朱砂“心热非此不能除。”此方实为急救回生丹（朱砂、冰片、薄荷冰、粉甘草），载于张氏锡纯之《医学衷中参西录》，原本霍乱之方。次诊再用野台参以回阳，生怀山药以滋阴，净萸肉敛肝气，此虽曰回阳，诚乃交泰心肾，调和阴阳也。又用玄参、沙参以潜阳敛阴，药到病遂痊愈。

时疫霍乱案

李竹溪（住芜湖米市街）

病者 吴二，年逾三十，拨船头，住河南三街。

病名 时疫霍乱。

原因 湿热遏郁，兼贪凉饮冷而发。

证候 中秋后三日夜半，突来吐泻，及至天明，已泻数十次矣。身虽冷，反烦渴，喜饮凉水，得水旋呕，溲闭面赤，目合汗泄。

诊断 脉伏苔白。脉证合参，此湿热乱于肠胃也。其来也暴，其势亦危。际此水逆溲闭，脉伏心烦，渴饮汗泄，虽泻已多，邪犹未化，纵神疲目合，有主挽正回阳者。予力违其议曰：此病此时，尚虑其阳未通邪未化，如心烦溲闭渴饮等证，可温补乎？独主通阳化气，以免实实之咎。

疗法 太阳不开，阳明不合，故三焦气化不宣，仲圣古法可师，五苓加黄连以坚肠。

处方 大面桂心三分　生苍术钱半（米泔泡制）　云苓三钱　猪苓二钱　建泽泻二钱　小川连五分　开水为引。阴阳水煎服，服后饮暖水一杯。

次诊 一剂吐止泻减，而心仍烦，口仍渴，溲行不爽，苔色转黄，体仍未温，是阴可坚，而阳犹未布，气不化液也。五苓加三石法，以清阳明伏热。

次方 前方五苓加生石膏四钱（研细）　滑石三钱（包煎）　寒水石三钱　甘澜水煎服。

三诊 烦渴已蠲，足先回温，泻止呃来，苔转黄滑，是中宫湿热无力输送而蒸痰，反致胃气上逆，治以竹茹橘皮汤，合丁香、柿蒂，加蚕沙导浊。

三方 姜汁炒竹茹二钱　橘皮钱半　潞党参钱半　法半夏钱半　水炙枇把叶五钱　麦冬钱半（米炒）　炙甘草五分　晚蚕沙三钱（包煎）　公丁香一分　柿蒂三十枚　河水煎服。

效果 终以调和脾胃，祛痰涤热而愈。

廉按 湿热夹瓜果生冷，寒热相搏，陡然乱于肠胃，成为霍乱吐泻。方用五苓散加黄连，苦辛通降、芳淡渗利，泻虽减而烦渴如前；继用桂苓甘露饮法，烦渴除而转呃；终用竹茹橘皮汤加减，而收全功。药随病变，医不执方，具见一片灵机活泼泼地。

赏析 中秋时节，南方暑湿未消，患者贪凉饮冷，此外蔽湿热，内伤寒凉，遂成挥霍缭乱之吐泻重疾，势危病急，医者若以其烦渴，喜饮凉水而用寒药则殆矣，故案曰："此病此时，尚虑其阳未通邪未化，如心烦溲闭渴饮等证，可温补乎？独主通阳化气，以免实实之咎。"其用仲圣五苓加黄连，以坚肠祛湿、通阳固阴。通阳者，大面桂心也。一剂吐止泻减，仍心烦，口渴，溲不爽，苔黄者，乃阳未布，气不化液也。前方五苓加三石法（生石膏，滑石，寒水石），以清阳明伏热。寒水石者，今人仍有以石膏论之者也。若以李时珍之《本草纲目》证之，或有裨益，《本草纲目》曰："唐、宋诸医不识此石，而以石膏、方解石为注，误以寒水石有二，一是软石膏，一是凝水石。惟陶弘景所注，凝水之寒水石，与本文相合……唐、宋以来，相承其误，通以二石为用，而盐精之水，绝不知用，此千载之误也。石膏之误近千载，朱震亨始明凝水之误，非时珍深察，恐终于绝响矣。"本案"三石"中，生石膏、寒水石并用，亦可知寒水石非石膏也。次方药进而烦渴蠲，足温泻止也。惟苔黄滑者，湿热中阻也，再治以化痰导浊，方用竹茹橘皮汤合丁香、柿蒂，加蚕沙，而收全功。其治法始终不离祛湿，切中霍乱之要害矣。

时疫霍乱案

李伯鸿（住汕头仁安里）

病者 李明德，年五十二岁，工厂伙夫，住汕头。

病名 时疫霍乱吐而不泻，大寒似热证。

原因 以贫不能购温补食物，且年老所啖皆残羹冷饭，湿寒积而不化，欲吐则胃力不足，不能吐出食物，欲泻则肺胃力不能下达大肠，故只吐痰水而无物。

证候 大汗如洗，全身冰冷，吐止痰水，药入即吐，病日余而大剧。

诊断 夜深恳余往诊，到时病者遗嘱后事，已奄奄一息不能言矣。两手脉微欲绝，以听脉筒听其心脏尚活，而舌有苔垢，此凝寒似热。索阅日中所服方，果误为胃热，一派凉泻品。药入虽未几吐出，然胃气更因此大伤，肺之喘促愈甚，所以大剧。此凝寒霍乱，治之须慎也。

疗法 热水温罨，运用人工呼吸二法，额鼻喉耳旁腹均抹以香窜行气药油，约十分钟，汗止息续，能言语。以浓姜汁和熊胆液灌之，少瘥。继以理中汤加减治之。

处方 生于术三钱　党参六钱　干姜五钱　炙甘草二钱　姜半夏二钱

贡川朴二钱　雄猪胆汁、童便各半，拌药炒干，用水碗半，煎至半碗，温服。

效果　凝寒以胆便，同气相投，理中开化其闭结，故药入不拒，二日即霍然愈，干事如常。

廉按　案中所叙欲吐则胃力不足不能吐出食物，欲泻则肺胃力不能下达大肠，故只吐痰水而无物，观此则干霍乱之属寒湿一种。方用理中加猪胆汁童便炒透，逆治之中参以从治，法从通脉四逆加人溺猪胆汁汤脱化而来。研究古医学术者夫人而知之，妙在先用人工呼吸法唤醒神气，故能速效。处当今中西学术竞争之时代，为中医者勤求古训、博采众方而外，不可不进取新医学术也。

赏析　此误治救逆之病案也。本贫穷羸弱之人，进食残羹冷饭，遂致寒湿内积，前医不知，或以某症即断为胃热，肆用寒凉泻药，致其胃气大伤，寒湿更甚，上下失能，吐泻不得。延医再诊时，已命若游丝。急救之证，本中医短板，况彼时中医之故步，所幸李氏伯鸿，不以中西医芥蒂横亘胸中，用西医人工呼吸之术，辅中医芳香开窍之法，于额鼻喉耳旁腹，均抹以香窜行气药油，急救回命，俄顷而汗止息续，复能言语。活命之术法之高妙，叹为观止。继以浓姜汁和熊胆液灌之，少瘥，再以理中汤加雄猪胆汁、童便治之。理中汤者，治疗脾胃虚寒证，温补之药方也；而投以胆便者，非取性寒而治热，乃恐理中汤难化其寒闭结，格药于外也；以胆便同气相投，引热药入寒结，药入不拒，化寒于无形，果二日即愈。此古时中医，积极进取，兼纳并蓄之典范也。

时疫霍乱案

燕庆祥（住永修官塘区）

病者　吴相水，年三十余岁，江西永修人。

病名　时疫霍乱。

原因　其人素系中寒，春伤于风，兼感山岚瘴气，故至六月热盛之时发为呕泄霍乱。大论曰：“岁土不及，民病飧泄。”

证候　身热微寒，渴不喜饮，少腹微疼，呕泄并行，手足拘挛。

诊断　六脉沉伏，脉证合参，是土郁发为霍乱也。愚谓此等证候，须以风木为本，以阴寒为标，以少阳之火热为中见，而其所以然者，三阴至太阴为阴之已极，故不从本而从中见。治者能平其木以扶中土，未有不验者。且手足所以拘挛，是即转筋之名，然非木之克土而何？盖手足乃脾胃所司，土受木克，何怪乎手足拘挛。若兼制其肝木，则病虽危，亦可挽回。

疗法 用藿香正气散加减，方用藿香为君，白术为臣，加吴茱萸以除阴寒而降肝逆，木瓜扶脾伐肝以舒筋。

处方 藿香钱半 焦野术一钱三分 广皮八分 桔梗八分 大腹皮一钱 紫苏八分 川朴八分 香白芷一钱 仙半夏八分 茯苓三钱 吴茱萸一钱 木瓜钱半

次诊 服两剂，呕泻痊愈，热亦退，手足亦不拘牵，处善后方而归。

效果 嘱其禁米七日。用香砂六君子汤，二剂即复原矣。

廉按 藿香正气散治风寒外感、食滞内停，或兼湿邪，或吸瘴气，或伤生冷，或不服水土等证，的是良方。若治霍乱转筋，亦惟湿蕴于中寒袭其外者，方可酌用。此案加吴萸、木瓜，辛酸合用，疏肝气以舒筋，尚属稳健。若温暑伏热发为霍乱转筋者，在所切禁。

赏析 江南六月，暑湿大盛，病案患者，永修人也，此罗霄山段，岚湿不常，瘴戾时作。患者触之，呕泄并行，身热腹疼，手足拘挛。此皆暑湿瘴戾之证也。盖医者首用藿香正气散加吴茱萸木瓜，而诸证皆失（呕泻愈，热退，手足舒）者，乃因藿香正气散有芳香化湿，辟浊醒神，解表和中之功也。明·吴崑《医方考》曰：藿香正气散“内伤、外感而成霍乱者，内伤者调其中，藿香、白术、茯苓、陈皮、甘草、半夏、厚朴、桔梗、大腹皮皆调中药也，调中则能正气于内矣；外感者疏其表，紫苏。白芷，疏表药也，疏表则能正气于外矣；若使表无风寒，二物亦能发越脾气，故曰正气。”次用香砂六君子汤，理气和胃也；二剂即复原矣。此案病势虽重，方亦寻常，效却显著，奥妙者何？其理法方药，环环相扣，遂致全功。

时疫霍乱案

李伯鸿（住汕头仁安里）

病者 花月娥，年十八岁，词女，住汕头。

病名 时疫霍乱腹痛、泻而不吐大热似寒证。

原因 平日嗜食油炸脍，每日必啖数枚，以致伏火内发，陡变霍乱。

证候 腹痛暴泻，精神错乱，面白目昏，泻时有声，四肢筋抽瘈痛，视物不见。

诊断 两手脉沉伏而微，惟久之则有一跃弹指。按脉微乃腹痛所致，泻时肛门有声响，试以手按其腹，病者觉痛，脉微中有一跃弹指。而面白目昏，虽似虚寒，经云：大热似寒，其为火郁无疑。前医施以附桂理中，所以不能治标也。然此伏火霍乱，未易辨矣。

疗法 《内经》云："火郁则发之。"遵是义先施以加味火郁汤，后以加减竹叶石膏汤、加减平胃汤。

处方 柴胡二钱 防风二钱 葛根三钱 升麻七分 羌活二钱 白芍四钱 炙草二钱 生甘草二钱 葱白四株 苍术三钱

次方 竹叶三钱 生石膏四钱（研细） 六一散二钱（包煎） 薄荷二钱 生白芍三钱 花粉三钱 赤茯苓一两 原麦冬二钱

三方 苍术二钱 陈皮钱半 贡朴二钱 甘草一钱 木瓜二钱 乌梅二枚 山楂二钱 麦芽二钱

效果 翌日火发，口渴痛减，面红唇焦。服竹叶石膏后，渴泻均止，惟胃未开不思食。最后服加味平胃汤，食进而病痊。

廉按 此即西医所谓急性肠炎症也，似霍乱而实非霍乱，治法先发后清，秩序井然，非得力于东垣仲景者不办。

赏析 油炸脍食，久食蕴火，火郁内伏，变生多病。前医昧之，竟施以附桂理中，无异于抱薪救火也。李氏伯鸿不以脉伏而微，面白目昏，辨为虚寒；却依病史之嗜食油炸脍等诸证，辨为伏火霍乱，实已高前医甚矣。遵"火郁则发之"之大法，先施加味火郁汤，火发而口渴痛减。继以加减竹叶石膏汤，渴消泻止，惟尚不思食。再用加减平胃汤，食进而愈。如此层层递进，思路積密之致也，能不迅效乎。曰火郁汤者，古籍有多处，此案所用当为《脉因证治》之火郁汤，彼方药物有羌活、升麻、葛根、人参、白芍、柴胡、甘草（炙）、防风、葱白；此方去人参加生甘草、苍术耳。

时疫霍乱案

李伯鸿（住汕头仁安里）

病者 李秉乾，年五十余岁，住汕头。

病名 时疫霍乱。

原因 病者体硕大雄伟，生平无病，行年五十余，只在沪一病，连此二次而已。惟素具怪脉，遭病必重，在沪为其挚友治愈。此次在酒楼赴宴回，忽患霍乱，嘱家人急请伯鸿。余到诊时，病者已失知觉。

证候 吐泻腹痛抽筋，大汗淋漓，面黄土色，失知觉，不能言语。

诊断 病者素具怪脉，一至即止，代复如散沙，无病时亦如此。脉已难据，体温又因霍乱而难探，只按其外候，断为霍乱而已。

疗法 下以热水温罨，上以还魂水醒脑，约十分钟，面色红活，手足能动，略知人事。即以止痛药止其痛，病者安卧睡去。随以后方服之，遂霍然愈。

处方 广郁金钱半（生打） 杜藿香三钱 制苍术二钱 羌活二钱 木瓜三钱 六神曲三钱 台乌药二钱 生白芍三钱 贡朴二钱 益元散三钱（包煎）

效果 翌日痊愈。

廉按 案云奇证，方却寻常，而能竟奏捷效者，全在的对因症而已。

赏析 患者突失知觉，吐泻并作，腹痛抽筋，大汗淋漓，脉已难据，病之奇重可知；李氏伯鸿施以下用热水，上以还魂水之法急救之，刻时清醒。还魂水为何物，今恐已难觅，抑或有知之者，想必是世之高人也；若真有此药，或不离芳香开窍之物。继用之方，遵循和胃醒脾，辟浊化湿法也。益元散者，世有二方，一即六一散，一为六一散加朱砂，两者均有清暑利湿之效，若急救用药，恐为后者。此当为一厥证案例，病起突然，症状奇特，治法神妙，方药寻常。

霍乱转筋案

王经邦（住天台栅门楼）

病者 苍石匠，年四十余岁，住温岭县。

病名 霍乱转筋。

原因 六月间由于先食酒肉，后食瓜果，后半夜袒卧，猝中阴寒而发。

证候 大泻大吐，两膝拘挛，汗出如注，手足冰冷，精神困倦，言蹇语低。

诊断 脉象沉细无神，由前医误用藿香正气散以治内伤霍乱，吐止而渴生，致证愈剧，将成阴阳两脱。

疗法 急用生脉散以复脉，附子理中汤以回阳，枸杞以救阴，木瓜以舒筋。

处方 海南参三钱 破麦冬三钱 五味子一钱 炮姜炭二钱 宣木瓜二钱 淡附片一钱 焦冬术二钱 枸杞子二钱 炙甘草八分

效果 一剂脉复泻止，汗敛筋舒。继用清养善后而愈。

廉按 汗多虽曰亡阳，未必不亡其阴，下多虽曰亡阴，未必不亡其阳。此案急救阴阳以固其脱，方用生脉散合附子理中汤加杞子、木瓜，较之孙真人用附子理中汤加麦冬、茯苓，尤为周到。

赏析 此内伤于食，外感于寒，内外交攻，吐泻暴作。前医所用藿香正气散者，本是治内伤霍乱方也，故吐得止，然言其误者何也？病重而药轻，延宕转重，责其误用，不为过之。再诊已成阴阳将脱之大泻大吐，汗出如注，手足冰冷，脉沉细无神之重证。如若方药再谬，必魂游西天。所幸医者处乱不惊，用生脉饮以复脉，附子理中汤以回阳，枸杞以救阴，木瓜以舒筋。一剂而愈，取效甚捷。生脉饮亦名复脉汤，今之临床医生皆用其治疗心血管虚损诸疾，极为灵验也。

霍乱转筋案

钱苏斋（住苏州谢衙前）

病者 金宝三室，年五十岁，住苏城古市巷。

病名 霍乱转筋。

原因 既伤暑热，又食瓜果，夜卧当风，遂成寒热暑湿风火错乱之症。

证候 形寒呕吐，暴泻洞泄，神昏壮热，目眶陷腡瘪，肉脱口渴，两足筋隆起如绳、转动牵掣、膈膊有声，腹痛有汗，四肢厥冷。子病午剧，危象必露。

诊断 脉搏弦细。凭脉断证，此由瓜果生冷，露卧当风，遏其内伏之暑热，暑火入肝，激动厥阴风木，冲激阳明，使人身胃中之津液、肝藏之血液、顷刻劫夺无余。吐泻口渴，汗流壮热，胃津已亡也。眶陷腡瘪肉脱，血液已劫也。而腹痛转筋、脉弦肢振者，表里寒热错杂之邪未去，风火内旋，尚郁而未伸、蓄而未泄也。宜先用从法治，急去其邪，俾屈者伸而蓄者泄，然后再图其已亡之津液。

疗法 先用辣蓼草、生姜、烧酒煎汤置盆中，使患者两足浸入。再用粗麻绳蘸汤，使有力者将绳在转筋上牵搓之，左右上下不稍停息。再用内服汤剂以取速效。

处方 姜炒川连七分 苏梗二钱 晚蚕沙三钱 陈皮一钱 乌药钱半 吴

茱萸四分　石菖蒲三钱　生苡仁三钱　广郁金二钱　大腹绒钱半　杜藿香三钱　宣木瓜钱半　小枳实钱半　佩兰叶三钱　飞龙夺命丹二分（温开水先下）

效果　用绳擦二小时，转筋渐定。服汤药腹痛安，身热缓，吐泻止。改用芳香清暑药，大势俱定。乃加石斛、扁豆等养液，五日而起。

廉按　六气之邪，燥气发霍乱少，风邪发霍乱轻，若暑火挟湿邪为热霍乱，寒挟湿邪为寒霍乱，霍乱多兼饮食过饱乃发，亦有触秽恶发者。此案暑湿伏于内，风寒中于外，又夹瓜果食滞。长夏初秋，霍乱转筋最多之原因，不外如此。方用藿香左金汤加减，尚属稳当。妙在先服飞龙夺命丹，芳香辟秽，化毒祛邪，宣气通营。全体大用，真有斩关夺隘之功，而具起死回生之力也。

赏析　吴郡之地，暑湿难耐，瓜果生冷，本可消暑，然过食之，则脾胃易伤，加之夜卧当风，遂成寒热暑湿风火错乱之证也。霍乱转筋者，脾土肝木伤也。形寒呕吐，暴泻洞泄者，湿土之变也；转筋者，风木之变也。患者神昏壮热，目陷肉脱，口渴汗出，四肢厥冷，皆危重之候也，治宜急者治标，速去其邪，俾屈者伸而蓄者泄也；后固其本，用石斛等养其阴液，以补已亡之津。飞龙夺命丹方有两类，一为痈疡之剂，一是惊风药方。此案所用定是后者，其方出自《青囊秘传》，药物组成犀黄、辰砂（飞）、麻黄（去节）、人中黄、麝香、腰黄、月石、青黛（飞）、珍珠、蟾酥、明矾、银消、冰片、牙皂、灯草炭、真金箔。主治痧胀腹痛，霍乱转筋，厥冷脉伏，神昏；瞀乱昏狂等，此案用之，确是神方奇效。

霍乱转筋案

杨德馨（住黑龙江育和堂）

病者　李焕亭，年四十余岁，保定人。

病名　霍乱转筋。

原因　由暑湿挟秽，扰乱肠胃所致。

证候　上吐下泻，腹痛转筋，目陷肢厥，口渴溺无，音嘶汗多，烦躁不宁。

诊断　六脉皆伏。脉证合参，乃时行霍乱之急病也。

疗法　初仿王梦隐蚕矢汤加减，清暑利湿以和其中。服一剂，泻止、汗止、音清，脉息已起，惟溺闭呃逆。照原方去米仁、豆卷、条芩，加石菖蒲、川朴、芦根、滑石。小便利，口渴止，饮食进，惟脉微数，胸闷发呃，此是胃气不和余热未清耳。后服驾清汤，三剂痊愈。

处方 晚蚕沙五钱（包煎） 生苡仁八钱 大豆卷三钱 陈木瓜三钱 条芩一钱 鲜竹茹三钱 法半夏二钱 丝通草钱半 红灵丹一分（冲） 左金丸钱半 拌滑石六钱（包煎） 阴阳水煎，稍凉徐服。

效果 连服驾清汤两剂而痊。

生扁豆四钱 淡香豉四钱 鲜石斛三钱 鲜枇杷叶五钱（去毛、抽筋） 广橘红一钱 焦山栀一钱 陈木瓜一钱 鲜竹叶四钱

廉按 王孟英曰：丁酉八九月间，杭州盛行霍乱转筋之证。有沈氏妇者，夜深患此，继即音哑厥逆。比晓，诊脉弦细以涩，两尺如无，口极渴，而沾饮即吐不已，足腓坚硬如石，转时痛楚欲绝。乃暑湿内伏，阻塞气机，宣降无权，乱而上逆也。为仿《金匮》鸡矢白散例，而处蚕矢汤一方，令以阴阳水煎成，候凉徐服，此药入口竟不吐。外以烧酒令人用力摩擦其转戾坚硬之处，擦及时许，郁热散而筋结始软。再以盐卤浸之，遂不转戾，吐泻渐止。晡时复与前药半剂，夜得安寐，次日但觉困极耳，与致和汤数服而痊。后治相类者多人，悉以是法出入获效。此案纯系梦隐方法，略为加减，竟奏全功，益见王氏蚕矢汤之确有成效也。

赏析 此案应视作王士雄蚕矢汤治验霍乱转筋之典范。《素问·阴阳应象大论》曰："地之湿气，感则害皮肉筋脉。"蚕矢汤出自清·王士雄《霍乱论》，有清热利湿，升清降浊之功用，主治湿热内蕴之霍乱，吐泻腹痛，肢冷转筋，口渴烦躁，目陷脉伏；与此案之病证极为类似，故医者仅用蚕矢汤加减取效显矣。服一剂，泻止、汗止、音清，脉息已起，可佐证蚕矢汤确为霍乱转筋之良方也。尚惟溺闭呃逆，照原方加利尿顺气之石菖蒲、川朴、芦根、滑石。去米仁、豆卷、条芩，小便利，口渴止，饮食进，惟脉微数，胸闷发呃，是胃气不和，余热未清耳，后服驾清汤，三剂痊愈。驾清汤者，药用鲜石斛、鲜枇杷叶、鲜竹叶、橘红、焦栀、木瓜、扁豆、淡香豉等，有清凉利湿，升清和胃之功用也。

霍乱转筋案

庄虞卿（住丽水第十一中学）

病者 余南，年逾三稔，师范学校学生，住校。

病名 霍乱转筋。

原因 天气炎热，因热贪凉，饮冷过度，脾受湿侵。

证候 吐泻转筋，苔黄口渴，手足厥冷，小便微黄。

诊断 两手无脉。此系阴阳逆乱，清浊混淆，气机郁塞，脉息因之潜伏，非气血散上神脱脉绝也。《灵枢·经脉篇》云："足太阴厥气上逆则霍乱。"足太阴脾土脏也，其应在湿，其性喜燥，镇中枢而主升清降浊之司，饮冷过多，湿盛于中，升降之机为之阻滞，则浊反厥逆于上，清反抑陷于下，而为霍乱转筋者，风木之变也。湿土为风木所克，湿热烁于筋则为转筋。苔黄口渴、小便黄者，为湿郁化热之象。张路玉云："霍乱有一毫口渴，即是伏热，种种燥热之药，误服即死。"按张君此言，独具只眼，堪为治霍乱之金针。

疗法 用茯苓、泽泻、猪苓、广皮为君以祛其湿，焦栀、香豉为臣以解其郁热，佐苡仁、木瓜、木香以舒筋而调气，使以扁豆花消其暑，每日服三剂。外以好烧酒辣蓼，令人用力摩擦其转筋之处。

处方 茯苓四钱　泽泻三钱　猪苓二钱　广皮二钱　焦栀二钱半　香豉三钱　苡仁五钱　木瓜一钱　木香八分　扁豆花三十朵

外治 烧酒六两　辣蓼一把

效果 擦将一时许，筋乃不转。一日吐泻止，三日诸恙退。继用调理，康健如常。

廉按 诊断颇有发明，处方亦尚稳健，此为湿热霍乱之正治法。

赏析 此证饮冷过度，外伤暑热，寒热交错，致脾胃升降机窒，清浊相干，乱于肠胃也。吐利者，湿土之变也。湿土为风木所克，则为霍乱转筋。转筋者，风木之变也。证从热化，病甚沉重。治以内外之法，外用烧酒辣蓼，摩擦其转筋之处。内服祛湿之茯苓、泽泻、猪苓、广皮；解热之焦栀、香豉；舒筋调气之苡仁、木瓜、木香，消暑之扁豆，病遂痊愈。理法方药，中规中矩，内外兼治，相得益彰。

霍乱转筋案

钱存济（住广德城内）

病者 苏春霆，年近六旬，身体强健，早年就馆，现解职赋闲，住广德城内。

病名 霍乱转筋。

原因 素性嗜酒，每饮必醉。兹因酒后食瓜，纳凉露宿，醒则腹痛下利，既而呕吐。

证候 身热烦渴，欲卧冰中，气粗满闷，厥逆躁扰，两脚搐筋，腹痛下利，小便不通，呕吐清水有如菜汁，酸苦异常。

诊断 六脉沉伏，微有弦意，舌亦无苔。合症参之，乃霍乱转筋也。《六元正纪大论》云："太阴所至为中满，霍乱吐下。"又云："土郁发之，为呕吐霍乱。"又云："不远热则热至，热至则身热。吐下霍乱。"经脉篇云："足太阴厥气上逆则霍乱。"此证有湿热内蕴，饮冷停食，猝伤暑邪，致升降机窒，清浊相干，乱于肠胃，而陡然霍乱转筋，正与《内经》之旨符合。盖吐利者，湿土之变也。转筋者，风木之变也。湿土为风木所克，则为霍乱转筋。证从热化，病甚沉重，所幸眼眶未陷，津未告竭，尚属可治。

疗法 用藿、薷透表解秽，芩、连清热败毒，苓、术、滑、泽利湿宣郁，雪水、车前解烦清暑，厚朴推滞，木瓜舒筋，党参扶气，甘草和中，俾表邪透而暑邪清，郁土宣而中机建，肝平筋舒，湿利滞行，而吐利自止矣。

处方 西香薷三钱 广藿香三钱 川雅连三钱 条黄芩二钱 泽泻二钱 生于术三钱 云茯苓六钱 西滑石八钱（包煎）卷川朴二钱 潞党参钱半 宣木瓜四钱 炙甘草一钱 鲜车前三株 以腊雪水煎服。

效果 进一剂，身得微汗，热减、烦平、脉起。复诊去香薷、藿香，加花粉、白芍各三钱以生津液。再诊病愈大半，原方分两减轻，又进一剂乃痊。遂止药，以糜粥调之，未及一周，即如常人矣。

廉按 霍乱，寒热相搏者多，虽知其为寒为热，亦须反佐以治，方中芩、连、滑石为君，佐以藿、朴、香薷，盖即此理。惟吐泻多，中气必伤，故参以四君子汤培其中气，法从黄连泻心汤脱化而出。

赏析 此案患者素性嗜酒，酒者，聚湿蕴热之物也，嗜之必湿热内蕴，值暑热严酷，致暑湿伏于内，风寒中于外，又夹瓜果酒食，湿热蕴于内。寒热胶结，脾胃失序。呕吐下利，身热烦渴，气粗厥逆，两脚搐筋，皆脾土肝木之变也。病虽沉重，且性质为寒为热，然素体强键，津液未竭，故治以清热，不虑其寒也。用芩、连清热败毒为君，藿、薷透表解秽为臣，黄连泻心汤脱化之旨可见矣。

霍乱转筋案

梁右斋（住玉山湖塘沿）

病者 刘腮狗仔，年四十六岁，住横路巷裁缝店。

病名 霍乱转筋。

原因 热中厥阴。

证候 昨日夜半，忽然消渴（大渴大饮之谓），大吐大泻，足内股大筋揪痛不堪，不能转侧，足指揪强，玉茎揪缩，茶水入口即时自觉就走大便出，神识尚清，至晨全身大肉尽削，瘦如鸡骨。

诊断 脉浮弦数，舌苔白腻，两边黄燥。脉证合参，系因热势过度，气机旋捷，故食不待化而即出。内经曰：“肝主疏泄”。肝经厥阴，气化风木，热中其经，木挟热以侮土，则呕吐作而不能制水生津，化血生肌，故大肉削矣。风挟热以劫水，则肾水亦暴亏矣。水亏则木失养，故筋转之症作矣。经又曰：“肾为胃关。”肾虚则无能司关，故饮食入即直出，玉茎亦因而致缩也。其症有可救的把握，惟神清脉浮。伤寒书曰：厥阴病、脉浮欲愈。

疗法 仿孟英法，治注重泻热平肝舒筋。

处方 生苡仁三钱　晚蚕沙三钱（包煎）　赤芍二钱　条芩钱半　鲜竹茹三钱　滑石粉钱半（包煎）　生甘草一钱　连翘钱半　木瓜八分　康熙青钱四枚

复诊 前症悉除，脉细气馁。以前方去滑石、连翘，加生地汁一瓢、北沙参三钱、生杭芍三钱、柏子仁二钱，四剂。病者曰：是病幸得先生上午即来，若延至下午，恐命不保。述其揪痛不堪的情况，自觉即时就要脱气。服药一剂筋揪定，二剂吐泻止，昨日三剂，遂起床，感谢不已。

说明 此证即世俗所称吊脚痧，朝发夕死之证也，据西医解剖试验，则系细菌。按吾方内并无杀菌之药，而见效又有如是之迅速，其理安在？或此药能助人身之白细胞扑灭细菌也，抑或解其热而细菌自毙也。

效果 以前方去连翘、滑石，加柏子仁二钱、生地汁一瓢冲、苏沙参三钱、杭白芍三钱。四剂痊愈。

廉按 热中厥阴，由暑热直中厥阴，陡然乱于肠胃而为霍乱转筋者。正《内经》所谓“诸转反戾，水液浑浊，诸呕吐酸，暴注下迫，皆属于热”也。方用黄芩汤合天水散清肝消暑以坚肠为君，参以蚕沙、木瓜、竹茹、苡仁等皆为热霍乱转筋之要药，妙在康熙青钱善制肝横以舒筋，法从圣济总录脱胎而来，非偏用新药以欺人也。

赏析 此病案起病之突然——夜半忽起；进展之迅捷——至晨全身大肉尽削，瘦如鸡骨；病势之危重，谓之朝发夕死之证不为过也。然治法仅守清热消暑，平肝舒筋；方以黄芩汤合天水散等；药用黄芩、滑石粉、生甘草、连翘为君，佐以晚蚕沙、木瓜、生苡仁、鲜竹茹等。皆为霍乱转筋之方药也，起效者或是此列药物；用康熙青钱者，于今度之，取其康熙之名，暗示康健之意，于病患或大有裨益，不必定以今之迷信视之，心理疗法可乎。

抽筋霍乱案

陈务斋（住梧州四方井街）

病者 潘卢氏，年三十八岁，广西容县，住县底墟，体壮。

病名 抽筋霍乱（西医谓虎列拉传染病）。

原因 素因不究卫生，过食生冷物质，适夏月天气乍热，畏热贪凉，感受风邪不觉，遂至口渴过饮汤茶，消化不良，伤脾蓄湿。诱因产后血虚凝瘀，新陈不能代谢，月事不调，房劳纵欲，思虑抑郁，肝肾亏损。

证候 骤然四肢麻木，体中战栗。腹痛胸满，上吐下泻，由辰至午，足筋挛缩，声音嘶哑，汗出如珠，目直、口开气促。

诊断 左右手脉沉微似绝。脉证合参，此虚脱之抽筋霍乱证也。其吐者胃气上逆，其泻者脾气下馅，其吐泻抽筋自汗如浆者，阳越于外阴盛于内也。中气将脱，危在顷刻。

疗法 附桂理中汤加麝香、砂仁、法夏。取熟附、肉桂壮肾暖水能收散失之阳为君，干姜、白术扶土理中温脾暖胃为臣，人参、甘草补气生津培元救脱为佐，法夏降逆止吐、砂仁、麝香兴奋神经为使，急煎频灌于口。甚难咽下，约数时服尽后，气复微微，又将前方再服。次日脉复能言，诊脉微弱，继用十全大补汤，取其补气壮阳，活血养阴，温脾和胃，化气生津。

处方 附桂理中汤加减方

黑附块三钱　原干姜三钱　高丽参四钱　法半夏二钱　拣砂仁钱半　正肉桂五分　贡白术六钱　炙甘草二钱

煎成，临服冲麝香五厘，徐徐冷服。

又方 十全大补汤方

高丽参四钱　贡白术五钱　云茯苓三钱　归身四钱　熟地黄三钱　北黄芪四钱　炙甘草钱半　熟附子三钱　川芎一钱　炒白芍二钱

效果 二日气复脉复，十日精神已健，元气复旧。

廉按 此治阴寒霍乱元气将脱之急救正法，妙在用麝香兴奋神经，使参术附桂发力愈速，奏功愈峻，方从陶氏回阳急救汤脱化而来。

赏析 急救之法，重在迅捷，失之毫厘，谬之千里，医之大道，不离斯焉。此病证骤然四肢麻木，战栗腹痛，吐泻挛缩，汗出如珠，目直口开，脉沉微似绝，盖阳气将脱之危证也。治宜壮肾暖水，收敛浮阳。首方用附桂理中汤加减，实为回阳急救汤也；首方奇者，唯加入麝香也，其取麝香者，一有开窍醒神之功、二具活血通经之效。《本草纲目》云："……盖麝香走窜，能通诸窍之不利，开经络之壅遏。"治中风，中气，中恶，痰厥，积聚症瘕。现代药理学证明麝香是中枢神经兴奋剂，麝香对外周血管中的肾上腺素β受体有增强作用。实验还证明，麝香对β受体增强作用并非阻滞肾上腺素α受体的作用所致。急煎频灌于口，再服之。次日脉复能言，继用十全大补汤，补气壮阳，养血滋阴，以扶损伤之气血阴阳。

阴寒霍乱案

陈在山（住辽阳咸春堂）

病者 陈永芳，年二十五岁，住奉天牛庄城。

病名 阴寒霍乱。

原因 秉气虚弱，身体羸瘦，曾患呕血愈而未痊，外受寒温之邪所袭。

证候 初觉中满，小腹微痛，夜间吐泻暴作，口燥不思饮，四肢厥逆，身寒冷汗，唇青面白。

诊断 脉来沉迟欲绝，纯阴之脉也。按本岁己酉，阳明燥金司天，正在七月中气，是四气司令，主客寒湿，天运为太阳寒水，地运为太阴湿土，更夹伏暑余邪相延不尽，人在气交之中，感受蒸淫之气为病，轻则时邪，重则霍乱。六元正纪大论曰："阳明之政，多阳少阴。"是指司天之常，非指运气之变。今者寒水加临湿土之上，乃运气之变也，知常知变，医道近焉。此证脉象病形，皆属纯阴。王孟英曰：霍乱之属寒者，地气之逆也，逆则为阴，急用回阳助气之剂以救之，庶可回春于再造。

疗法 用大剂附子理中汤，方以人参助气培元为君，白术健脾燥湿为臣，甘草和中补土为佐，黑姜辛温散寒为使，加附子扶阳破阴，以奏速功。

处方 潞党参一两　炙甘草五钱　白术二钱（土炒）　干姜五钱（炒黑）　淡附片五钱

又方 潞党参五钱　苍术四钱（炒）　陈皮三钱　生甘草三钱　川朴三钱　大红枣七枚

效果 服前方一剂，吐泻顿止，手足渐温，面色微和。接服后方，白术易苍术，减附子、黑姜，加陈皮、厚朴和胃，二剂而痊。

廉按 阴寒霍乱，即西医所谓真性霍乱也。当然回阳急救，强心肌以补元气为正治法。方用大剂附子理中，与西医用强心针、盐水注射，异曲同工。辛而呕血旧恙未发，否则一波遂平，一波又起。寻绎其方，干姜炒黑，附子用淡，亦曾顾虑及此，大胆之中，仍寓小心也。

赏析 大凡临床重证危证，从阳从实者，医之尚易，属阴属虚者，救之甚难。本案患者先有呕血病史，自身虚弱羸瘦，以七月之时，伏暑余邪相延不尽，人在气交之中，感受蒸淫之气为病，再加寒食，遂成虚寒暑湿错杂之重霍乱。《素问·阴阳应象大论》曰："地之湿气，感则害皮肉筋脉。"症见夜间吐泻暴作，口渴不思饮，四肢厥逆，身寒冷汗，唇青面白，脉沉迟欲绝，皆重证危证阴寒之属也。先用大剂附子理中汤回阳救逆，大补元气法。吐泻止，手足渐温。则白术易苍术，减附子、黑姜，加陈皮、厚朴和胃，如此配伍，乃医者深恐患者本羸弱之体，药用稍热则过也。古之医家远虑近忧，后学者宜深思之。

阴寒霍乱案

顾振呼（住南汇傲雪村）

病者 蔡阿新，年近三旬，业农，浦东籍。

病名 阴寒霍乱。

原因 夏日酒醉后，狂饮冷水，继啖西瓜，露宿一夜，晨即霍乱大作。

证候 腹痛水泻，色如米浆，呕吐清水，饮即吐出，呃逆连声，四肢厥逆，手指白胖，汗泄淋漓。旋即眶陷肌削，气急失音，咽痛口渴、面赤戴阳，烦躁暴至，有欲坐卧泥水之态。

诊断 六脉沉微似伏，舌苔灰白滑黏，此阴寒霍乱危证也。阴盛于下，格阳于上，上热假，下寒真，中阳困顿，转旋无权，阴阳否格，暴脱在迩。

疗法 内外并治。速令醋打生附子四枚，涂两足心涌泉穴，以引其上越之阳；研化龙骨、生牡蛎粉各二两，遍扑周身，以固其外散之阳；随进白通加人尿猪胆汁法，参入麝香、肉桂、丁香、柿蒂诸品，徐徐冷服，防其拒纳，以俟动静。

处方 生附子三钱　炒党参三钱　肉桂一钱　丁香一钱　淡干姜三钱　淡吴萸钱半　麝香五厘　柿蒂二十四枚　草果钱半　葱白三茎　清通便一杯　猪胆汁一匙（同冲）

效果 服药后，烦躁渐静，四肢转暖，汗呃止，咽痛缓，面赤亦退，余候依然。惟脉象初则续续渐出，未及半时倏又双伏，烦躁复作，此阴寒过厉，气竭阳微，遽难旋转回阳也。今将原方加别直参三钱，速煎冷灌。脐贴回阳膏一张（回阳膏，用当门子五厘、母丁香、桂心、生附子各一分，硫磺三分五厘，研细，置膏贴脐。治阴寒霍乱，温通脾肾有特效。药肆中多不备，急难凑手，殊为憾事。医者宜修合储瓶以备急需，庶免临渴凿井之苦。）以温运脾肾。招纳浮阳后，脉渐续出，但虚细耳。诸恙均除，乃以前方去葱白、胆汁、童便、当门子、柿蒂，加戈制半夏一钱、赤茯苓三钱，减参姜桂附之制，予二剂而愈。

廉按 阴寒霍乱，即西医所谓真性霍乱也。其症最怕汗多泻多，汗多则亡阳，泻多则亡阴、转瞬阴阳离决、精神乃绝。虽用白通加人尿猪胆汁法，往往不及救治者，因购药费时，煎药费时故耳。此案加入桂麝，奋兴神经，强心肌以回阳，较汉方奏功尤速。附以各种外治，以助汤方之不逮。其最易建功者，脐贴回阳膏一张，立消阴寒以通阳。若再加姜复艾灸，较但用贴法尤胜。

赏析 此阴寒霍乱之证与前之病案，名同实异也。异之为何，虚实之属别也。此亦为重证危证之阴寒霍乱，其虽有四肢厥逆，汗泄淋漓，六脉沉微似伏，舌苔灰白滑黏之症；却现咽痛口渴、面赤戴阳，烦躁暴至，欲坐卧泥水之态。此阴盛于下，格阳于上，上热假，下寒真。阴寒盛于里，阳气欲上脱，阴气欲下脱之危象，急当用大辛大热之剂通阳复脉，仲圣之白通汤有破阴回阳，宣通上下之功，由干姜、附子、葱白组成，加胆汁、人尿滋阴以和阳，然虑其力之不逮，再加炒党参，肉桂，丁香，淡吴茱萸，麝香，柿蒂，草果温阳沟通之，防其格拒；麝香有破关夺隘之力，用之最为紧要，并外用引阳固阳之法；如此这般，却脉象初渐出，倏又双伏，烦躁复作，此阴寒重，阳难回也。将原方加别直参回阳救逆，脐贴回阳膏助之。阳纳脉出，诸恙均除，乃以前方减加之，二剂而愈。其救逆之法可谓多矣。

寒湿霍乱案

李竹溪（住芜湖米市街）

病者 张有才，年四十余岁，煤炭船主。

病名 寒湿霍乱。

原因 病由船居无定，且喜露卧，多嗜瓜汁，故湿从寒化，陡发霍乱。

证候　一起即腹痛泄泻，继则呕吐清水，三五次后，已觉汗泄肢冷，冷过肘膝，眶陷形脱，螺瘪音哑，腿足转筋，神扬气促，躁扰不宁，其溲清冷。

诊断　苔白脉大，按之脉细欲脱。此寒湿伤中，阳气欲亡之霍乱也。霍乱入手，先分寒热，勘此脉证，不独病属寒湿，且已中枢无权，有波撼岳阳、土奔岸败之势，岌岌殆哉。际此千钧一发，未可因循，姑拟一法，先服局方来复丹三钱，继以水药，至成败利钝，未敢逆料也。

疗法　急当挽正回阳。以参附为君，姜桂为臣，佐以术草守中，茯苓淡渗，吴萸逐其中下阴寒，使以木瓜舒筋，蚕沙导浊。

处方　别直参三钱　黑附块钱半　干姜钱半　猺桂心六分　宣木瓜钱半　焦白术三钱　炙甘草八分　云苓四钱　吴茱萸七分　晚蚕沙五钱（包煎）

阴阳水煎，船居救急，可以甘澜水代之，先煎参附二十余沸，次下诸药。

接方　西潞参三钱（米炒）　生苍术钱半　炙甘草五分　老生姜五分　熟附子四分　小雅连五分（姜炒）　甘澜水煎如前法。

次诊　昨以加味理中，呕虽平，泻未止而神倦，苔仍淡白，口微干，溲稍黄。是中阳未振，脾胃未和之咎。主以异功加谷芽、和曲建立中州，以佐升降。

次方　西潞参三钱（米炒）　焦白术钱半　云茯苓三钱　炙甘草六分　炒广皮钱半　炒谷芽三钱　六和曲三钱（炒）　河水煎服。

策应　用滴醋三斤置床前，烧铁器，俟红淬之，使患者鼻纳醋气，可免阳越。手足曲池、委中、劳宫诸穴，多以姜汁摩擦，则可回温。再以吴萸、木瓜各二两，煎水熏腿，另以火酒擦之，以筋不转而止。

三诊　狂澜力挽，险象已平，手足温，筋不转，惟泻减而未除，脉象按之仍细，仿孙真人千金方法，改用附子理中加茯苓、麦冬。

效果　两服前方，知饥纳谷而泻止矣，嘱以甘淡调理而愈。

廉按　病贵认证，药难浪投，若非真寒，此等方法，慎勿轻用，一经误用，转见浑身青紫而毙矣。即不见青紫，往往眼白皆红，腹灼心烦，甚则神识昏蒙，或发呃逆而亡。予见甚多，故临证时必要审慎周详也。

赏析　患者船居无定，水湿浸淫，加之嗜食瓜汁，露卧受凉，湿伤中枢，寒凌真阳，遂成寒湿霍乱。《素问·阴阳应象大论》曰：“湿盛则濡泻”，故腹痛泄泻，呕吐清水，冷过肘膝，病之岌岌殆矣，故曰治当急挽回阳，先服局方来复丹救将脱之阳。来复丹方，用玄精石、硝石、硫黄、橘红、青皮、灵脂。其药配类二气，均调阴阳，夺天地冲和之气，乃水火既济之方，可冷可热，可缓可急。善治荣卫不交养，心肾不升降，上实下虚，气闭痰厥，心腹冷痛，脏腑虚滑，不问男女老幼，危急之证，但有胃气，无不获安，补损扶虚，救阴助阳，为效殊胜。继以水药，以参附为君，姜桂为臣，佐以术草守中，茯苓淡湿，吴萸逐其中下阴寒，使以木瓜疏筋，蚕沙导浊。服前方，呕平，而神倦泻未止，苔淡白，口微干，是中阳未振，脾胃未和之咎，主以异功散。异功散方，在四君子汤基础上加陈皮，意在行气化滞，醒脾助运，有补而不滞之优点。再加谷芽、和曲建立中州，以佐升降。并烧醋以鼻纳醋气，免阳越。以姜汁摩擦手足曲池、委中、劳宫诸穴，可回温。以吴萸、木瓜煎水熏腿，另以火酒擦之，以筋不转而止。服药熏蒸按摩诸法皆施，险平，手温，筋舒，惟泻减未除，脉细，用附子理中加茯苓、麦冬。后知饥纳谷泻止矣，以甘淡调愈矣。

风火霍乱案

李竹溪（住芜湖米市街）

病者 姊氏汪，年三十四岁，住后家巷。

病名 风火霍乱（俗称瘪螺痧，古名化铜疫）。

原因 今年相火司天，风木在泉，又兼素禀肝强，天人相感，疫气乘之，遂发霍乱。

证候 晨起头晕脘**嘈**，午饭后脘**嘈**尤甚，自嚼青铜钱百余枚。飞函召予，至则见其心烦口渴，呕吐酸苦，迫泻溲热，螺瘪眶陷，气竭音嘶。

诊断 脉沉弦数似伏，而尚未全伏，此肝木挟风火披猖之象。金受火炽则音嘶气竭，土被木削则螺瘪眶陷，所幸肢未全冷，脉未全伏，其势虽危，可毋深虑。

疗法 议左金降火以泄肝阳，合温胆开痞以止呕吐，加黄芩去三焦郁热而止泻，滑石利水以分清浊，独取连梗荷叶一味取汁，为全方之主持。荷叶其色青，其象震，其气芳香，其味苦平，受雨露轻清之气，故功能清暑解疫，连梗取汁，又得通气下降而逐秽也。

处方 吴茱萸四分（盐水泡） 小川连六分（姜汁炒） 姜炒竹茹二钱 云茯苓三钱 醋制半夏二钱 生甘草六分 广橘皮一钱 枳壳炭一钱 淡黄芩一钱 西滑石三钱（包煎） 连梗荷叶汁一匙（冲） 阴阳水煎十余沸，温服，冲荷叶汁。

二诊 一服呕平，溲长泻止。惟神倦多汗，口渴腕闷，胃犹觉**嘈**，改以清火益气法。君竹叶、石膏以清阳明，臣西瓜翠衣、鲜石斛、西洋参、生草清养胃气而缓肝横，佐法夏以通阴阳，使川通草以泄余邪。

二方 淡竹叶一钱 生石膏四钱（研细） 西瓜翠衣三钱 鲜石斛三钱 西洋参一钱 生甘草六分 仙半夏钱半 川通片一钱 甘澜水煎滚，加入西瓜翠数沸饮之。

效果 两剂诸恙均减，神略健，仍欠纳，以前方加入荷花露一两、谷芽露一两而兴。

廉按 风自火生，火随风转，乘入阳明则呕，贼及太阴则泻，是名霍乱。窜入筋中则挛急，是名霍乱转筋。总由湿热与风淆乱清浊、升降失常之故。此案即属此证，方用藿香左金汤加减，妙在用鲜荷叶汁一味，清芬辟疫，疏泄火风，案中发明功用确有理由，巧思正不可及。接方用竹叶石膏汤加减，亦属对症良方。

赏析 为医之道，必识天时地利，知五运六气，方可处方置药，若非此，则必陷胶柱鼓瑟之厄。今患者病之年也，相火司天，风木在泉，兼素秉肝强，内蕴肝火，天人相感，疫气乘之，遂发风火霍乱。症见心烦口渴，呕吐酸苦，脉沉弦数似伏，此肝木挟风火之象也；肝木乘脾，则迫泻作也；木削脾土，则螺瘪眶陷也；肝火刑金，则气竭音嘶也。治宜泄肝阳，止呕泻，方用左金合温胆加黄芩为主。方中妙取连梗荷叶取汁者，盖因其清暑解疫也。清·汪绂《医林纂要》曰："荷叶，功略同于藕及莲心，而多入肝分，平热、去湿，以行清气，以青入肝也。然苦涩之味，实以泻心肝而清金固水，故能去瘀、保精、除妄热、平气血也。"连梗取汁者，通气下降逐秽也。荷叶色青，象震，气芳香，味苦平，受雨露，行轻清气，沟通肝木脾土，主持全方也。一服呕平泻止，犹神倦多汗，口渴，胃脘嘈闷，用清火益气法治之。药如案例，诸恙悉除。

中热霍乱案

刘伦正（住泰安颜张镇）

病者 刘兴顺，山东泰安县人，城东西埠前庄。

病名 中热霍乱。

原因 自幼业农，生活辛苦，猝然中暑夹食，陡发霍乱。

证候 手足冰冷，吐泻转筋，大渴喜饮，腹不疼痛，目反白眼，下泻臭秽。

诊断 两手无脉，舌苔垢腻，边白中黄。此中热霍乱也。口大渴不止，泻有臭味，热无疑也。若是寒证，胳臂里面外面俱冷，渴不欲饮，目眶塌陷，无反白眼之象，有抽筋无转筋之理，腹必大疼。虽寒热均能使腹疼痛，然热痛时疼时止，寒痛大疼不止。又热证手足冷，爪甲红色；寒证手足俱冷，爪甲不红，重则青黑色难治。此证寒有热，皆在夏令，必要辨证的确，始可对症发药也。

疗法 用六合汤加桃、红、银花。方以银花、扁豆解暑毒，藿香清夏，赤苓消暑气为君，杏仁、川朴下气宽胸为臣，佐以桃仁、红花活血通络，木瓜舒筋平肝，使以甘草，调和诸药，西参略扶正气。

处方 杜藿香二钱 卷川朴二钱 光杏仁三钱 清半夏三钱 陈木瓜二钱 西洋参一钱 生扁豆三钱 光桃仁钱半 红花钱半 赤苓三钱 济银花五钱 甘草一钱 荷花露一两（冲）

效果 初服一剂药不纳，病者合家恐慌，预备后事。余曰：再煎服第二剂，可保有效。遂连服两剂，六脉皆现，后用清理而愈。

廉按 中暑夹食，陡发霍乱转筋者，为热霍乱。方用六合汤加桃、红、银花，消暑化食，活血舒筋，大旨不差。惟转筋多因肝横乘脾，其肝火必内炽，当佐左金丸，既能泄肝以止转筋，又能上止吐而下止泻，加此则更周备矣。

赏析 此病案之肇始者，体弱正虚，罹病之根；暑湿夹食，霍乱之源。其证者，手足冰冷，无脉，寒也；大渴喜饮，舌苔垢腻，边白中黄，热也；寒热之杂，孰真孰假；其寒在表，热在里也，寒热不相属者，格也，即真寒假热证是也。发吐泻转筋，故曰中热霍乱也。方用六合汤加桃、红、银花，赤苓解暑清夏，杏仁、川朴下气宽胸，西参扶正，木瓜舒筋平肝，再剂而愈。此六合汤者，组成为当归、生地、川芎、芍药、莪术、官桂各等分，即四物汤加莪术、官桂，功用是养血祛瘀。

伏暑霍乱案

袁桂生（住镇江京口）

病者 程姓，年约二十余岁，住苏州阊门外营盘场。

病名 伏暑霍乱。

原因 素性畏热，最喜饮冷，适天气酷热，因事外出，途中吸受暑气，致暑热内伏、不得外达，遂酿变霍乱。

证候 吐泻不已，烦躁畏热，身无寸缕而犹畏热异常，欲卧冷地，四肢悉冷，胸腹部亦均不热，口渴欲食西瓜，小便短赤，头项微汗，脚腓痉挛。

诊断 脉息寸关俱数，舌苔黄燥无津。此暑热内伏，热深厥深，内真热而外假寒之病也。

疗法 以白虎汤合黄连香薷饮加减。

处方 生石膏一两（研细） 白知母四钱 生甘草五分 原麦冬二钱 小川连一钱 西香薷一钱 生扁豆三钱 生苡仁三钱 鲜石斛三钱 阴阳水煎。

效果 一服吐止，再剂利亦止，而烦渴亦大定矣。惟肢体尚冷，嘱以稀粥与饮。安睡一夜，体温遂复常度。于是但以饮食调养，不劳他药而瘳。

廉按 伏暑霍乱，世俗称为热霍乱，夏秋之交为最多。孟英治法，每用竹叶石膏汤，地浆水煎，反佐姜汁、细辛，以治热深厥深之证，辄多奏效。此案大旨相同，而以香薷为反佐，则同中略异耳。

赏析 江南暑湿，吴郡犹甚。暑热内伏，酿变霍乱，则吐泻不已，烦躁畏热；热深厥深，则四肢悉冷，胸腹不热。此内真热外假寒也。治以白虎汤和黄连香薷饮加减。以白虎汤清内热，白虎汤者，仲圣经典名方，历代医家奉为解热退烧之主方，“白虎”为西方金神，对应秋天凉爽干燥之气。以白虎命名，比喻本方的解热作用迅速，如秋季凉爽干燥之气息降临大地，一扫炎暑湿热之气。黄连香薷饮源自《丹溪心法》卷一。组成为香薷、川朴（制）、黄连，功效清暑化湿。治冒暑，水泻。两方合璧，一服吐止，再剂利止，烦渴亦大定。再以饮食调养而愈。

干霍乱案

刘荣年（住济南东流水）

病者 王清臣，年五十余岁，住省城。

病名 干霍乱（俗名为绞肠痧）。

原因 猝受时行痧秽而发。

证候 欲吐不得吐，欲泻不得泻，腹中绞痛异常，手足厥逆。

诊断 两手脉皆沉伏。脉证合参，此干霍乱也。因天地不正之气中人脏腑，上下不通，故吐泻不得、腹中绞痛，荣卫不行，故脉闭而伏、手足厥逆。

非芳香宣窍之品，何以驱秽恶之气耶。

疗法 汤丸并进。方用藿香快气和中，开胃止呕，为霍乱圣药，故用以为君，香附通行十二经络，故用以为臣，佐以檀香、沉香、木香宣通利气之药，再加陈皮、枳实、川朴以为使，又恐秽恶之气，盘踞中宫不易扫除，再用苏合香丸诸香窜之药，直达病所而驱疫气。

处方 广藿香五钱 制香附三钱 白檀香二钱 上沉香钱半 广木香钱半 广陈皮二钱 生枳实钱半 上根朴钱半 药煎好后，去渣，研入苏合香丸二粒，温服。

效果 服药一句钟后，即能安睡。醒后诸病皆去，手足温暖，脉象照常而愈。

廉按 暑秽之毒，扰乱肠胃而病干霍乱。故仿景岳十香丸法，辟秽通窍以奏功。

赏析 此病案欲吐不得吐，欲泻不能泻，腹中绞痛异常，手足厥逆。《杂病源流犀烛·霍乱源流》曰："干霍乱，即俗云搅肠痧，亦由胃气虚，猝中天地邪恶污秽之气，郁于胸腹间，上不得吐，下不得泻，以致肠胃绞痛异常，胸腹骤胀，遍体紫黑。"其病之所生也，因天地不正之气，人受此时行痧秽而发。芳香宣窍之品，可驱此秽恶之气。故以藿香、香附、檀香、沉香、木香芳香辟浊，陈皮、枳实、川朴佐之。妙用苏合香丸，直达病所而驱疫气也。苏合香丸通关辟邪解毒之功。《徐批叶天士晚年方案真本》曰："今人触冒秽气，动辄刮痧，苏合香丸远胜他药，但屡开则盛耳。"

干霍乱案

庄虞卿（住丽水第十一中学）

病者 马金玩乃室，年逾三稔，体强，住回回堂后。

病名 干霍乱。

原因 痰食停滞，胸闷不食，复受暑秽，倏忽病作。

证候 心腹绞痛，欲吐不吐，欲泻不泻，面青舌强，足膝拘挛。

诊断 左手脉涩，右关滑实。脉证合参，此干霍乱证也。既因停积而壅塞府气，复受秽浊而阻逆经气，则中州扰乱，胃脘气逆，此腹痛而不吐泻等证所由作也。面青舌强者，是邪已入营，营血凝而不流之象。骤发之病，勿虑其虚，非内外急救，鲜克有济。周时内饮食米汤，切勿下咽，免致胀逆莫救。

疗法 内外兼治。以磁锋刺委中穴深青色之筋出血，以泄其毒，复用盐汤探吐，以宣其滞。得吐后，再以栀子豉汤加香附、益母草、川朴、菖阳、法夏、茯苓、生草，调气行血，解毒安中，以善其后，日服二剂。

处方 磁锋 极尖锐者二枚

盐一撮 放刀上用火炙透，用阴阳水和服，以鹅羽探吐。

又方 栀炭一钱五分 香豉三钱 制香附二钱 川朴一钱 菖蒲八分 法夏一钱 茯苓三钱 益母草二钱 生草五分

效果 磁锋砭后，手足遂舒。用盐汤探吐，当吐黄碧色之痰涎碗许，腹痛遂愈。三日胃能纳食，五日康健如常矣。

廉按 干霍乱病因不一，骤伤饮食者宜探吐，宿食为患者宜消导，气郁感邪者宜宣豁，暑火直侵者宜清解。前哲张三锡、郭右陶早有发明。张氏曰："干霍乱俗名绞肠痧，急宜探吐、得吐则生，不吐则死。吐后方可理气和中，随症调治。"郭氏曰："心胸胀闷，腹中疞痛，或如板硬，或如绳缚，或如筋吊，或如锥刺刀割，虽痛极而不吐泻者，名干霍乱。乃邪已入营，宜以针刺出血，则毒有所泄，然后再审其因而药之。"此案内外急救，深得两家之心传？宜其应手奏功也。

赏析 此病案由痰食停滞，复受暑秽而成干霍乱。《诸病源候论·干霍乱候》曰："干霍乱者，是冷气搏于肠胃，致饮食不消，但腹满烦乱、绞痛、短气，其肠胃先挟实，故不吐利。"病之虽重，然骤发之病，勿虑其虚，内外兼治，可保无虑。外以磁锋刺委中穴出血，以泄其毒，盐汤探吐，以宣其滞。内服栀子豉汤加香附、益母草、川朴、菖阳、法夏、茯苓、生草，调气行血，解毒安中，源自《伤寒论》。方中栀子味苦性寒，泄热除烦，降中有宣；香豉体轻气寒，升散调中，宣中有降。二药相合，共奏清热除烦之功。其刺穴出血泄毒，盐汤探吐宣滞。内服清热安中，手段之多，用法之妙，层次井然，果应奇效也。

霍乱后转变热病案

叶鉴清（住上海）

病者 何芳浩，年约二十，海昌人，寓大马路。

病名 霍乱后转变热病。

原因 饮食不洁，吸受秽邪，病起骤然。

证候 三日前霍乱吐泻无度，腹痛转筋。今诸恙均平，而四肢厥冷，冷过胫臂，日夜烦躁不寐，环唇焦燥，渴思生冷，便闭溺少，形色浑赤。

诊断 六脉全伏。此霍乱变症，一团邪火，结实阳明。前医主用附桂回阳，不知溺赤便闭，唇焦烦躁，乃肠胃之真热；脉伏肢冷，是邪滞壅遏，气血不通之假冷。《伤寒论》云："热深厥亦深"，即此病也。且舌苔干糙中裂，边尖绛根垢厚，邪实肠胃，尤为显著。病势已险，若陷入包络，燃及厥阴，即刻昏痉变端，就难救援。

疗法 急以清泄润导，峻通大便，用凉膈散原方。

处方 生大黄四钱　焦山栀四钱　淡黄芩二钱　薄荷叶八分　白蜜两匙（冲入）　元明粉三钱　净连翘四钱　生甘草八分　鲜竹叶四钱

次诊 进凉膈散后，大便连通两次，初燥屎，继稍软，色均黑。稍能交睫，烦躁渴饮尚盛，四肢转温，脉道亦通，往来细数不扬，溺更浑赤，肠胃之郁邪犹伏，宿垢亦未清澈，面红目赤，舌苔干糙，根厚尖边绛。病势未出险途，防变昏痉，治再清导，佐以生津。

次方 生大黄三钱　鲜石斛五钱　天花粉四钱　净连翘四钱　元明粉二钱　肥知母二钱　黑山栀三钱　金银花四钱　生甘草八分　大竹叶三钱　鲜茅根一两（去心、衣并节）

三诊 大便又行三次，前两次犹是黑鞕，第三次始带溏浆，酱色奇臭。今日诊脉，脉数而扬，舌苔较化，质亦稍润，烦躁渴饮目赤，一派火象，均见退舍，稍饮稀粥汤，夜寐尚安适。火邪初退，津液灼伤殊甚，慎防昏痉滋变。

三方 鲜石斛五钱　鲜生地五钱　净连翘四钱　大竹叶三钱　生甘草八分　天花粉四钱　焦山栀三钱　金银花四钱　莲子心八分　茅根（去衣心）、芦根（去节）各一两

四诊 夜寐较安，胃纳较展，四肢温热，头面有汗。今晨咳出厚痰颇多，无形之热酿蒸有形之痰，烦躁渴饮目赤等又见轻减，溺尚深黄，脉数右部较甚，舌苔黄尖边仍绛，大病小愈，最易生变。治再生津清化，小心饮食，静养勿燥，亦为病中要事。

四方 鲜石斛四钱　瓜蒌仁四钱　净连翘四钱　生竹茹二钱　生竹心卅根　冬瓜子四钱　黑山栀三钱　川贝母三钱（去心）　金银花四钱　嫩芦根一两（去节）　莲子心七分（冲）　鲜荷梗尺许（去刺）

五诊 胃纳日展，大便又行颇爽，溺色淡，渴饮和，夜寐亦安，右脉尚形滑数。治再和胃生津，清化余邪。

五方 南沙参三钱 川贝母二钱（去心） 连翘三钱 嫩芦根八钱（去节） 淡竹叶钱半 原金斛三钱 冬瓜子三钱 绿豆衣四钱 生竹茹钱半 鲜稻叶十片

六诊 彻夜安寐，食欲亦佳，脉来右部已静，濡滑有神，邪热已化，津液渐复。再以清养善其后。

六方 西洋参一钱 净连翘三钱 生竹茹钱半 淡竹叶钱半 鲜荷梗一尺（去刺） 南沙参三钱 扁豆衣钱半（生） 嫩芦根八钱（去节） 橘白一钱 鲜稻叶十片

效果 服三剂痊愈。

廉按 霍乱吐泻，有阳性阴性之分，且有虚脱实闭之别，临症时诊断不精，辄致误治。至若霍乱后转热证，阳性霍乱，固多从火化，即阴性霍乱，服热药后，一经肢温脉出亦从火化者多。中医所谓重阴必阳，物极必反者，即西医所谓反动力反应性也。前哲陈修园辈谓霍乱服通脉四逆汤后，由阴转阳，可用竹叶石膏汤急救津液以清伏热，为霍乱善后之要图。此案暑秽夹食，当然都从火化，而转为阳明之实证。初用凉膈散清泻积热，尚非孟浪之峻剂，第二方犹用清导，此非确有卓识者不办。以后四方，由清化而转清养，层次井然，的是斫轮老手。

赏析 医之大谬者，不识阴阳也，见有肢冷，妄用附桂，企图回阳，却烁真阴，病势凶险，需急救挽之，用凉膈散原方治之。《医方集解》曰凉膈散："此上中二焦泻火药也。热淫于内，治以咸寒，佐以苦甘，故以连翘、黄芩、竹叶、薄荷升散于上，而以大黄、芒消之猛利推荡其中，使上升下行，而膈自清矣；用甘草、生蜜者，病在膈，甘以缓之也。"药进则便通，四肢转温，然病势未出险途，再治清导，佐以生津。三方四方，清热生津；五方六方，养胃生津。层层推进，步步为营，非大家不能为也。

霍乱暴脱案

张锡纯（住盐山西门内）

病者 刘氏妇，年近四旬，住盐山城北故县。

病名 霍乱暴脱。

原因 受孕五六月，时届孟秋，偶染霍乱，吐泻约一日夜。霍乱稍愈，而胎忽滑下，神气顿散，心摇摇似不能支持。时愚在其邻村训蒙，遂急延为诊治。

证候 迨愚至欲为诊视，则病势大革，殓服已备着于身，将舁诸床，病家辞以不必诊视。愚曰：此系暴脱之证，一息尚存，即可挽回。入视之，气息若有若无，大声呼之亦不知应。

诊断 脉象模糊，如水上浮麻。此证若系陈病，断无可救之理，惟因霍乱吐泻已极，又复流产，则证系暴脱，仍可用药挽救。

疗法 暴脱之证，其所脱者元气也，然元气之脱，必由肝上升，所以人之将脱者肝风先动。当用酸敛之药，直趋肝脏以收敛之，即所以堵塞元气上脱之路，再用补助气分之药辅之，势虽垂危，亦可挽救。

处方 净萸肉二两 野台参八钱 生怀山药一两

方虽开就，而药肆相隔数里，取药迫不及待。幸其比邻刘玉珍有愚所开药方，取药二剂未服，中有萸肉共六钱，遂急取来，暴火煎汤灌之。

效果 药下须臾，气息稍大，呼之能应，遂又按方取药，煎汤两茶杯。此时已能自服药，遂作三次温服下，精神顿复。继用生怀山药细末煮作茶汤，连服数日，以善其后。盖萸肉治脱之力实胜于人参，若单用人参治脱，恒有气高不返之弊（说见喻嘉言），若单用萸肉治脱，转能立见功效，惟重用萸肉，辅以人参，尤为稳善。

廉按 辨证立论，多阅历之言，谓萸肉固脱胜于人参，亦却有至理。

赏析 此案前因霍乱吐泻，继因流产滑胎，遂致元阳暴脱之危证。以人参回阳救逆，本常法也，故有“独参汤”救危之经典方，而山萸肉补益肝肾，涩精固脱。张氏锡纯言萸肉治脱之力实胜于人参者，盖因“山茱萸，大能收敛元气，振作精神，固涩滑脱。收涩之中兼具条畅之性，”（《医学衷中参西录》）。治脱见效，转以“百草之王”人参，大补元气，复脉固脱。先收敛散失之阳，再补益缺损之阳，理法方药，缜密之致也。

第十一卷 时行痢疫病案

急性疫痢案

陈务斋（住梧州四方井街）

病者 林衡，年五十余岁。

病名 急性疫痢，西名赤痢。

原因 素因过食辛燥，脏腑郁热，肠胃发炎。诱因天气不佳，微菌飞扬，空气不洁，由口鼻吸受，直接传染。

证候 骤然恶寒发热，头痛口渴，四肢烦疼，腹中绞痛，大便下赤白痢，前急后重，日夜达数十次。继则全体大热不休，噤口粥饭不能下咽，食量全缺，口渴连连饮水，不能制止。排便之后，生剧烈之疼痛，肛门灼热。下痢则加多二倍，日夜达一百余次。排泄之物绝无粪色，俱是赤多白少，赤者系稀量之血水，白者脂膏之类。肌肉消瘦，形体枯黑，唇焦而裂，齿黑而枯，面黑目赤，气逆喘急，热臭非常，昼夜不眠，势甚猛烈。

诊断 诊左脉沉伏，右脉浮数已极，体温升腾达一百零四度，舌苔黑燥起刺。脉证合参，乃急性传染病之赤痢证也。查阅前医数方，或用驱风解毒喻氏仓廪汤加减，以助其炎燥，或用清润之剂仲景黄芩汤加味，而缓不济急，遂致酿成危急不治之证。余见一息尚存，岂能坐视，不得不立方援救。

疗法 急用大承气汤加味，取生军、芒硝、桃仁、滑石推荡大肠而除郁热为君，石膏、粉葛平阳明热燥，生津解肌为臣，黄柏、山栀、银花、生地、白芍泻心肝伏火，凉血败毒为佐，厚朴、枳实下气宽中而除急重为使。一服后则平平，无加无减。将方每味再加倍，连二服后，则痛渴痢略减。将方每味再加二倍，连三服后，则泻稀量胶黄之粪数次。然后燥渴大减，急重已除，赤痢减少，日夜达数十次，食能下咽，略能睡眠。诊脉左右弦数，又用清热解毒厚肠汤，取生军、石膏、山栀、粉葛、黄连、银花、锦地罗、白芍、甘草、木香、地榆、归身、生地去脏腑郁热，凉血败毒，平肝润燥，理气厚肠。连五服后，则燥渴更减，赤痢已除。惟泻黄白胶潺，日夜尚有十余次，食量略进。诊脉缓滑而弱，又用参归莲子汤，取其补气生津，活血润燥，运脾健胃，厚肠去湿。连数服后，则燥渴已平，而泻痢更减，惟腹尚有微痛。诊脉滑滞，又用急止痛泻丸，取其运脾理气，平肝厚肠，降逆去湿，利水导滞。

处方 大承气汤加减方

生大黄六钱 川厚朴三钱 元明粉四钱 川枳实四钱 生石膏八钱（研细） 生葛根一钱 滑石粉四钱（包煎） 光桃仁三钱 生白芍八钱 川黄柏三钱 金银花三钱 鲜生地一两 焦山栀三钱 煎服后，将各味加倍，后再将各味加二倍。

次方 清热败毒厚肠汤

生大黄五钱 生石膏八钱（研细） 焦山栀四钱 生葛根二钱 川黄连三钱 大归身钱半 生白芍八钱 金银花三钱 锦地罗三钱 广木香一钱 粉甘草一钱 地榆炭钱半 鲜生地八钱 煎服。

三方 参归莲子汤

西洋参三钱 当归身二钱 生白芍三钱 开莲子四钱 淮山药五钱 云茯苓四钱 阿胶珠二钱 炒薏仁六钱 云楂肉三钱 南芡实五钱 闽泽泻二钱 粉甘草钱半 煎服。

四方 急止痛泻丸

川黄连五钱 广木香三钱 延胡索三钱 生白芍四钱 茅苍术一钱 云茯苓六钱 川郁金三钱 藿香梗二钱 制香附二钱 良姜片一钱 川厚朴二钱 粉甘草一钱 罂粟壳四钱 闽泽泻四钱 共为细末，蜜丸，每重一钱，用好浓茶送服二丸。

效果 十日燥平渴止，痢减，急重除，食量略进。二十日痢止食进，元气已复。

说明 是年乙卯，噤口痢疾死亡者不少。所起症状无异，各人原因不同，而症有差异。施治不对症者，而症变乱复杂，多莫能救。是役余所治者，不下数百人，疗法亦不外如是，随症加减，亦无不愈。

廉按 此疫痢中之胃肠炎，其症最急而重。凡赤痢、赤白痢、五色痢等起病之初，属于实热性质者，则由病原菌所酿成之病毒，充满于肠内，宜先之以通利剂扫荡腹内之郁毒，而后以调理剂作后疗法，乃为至当之顺序。若不先扫荡病毒，而惟下痢之是恐，先防遏之，则死于腹满热盛苦闷之下，是即由逆治致逆证者也。此时之逆证，与实证相一致。今观此案，可知其因证方药之所以然矣。

赏析 本案素因过食辛燥，脏腑郁热，肠胃发炎。又因天气不佳，外感时邪疫毒之邪而导致的疫痢，其疫毒内侵，毒盛于里，熏灼肠道，导致气滞血阻，血络脂脉受损而见下痢赤白，壮热不休。疫毒上冲于胃，而见胃气上逆不降，故而又有噤口痢之危象。前人有“痢无泻法”一说，但此案患者，疫毒内盛，若不急下存阴，则疫毒日剧，而邪无出路，久之则成内闭外脱之证，而发为不治之象。故首诊用大承气汤峻下热毒，以攻邪实为主；次诊邪减正未衰，故用清热败毒厚肠汤，凉血败毒，平肝润燥，理气厚肠以防攻伐太甚徒伤正气；后继用参归莲子汤，补气生津，活血润燥，运脾去湿。后用急止痛丸，理气平肝，降逆去湿，利水导滞。攻补兼施，以收全功。

急性疫痢案

陈务斋（住梧州四方井街）

病者 陈伟明女士，年十二岁，广西容县，住乡，学生，体壮。

病名 急性疫痢。

原因 素因饮食不节，腻滞太过，消化不良，蓄积肠胃。诱因往探姻戚，适痢疾流行，微菌飞扬，空气不洁，防卫不慎，传染而来。

证候 骤然腹中绞痛大作，大便屡次下痢，前急后重，日夜达百余次，排便之后，生剧烈之疼痛，肛门灼热，口渴连连饮水不能制止，食物不能下咽，排泄之便，绝无粪色，俱是赤多白少，赤者稀量之血水，白者乃脂肪膏油之类，面色黑紧，唇焦齿枯，舌苔黄厚，边尖赤起刺，昼夜不能安眠，全体大热不休，瞬息不绝，势甚急逼，危在旦夕。

诊断 左右六脉浮弦数极，一吸已动七星（见真人脉法）。脉证合参，传染病中之赤痢证也。查阅前医之方，多用耗散之药，耗其津，劫其血，损其气，则焦躁异常，肺胃气逆，津液枯竭，渴饮不止，肠胃炎热已极，则噤口不能食，至成危急不治之症。余于此症，略有经验，不得不力图救济。

疗法 速用大承气汤，加桃仁、黄柏、银花、粉葛、石膏、生地，取推荡大肠，急下存津，凉血败毒，平胃清热。连服三剂后，急重已除，赤痢略减，燥渴略平，食量略进。诊脉浮数退去，转为滑弱，又用参归莲子汤，取其补气生津，活血润燥，运脾健胃，厚肠去湿。连服五剂后，食量更进，下痢更减，精神略好，元气稍复。诊脉微滑，又用急止痛泻丸，取其运脾理气，平肝厚肠，降逆去湿，利水导滞。

处方 大承气汤加减

生大黄六钱　川厚朴三钱　金银花三钱　芒硝四钱　粉葛四钱　光杏仁

三钱　川枳实四钱　鲜生地八钱　生石膏八钱（研细）　川黄柏三钱

次方　参归莲子汤

高丽参钱半　当归身二钱　生白芍三钱　开莲子四钱　淮山药五钱　云茯苓四钱　阿胶珠二钱　炒薏苡六钱　云楂肉三钱　南芡实五钱　闽泽泻二钱　粉甘草一钱　煎服。

三方　急止痛泻丸

川黄连五钱　广木香三钱　延胡索三钱　生白芍四钱　茅苍术四钱　云茯苓六钱　川郁金三钱　藿香梗二钱　制香附五钱　良姜片二钱　川厚朴三钱　罂粟壳四钱　闽泽泻四钱　粉甘草二钱　十四味，共为细末，炼蜜为丸，每重一钱，辰砂为衣，每服一丸至二丸，用好浓热茶送下。

效果　五日痢减，急重除，米量略进。十五日食量更进，燥渴已除。二十日痢止痛除，食量大进，元气已复。后其家人老少患此症者，十之八九，余俱用此方法，十愈八九。

廉按　疫痢，《内经》谓之奇恒痢，即德日医所谓赤痢也，为八大传染病之一。据西医实地经验研究所得，谓其病毒非菌则虫，约有二种：一为菌毒赤痢，一为变虫形赤痢。大旨以清热解毒，防腐生肌等法为主治，兼用血清注射，及灌肠法以佐之。此案遵《内经》通因通用之法，即日本医衍德医之法。谓赤痢初期，肠中毒热肿疼，当务去肠内刺激，流通粪便，以防病势上进，为治赤痢疗法第一义。故病有上进之象，当相机而投以下剂，但下剂易增进患者之衰弱，不可不谨慎用之。至滋肠及注肠，不但足以疏通其积滞，且有缓解里急后重之效，是以用之最宜。与陈案疗法，大致相同。然就余所经验，传染性赤痢亦有不宜用硝、黄荡涤者，只可清血解毒，滑以去着，如犀角地黄汤合五仁汤，加醋炒芫花，重用贯仲二两，地浆水煎药，亦多奏效。医不执药，随宜而施，神而明之，存乎其人耳。

赏析　《肘后备急方》云：“天行毒气，夹热腹痛下痢。”本案乃疫毒痢之重证：起病急剧、壮热、腹痛、里急后重、下痢赤白黏冻，具传染性。疫毒上冲于胃，胃气逆而不降，致发展成为噤口痢，实属危象。概由疫邪热毒，壅盛肠道，燔烁气血而致。本案遵内经治法，通因通用，先予以大承气汤急下存阴，下痢减轻后，再予参归莲子汤，补气生津，运脾去湿，后予以急止痛泻丸，理气祛湿，滋肠导滞。治疗痢疾之禁忌：忌过早补涩，忌峻下攻伐，忌分利小便。治疗时兼顾正邪，于补益之中，佐以清肠导下祛积，权衡应用。

急性疫痢案

王经邦（住天台栅门楼）

病者 车昌前，年二十七，业商，住天台南乡桃花庄。

病名 急性疫痢。

原因 暑秽水毒，互结肠胃，均从火化，酝酿成疫。

证候 下痢纯红，腹痛，里急后重，昼夜百余次，溺短赤涩。

诊断 脉六部洪数搏指，按之有神，舌红苔黄。脉证合参，此乃暑毒挟秽，蕴蓄于内，若不急治，防骤有腐肠之变端也。

疗法 以贯仲、银花、玉枢丹解毒痢为君，芩、连、柏清热为臣，荷叶、生芍消暑敛血为佐，玉泉、竹叶凉解大渴为使也。

处方 青子芩三钱　川黄连二钱　生川柏钱半　生白芍八钱　淡竹叶三钱　鲜荷叶一钱　玉泉散二钱（鲜荷叶包）　玉枢丹五粒（研细，药汤调服）

先用生贯仲一两　济银花八钱　煎汤代水。

效果 一剂病减大半，再剂大势已平。原方略减用量，加鲜生地一两、鲜石斛五钱，清养胃阴而痊。

廉按 此时疫赤痢也，俗称烂肠瘟。前喻西昌治此证，重用生大黄四两、黄连、甘草各二两，以猛药直攻肠胃。此案但以平剂清解疫毒，方亦稳健着力，切全病情，贯仲、玉枢丹尤为解毒辟秽之要药。

赏析 赤痢一证，病因多为热毒作秽，久之毒从火化，火盛动血内伤肠络，故见下痢纯红。此方中取釜底抽薪之法，以解毒清热为主，急治其根，以贯仲、银花、玉枢丹为君，佐以清热消暑敛血也。玉枢丹者，又名太乙紫金丹，内含麝香，有辟秽解毒之功。继后补胃阴从而取效显著。此患者溺短赤涩，而此案中于方中并无一味利小便之药，且重在清热毒而养胃阴。乃因若热毒得清，则小肠主液、大肠主津之功能得以复常，水液代谢则各自循其道，二便得调。此法深得“痢有忌分利小便”之说，以防久痢暴痢津液耗伤，加之分利小便有伤阴之虑，恐生变证矣。

急性疫痢案

何拯华（绍兴同善局）

病者 王传荣，年念八岁，业农，住绍兴东关镇。

病名 急性疫痢。

原因 仲秋久晴无雨，天气燥热，疫痢流行，感染时气而陡发。

证候 身热口渴，脐腹大痛，如刺如割，里急后重，下痢频并，或肠垢带血，或纯下鲜血，日夜数十度，或百余次，面赤唇红，吐酸呕苦，胸腹如焚，按之灼手，小溲赤涩，点滴而痛。

诊断 脉右洪数，左弦劲，舌红刺如杨梅状，苔黄燥如刺。此由血分热毒，与积滞相并，内攻肠胃，劫夺血液下趋，即《内经》所谓“肠澼下血，身热者死。”亦即吴又可所谓“下痢脓血，更加发热而渴，心腹痞满，呕而不食。此疫痢兼症，最为危急”是也。

疗法 若以痢势太频，妄用提涩，或但用凉敛，必至肠胃腐烂而毙。即以楂、曲、槟、朴、香、连、芩、芍、银花炭等普通治痢之法，以治此种毒痢，亦必胃肠液涸而亡。惟有仿吴氏急症急攻之法，用槟芍顺气汤加减，日夜连服二三剂，纯服头煎，以先下其疫毒。

处方 花槟榔二钱　赤白芍各五钱　青子芩三钱　小枳实二钱　生甘草一钱　元明粉三钱　拌炒生锦纹六钱　先用鲜贯仲一两、银花五钱，煎汤代水。

次诊 次日复诊，赤痢次数已减其半，腹痛亦渐轻减，呕吐酸苦亦除。惟身仍热，胸腹依然灼手，黄苔虽退，舌转紫红起刺，扪之少津。脉左弦劲已减，转为沉数。此胃肠血液渐伤，而疫毒尚未肃清也。议以拔萃犀角地黄汤加玉枢丹，凉血泻火，扑灭毒菌，以救济之。

次方 犀角粉一钱　鲜生地四两（捣汁，冲）　青子芩二钱　小川连一钱　生锦纹三钱（酒洗）　生西草一钱　生白芍一两　玉枢丹五粒（研细，药汤调下）

三诊 痢虽十减七八，而腹中切痛，常常后重，所便之物多如烂炙，且有腐败之臭，深恐肠中腐烂，病势尚在险途，幸而脉势稍柔，舌紫渐转红活，姑以解毒生化汤加鲜生地、金汁化腐生肌，滋阴消毒，以救肠中之溃烂。

三方 金银花一两　生白芍八钱　生甘草钱半　参三七二钱　鲜生地四两（捣汁，冲）　陈金汁二两（冲）　鸦胆子四十九粒（去皮，拣成实者，用

龙眼肉一颗包七粒，以七七之数为剂）

四诊 下痢次数仅五六次，赤色已淡，夹有脓毒黑垢，切痛后重已除，胃亦知饥思食。惟舌色淡红而干，乃阴液大亏之候。议以大剂增液救阴，以其来势暴烈，一身津液随之奔竭，待下痢止，然后生津养血，则枯槁一时难回。今脉势既减，则火邪俱退，不治痢而痢自止，岂可泥滞润之药而不急用乎。用增液汤合参燕麦冬汤，以善其后。

四方 大生地六钱　元参四钱　提麦冬三钱　西洋参钱半　光暹燕一钱　奎冰糖三钱

效果 连服四剂，下痢尽止，但遗些少白沫，胃已能进稀粥。后用四君子汤加麦冬、石斛，调理旬余，方能消谷而痊。

廉按 疫邪失下，其祸已不可胜言，若疫痢失下，其祸更可知矣。究其失下之由，每有一等不明事理，自命知医之病家，横拦竖遮，言火道寒，恐大黄下断中气，多方掣肘。殊不知疫痢兼证，下证已具，越怕下者越得急下，盖邪热多留一日，有一日之祸，早下一日，有一日之福。然下之之法，亦有缓急轻重之殊，非谓以承气汤一概而论也。愚每见赤痢之人，其初起之日即见面赤拂郁，舌苔黄燥，壮热口渴，脉息滑实而数，下痢里急，沿门阖境，率皆如此。此即疫痢相兼之证，愚每以喻氏仓廪汤、吴氏槟芍顺气汤两方加减，罔不应手奏效。设遇有应下失下，日久痢不止，外见烦热口渴自汗，舌苔满布黄厚芒刺，腹痛拒按，胸满呕吐，不食，痢见败色，一日夜数十行，后重里急，面垢神惨，脉息或沉微欲无，乍见乍隐，或疾数鼓指，或坚大若革、按之反空，此皆疫痢兼证，应下失下之坏证也。邪热一毫未除，元神将脱，补之则邪毒愈甚，攻之则几微之气不胜其攻，攻不可，补不可，攻补不及，两无生理，良可慨焉。此案辨证处方，悉从吴又可治疫痢正法，所用之药，凉血攻毒，灭菌制腐，又皆脱胎前哲成方而来，非师心自用者可比，且与赤痢菌痢疫之原因疗法适相符合。

赏析 壮年之人，突发急性疫痢，里急后重，下痢频并，或肠垢带血，或纯下鲜血，最为危急也，仿吴氏急症急攻之法，用槟芍顺气汤加减，以先下其疫毒。槟芍顺气汤，出自《瘟疫论》卷下。主治下痢频数，里急后重，兼舌苔黄，得疫之里证者。有行气通腑，清热解毒之效。此案用之为先，意在行气导滞，旨在本从“腑以通为用”之意，使积滞毒邪去除，则热毒无势助之，又无再生之源，则邪势日减，后方故能取效。本案中使用鸦胆子颇具奇效。《施今墨对药》记载该药相关特点与用法：鸦胆子极苦，性寒。有毒。入大肠、肝、胆经。苦寒降泄、燥湿清热、清肝胆湿热、凉血解毒、防腐生肌、除肠中积垢，单味应用可治热性赤痢、休息痢等疾。龙眼肉味甘，性平。入心、脾经。本品长于补益心脾、补血养肝，配伍应用功能：鸦胆子凉血解毒，杀虫止痢，防腐生肌；龙眼肉补心安神，养血益脾。鸦胆子以驱邪为主，龙眼肉以扶正为要。鸦胆子腐蚀作用较强，内服易于刺激胃肠，引起恶心呕吐，胸闷腹痛等症，龙眼肉甘缓补中，以减少胃肠刺激，而展其治疗作用。然此案中鸦胆子用量达四十九粒，因其有毒性，虽有龙胆肉缓之，但众医家仍宜审慎用之。

五色疫痢案

何拯华（绍兴同善局）

病者 徐德生之妻胡氏，年三十五岁，住绍城市门阁。

病名 五色疫痢。

原因 内因肝热，外因久晴亢旱，秋令疫痢盛行，传染而发。

证候 下痢五色，青黄赤白黑杂下，昼夜三四十次，胸腹如灼，其痛甚厉，按其脐旁，冲任脉动，胯缝结核肿大，肛门如火烙，扬手掷足，躁扰无奈，不能起床，但饮水而不进食。

诊断 六脉弦劲紧急，不为指挠，舌色纯红，苔焦黑。脉证合参，即张仲景所谓“五液注下，脐筑痛，命将难全”之证也。

疗法 毒势如焚，救焚须在顷刻，若延二三日外，肠胃朽腐，不及救矣。急宜重用犀角五黄汤合金铃子散，苦甘化阴，急下存津，以保胃肠之腐烂，昼夜连进三剂，纯服头煎，循环急灌，或可挽回于万一。

处方 犀角粉一钱　鲜地黄四两（捣汁，冲）　青子芩三钱　小川连钱半　生绵纹四钱　延胡索二钱（蜜炙）　川楝子三钱（醋炒）　生川柏钱半

先用鲜茅根三两（去衣）　鲜贯仲一两　二味煎汤代水。

次诊 下痢次数已减其半，青黑之色已除，惟赤如烂血，白如鱼脑，间下黄汁，胸腹虽热，痛势渐缓，小溲赤涩，舌仍鲜红，焦苔大退，脉虽弦急，劲势大减，病势较前渐缓，但用急法，不用急药，三黄白头翁汤加减。

次方 青子芩二钱　小川连一钱　生川柏一钱　白头翁三钱　犀角粉八分　全当归二钱　干艾叶三分　生甘草八钱　左牡蛎四钱（生打）　鲜石榴一钱

三诊 前用三黄泻火逐疫，犀、草凉血解毒，白头翁疏气达郁，归、艾

和血止痛，因其所下已多，佐牡蛎固脱敛津，鲜石榴酸甘收涩。连进二剂，幸而腹痛下痢大减，冲任脉动已低，胯缝结核收小，脉转弦软，舌红渐淡，扪之少津。显系毒火烁液，下多亡阴。法当甘苦咸寒，以滋液救焚，养阴解毒。犀角五汁饮合鸦胆子主之。

三方 黑犀角五分（磨冲） 鲜生地汁四瓢 雅梨汁三瓢 甘蔗汁两瓢 四汁用重汤燉温，临服冲入陈金汁二两。

另用豆腐皮泡软，包鸦胆子七粒，吞服，五汁饮送下，以服至四十九粒为度。

四诊 连进二剂，初下鲜红血丝，继下紫黑瘀块，终下白黏脓毒。约十余次后，下红黄酱粪四五次，腹痛已除，冲任脉动亦止，舌转嫩红而润，脉转柔软。此邪少虚多之候，用三参冬燕汤滋养气液，调理以善其后。

四方 太子参一钱 西洋参一钱 北沙参四钱 提麦冬二钱 光暹燕八分 青蔗浆一酒杯 建兰叶三片

效果 连服四剂，下痢尽止，胃动思食，能进稀粥，每日大便嫩黄。后用一味霍石斛汤，调养旬余而痊。

廉按 熊圣臣谓白色其来浅，浮近之脂膏也，赤者其来深，由脂膏而切肤络也，纯血者阴络受伤，多由热毒以迫之，故随溢随下，此最深者也。红白相兼者，是则深浅皆及也。大都诸血鲜红者多热证，盖火性最急，迫速而下也；紫红紫白、色黯不鲜明者少热证，以阴凝血败，渐损而致然也；纯白清淡，或如胶胨鼻涕者无热证，以脏寒气薄滑而致然也。余谓凡人患痢疾时，其肠中之黏膜必有红肿之处，其处生出之脓液，即白痢也。若血管烂破有血液流出，即赤痢也。脓血兼下，即赤白痢也。若青黄赤白黑杂下，即五色痢也。其青者胆汁，黄者粪，赤者血，白者脓，黑者宿垢，最重难治。此案系五色疫痢之实证，属毒火蕴伏胃肠所致。初方以凉血解毒、急攻逐疫为主，仿喻氏疫在下焦者决而逐之之法；次方千金三黄白头翁汤加减，于泻火逐疫之中参以固脱敛津；三方犀角五汁饮，于滋液救焚之中，妙在佐鸦胆子一味，善治热性赤痢，最能清血分之热及肠中之热，为防腐生肌，凉血解毒之要药；四方用三参冬燕汤，清滋气液，为善后必不可少之方法。然就余所经验，除疫痢外，多属阴虚证，张石顽所谓痢下五色，脓血稠黏，滑泄无度，多属阴虚是也。不拘次数多寡，便见腰膝酸软，耳鸣心悸，咽干目眩，不寐多烦，或次数虽多，而胸腹不甚痛，或每痢后，而烦困更增，掣痛反甚，饮食不思，速用猪肤汤合黄连阿胶汤加茄楠香汁，小川连、陈阿胶、青子芩、生白芍、鸡子黄，先用猪肤、净白蜜各一两煎汤代水，甘咸救阴，苦味坚肠。若虚坐努责，按腹不痛，一日数十度，小腹腰膂抽掣酸软，不耐坐立，寝食俱废者，阴虚欲垂脱之候也。急宜增损复脉汤，高丽参、提麦冬、大生地、炙甘草、生白芍、真阿胶、山萸肉、北五味、乌贼骨、净白蜡提补酸涩以止之，迟则无济。幸而挽救得转，可用参燕麦冬汤，米炒西洋参、光燕条、提麦冬、奎冰糖滋养气液以善其后。若痢止后，犹有积滞未净，郁在下焦，小腹结痛，心烦口燥，夜甚不寐，宜用加味雪羹煎，淡海蜇，大荸荠、真阿胶另炖烊冲、山楂炭、陈细芽茶，标本兼顾，肃清余积，其间亦有用白头翁加阿胶甘草汤收功者。惟西医实验疗法，谓疫痢非虫即菌，一为赤痢菌赤痢，一为扁虫形赤痢，皆各用血清注射，以收成绩。若阴虚五色痢，终归无效。故举历验成法，附志于此。

赏析 《金鉴》中认为，五色痢病因多为“因于用止涩太早，或因滞热下之未尽，蕴于肠胃，伤脏气也。用一切补养之药不应，则可知初病非涩之太早，即下之未尽也。诊其脉若有力，虽日久仍当攻也”。仲景以五液注下，脐筑痛，命将难全也。夫以精室受伤，五液不守之患，须知益火消阴，实脾堤水，兼分理其气，使失于气化之积，随之而下，未失气化之精，统之而安，诚不出乎此法。合而论之，斯疾有虚有实，分别治之，庶乎稳妥。如初起者为实，日久者为虚，里急后重者为实，频频虚坐者为虚，脉实有力者为实，脉虚无力者为虚。虚则宜补，以补火生土法治之；实则宜泻，以清痢荡积法治之。患者初起，六脉弦劲紧急，不为指挠，一派实象，治之急攻泻荡积，故急重用犀角五黄汤合金铃子散，昼夜连进三剂，纯服头煎，此用药之急，全在苦甘化阴，急下存津，以防出现胃肠之腐烂等变证之意。后继用三黄白头翁汤续清肠道湿热余邪，三诊继用犀角五汁饮合鸦胆子主之，其攻补兼施，以防邪去正衰；继用三参冬燕汤，液养气液，调理以善后。全程用药，一未贻误治疗时机，二随证调整，祛邪护本而不伤正。

热毒赤痢案

张锡纯（住天津）

病者 怀性，年三十余，官署中车夫，住奉天白塔寺旁。

病名 热毒赤痢。

原因 因吸鸦片消去差事，归家懊侬异常，又患痢疾。

证候 初次所下之痢，赤白参半，继则纯下赤痢，继则变为腥臭，血水夹杂脂膜，或如烂炙，时时腹中切疼，心中烦躁，不能饮食。

诊断 其脉弦而微数，一呼吸约五至，重按有力，知其因懊侬而生内热，其热下移肠中，酿为痢疾。调治失宜，痢久不愈，肠中脂膜为痢所侵，变为溃疡性而下注。再久之则肠烂而穿，药无所施矣。今幸未至其候，犹可挽回。

疗法 当用治疮治痢之药合并治之，以清热解毒，化瘀生肌，自然就愈。

处方 金银花一两 生白芍六钱 粉甘草三钱 旱三七三钱（细末） 鸦胆子六十粒（去皮，拣成实者） 共药五味，先将三七、鸦胆子，用白糖水各送服一半，即将余三味煎汤服。当日煎渣再服，亦先服所余三七及鸦胆子。（此方载《衷中参西录》名解毒生化丹）

效果 如法服药一剂，腹疼即止，脉亦和缓，所便已见粪色，次数亦减。继投以通变白头翁汤（见前痢疾案中），服两剂痊愈。

廉按 此由瘀热生毒，肠中最易溃烂，如所下多似烂炙，色臭皆腐，时时切痛后重，即其明证，治必化腐生肌，以救肠中之腐烂。此方妙在鸦胆子、野三七两味，张君实验说明曰：东西医治痢之药，其解毒清血之力远不如鸭蛋子（即鸦胆子），其防腐生肌之力远不如野三七。且于挟虚之痢，而不知辅以山药、人参，于挟热之痢，而不知重用石膏，宜其视赤痢为至险之证，而治之恒多不收全功也。

赏析 本方妙在重用治疮之要药金银花一两，以清热解毒，凉血止痢，以拔根去腐。《惠直堂经验方》中就有单用金银花一味之忍冬散用于治痢疾；《医学心悟》中亦有用金银花合甘草组成之忍冬汤，治疗一切内外痈肿，颇有成效。此案患者类同肠腑内痈，故用金银花再合众药以解毒清血，生肌故肠腑得救。鸦胆子为治痢之良药也，张锡纯《医学衷中参西录》自曰："鸦胆子，性善凉血止血，兼能化瘀生新。凡痢之偏于热者用之皆有捷效，而以治下鲜血之痢，泻血水之痢，则尤效。又善清胃腑之热，胃脘有实热充塞，噤口不食者，服之即可进食。审斯，则鸦胆子不但善利下焦，即上焦有虚热者，用之亦妙，此所以治噤口痢而有捷效也。"患者脉弦而微数，其因懊侬而生内热，热下移大肠，酿为痢疾；又有肝气乘脾之象，肝气郁滞，横克脾土，加之热毒内侵，肠道脂络受损，故下痢赤白。本案后期调治，可加疏肝理脾之品，以抑木扶土。

热毒赤痢案

庄虞卿（住丽水第十一中学）

病者 卢从之，年逾四稔，体弱，住泗洲楼。

病名 热毒赤痢。

原因 平时阴虚，目疾时作，夏受暑而不觉，至秋后乃发赤痢。

证候 手足麻木，腹中绞痛，下痢纯赤，小便涩少。

诊断 脉左关弦长，右手虚缓。脉证合参，此暑邪与积热下陷足厥阴肝。肝主筋，所以手足筋麻，肝主痛，所以腹痛，肝藏血，肝病而失其藏血之司，所以血痢时下，种种现象，莫非肝病。

疗法 治宜滋养肝血，清解伏热，用阿胶、归、芍以养其肝血，白头翁、川连、黄柏、黄芩、秦皮、丹皮以清肝经之湿热，再加金银花、生甘草、滑石以解暑而清热毒。

处方 陈阿胶钱半（烊冲） 油当归钱半 生白芍三钱 青子芩一钱 小川连一钱 川黄柏一钱 北秦皮一钱 粉丹皮钱半 双宝花三钱 白头翁钱半 生甘草八分 飞滑石三钱（包煎） 每日服二剂。

效果 三日痢减，七日诸恙悉退，十日其病霍然矣。

廉按 此治厥阴热痢之正法，方用《金匮》白头翁加阿胶甘草汤为主，因其平日阴虚，再加归、芍养血和肝，芩、丹、滑、银肃清伏热，疗法固恰当周到，断语亦深切病机。

赏析 本案患者平素阴虚，素有目疾时作，手足麻木等症。因肝开窍于目，在体主筋，故本案病变部位虽在肠腑，但与肝脏有密切的关系。患者肝阴虚内热加之夏月受暑邪下陷足厥阴肝，肝藏血失司，故秋乃发病发为赤痢，赤痢下之多血，亦为血证。治血三法中曾指出：“宜补肝不宜伐肝”，其缘由为，肝体阴而用阳，肝藏血，若伐肝太过，则肝之功能失常，肝不藏血，则血溢愈甚，下血难止。故本方中用阿胶、归、芍，以养其肝血，白头翁、川连、黄柏、黄芩、秦皮、丹皮，以清肝经之湿热。诸药合用养肝体而清肝热，切中病机，故取效显著。

伏热赤痢案

周小农（住无锡）

病者 严君，年五十九岁，住本镇。

病名 伏热赤痢。

原因 素因体实肝热，十月望略受感冒，触动伏热，陡发血痢。

证候 背寒腹热，便痢后重，腹中疞痛，初下殷红挟积，翌日少腹痛，觉轰热，纯系鲜血，口渴少寐，小溲赤痛。

诊断 脉左弦，右大无伦，舌红兼紫。此心营素亏，伏热内袭之血痢重证也。

疗法 凉血坚肠，清透伏热为君，佐以导滞。

处方 银花炭三钱 白头翁三钱 黄柏炭八分 生白芍三钱 益元散三袋（包煎） 焦秫米三钱（荷叶包） 山楂炭三钱 侧柏炭三钱 扁豆花廿朵 茉莉花十四朵（冲） 槐花八分 香连丸一钱 萝卜汁一酒钟（送下）

次诊 十八日犹有轰热迫注，小溲色红，血痢日夜百余次，连宵失眠，脉弦右大，又疏凉血，清伏热。

次方 鲜生地六钱 白头翁三钱 槐花八分 金银花三钱 北秦皮一钱 粉丹皮钱半 赤白芍各三钱 金铃子钱半 黑山桅三钱 侧柏叶三钱 扁豆花廿朵 百草霜钱半 阿胶梅连丸二钱（包煎）

三诊 十九日服后，痢之红色较淡，肛口之热较轻。然痢下如漏，肛脱不收，阳不藏而欲升，指振自汗，溲赤少寐。乃伏热未清，阴虚阳升，气不收敛也。治以滋阴敛肠，泄热清气。

三方 西洋参钱半 辰茯神四钱 白头翁三钱 北秦皮一钱 金铃子钱半 赤、白芍各三钱 扁豆花廿朵 槐花六分 金银花三钱 真石莲三钱（杵） 鲜荷蒂三个 阿胶梅连丸二钱（包煎）

四诊 二十日服后，血痢虽减，而血少风翔，腹中有声，颧红火升，沉迷不欲言，姑守原方以消息之。

五诊 廿一日指搐神烦已定，足亦温，寐少安，尻痠气滞，口气尚秽，与周仲蓴商进养胃阴，清伏热。

五方 西洋参钱半 东白芍三钱 油当归二钱 川石斛三钱 莱菔子三钱 花槟榔二钱 金银花三钱 扁豆花廿朵 地榆炭三钱 槐花二分

六诊 廿二日原方加茯神、枣仁。至廿四日上午，气升颧红面赤又作，肛热作痛，按腹灼热，仍用十九日方意。

七诊 廿八日，一夜十余次，红少粪多，虚坐努责，肛脱寐遗，进摄脾固肾法。

七方 生白芍三钱 白归身二钱（煅炭） 菟丝饼、川断各二钱 真石莲三钱（炒松） 提麦冬二钱 山萸肉三钱 甘杞子三钱 扁豆花廿朵 煨木香八分 鲜荷蒂三个 并食猪肚汤、荠菜。

八诊 廿九日下午，痢止，转泻黄沫，未化菜食，似为中寒食不消之象，是前养血扶正，虚阳渐敛，脉转沉细，气虚见征。转与薛君文元酌用扶中益气，柔肝敛肠。

八方 西潞党三钱 生于术二钱 益智仁三钱 炒扁豆三钱 煨木香八分 炙甘草五分 新会皮一钱 玫瑰花两朵（冲） 生葛根一钱 甘杞子三钱 生白芍三钱 赤石脂三钱

效果 脉渐振，便溏仅两次。最后潘君德孚拟运脾和肝小剂，如白芍、香橼皮、茯苓、大腹皮、焦谷芽、佛手花之类，胃旺便坚，日就康复而痊。

廉按 赤痢或称血痢，初起多属实热，瘀血积滞者，以桃仁承气汤去桂，加酒炒芩、连、金铃子散之类；虚热无滞者，宜白头翁汤合四物汤；若脾湿痢疾下血，宜苍术地榆汤。惟赤痢日久，肝伤不能藏血，血色鲜紫成块者，肝络伤则血下行，以逍遥散去术，加乌梅炭、白僵蚕、玫瑰瓣之类；若脾虚不能摄血，血色浅淡而黄者，此脾胃虚弱，中气下陷也，宜补中益气汤，加乌梅炭、春砂仁之类。至于时疫赤痢，亦有水毒郁于肠中，积化为蛲，乘人胃弱肠虚，或大孔痒，或从谷道溢出，痢出之虫，形细如线，此巢氏《病源》所谓蛲虫痢也。虽非扁虫形之赤痢，然亦赤痢属虫之一种。以黄连犀角散，加贯仲、陈石榴皮、海南子之类。此案以望六高年，血痢百余次，证已虚阳上升，肢振神糊，险象叠生，幸而多方救济，确中病机，由痢转泻而痊，可谓侥幸之至矣。

赏析 江南十月望时，暑热虽退，余热未尽，略受感冒，触动伏热，加之素体肝热，内外交灼，陡发血痢。《诸病源候论·痢病诸侯》曰："血痢者，热毒折于血，入大肠故也。"血痢之治法也，凉血清热为君，佐以导滞。方用仲圣之白头翁汤合益元散加减。白头翁汤，主治热毒血痢，乃热毒深陷血分，治以清热解毒，凉血止痢，使热毒解，痢止而后重自除；益元散者，六一散也。《成方切用》曰益元散："滑石重能清降，寒能泄热，滑能通窍，淡能行水，使肺气降而下通膀胱，故能祛暑住泻，止烦渴而利小便也。加甘草者，和其中气，又以缓滑石之滑降也，其数六一者，取天一生水，地六成之之义也。"两剂后，热已轻，然痢下如漏，肛脱不收，乃伏热未清，阴虚阳升，气不收敛也。治以滋阴敛肠，泄热清气。后治以或养胃阴，清伏热。或摄脾固肾，或扶中益气，皆善后之妙法也。

暑毒赤痢案

钱苏斋（住苏州谢衙前）

病者 汪栽之，年四十，徽州人，寓苏城。

病名 暑毒赤痢。

原因 夏秋暑热，留于肠胃，得油腻积滞，或瓜果生冷，酝酿遏抑而成，病未发而不自觉也。

证候 发热一二日，口渴腹痛，由泻转痢，里急后重，澼澼不爽，滞下赤多白少，脓血相杂。

诊断 初病发热，脉弦苔黄，必有暑热；下痢赤白脓血，肠中必有溃疡；赤白多而粪少、腹痛者，肠中疮溃脓血由渐而下，故必里急后重，极力努挣，其滞方下少许也。其病类多发于夏秋，乃大小肠内皮疮溃证也。

疗法 须与排脓逐瘀之剂，非徒关乎食积也。予观仲景《金匮》治肠痈，用大黄牡丹汤，因得治痢之法，以凡属赤白下痢，皆系大小肠内皮生疮已溃之症，盖白而腻者为脓，赤而腻者为血，脓血齐下，其疮已溃可知，非排脓逐瘀，不足以去肠间之蕴毒。凡人皮肤生疮，以夏秋为多，痢亦犹是，故予治赤白痢，以大黄、丹皮、赤芍、楂炭排脓逐瘀为主，以黄连、木香、槟榔、枳实疏利泄降为佐，表热者加苏梗、藿香之类，湿重者加川朴、苍术之类，挟食者加莱菔、神曲之类，痛甚者加乌药、乳香之类，随宜酌用，其效颇速。予观昔人治痢验方，有用当归、枳壳二味者，治痢用血药，即此意也。

处方 秋水丸三钱（绢包） 山楂炭四钱 川连七分 小枳实钱半 佩兰叶三钱 丹皮炭三钱 牛膝炭三钱 煨木香钱半 大腹绒钱半 焦六曲三钱 赤芍炭三钱 苏梗钱半 槟榔钱半 赤茯苓三钱

方中秋水丸，或改用制大黄及大黄炭，均可。俟脓血积滞畅下后，腹痛止，赤白净，然后改用实脾利水，生肌等药收功。

次方 真于术三钱 制半夏三钱 浙茯苓三钱 怀山药三钱 稆豆衣三钱 广陈皮一钱 粉泽泻三钱 生甘草五分 扁豆衣三钱 炒苡仁三钱 红枣肉一枚

效果 前方一二剂得畅下，腹痛止，赤白净，续进后方二三剂而愈。治夏秋赤白痢，用此法其效颇速，并无久延不愈，或成休息痢者。

廉按 学说参诸西医，处方仍选中药，从《金匮》大黄牡丹汤治肠痈，借证肠辟之便脓血，灵机妙悟，独得新诠，为中医学别开生面，真仲景之功臣也。

赏析 夫暑热之气，不离乎湿，盖因天之暑热下逼，地之湿热上腾，人在气交之中，其气即从口鼻而入，直扰中州，加之饮食不节，脾胃失消运之权，清浊不分，上升精华之气，反下降而为便泻矣，日久湿热之邪内聚，损伤肠脂络脉则发为痢疾。本案医者仿大黄牡丹汤之意先用大黄、丹皮合以赤芍、查炭，牛膝等排脓逐瘀，再加用以黄连、木香、槟榔、枳实、苏梗，疏利泄降为佐，再加佩兰等化湿行气，本病因伤食而诱发，久病又影响脾胃之运化，故加用六曲之类，随证加减，灵活自如。诸药合用切中病机，湿热得清，积滞得除掉，脾胃肠道恢复正常。方中所用秋水丸一药出自《内外科百病验方大全》。其药物组成为：生军10斤，煮酒150斤。有主治湿热痰火积滞，一切疮疡肿毒，瘀阻停经之功。用在此方中虽类同大黄有泻热祛积活血之功，酒虽助其功力，但酒性热，与本病湿热内积病机稍违，临床可用生大黄或者熟军代之。

暑毒赤痢案

丁佑之（住南通东门）

病者 张惟慎，年二十五岁，住南通。

病名 暑毒赤痢。

原因 内有宿食，兼夹暑热。

证候 里急后重，初起红白相兼，继则纯赤，滞下腹疼，苔黄溺赤，呕逆不食。

诊断 脉象滑数。滑有宿食，数即热征，滑而兼数，暑热食积互蕴肠胃，闭塞不通，致成噤口赤痢。

疗法 此时祛暑不及，消食不遑，惟有釜底抽薪一法，以冀秽毒下行，或可挽回。

处方 生大黄三钱　川黄连一钱　枳实二钱　厚朴钱半　金银花三钱　鲜生地五钱　原麦冬三钱　元参三钱　连翘三钱　元明粉三钱（冲）

效果 一剂平，二剂微效，三剂大效，后调理半月而安。

廉按 暑毒赤痢夏秋最多，釜底抽薪却是去痢之捷法。方用大承气汤加银、翘、川连，已足攻其病毒，其中增液法似嫌用得太早。

赏析 《金匮要略》中呕吐哕下利病脉证治中指出："下利，脉反滑者，当有所去，下乃愈，宜大承气汤。"此案下利，脉反滑，当知有宿食在内，宿食不去，则下痢难止，久之湿热蕴毒内积则上攻胃脘，下扰肠腑，痢益加重，胃气不降，胃阴内伤，受纳腐熟之功受阻则发为噤口痢之危象。此时若用保和、枳实导滞之流救之，虽对症，但其效过微，犹如烛火烹食，确无实用。现下若救之不急，则成不治之状，故釜底抽薪，急用大承气汤急下秽毒，肠通腑畅，毒邪自从下去，故得转危为安。

伏暑赤痢案

何拯华（绍兴同善局）

病者 徐国梁，年三十三岁，业商，住州山项里。

病名 伏暑赤痢。

原因 夏伤于暑，为食所遏，伏于小肠胰膜之间，酝酿成积，至秋后而发病。

证候 发热自汗，面垢呕恶，渴欲引饮，腹中攻痛，痢下纯红，稠黏气秽，里急后重，溺短赤涩。

诊断 脉弦数，左甚于右，舌红苔黄。此王氏《准绳》所谓暑气成痢，痢血频进者是也。

疗法 以芩、芍、益元凉血导赤为君，青蒿、银花清透伏暑为臣，然既有积而成滞下，故又以净楂肉、萝卜缨消滞荡积为佐，而使以鲜茅根、西瓜翠衣者，助青蒿等以凉透伏热也。

处方 青子芩钱半　益元散三钱（包煎）　炒银花一钱　萝卜缨三钱　生白芍一两　青蒿脑二钱　净楂肉三钱　先用鲜茅根二两（去衣）　西瓜翠衣二两　二味煎汤代水。

次诊 身热已减，惟下痢仍红，右腰肋连肠中切痛，痛而后行，里急后重，便艰不爽，行后稍止，气机终觉不利，与白痢之痛缓酸坠而不里急艰涩，大便溏而多者有别，脉虽如前，舌则紫红起刺，此朱丹溪所谓赤属小肠而内关肝藏也。治以清肝导滞为君，消暑佐之。

次方 当归二钱　生白芍八钱　蜜炙延胡钱半　川楝子二钱　荠菜干三钱　黄芩二钱　香连丸一钱　拌益元散三钱（包煎）　净楂肉三钱　玫瑰瓣三朵（冲）

三诊 痛缓痢减，便中夹有活蚘二条，此肝热下逼于肠，而蚘因热灼而出，幸而脉转弦软，舌紫转为红活，前方已中病机。姑于原方去益元散，加乌梅肉三分，枣儿槟榔肉二钱以安蚘，加左牡蛎、春砂仁、川黄草以调气和胃。

效果 两剂后赤痢已除，便转红黄，腹痛亦止。后用四物汤加经霜甘蔗，调养四剂而痊。

廉按 伏暑赤痢伤及肝络者，丹溪翁谓之肝痢，每用当归黄芩汤合金铃子散、香连丸等，或加香附、砂仁舒肝，或加松柏子仁润肝，终以调肝法得愈。此案仿其成法，竟奏全功，是得力于丹溪学派者。

赏析 本案为伏暑而后发于秋的暑热之痢，《证治准绳》云：“暑气成痢者，其人自汗发热，面垢呕逆，渴欲引饮，腹内攻痛，小便不通，痢血频迸者是也。拟以清凉涤暑法……”热郁湿蒸，人感其气，内干脾胃，脾不健运，胃不消导，热挟湿食，酝酿中州，而成滞下矣。盖热痢之为病，里急后重，烦渴引饮，喜冷畏热，小便热赤，痢下赤色，或如鱼脑，稠黏而秽者是也。治以清透伏暑热邪，加用痢荡积法，故选用芩、芍、益元凉血导赤，青蒿、银花、鲜茅根、西瓜翠衣以凉透伏热，清透伏暑，又以净楂肉、萝卜缨消滞荡积为佐，合而用之，方奏奇效。

赤痢转虚案

吴宗熙（住汕头永平马路）

病者 郑之光，年四十余岁，住汕头。

病名 赤痢转虚。

原因 素有烟癖，质本中寒，夏间偶食瓜果，冷气伤胃，忽患痢疾，红白杂下，久之纯下清血。

证候 大便纯下清血，少杂稀粕，日六七行，病延月余，面目萎黄，两足浮肿无力，唇赤如朱。

诊断 六脉俱沉细数，两尺尤弱，舌无苔，红绛多津，此久痢气血两虚之证也。《内经》通评虚实论云：“肠澼便血，身热则死，寒则生。”“肠澼下白沫，脉沉则生，脉浮则死。”盖久病而身热脉浮，因正虚邪盛，故必死也。身寒脉沉，正衰邪亦衰，故可治也。据西医论痢疾一证，谓由大肠发炎生疡，久则其粪中必杂有肝瘴肺瘴。此解与中医书由腑传脏之说，同其理也。今此证已由大肠受伤，延及肝脾肾，三经均受其病，是以清血下陷，虚阳上升，上而寒极似火，唇舌绛红，外而虚极似实，面足浮肿，危象种种，将兆戴阳。彼医者徒知见积治积，见血治血，殊不知积虽去而正虚，血下多而气陷。夫气即肾中真阳之所生也，真阳既衰，脏腑益寒，肝有血而不能藏，脾有血而不能摄，而血安得不频下哉。今所幸者，胃气尚存，脉象沉缓，正邪俱虚，温补无碍，生机即在是耳。

疗法 下焦滑脱，故君石脂、禹粮以涩之，脾虚不摄，故臣白术、炙草以补之，然气既下陷，非参、附无以振其式微之阳，血既受伤，非归、胶无以生其已亏之血，故用之为佐，但血去则阴火动，虚阳升，故用白芍以清其虚热为使，此方仿《金匮》黄土汤之法，而加减其药味也。

处方 赤石脂四钱（研细） 禹余粮四钱（研细） 白术三钱 炙甘草二钱 白芍二钱五分 东洋参钱半 制附子一钱 当归二钱半 陈阿胶二钱半（烊，冲）

上药煎汤，日服一剂。

效果 五日而血止，原方去石脂、禹粮，加炙芪三钱，再服十余日，精神渐健，浮肿渐消，一月而复原矣。

廉按 古之肠澼下血，即今之所谓赤痢也。其证有实热，有虚热，有寒。此案系赤痢久病，从原因勘出虚寒，断语征引颇详，中西并参，方从《金匮》黄土汤加减，合赤石脂禹余粮汤，足为久患赤痢，体气虚寒者，树一标准。

赏析 本案为赤痢转虚案，患者质本中寒，夏间偶食瓜果，导致冷气伤胃肠而发为痢疾一证，久痢不止又有气血两虚之况。究其总的发病过程，为素寒复被寒伤，而致实寒痢，久痢转虚而致虚寒之象。景岳云："炎热者，天之常令，当热不热，必反为灾。因热贪凉，人之常事，过食生冷，所以致痢，每见人之慎疾者，虽经盛暑，不犯寒凉，终无泻痢之患。"可见寒痢之证，实因炎热贪凉，过食生冷，冷则凝滞，中州之阳，不能运化，清气不升，脾气下陷，以致腹痛后重，痢下白色，稀而清腥，脉迟苔白者，治疗上当去其寒，兼扶脾土，则痢自止，宜用暖培之法。本案患者下之有血，然寒痢亦有赤色者，不可不别，此六脉俱沉细数，两尺尤弱，可知并无火热之象。王海藏曰：寒毒内伤，复用寒凉，非其治也。况血为寒所凝，浸入大肠间而便下，得温乃行，所以用热药，其血自止。故此案，医者方从《金匮》黄土汤加减，合赤石脂禹余粮汤治之，更取附子温肾中真阳之意。治病求其本，肾阳足则胃肠得温，久痢耗伤气血，又赤石脂禹余粮汤取收敛固涩之，则生机立现。

疫痢末期案

刘万年（住太谷东关运兴店）

病者 姚其锐，年三十六岁，家小康，住山西太谷县城。

病名 疫痢末期。

原因 素有烟瘾，案牍烦劳，退后精神不支，当夏令痢疾盛行，忽染此病。

证候 下痢脓血参半，小腹疼痛，里急后重。经医七八位，时见小效，总不能痊愈。至冬月肚腹不痛，痢亦微少，按之小腹有块，如李如杏状，痢能便出，燥粪不下。延至正月初，形容羸瘦，饮食俱废。病者恐慌，更医数手，或下夺，或润肠，或滋补，全然无效。后用西医灌肠器导之，亦依然如故，始延愚诊视。

诊断 脉左右皆大而缓，西人谓痢为肠中生炎，此乃阳盛阴虚，伏火上炎，肺气失降，大便燥结所致。头不痛、口知味者，无外感之征也，口不干渴者，火在血分也。肺与大肠相表里，主制节周身之气，《素灵兰秘典》论曰："肺者相傅之官，治节出焉，大肠者传导之官，变化出焉。"肺气不降，大肠无由传导，以致凝结而成燥粪。《素问·阴阳应象大论》曰："燥胜则干。"由泻久亡阴，内水亏竭，譬如行舟无水，任凭推送，其何以行？

疗法 仿吴氏增液润肠法，以玄、地、二冬、阿胶、归、芍为君，大生津液，作增水行船之策，用钱氏泻白散加桑、杏为臣，使肺气肃降，推荡燥粪，佐以西参以助泻白散降肺气之力，使以桔梗开肺气以宽大肠。若用硝黄峻下以治阴虚燥痢，深恐大便水泻而中气亦随脱矣。

处方 大元参五钱 大生地四钱 原麦冬四钱 蜜炙桑皮三钱 地骨皮三钱 生甘草一钱 桔梗一钱 青子芩一钱 西洋参五钱（另炖） 真阿胶五钱（化冲） 酒杭芍二钱 白归身二钱 淡天冬二钱 炒杏仁钱半 水煎热服，阿胶另熔化分冲。

效果 服药一剂，觉腹中似有行动之机。次日照原方加蜜炙枳壳钱半、生枇杷叶五钱去毛，服后约六点钟，忽然肛门矢气，喧响如擂鼓状，燥粪随下如石，如栗子大，用斧捣之，分毫不动。第三日服原方一剂，腹中燥粪始尽。至四日去黄芩，加鲜石斛，又服一剂，饮食能进，身体如常。后服叶氏益胃养阴法，平调而愈。

廉按 此疫痢将愈未愈，下多亡阴，液枯肠燥之治法。若用于初起，大非所宜。故临证之时，查明证候之初中末，亦诊断者所必要也。

赏析 本案患者经医数手，前医或下夺，或润肠，或滋补，西医灌肠器导之，全然无效，前医亦有润肠、滋补之法，本案中用吴氏增液润肠法，与诸医相似，何以其独奏奇效焉？细观全方与用药过程，医者在用增液汤时，除有增液汤为主之玄、地、冬外，再合天冬、阿胶、当归、杭芍增水行舟润肠滑道，又合泻白散降肺气导肠助通。此病案妙在选方中加用泻白散加减一方，因肺与大肠相表里，肺气不通，则肠腑不通，此显提壶揭盖之法，若徒用增液润肠通便，而无泻白散之宣开肃降肺气，顺势导之以助肠运，推动燥粪以下之，则患者只会徒增腹胀之感，而邪愈积而不去。此疗法可比喻为船行水中，徒有水而风不助帆，船亦难行。

第十二卷　时行痘疫病案

疫痘顺证案

严继春（住绍兴安昌）

病者　朱天彪之郎，年九岁，住朱家坂。

病名　疫痘顺证。

原因　素禀气虚血热。曾种牛痘一次，又发水痘一度。三月杪天气暴热，天花盛行，遂感染而发痘，第二日即邀予诊。

证候　初发身热，状类伤寒，虽覆单被，喜露头面，呕吐足冷，耳后隐现红丝。

诊断　脉来浮数，舌红而润。予断之曰：此时行疫痘也。其父曰不然，昔五岁时已出过痘，其迹尚在。予审视之曰：水痘瘢，非正痘瘢也。其父又坚执为夹食伤寒。予辨之曰：痘证发热，却与伤寒夹食相似。但伤寒发热，则形寒面红，手足微温，伤食发热，则面黄白，手足壮热，痘疮发热，男多面黄耳凉，女多面赤腮燥，其足俱冷。令郎身热面黄，耳后已现红丝，乃痘证，非夹食伤寒也。其父又曰，尝闻痘乃胎毒，儿科书曰，其发也，五脏各具见证，如发热呵欠，心也；项急顿闷，肝也；吐泻昏睡，脾也；咳嗽喷嚏，肺也；耳凉骫凉足冷，肾也。今只呕吐足冷，恐非痘之确征。予曰：令郎脾胃素弱，痘疮乘虚，故发在脾，此痘科书所谓脾经之痘也。

疗法　热方二日，姑以疏表药消息之，与葱豉汤加味。

处方　鲜葱白四枚　淡香豉三钱　生姜皮八皮　广皮八分

次诊　第三日视之，皮下隐隐红点，而面上唇边已报痘矣，颗粒分明，部位正当，色红而活，顶平似陷，身不过热，肢亦不冷，脉舌如前。其父只有一子，深以为忧。予慰之曰：疫痘固多险证，但亦有辨。凡出痘者，以气血和平为主，尖圆坚实者，气也；红活明润者，血也；红活而平陷者，血至而气不足也；圆实而色白者，气至而血不足也；平塌灰白者，气血俱不足也；焮肿红绽者，气血俱有余也。令郎痘色红活而平顶陷者，血足而气不足故耳。但能渐次起发，尚属顺痘。且与参苏三豆饮加减，益其气以透托之，佐以解毒稀痘。

次方 潞党参一钱 紫苏嫩枝一钱 荆芥穗一钱 梗桔八分 大黑豆二钱 杜赤小豆钱半 防风一钱 生甘草三分

先用绿豆芽一两，青箬尖三钱，煎汤代水。

三诊 第四日证无进退，照前方加炒牛蒡钱半，又服一剂。第五日往诊，痘已渐次出齐，亦渐起胀，痘顶已起，痘脚红活，顶渐放白，肥润圆满。热退喜食，二便如常，脉数退而舌红润，势将灌浆。痘毒正化，法当益气和营，使易贯脓。

三方 潞党参钱半 当归一钱 酒炒白芍钱半 小津枣三枚 生绵芪钱半 川芎六分 生、炙甘草各二分 生糯米五十粒

四诊 病家见势颇顺，前方连服三剂，浆足收靥，先如黄蜡，后如栗壳，状似螺形，不疾不徐，循次结痂。痂润身和。不料儿要蜜枣过药，叠嚼六枚，一句钟后，忽然便泄两次，陡发晕厥，肢冷目闭。急足邀诊，一家痛哭，手忙脚乱。予诊毕戒之曰：切勿扰乱，待其自苏。若见晕厥，便将抱动，呼唤号哭，神气一散，由厥而脱，其不救者多矣。时有世弟傅医在侧，谓起病日，适犯太岁天符，故靥后尚有急变。予曰：运气之论，岐黄秘旨，乃但论其理，非谓起病日也。况主客之气，胜复之变，一岁之中，难以预料，岂可以是料吉凶耶。信如老世弟言，太乙天符日起病者多凶，然则太乙天符年有病者，皆不可治也？傅又曰，然则尚有余毒焉。予笑曰：钱氏《幼科真诀》云，痘后余毒有四：一者疥，二者痈，三者目赤，四者牙疳。亦未尝言有晕厥也。盖痘疮或出不尽发不透，靥不齐，或空壳无水，或清水非脓，此则有余毒也。今此痘起发胖壮，脓水饱满，靥结将脱之际，而有此急变者，蜜枣滑肠连泻后，大气下陷，势将骤脱之险候也。故脉亦沉微似伏，急与保元汤合理中汤，扶元固脱，尚可挽回。其父从旁叹曰，甚矣饮食之不可不慎也，卫生常识之不可不明也。抚膺而恸者久之。

四方 别直参二钱 炒于术二钱 炒川姜一钱 升麻五分 清炙芪二钱 清炙草五分 煨肉果一钱 南枣二枚（炒香）

五诊 泻住肢温，神苏能言，六脉已起，奕奕有神。予笑慰之曰：伍子胥已出昭关矣，拜谢天地可也。此后务宜调其饮食，适其寒温。其父微哂曰，敢不唯命是从。方用十全大补汤加减。

五方 老东参钱半 炒于术钱半 白归身一钱，酒炒 熟地炭二钱 清炙芪钱半 云茯苓钱半 炒白芍钱半 淮山药三钱，生打 霞天曲钱半 清炙草七分 小津枣三枚

效果 连服八剂，幸收全功。

廉按 疫痘顺证，世俗每称为状元痘，可不服药。惟吴氏鞠通，谓三四日间，亦须用辛凉解毒药一帖，毋庸多服。七八日间，亦宜用甘温托浆药一帖，多不过二帖，务令浆行满足，以免后患。予谓痘疫病也，当以药调。惟药之不当，反不如勿药耳。所云三四日、七八日者，当参之形色，不可执一。此案诊断中讨论病理，确有见地，方皆切中病情。惟当结痂之期，多食蜜枣，忽生变证者，正谚所云病从口入也。陈氏《痘疹方论》，谓痘根五脏六腑秽液之毒，皮膜筋肉秽液之毒，气血骨髓秽液之毒，三毒既出，发为痘证。子母俱忌食葱、韭、薤、蒜、酒、酱、鸡、羊、鱼腥、等物。世俗未晓，将为举发，往往不顾其后，误伤者多矣云云。奈世人不察，一遇小儿痘疮见点时，即用鸡、羊、鱼腥、麻菇、糯粥种种举发，谓之提浆，不知时行天痘，与所种之痘，大有区别。鼻孔种痘，欲其液毒引之使出，不得不于种后，假食品以为引发之路。若天痘，则五脏之热毒，本感六淫而举发，安可再用发食以助其为虐耶。甲寅、乙卯之间，吾绍痘证盛行，每见小儿患痘者十毙七八，大半皆受食品举发之害，深愿世之有子女患痘疫者，慎勿用食品举发而贻后悔也。

赏析 疫痘者，天花也，1980年5月世界卫生组织宣布人类成功消灭天花，目前为止，乃是在世界范围被人类消灭之唯一一个传染病。此病虽灭，然古人辨证思想仍多有借鉴之处。

此案患儿曾种牛痘，值天花盛行，似无再染疾之虑，然医者依证而辨，仍乃痘证，此辨痘之准也；若囿于种痘免疫之说，必贻误矣。可知彼时牛痘，有力不逮也。疫痘为害五脏，五脏各见其毒。患儿脾胃素弱，痘疹趁虚，故为脾经之痘，此辨脏之准也；一诊与葱豉汤加味，治以疏表，应脾经之痘。次诊痘出，色红而活，顶平而陷，此乃血足而气不足，故以参苏三豆饮加减，益气透托，以应脾气。三豆饮，疗疫疹之经典方，源自《世医得效方》卷十一。组成为赤小豆、黑豆、绿豆、甘草。功用活血解毒。主治天行疹痘；三诊痘渐次出齐，红活圆润，热退喜食，二便如常。此乃顺证，继以党参加四物益气和营，使痘灌脓，仍应脾经之痘；案似颇顺，然变证突发，患儿腹泻晕厥，中气下陷矣，予保元汤合理中汤扶元固脱，应脾虚之本。再诊，泻止肢温，六脉已起，痘出顺畅，适寒温，调饮食而痊愈。纵览全程，辨痘、辨脏、辨证、辨变皆准确无误，用药顺应痘病之性，亦顾及脾胃之虚，医理清晰明辨。

疫痘逆证案

严继春（住绍兴安昌）

病者 沈山谷君之令郎，年一周零十个月，住园里沈。

病名 疫痘逆证。

原因 素因缺乳体虚，肌色白嫩。适冬令天花盛行，陡发逆痘。第二日即延予诊。

证候 发热二日，面赤腮燥，口角两旁已见红点，状如蚊迹，不成颗粒。昏睡干呕，惊啼腹痛。

诊断 指纹淡紫，舌嫩红，苔淡白。予断之曰：此中气素虚，不能驱毒外出，乃险中逆痘，最防内陷致变。病家问曰：何谓逆痘？予曰：痘点隐约，细如蚊迹，一逆也；昏睡，二逆也；干呕，三逆也；腹痛惊啼，四逆也。其母遂痛哭不止。予谓面色明润，指纹淡紫，痘点初见于口角，大剂补托，尚可转逆为顺，再三慰之而出。

疗法 用大剂保元汤，提补中气为君，归芎芍活血透络为臣，佐神黄痘以托痘起胀，使以生甘、灯心，解毒清神。

处方 潞党参一钱　生黄芪一钱　酒炒赤芍七分　神黄痘一对　当归八分　川芎五分　生甘草二分　灯心一分　煎成，乳儿只服一酒钟，余归乳母服完。

次诊 每日一剂，连服三日，忽然发战，目闭口噤，神色俱变，急来邀诊。诊毕，即告曰：此欲发战汗之候，汗出痘亦随出。万氏《痘疹心法》所谓冒痘也。约午后三钟视之，果得大汗，而痘尽出，遂神清而啼止，睡卧宁静，呕除嗜乳。改用钱氏异功散加黄芪燕根白芍，助痘成浆。

次方 潞党参钱半　生于术八分　暹燕根一钱　炒广皮三分　生黄芪钱半　云茯苓一钱　清炙草三分　东白芍一钱

效果 连进四剂，浆足结痂而愈。

廉按 治痘之法，形色为本，症状为标。若形逆，如干枯陷伏，空瘪痒塌之类；色逆，如气色昏黯，皮肉黧黑之类；证逆，如烦躁闷乱，腹胀足冷之类。儿大者又当诊脉，脉逆，如躁疾鼓搏者，阳盛阴虚也；沉微濡弱者，阴盛阳虚也。四逆俱全，标本同病，气血阴阳皆伤，必死不治。如但形逆、证逆，而脉有神气，色尚明润者，此标病本不病也，急治其标以救其本，犹可转逆为顺，使之出险关而走坦途，此业儿科者之责任也。若一见险象，误认为逆，畏而却走，未免太无胆识矣。此案虽断为逆，而尚肯负责，可见胆本于识，识本于学。法用大剂提补，两方即奏全功，非学验兼优者不办。

赏析 李时珍《本草纲目》首论："缓则治其本，急则治其标。"历代奉为圭臬，此案医家亦遵不违，此幼儿素虚，忽感天花，痘隐腹痛，干呕昏睡，痘之逆证也。痘以气血平和、渐次畅出为顺。逆则内陷致变，病情凶险，十活一二。医者若见逆证而避之，非良医品德，乃庸医胆识也。细观患儿面色明润，指纹淡紫，脉尚有神，精气尚在，此标病本不病也，遂急治其标以救其本，以大剂托补，参芪提补中气为君，当归、川芎、芍药活血透络，佐以托痘，使以生草、灯心解毒清神。三日后战汗而痘尽出，儿神清而啼止。再以钱仲阳《小儿药证直诀》之异功散加黄芪、芍药。异功散者，以人参（去芦）、炙甘草、茯苓、白术、陈皮各等份。功效为补气健脾，行气化滞。原主治脾胃气虚兼有气滞之病证，此处乃助痘成浆，使浆足结痂而愈。盖病有顺逆，药有奇正，医者之责任在于迎难而上，尽心竭力而为之，胆识俱佳，学验兼优。

疫痘逆证案

程文松（住南京上新螺蛳桥大街）

病者 吴君之子，年十四岁，蒙童，住上河南街。

病名 疫痘逆证。

原因 早经种过牛痘，现由时气传染而发。

证候 发热三日，吐黄稠痰。满见天花，花顶色黑。

诊断 脉来洪大而数，痘顶色黑，其热毒深匿血分可知。须知天花与种花不同：种花者不发不出；天花者自然之花，自开自落。况此痘系疫毒蕴酿而成。今年天花流行，十不救一二，若照正痘例治，断难幸全，勿谓言之不预也。

疗法 用解毒、和中、凉血透营，王孟英加味三豆饮，减轻痘毒为君，臣以犀角地黄，凉血清营，佐以甘桔开上，使以千金苇茎汤，清化韧痰。

处方 赤小豆三钱　银花二钱　黑犀角二分（磨汁）　生甘草五分　积壳一钱　黑豆皮三钱　青连翘三钱　鲜生地二钱　桔梗八分　丹皮钱半　生黄豆二钱　生苡仁三钱　冬瓜子三钱　当归一钱　赤芍钱半　白僵蚕二钱　净蝉蜕八分　苇茎一钱　灯心一尺

效果 三日浆足，十二日结痂，痊愈。

廉按 疫痘红紫干滞，黑陷焦枯者，皆表热而实；大便秘结，小便赤涩，身热鼻干唇燥，口气热，神烦大渴者，皆里热而实。见点之初，顶若火刺，红而干枯，紫而昏黯，夹斑带疹，白而枯涩，黑若尘铺者，皆为毒滞色重。此案痘顶色黑，显然血热毒遏。若黑如乌羽而有沙眼，摸过转色，其血犹活者可救；若黑如煤炭，摸过不转色，其血已死者不治。案中未及叙明，未免挂漏。惟方用凉血解毒，宣气透营为主，尚能奏效者，则其顶色黑，尚为毒滞之黑，非血瘀而死之黑也明矣。噫，险矣哉，亦幸矣哉。

赏析 疫痘之顺逆，在观气察色，气色俱佳者，为顺，治疗得当，尚有生机；色黑而枯者，疫毒入血，为逆，多为不治。此案少儿早经种过牛痘，现由时气传染而发。症见发热，咳黄痰，满布天花，花顶色黑，脉洪大而数。脉洪大而数为气分热盛，色黑入血，气血分邪热俱壮，热毒入里尤为凶险。叶天士《温热论》云：温热病治疗大法，其在卫汗之可也，到气才可清气，入营犹可透热转气，入血直须凉血散血，为后世温病论治之准绳。此病以入营血，治以透营血转气分，兼以清气。方以王孟英加味三豆饮；王孟英自注云："古方三豆饮，为痘疹始终可服之妙药。未出时常服，痘可使稀；将出时急服，重可冀轻；已出时恣服，逆可转顺；尽出时频服，毒可易清。"本方以赤小豆易生绿豆，配以黑豆皮、生黄豆为君，质轻扬而清利解毒；犀角、地黄、丹皮、赤芍为臣，清营凉血而不留淤，银花、连翘、蝉蜕清气而透热；苇茎、瓜仁、苡仁、桔梗开上清肺，使肺气宣邪热透，佐以当归调和营血，使血行热去，助诸药清毒透邪之力而不滞，邪热外透而无流虞之弊。全方凉血解毒，透营清气，终于奏效活人。

春温疫痘案

何拯华（绍兴同善局）

病者 朱三宝之子，年七岁，住朱家墺。

病名 春温疫痘。

原因 素禀肌色苍而多火，曾种牛痘两次，适暮春天气暴热，天花盛行，感春温时气而发痘。第三日始就予诊。

证候 壮热自汗，面红颊赤，目中泪出，喷嚏，咳嗽。痘已见点，中夹红疹，胸闷气粗，神烦不宁。

诊断 脉右浮洪搏数，左弦滑数。舌尖边红，苔滑，微黄。此疫痘为春温引发而出，前哲钱仲阳所谓痘夹疹者，半轻半重也。

疗法 凡痘在七日以前，多由外感，用事必先审其所感何邪，在何病所，而清解之。为七日以后上浆之地，仿吴氏辛凉解肌，芳香透络，使痘化多为少，清络而易出起胀，银翘散加减。

处方 净银花二钱 净蝉衣七分 冬桑叶二钱 苦桔梗一钱 青连翘三钱 牛蒡子钱半 粉丹皮钱半 生甘草五分 鲜芦根五钱 青箬尖二钱

次诊 连服两剂，痘疹并发。色皆焰红，头面独多，余部尚少。唇赤舌红，脉仍搏数。此毒参阳位，最怕上冲神经，陡发痉厥。急与凉血败毒，以预防之，五花三豆饮加羚角。

次方 滁菊花二钱 夏枯花钱半 扁豆花廿朵 杜赤小豆二钱 紫葳花二钱 藏红花五分 大黑豆三钱 生粉甘草四分

先用鲜茅根一两（去皮）、碎羚角八分，煎汤代水。

三诊 连进两剂，头面陆续灌浆，胸腹亦多起胀，势将灌脓。惟腰背不足，手足尚空，皮肤扪之，虽热而不过灼。既不发厥，又无痉状。舌仍鲜红，脉尚洪数有力。此血分尚有蕴热也。议于凉血解毒之中，参以清滋气液，助痘灌浆。盖多得一分浆，少得一分后患。鞠通明训，谅不我欺。

三方 鲜生地五钱 紫地丁三钱 银花二钱 珠儿参一钱 粉丹皮二钱 青连翘二钱 元参二钱 暹燕根一钱

先用鲜茅根一两、绿豆芽八钱、冬米一钱，煎汤代水。

四诊 连投两剂，腰背手足浆亦满足，惟余毒尚重。舌红脉数，不必用温补，亦不可寒泻，犹宜用辛凉甘润，以为结痂之地，仿吴氏法，银翅散去荷蒡荆豉，加生地大青元参丹皮汤。

四方 净银花钱半 白桔梗八分 细生地三钱 鲜大青三钱 青连翘钱半 生西草一钱 元参二钱 粉丹皮钱半

先用鲜茅根一两、甘蔗梢五钱，煎汤代水。

五诊 痂虽渐结，回浆甚缓，上则微咳，下则便微溏。舌转淡红，脉右浮数沉濡，左小数。此肺有余热，而脾气渐虚也。议清肺，稍兼实脾。钱氏泻白散合吴氏四苓汤加减。

五方 生桑皮钱半 炙生甘草各二分 淮山药二钱（生打） 生苡仁三钱 地骨皮钱半 生于术五分 云茯苓钱半 新会白五分 天津红两枚 金橘脯一枚

效果 叠进五剂，冲咳已止，二便亦调，浆尽回，胃气旺，尽收全功。嘱其调饮食，适寒温，不必服药，自能恢复原状。

廉按 吴氏鞠通，谓风木司天之年，又当风木司令之候，内含相火，每逢春温，时有痘疹。无论但受风温，身热而不发痘，或因风温，而竟多发痘，或发斑疹，皆忌辛温表药。但与辛凉解肌透络最稳。此儿科时医所不知。盖风淫所胜，治以辛凉，佐以苦甘，《内经》之正法也。银翘散加减，治痘初起，最能化多为少，凉络而易出，见点亦服此。惟势将上浆，则宜易方。此案方法，多从吴氏脱化，竟收全功。可见鞠通于痘疹学，素有研究。惜其于解儿难，引而不发，语焉而不详耳。

赏析 《伤寒论·伤寒例》云："土地温凉，高下不同，物性刚柔，飡居亦异，是故黄帝兴四方之问，岐伯举四治之能，以训后贤，开其未悟者，临病之工，宜须两审也。"此案春温而暴热，非时之气，逢甲木之年，相感为病。患儿年幼，曾种牛痘两次，适暮春天气暴热，天花盛行，感春温时气而发痘。此谓"土地温凉，物性刚柔"者也。初起即壮热自汗，烦热不宁，此所谓"但里无表"。而痘已见点，中夹红疹，若泥于六经表药发散，必误汗伤阴入血，病必不治，宜辛凉解肌透络。治以辛凉，佐以苦甘。方用银翘散加减，辛凉平剂，清热透散，引邪热外出，加青箬尖芳香透络，治温痘初起，最能化多为少。然烦热不宁者，已有入血扰神之相。至痘疹并发，色鲜红，头面多，而唇舌亦红，此热毒炽盛，谨防入血攻心，予五花三豆饮加羚角，凉血败毒防变。随后，清解余毒，兼滋气阴，最后以辛凉甘润收功。此案以辛凉清解，凉血透热为纲，兼养阴护心防变。

夏热天痘案

汪竹安（住绍兴断河头）

病者 谢姓男婴，六个月，住绍城大云桥。

病名 夏热天痘。

原因 现当痘疫盛行之际，感染时气而即发天痘。

证候 身热烦啼，气急咳嗽，心悸，口干，耳凉肢冷。

诊断 舌紫，苔赤。指纹浮露，此钱仲阳所谓天行之病也。

疗法 先开腠理，以透发之。

处方 荆芥穗五分　浙苓皮钱半　光杏仁钱半　前胡一钱　陈皮五分　生积壳一钱　苏薄荷一钱　防风六分　桔梗六分　蝉衣一钱

次诊 身热面肿，目封，痰滞，便下。苔纹兼赤。此疫毒尚郁，将发未发之候。治以升提内托。

次方 升麻三分 炒牛蒡钱半 生甘草三分 浙茯苓钱 半桔梗五分 文元参八分 生黄芪六分 瓜蒌皮钱半 陈皮五分

三诊 壮热神烦，质小火重，腠密难透，故痘尚未见点。纹舌同前。治以扶中托毒，活血养营，冀其痘出而起胀。

三方 文元参一钱 清炙甘草三分 酒炒当归钱半 陈皮五分 生、炙绵芪各六分 蒲公英钱半 根生地三钱 蝉衣一钱

四诊 痘一出而灌浆，皮尚灼，而便泄。苔微，指纹渐淡。治以补托，为结痂善后之地。

四方 料豆衣钱半 别直参五分 炙、生绵芪各六分 浙茯苓钱半 陈皮五分 清炙甘三分 焦冬术钱半 炒枳壳八分 丝通草一钱

五诊 多吮母乳。地阁面颊告回，日见好象。惟鼻塞痰多，大便如沫。若皮面又起炎性，运水蒸痂，固有之病，勿揣可也。且与清宣肺气，以化结痰，兼实大便。

五方 东白薇钱半 净楂肉二钱 生于术钱半 通草一钱 淡子芩六分 浙茯苓钱半 生积壳一钱 大腹皮钱半 杭菊钱半 淡竹茹钱半

六诊 痰滞不出，肺失健旋，深虑停浆化燥。治仍清金化痰，解除痘毒。

六方 淡子芩八分 银花二钱 炒楂肉二钱 瓜蒌皮钱半 生甘草三分 京川贝一钱 连翘钱半 大腹皮二钱 炒枳壳八分 鲜竹茹二钱

七诊 天痘日见消回，惟鼻塞目封，胃肝火上冒，吮乳痰多。舌苔润。如不多吮母乳，勿受外感，可保无虑。

七方 淡子芩八分 炙百部钱半 光杏仁二钱 杭菊二钱 生甘三分 金银花二钱 夏枯草钱半 炒楂肉二钱 黄草石斛钱半

效果 连进三剂，诸证痊愈。

廉按 痘为先天欲火之遗毒，蕴藏于骨髓深处，至热毒流行之岁，则因而外发。夏令正岁火流行之际，痘易升发。初方解肌开腠，先清外感，以发痘毒。二三两方，升提内托，活血养营，助其起胀而灌浆，厥后轻清宣化，以解痘后余毒，为轻性疫痘之正治法。

赏析 外有暑火，内有脏毒，现当痘疫盛行之际，感染时气而即发天痘。火毒闭郁，阳不外达，见身热，耳凉肢冷。《素问·六元正纪大论》："郁之甚者，治之奈何？岐伯曰：木郁达之，火郁发之，土郁夺之，金郁泄之，水郁折之。"王冰注云："达、发、夺、泄、折五法，为汗吐下解表，利小便，抑冲逆"，"发为汗之，令其疏散也。"药用荆芥穗、苏薄荷、防风、蝉衣，

开腠理，以透发之。然小儿脏腑稚嫩，气血未充，发而不透，痘将发未发。遂予升、芪提升托毒扶中，痘出而灌浆。便泄者，太阴脾土不足，治以托补，四君子之参，苓，术，草加芪陈，调补脾土，托毒外出。鼻塞痰滞，肺气未宣，毒热未尽，继以轻清宣化，解除痘后余毒，凡七诊痊愈。此案治痘，初以辛散，继以托补，再予清宣，引热毒从内而外发，思路清晰，因人因证施法，而终获良效。

冬温疫痘案

汪竹安（住绍兴断河头）

病者 徐姓男婴，年三岁，住本城驸马楼。

病名 冬温疫痘。

原因 从冬温时气传染而发。

证候 身发壮热，天痘微现。气急作呕，大便溏泄。

诊断 舌苔糜白，关纹淡紫。此《内经》所谓温疠大行。适感其气而发疫痘也。

疗法 轻清透发，使痘毒随感邪而出。

处方 净蝉衣八分 炒牛蒡一钱 生枳壳八分 苦桔梗五分 丝通草六分 仙露夏一钱 淡竹茹一钱 广陈皮六分 生甘草三分

次诊 头面渐见肿赤，稍兼清浆痘泡。气急已减，身热未除。指纹舌苔同前。此因儿小元弱不能托痘外达也。最防浆未满而骤变内陷，姑以保元汤加味，扶元透毒，助痘成浆。

次方 文元参一钱 净蝉衣一钱 炒枳壳一钱 浙茯苓一钱 升麻二分 生、炙绵芪各六分 陈皮六分 丝通草八分 炙甘草三分

三诊 身热咬牙，口燥神烦，大便泄泻。舌色紫绛。审此现象，恐化惊痘，先以轻透健运，使痘毒清化，变证自除。

三方 升麻三分 生葛根七分 净蝉衣五分 天花粉钱半 西紫草三分 水芦笋三钱 鲜竹叶十片 广木香磨汁（冲一小匙）

四诊 目鼻俱封，咽阻，多痰，咬牙，肢瘛。头面肿，口燥，便溏，尿赤涩。舌肉有痘，苔白燥。形色合参，热盛风动，正由险转逆之危候。仿前明李重兴先生《金镜玉函》例，清化凉解。

四方 羚角片五分（先煎） 滁菊花一钱 前胡八分 天花粉一钱 桔梗

五分　水芦根钱五　猪尾血十滴　梅冰一厘（研匀同冲）　白颈蚯蚓三小支（洗去泥）

五诊　目开鼻通，咬牙止，痰亦少，头面肿退，口燥大减，二便尚赤。舌转红润，痘形平扁。病已转机，出险就顺。仍仿《金镜玉函》中清养法调理以善后。

五方　鲜生地三钱　鲜石斛钱半　北沙参钱半　原麦冬一钱　鲜茅根廿支（去衣）　嫩桑芽一枝　广陈皮三分

效果　连服三剂，诸证悉瘥，痘亦结痂，胃健善食而愈。

说明　此为天花痘之险证，出险就顺，由险转逆，吉凶在二三日间，全在医家心灵眼快，病家看护周到，始能转危为安。予于十五日四诊之际，颇为踌躇，悟到李重兴先生《金镜玉函》中，载有羚角二妙汤一方，为治险痘历试辄验之良方，酌而用之，果有特效。快何如之，益信前哲专科之善本，不可不精究于平时也。

廉按　小儿血气未充，脏腑娇嫩，痘疮不能起发，良由元虚不能足浆，浆不足，则毒不泄。若再以毒攻毒，不但毒不肯出，而正气更受其害，未有正虚而毒能化者也。然亦有因热极而浆不起者，以正气为壮火所食也。宜泻火，忌补托。至痘后生毒，多由妄投毒药，误用温补所致。此案初用轻清透发，为治痘开先之正法；次用保元补托，反变咬牙热泻、口燥神烦等症者，显因壮火食气也；又次轻透健运，反变咬牙肢瘛，热盛风动之危候，谅因升葛升阳，反助壮火以生风。迨改用李重兴先生法，大剂清化凉解，以泻痘毒之火，而病始转机，出险就顺。终用清养调理，而竟收全功，此吴鞠通所谓始终实热者，则始终用钱之凉解。盖痘本有毒可解，但须解之于七日之前，有毒郁而不放肥，不上浆者，乌得不解毒哉？旨哉言乎。

赏析　此案为从冬温时气传染而发天花，冬温疫痘，最易入里动血生风，疫痘尤为凶险。初起即身发壮热，投以轻清透发，使痘毒随邪而出，为治痘开先之正法。然变证随发，身热咬牙，口燥神烦，舌色紫绛，毒热已入营血。究其故，医虑小儿元弱不能托痘外达，以保元汤加味。保元汤者，古籍多有记载，此处当为《外科正宗》卷四之保元汤也，其处方为：人参1钱，黄耆1钱，白术1钱，甘草3分。功能主治：助脾健胃。主痘痈出脓之后，脾胃虚弱，脓清不敛者。气血虚弱，痘痈留经络中，发无定处肿不红。此意在扶元透毒，助痘成浆，然参芪反助火势，直入血分。三诊以升、葛轻透，反致咬牙肢瘛，热盛风动，此一误再误，转之危候矣。凡上工者，知错辄改，随机应变，洞悉入微，速以《金镜玉函》羚角二妙汤大剂清化凉血解毒，终转危侯。此案警示有二。一者，热毒炽盛，清解为主，托透次之，慎用升散，以防风助火势，入血动风而致不治；二者，医家须圆融变通，不可冥顽不化，方能转危为安。

风温疫痘案

徐伯川（住绍兴仓桥街）

病者 连长汪梦飞君令郎，年三岁，住本城车水坊。

病名 风温疫痘。

原因 三月间传染天花，外因风温而引发，见点始延诊治。

证候 痘点隐隐，大小不匀。头身壮热，心神烦躁，咳嗽痰多，大便秘，溺短数。

诊断 指纹青紫浮露，舌鲜红，无苔。此痘疮已发未透之候。病势可顺可逆，务宜慎风寒，节饮食为要。

疗法 轻清开达，银翘透毒汤主之。

处方 银花钱半　净蝉蜕五分　光杏仁钱半　桔梗八分　生甘草二分　青连翘钱半　炒牛蒡钱半　苏薄荷五分　广橘红五分　灯心廿支

次诊 痘已透明，神静安寐。惟身仍热，咳痰尚多，大便仍秘。舌与指纹同前。治仿前法。原方去薄荷牛蒡，加升麻五分，制佳蚕钱半。

三诊 痘已发齐，颗粒鲜明，已见水浆，嗽减痰活，神安喜寐，小便渐利。舌转红淡，指纹亦隐。治以解毒托浆为君，宣气消痰佐之。

三方 青连翘钱半　甜桔梗钱半　生甘草三分　制僵蚕钱半　光杏仁钱半　广橘红四分　暹燕根一钱　皂角刺三分

四诊 痘粒圆绽，贯脓充满，如黄褐色。痰少胃动，溺利神安。大便红黑，舌与指纹同前。治以双补气血，略佐清化。

四方 潞党参钱半　暹燕根一钱　银花三分　制僵蚕五分　生黄芪钱半　当归身钱半　丹皮五分　生甘草三分

五诊 脓已贯足，痘将回而结痂，胃气已健，二便如常。不过略有余热而已。前方去佳蚕、银花，加细生地三钱，生白芍钱半，紫草五分，夏枯花八分。

效果 调补四剂而痊。

廉按 此为轻性疫痘之疗法，方皆轻稳，层次亦清，然此特治顺境之常痘耳。盖常者可必，而变者不可必，当细观痘之形色部位，及病儿气分之虚实、血液之通滞，随机策应，斟酌用药，安可执药以应无穷之变哉！总之变通之妙，要在随时制宜也。

赏析 风温初起，传染天花，但热无表，疫毒直中也。症见头身壮热，心神烦躁，咳嗽痰多，大便秘，溺短数，而痘疹隐隐。治宜清解宣透，兼开肺气。银翘透毒汤重用银花、连翘，清解热毒，薄荷、蝉衣辛凉清散，桔梗、杏仁、牛蒡子开宣肺气，肺合皮毛，引疫邪热毒外出也。方药得当，痘出顺畅，再加升麻助痘外出。或曰，升麻性热易助火势，有生风动血之虑；孰不知，大剂清解中酌加升麻，其一可透邪外达，其二可引水熄火，直扑火势，其三可升举脾气，岂非得其妙旨哉。《本草汇言》云："升麻，散表升阳之剂也。疗伤寒、解阳明在表（发热，头额痛，眼眶痛，鼻干，不得眠）之邪，发痘瘖于隐密之时，化斑毒于延绵之际。"用之果然痘浆发齐，颗粒鲜明，脾胃气键，嗽减痰活，神安喜寐，小便渐利，舌转红淡。其势已顺，大局已定，继以解毒托浆为君，宣气消痰佐之，再以双补气血，略佐清化善后。全案治之应手，效如桴鼓，层次鲜明，一气呵成。治病救人，遣方用药，变与不变，需观之秋毫，辨证准确，把握病机，随法圆通，因人因时因地制宜，切不可拘于一方一法。

风热疫痘案

严继春（住绍兴安昌）

病者 王三义郎，年三岁，住四扆。

病名 风热疫痘。

原因 仲春发东南风，天气暴热，痘疫盛行，适感风热而引发。

证候 初起状似伤寒，头疼身痛，乍寒乍热，喷嚏呵欠，面赤唇红，咳嗽痰涎。耳后已现红丝，惟耳骫中指俱冷。

诊断 脉浮数，指纹青紫而浮，此疫痘已发未发之候。

疗法 托里解表，使其易出，松肌透毒汤加减。

处方 荆芥穗三分　净蝉衣三分　前胡一钱　桔梗四分　嫩桑芽一钱　滁菊花八分　生葛根五分　生甘草二分

次诊 连进两剂，痘发不起，形色紫陷，烦渴壮热，咽喉肿痛，咳痰气喘，啼声不清，腹灼便闭，指纹青紫且滞。此热盛毒重，上壅于肺之险象也。

急急清凉解毒，使痘易出而透齐，清金攻毒饮加减。

处方 牛蒡子一钱 生枳壳七分 前胡一钱 蝉蜕五分 桔梗二分 元参一钱 净楂肉八分 粉重楼一钱 僵蚕八分 生甘草二分 生锦纹五分，用银花露浸出黄汁，分冲。

三诊 前方以清凉解毒为主，连服两剂，幸而大便微下，咽喉痛除，咳喘烦热，均已轻减。声音清亮，痘点出齐，指纹青紫色淡。议于清滋气液之中，仍兼解毒，使易于贯脓，且免痈毒泡疮之后患。参燕三豆饮主之。

处方 北沙参钱半 金银花一钱 生绿豆钱半 杜赤小豆一钱 毛暹燕五分（包煎） 青连翘一钱 小黑豆钱半 生西甘草二分

四诊 连进两剂，脓浆贯足，根窠充满，红而且润。胃气大动，知饥喜食，便通溺利。法当调补气血，资养脾胃以善后。保婴百补汤主之。

处方 潞党参钱半 浙茯苓一钱 白归身八分 细生地一钱 小津枣两枚 生于术八分 清炙草三分 炒、生白芍各五分 淮山药一钱（生打）

效果 连服四剂而痊。

廉按 痘疫虽以原虫为原因，而其发原动之诱因。翁仲醇曰：或因伤风热而得，或时气传染而得，或内伤饮食呕吐而得，或跌扑惊恐蓄血而得。叶天士云：痘疫为六气郁遏者，从时气治；为内伤停滞者，从里证治。亦有表里两解治，亦有下夺者，但下法寒凉之中，必须活血理气，防其凝涩冰伏。此案初方轻清疏达，次方稳健着力，皆属对症发药，妙在第三方清滋气液，助痘成浆，与魏氏用保元汤，温补法催浆者相对待。刘丙生曰：痘科托浆之法，前贤多用保元汤等参芪温补之法，其于金水二脏阴虚，津液不足，带火干收之证，则阙如也。如今年甲寅岁气，由去冬先天时而至，相火司天，引动胎毒，天痘大行，且多兼瘟疫之痘，虽成人尚不免重出，况婴儿乎？种牛痘而未泄尽胎毒者，皆不免焉。此多由阴精之气，不足以抵拒先天相火之毒，故毒气留连，无津液蒸为脓浆，每有九日外意外之变，知其虚而补助之，泥用古方温补，必无生理。因思得一法，专为培补先天金水二脏之气，创为滋补阴气一法，以补前人之阙，屡用有效，能转危为安。凡金水不足者，富者用濂珠，贫者用毛燕，赤贫者用木耳，皆能培补金水二脏之淡气，以排泄毒气于体外。木耳，淡气最富，凡脉极数者用之有效。单肾气不足者，用猪腰子汤。此治肾经逆痘，有殊功。此外如增液汤、三才汤、生脉散等，皆可采用。因本年泥用古方温补，多有遗憾，特提出滋补一法，令温补滋补对树旗鼓，欲为痘科者，当辨其阴阳虚实，审慎择用，方不误事。其方意与刘说更相符合。若第四方，双补气血，调养脾胃，亦属翁氏善后之良方，足见学有渊源，非率尔处方者可比。

赏析 外有非时之气，内有未尽之毒，两邪相感为病，发为疫痘。痘出毒尽则为顺，痘陷毒闭则危。初起状似伤寒，头疼身痛，然面赤唇红，耳现红丝，耳指俱冷，乃温热之证。误为伤寒，辛温发表则汗出亡津，病必不治。治宜辛凉清解，芥穗可用，必伍大剂清解方可。次诊果热毒入肺，痘发不起，形色紫陷，烦渴壮热，咽喉肿痛，啼声不清，腹灼便闭。急予清凉解毒，大黄釜底抽薪，肺与大肠相表里，肺热毒势顿减，声音清亮，痘点出齐。妙在三诊用参燕三豆饮，清滋气液，兼解热毒，三豆饮者，源自《世医得效方》。组成：赤小豆、黑豆、绿豆、甘草。主治天行痧痘。加北沙参、毛燕、金银花、青连翘者，前二味滋补金水，后二味清热解毒。何廉臣云："凡金水不足者，富者用濂珠，贫者用毛燕，赤贫者用木耳，皆能培补金水二脏之淡气，以排泄毒气于体外。木耳，淡气最富，凡脉极数者用之有效。"濂珠者，珍珠也。所谓"留得一分津液即存一分生机"。数剂后，脓浆贯足，根窠充满，红而且润。胃气渐复，知饥喜食，便通溺利。大功告成，遂以调补气血，滋养脾胃善后。治温热疫毒，泻火存阴，顾护津液为重。

风寒疫痘案

严继春（住绍兴安昌）

病者 黄麓隐君之令郎，年八岁，住白马山。

病名 风寒疫痘。

原因 素体肌肉粗厚，二岁时曾种牛痘一次，去年冬传染痘疫，适感风寒而外发，见点后始延余诊。

证候 头疼，身热，恶寒，无汗。痘点隐约，心神烦躁，睡卧不宁，气粗胸闷，毛竖面浮，咳嗽白痰。

诊断 脉左浮紧，右浮沉滞。舌边尖红，苔白滑。此痘毒内发，风寒外束，郁遏而不得达表，所以痘出不快也。

疗法 发表为先，非升葛不能直达，非麻桂不能横行，二麻散郁汤主之。使皮腠疏通，痘出自快。

处方 升麻五分　生葛根八分　生赤芍钱半　炙甘草四分　麻黄五分　桂枝尖四分　光杏仁二钱　广皮红八分

次诊 一剂即恶寒除，周身汗出，痘亦随透，色红带紫。间有痘母，形大色黄，杂于常痘之内，神烦少寐，渴喜热饮，咳嗽痰多，眼涨若怒，便闭溺赤。脉转洪数，舌红，苔黄。此热毒壅遏之险候。急急泄热解毒，内外分消，使毒化痘齐为要。仿费建中先生法。

次方 紫草钱半 青连翘三钱 生石膏六钱（杵） 光桃仁九粒 蜜炙川甲一钱 丹皮钱半 生赤芍钱半 生锦纹三钱（酒洗） 藏红花七分 白颈蚯蚓三钱 犀角粉三分（药汤调下） 灯心二分、银花露一斤，代水煎药。

三诊 一剂大便微下，痘已催足，色紫转红，痘母先见清浆，顶满而圆，痘盘圈红紧附，是为毒化。前哲叶天士所谓体强质实者多火，以清凉解毒之剂，则火解浆成，其言洵不欺我也。脉数渐缓，舌红渐淡。仍当凉血解毒仿前法减其制。

三方 鲜生地五钱 藏红花五分 银花钱半 青连翘三钱 炒牛蒡钱半 制僵蚕钱半 广郁金二钱（杵） 紫草钱半 苦桔梗一钱 生西草三分

四诊 叠进两剂，痘已催齐，火色渐退。惟浆未全透，或有半浆，顶若笠形，不克充灌。病势尚在险途，幸而痰嗽已除，胃动神静，大便色红，溺赤而利。脉转软数，舌转淡红。此由火毒下泄，而血液已亏。当清滋气液为君，佐以清化余毒。参燕三鲜汤加味。

四方 真西参一钱 鲜生地五钱 原麦冬一钱 活桑虫三钱 银花三钱 毛暹燕一钱 鲜石斛三钱 鸡冠血二滴（分冲） 鲜茅根二两（去皮切寸，煎汤代水）

五诊 连服两剂，引浆饱满，痘顶亦充，痘母已先干红结痂，胃纳日增，二便色淡。脉舌同前。议于滋补之中，略解余热。麦门冬汤合归芍异功散加减。

五方 麦冬钱半 潞党参钱半 生于术八分 清炙草四分 归身钱半 生白芍一钱 辰茯神三钱 新会皮五分 鲜石斛三钱 地骨皮三钱 冬米五十粒 青蔗浆二瓢（分冲）

效果 连服四剂，诸证皆除，气血复元而愈。

廉按 身初发热，及痘见点之际，适为风寒所抑，致肌腠坚闭，经络阻滞，使清气不得引毒达表，循窍而出，则热毒壅遏于内，往往为喘急，为狂乱，为惊搐，为失血，为胀满，为秘结者，皆痘毒壅遏之证。余见甚多，辨证不差，即宜开提发散，佐以解毒透表，则热不壅而痘出自易矣。此案初方，放胆用升葛汤合麻黄汤，却是古方之最有效力者。盖因郁之愈甚，则发之愈暴，方亦不得不用猛剂也。第二方费氏必胜汤加减，于大剂凉血攻毒之中，佐以桃红活血通络，疏畅气机，亦用得刚刚恰好。第三四五等方，皆稳健适当，有实学且多实验，真博历知病，屡用达药之斲轮老手也。

赏析 疫痘热毒而发，多见但里无表，治以辛凉清解。本案病发冬令，寒邪束表，发热身痛，恶寒无汗，脉浮紧，伤寒表实证。表寒外束不解，邪无出路，热毒必壅遏内闭，发为喘急、狂乱、惊搐、失血，变证百出，病必不治。用麻、桂辛温发汗解表，有是证用是方，汗出表寒已去，腠理已通，热毒出道已畅，必大剂辛凉清解凉血去毒，佐以桃、红活血通络，疏畅气机，防其凝涩冰伏。火毒渐退，阴液渐耗，予养阴滋液益气为法，兼清余毒，参燕三鲜汤加味，补金水祛余毒，护津液存生机；再以麦门冬汤合归芍异功散加减善后，气血复元痊愈收功。本案辨治准确，对表里寒热，阴阳虚实把握透彻，用药胆大而心细，层层递进，廉臣先生谓“用得刚刚恰好”，得医之大法也。

阴寒疫痘案

严继春（住绍兴安昌）

病者 胡世义之郎，年七岁，住马回桥。

病名 阴寒疫痘。

原因 夏令风雨大作，约有旬余，天气应热而反寒，非其时而有其气，致小儿多染疫痘，第三日始延予诊。

证候 痘虽见点，大小不匀，四肢多见痘胀肉肿，先时便眼封鼻塞，身微热而怕冷。

诊断 脉缓而滞，按之无力。舌苔滑白带灰。此阴寒疫痘也。最防不长不快，痘毒内陷而生变。

疗法 此时若专用发散以逐毒，非惟毒不可逐，且使气衰弱而不能拒守乎中。若但用轻清以解毒，非惟毒不可解，且使毒水伏而不能驱出于外。惟有用蓝真人流气饮加减，辛甘芳透，使阴毒外散，正气内守，庶痘易于起胀而灌浆。

处方 当归三钱（酒洗） 川芎钱半 白芷一钱 独活五分 川桂枝八分 防风一钱 广皮红五分 甘草节三分

次诊 第四日复诊，痘不起胀，肉多浮肿，懒言嗜卧，手足厥冷，遍身紫暗，状如蚊迹。面色青白，便溏溺利。脉舌如前。此痘出于脾之险证也。幸而无口臭，腹疼，青癍如靛等逆证，否则二三日即凶变矣。且与蓝真人生生饮以急救之。

次方 别直参钱半 生绵芪钱半 川芎五分 煨肉果五分 广木香五分

当归一钱（酒洗） 鹿角尖一钱 青化桂三分 广皮四分（炒） 炙甘草四分

三诊 第五日复诊，痘已渐次起胀。先起胀者，亦渐灌浆。肢温泻止，遍身红活。紫暗已除。脉渐流利，舌灰亦退。惟上浆而疮口不敛，两腰酸痛。此由昨日重用参芪保元以起胀，归芎鹿角以催浆，肉桂补命阳，香橘畅脾气，肉果阻其下陷之路，炙草调其诸药之性，则气焉有不上腾而生者乎？气生而痘焉有不起胀者乎？且气能生血，血盈而痘焉有不灌浆者乎？侥幸而领出险关，且与蓝真人补脾汤，温补气血以贯脉。

三方 别直参一钱 炒于术二钱 当归一钱 广皮五分 云茯苓五分 川芎五分 炙绵芪钱半 紫猺桂二分 炙草三分 胡桃肉拌炒补骨脂一钱

四诊 第六日复诊，凡浆足而贯脓，脓溃而疮口不敛者，肌肉不长也。肌肉不长者，脾胃气血虚寒也。故嘱叠服补脾汤者，甘温香燥以大补脾胃之气血也。脾得所补，则肌肉自生，而疮口渐次收敛，腰脊酸痛亦除者，峻补气血之功用也。惟脉尚软弱，后来贯浆者，犹有毒溃而脓清，尚属气血不足，深恐结痂维艰。议用蓝真人十全汤大补气血，以为结痂之地步。

四方 别直参一钱 生、炒于术各五分 当归一钱 紫猺桂二分 川芎五分 炙绵芪钱半 炙西草五分 直熟地二钱（炒） 广木香五分 广皮五分

五诊 第十日复诊，浆稠而靥渐次结痂，胃纳日增。脉圆舌润。用蓝真人十味百和汤加减，调补气血津液以善后。

五方 潞党参一钱 清炙芪钱半 生地二钱 东白芍一钱 浙茯苓一钱 北沙参一钱 提麦冬一钱 熟地二钱 当归钱半 清炙草五分

效果 连服六剂而痊。

廉按 黄帝逸典曰：痘之生死，系于浆之有无。浆之有无，系于胀之起伏。胀之起伏，系于身之气血。身之气血，系于中之水火。水乃后天之形气，火乃先天之元气。苟能从此颖悟，到由玄而入于妙矣。蓝采和真人云：予得道后，欲立功人寰，计莫若医。遍检方书，率多浮议，后得黄帝逸典于御藏中，再四展读，与吾家玄门宗旨相合。且其中语，多引而不发，以俟能者之从，故予详尽说明。然有论无方，乌能济众？予又著药性药方二论，以传于世。此案初中末五方，皆遵蓝真人方药脱化，故能方方取效，转险为顺，确收成绩。后贤如陈文仲十一味木香散、十二味异功散，魏桂岩保元汤、聂久吾参归鹿茸汤，皆蓝本于此。此从医者所以贵博览而约取也。

赏析 感受疫毒，时在夏令，应为热疾，然气时不热反寒，疫毒与寒邪重感之，并发寒疫痘。全身气血之充盈，依赖脾胃之生化功能；气血旺，则痘浆足，气血虚，则痘浆空；脾胃气血虚寒，浆足而贯脓，脓溃而疮口不敛，

肌肉不长，则病坏也；故脾胃之气强盛，则肌肉自生，而疮口渐次收敛，腰脊酸痛亦除，疫痘渐愈。后贯浆者，犹有毒溃而脓清，尚属气血不足，深恐结痂维艰。先用蓝真人流气饮加减，辛甘芳透，使阴毒外散，正气内守，庶痘易于起胀而灌浆。复诊，痘不起胀，肉多浮肿，懒言嗜卧，手足厥冷，遍身紫暗，痘出于脾之险证也。与蓝真人生生饮以急救之。再诊，与蓝真人补脾汤，温补气血以贯脉；后用蓝真人正气内守人十全汤大补气血，促进结痂之恢复。末用蓝真人十味百和汤加减，调补气血津液以善后。此案以一贯之，全盘采用蓝真人诸法诸方，蓝真人者，蓝采和也，神仙之书，或是伪托，今蓝真人著作及诸法诸方已无从觅之，幸得此处载之，甚为欣慰矣。

温毒疫痘案

严继春（住绍兴安昌）

病者 郁文卿郎，年五岁，住遗风郁家溇。

病名 温毒疫痘。

原因 素禀阳旺血热，适冬令痘疫盛行，传染而发。已服过两剂升麻葛根汤合麻杏甘膏汤，不效，而病势反剧，延余往诊。

证候 痘疮已发未发，发则紫艳深红，或有黑陷，或有紫硬，或有歪斜，或如麻芥。实而不松，点而不活，壮热大渴，心胸烦闷，揭衣弃被，扬手踯足，神识昏狂，便闭溺赤。

诊断 脉洪数实，舌色紫赤，起刺如杨梅。此由枭毒冲突，气血不能驾驭，一任疫毒之纵横，所以顽而不松，伏而不透，乃病势最险之危候也。

疗法 此毒不除，诸痘皆陷，治不以攻，治之何益。急仿翁嘉德先生法，大剂散结攻毒饮挽救之。

处方 苏薄荷一钱　荆芥穗一钱　生积壳一钱　生锦纹三钱　赤芍二钱　牛蒡子二钱　生西草四分　桔梗六分　小川连一钱　绛通一钱　鲜生地五钱　生石膏八钱　鲜大青四钱　猪尾膏一瓢（分冲）　灯心一分　紫花地丁三钱　鲜淡竹叶三十片

次诊 叠进两剂头煎，身仍壮热，腮红脸赤，毛焦皮燥，面浮目突，多哭善怒。气粗喘满，腹胀烦躁，狂言乱语，睡卧不宁。大便仍秘，溺尚赤涩。惟痘点较前起发，形色外黑里赤，间有外白里黑。脉舌如前，总属血热毒壅，病势仍凶。急进凉血攻毒饮，力图挽救于万一。

处方 犀角尖五分（磨汁冲） 粉丹皮二钱 小川连二钱 光桃仁二钱 牛蒡子三钱 鲜生地一两 生锦纹六钱 生石膏一两（杵） 藏红花一钱 紫地丁三钱 陈金汁二两（冲） 灯心一分 痘疫夺命丹两颗，先用药汤调下。

附方 飞辰砂一钱 西牛黄七分 雄精三分 梅冰三分 蟾酥一厘 用净猪尾血捣丸，如火麻仁大。

三诊 一剂后，二便畅利，诸证转轻。前方去生军夺命丹，减轻用量，又进一剂，从此痘色黑者变紫，紫者变红，外白里黑者，亦转淡红。见点活动，高松而圆，根窠收紧，润泽有光。险证已平，势将行浆。急以灌脓为主，助痘成脓，从益元透肌散加减。

处方 潞党参三钱 炙、生甘草各三分 紫草一钱 川芎五分 蝉蜕三分 炒牛蒡一钱 净楂肉一钱 新会皮五分 桔梗四分 绛通八分 生糯米五十粒 灯心十四支 小津枣二枚

四诊 叠进保和元气，活血解毒，助痘成浆，使其易痂等法。果然浆足，别无他证。惟气血两亏，脉来虚弱。法当调补气血，滋养脾胃，以复其元。保元合保婴百补汤主之。

处方 潞党参二钱 生于术钱半 清炙西草五分 白归身钱半 清炙芪钱半 云茯苓钱半 生淮山药二钱（打） 细生地二钱 生白芍一钱 小津枣三枚

效果 连服八剂，结痂褪净而痊。

廉按 温毒疫痘，最多险证，如根窠顺而部位险，部位顺而日期险，日期顺而多寡险，多寡顺而颜色险，颜色顺而饮食险，饮食顺而杂证险，杂证顺而治疗险，治疗顺而触秽险。而犹有最险者，则在元气与邪气耳。若邪气虽强，元气亦强者无害。若元气一馁，邪气虽微者亦危。设或犯之而不速治，则顺者逆而吉者凶矣。此案尤为险中之急。初方用散结攻毒饮，五岁小儿，敢用生锦纹三钱、小川连一钱、生石膏八钱、猪尾膏一瓢，以急攻温毒，处方不可为不峻，叠进两剂头煎，而病势依然，可见枭毒之顽强抵抗，骤难制伏。必用大剂凉血攻毒饮，减加出入，叠进两剂，始得侥幸出险，妙在于凉泻之中，仍佐桃红等活血疏畅，不致凝滞气血。幸而此儿元气尚强，能胜任大剂峻攻，否则由险转逆，寿可立倾。厥后三四两方，助痘成浆，催浆结痂，步骤井然，转机极速，非于痘科学素有研究，临证富有经验者，曷克担此重任。似此佳案，卓卓可传。

赏析 患儿遇天行瘟疫，血中浊气自皮肤而出，形圆如豆，故名曰痘。前医遵常法，用两剂升麻葛根汤合麻杏甘膏汤，病势反剧，此毒留痘陷也，需治以攻法。急用大剂散结攻毒饮挽救之。叠进两剂，病势依然，惟痘点较前

起发，属血热毒壅，仍为凶险。急进凉血攻毒饮，凉血攻毒饮主治痘毒火内伏，烦渴躁乱，身体反凉，痘色紫滞矾红，彻底无眠。痘已见形，内毒火盛，身热不退。加痘疫夺命丹等，凉血攻毒饮者，见于清·费启泰撰《救偏琐言》，乃痘疹专著。作者认为古人治痘之法，多有所偏，特别是略于攻下、解毒、凉血、清火诸法。一剂后，二便畅利，诸证转轻。再用益元透肌散加减。益元透肌散取自《痘疹金镜录》。《痘疹金镜录》一书为明·翁仲仁撰，原刊本已不复见。功效匀气解毒，透肌达表，领出元阳，助痘成浆，易结脓窠。主治痘证壅热。此时用之为险已平，需助痘成脓。末以保元合保婴百补汤法补气血，滋脾胃，复元气。此案急救入手，滋补结尾，丝丝入扣，步骤井然。

瘟毒疫痘案

周禹锡（住成都）

病者 胡姓儿，年四岁，住城外乡间。

病名 瘟毒疫痘。

原因 素未种过牛痘，适冬令疫病盛行，遂染天花。五日后病势甚险，始延余诊。

证候 周身攒簇，大小不匀，几无空隙，烦热呕逆。

诊断 脉浮洪数实，舌红带紫。此血瘀毒盛之险候也。

疗法 除瘟毒为首要，用王氏通经逐瘀汤加黄芪、知母。

处方 光桃仁二钱　片红花一钱　生赤芍八分　青连翘一钱　川柴胡五分　皂荚刺六分　生黄芪八分　肥知母一钱　蜜炙川甲八分　白颈蚯蚓三钱　当门子三厘（绢包）

次诊 叠进活血宣窍，益气解毒，两剂而痘即起浆。先清浆，其次白浆，又次混浆，又次黄脓。脉转虚弱。改用足卫和荣汤以善后。

次方 潞党参一钱　清炙芪钱半　生于术一钱　清炙草五分　当归一钱　东白芍钱半　炒枣仁五分　光桃仁五分　藏红花三分

效果 两剂结痂，又两剂，胃健体强而愈。

廉按 王清任曰：痘非胎毒，乃胞胎内血中之浊气也。儿在母腹，始因一点真精，凝结成胎，以后生长脏腑肢体，全赖母血而成。胞胎内血中浊气，降生后，仍藏荣血之中，遇天行触浊气之瘟疫，由口鼻而入气管，由气管达于血管，将血中浊气逐之自皮肤，而出色红似花，故名天花。形圆知豆，故名曰痘。总之受瘟疫轻，瘟毒随花而出，出花必顺。受瘟疫重，瘟毒在内逗留，不能随花而出，出花必险。受瘟疫至重，瘟疫在内烧炼其血，血受烧炼，其血必凝。血凝色必紫，血死色必黑，痘之紫黑，是其证也。死血阻塞道路，瘟疫之毒外不得由皮肤而出，必内攻脏腑，脏腑受毒火煎熬，随变生各脏逆证，正对痘科书中所言某经逆痘，不知非某经逆痘也，乃某经所受之瘟毒也。痘之顺逆，在受瘟疫之轻重。治痘之紧要，全在除瘟毒之方法。瘟毒不除，花虽少而必死，瘟毒若除，花虽多不致伤生。痘科书中，但论治胎毒，而不知治瘟毒。纵知治瘟毒，而不知痘毒巢穴在血。若辨明瘟毒轻重，血之通滞，气之虚实，可立救逆痘于反掌之间。即痘浆亦不是血化，痘出时是红色，五六天后，忽变清浆，次变白浆，次变混浆，次变黄脓，终而结痂。此由痘本血管内血中浊气，遇天行浊气之瘟疫，自口鼻而入于气管，达于血管，将血管中浊气与血，并气管中，津液逐之，自毛孔而出，所以形圆色红。五六天后，痘中之血，仍退还血管，痘内止存浊气津液。津液清，名曰清浆。清浆为瘟毒烧炼，稠而色白，故名白浆。白浆再炼更稠而混，故名混浆。混浆再炼稠如疮脓，故名黄脓。将黄脓炼干而结痂，痘不行浆，皆因血不退还血管。血不退还血管，皆因血管内有瘟毒烧炼，血凝阻塞血之道路。若通血管之瘀滞，何患痘浆之不行。其言知此，已扼痘疫病源之概要矣。惟近据弗垤氏、派伊弗尔氏、乖尔氏等，言本病原为一种之原虫，名企笃利苦的斯怀利阿列，由于直达接触空气，介立人体及物体而传染。罹本病一次，即得免疫性，后无再罹本病者。其流行有一定期限，以二年乃至四年现出为常例。考原虫，即微生虫，吾国通称小虫。桃仁善杀小虫，载在《神农本经》，谭其濂撰鼠疫一书，推桃仁为杀小虫之特效药。清任通经逐瘀汤，以桃仁为君药，惬合痘疫之原因疗法，故其方善用者多收成效。此案前后二方，悉遵清任治则以收功，可见王氏当时，必是亲治其证屡验之方，所以方中自注云：此方无论痘形攒簇，蒙头覆釜，周身细碎成片，或夹疹夹瘢，浮衣水泡，其色或紫或暗或黑，其证或干呕烦躁，昼夜不眠，逆形逆证，皆是瘀血凝滞于血管，并宜用此方治之。其方中药性，不大寒大热，不大攻大下，真良方也。五六日后见清桨白桨，将麝香去之，加黄芪五钱，将山甲皂刺减半。至七八日后，桃仁红花亦减半，黄芪可用八钱。若温毒极重者，余每遵丹溪翁法，与犀角地黄汤合用。一则清透血毒，一则善杀原虫。以犀角桃仁为君药，双方兼顾，改定方名，曰十二味犀角桃仁汤。较之王氏本方，尤为稳健而周到，凡治瘟毒痘疫，屡奏殊功。故表出之，以贡献于专门痘证科者。

赏析 患者烦热呕逆、脉浮洪数实，舌红带紫。此血疫毒盛。先除瘟毒为要，用王氏通经逐瘀汤加黄芪、知母，活血开窍，益气解毒。王氏通经逐瘀汤者，即王清任《医林改错》之通经逐瘀汤也。王清任《医林改错》云："痘形攒簇，蒙头覆釜，周身细碎成片，或夹疹夹斑，浮衣水泡，其色或紫、或暗、或黑，其症或干呕、烦躁，昼夜不眠，逆形逆证，皆是瘀血凝滞于血管。"宜与通经逐瘀汤治之。两剂而痘即起浆，次变白，次变混浆，次变黄脓，终而痂成。改用足卫和荣汤以善后。足卫和荣汤，亦出自王清任《医林改错》，功效为补元气，化瘀血。主治痘后抽风及周身溃烂。此案诊治方药，全然依王清任《医林改错》而行，俨然为《医林改错》附案可也。亦可证活血化瘀之法可治疫痘证也。

气虚疫痘案

贾清琳（住泰安东海子街）

病者 刘步堂，泰邑清文庠，住城东小观庄，其第三子，年一周半，患痘。

病名 气虚疫痘。

原因 素禀胎怯。

证候 身热肢冷，神昏不乳，时常寒战。痘已见点五日，遍身灰白，摸不碍手。

诊断 虎口络脉红线已由风关通气关，以证合参，此气血虚寒之候。故痘色灰白。

疗法 方用参芪术益气补托为君，臣以归芎活其血，木香陈皮调其中，佐以升柴引气透表，边桂补火暖血，使以甘草协和诸药而已。

处方 高丽参钱半　生箭芪钱半　生于术钱半　归身钱半　川芎六分　陈皮五分　安边桂二分　川柴胡三分　升麻三分　青木香三分　清炙草六分

水煎，日夜连服二剂，第七日加炒山甲八分，清鸡汤煎服。一剂浆足转红，二剂乳食大进。

又方 潞党参二钱　白归身钱半　酒炒生地钱半　丹皮一钱　炒银花一钱　山萸肉一钱　清炙甘草七分

效果 服四剂，至十五日始落痂，月半平复。

廉按 凡婴孩体虚染痘，首必辨其表里。若痘灰白不红绽，初起发出不快，昏暗陷顶，皆表寒而虚；若二便清利，身热不扬，手足口气俱冷，不渴少食，唇白涕清，饮食不化，皆里寒而虚。次必辨其气血；若痘色淡白，顶不坚实，不硬指，不起胀者，皆为气虚；若根窠不红，或红而散乱，手摸过即转白，痘上如寒毛竖起，枯涩不活者，皆为血虚。此皆诊断虚痘之看法也。至若治法，痘必以发透为吉，其起发必赖气血滋培，方能自内达外，齐苗灌浆结痂，无非气血为之主。此时一忌清热败毒，二忌克伐气血，三忌杂药乱投，四忌吞服医家小丸。此案的系虚痘，方用保元合补中益气加川芎木香面面顾到，深合魏庄二家心传，可谓扼虚痘之主要矣。

赏析 患儿素禀虚弱，体虚染痘证见身热肢冷，神昏不乳，时常寒战。痘已见点五日，遍身灰白，摸不碍手。痘色淡白，指疱疹颗粒形而尖圆，根无晕红者。多由营血太亏，元气不足所致。《素问·三部九候论》文曰："必先度其形之肥瘦，以调其气之虚实，实则泻之，虚则补之。"治宜大补气血，托毒外出。方用保元合补中益气保加减。保元汤者，出自《种痘新书》卷十二。主治痘顶陷皮薄而软者。乃魏桂岩从李东垣黄耆汤借治痘证发展而来。诸药同用，合奏保守真元之气的功效，故称"保元汤"。王晋三云："元气者，未生之前所固有之气也。不用升降固涩疏泄，但维持固护之，故曰保元。"（《古方选注》）柯韵伯云："保元者，保守其元气之谓也。"（《古今名医方论》）方中气血双调，面面俱到。用参芪术益气健脾补托为君，臣以归芎活其血，木香陈皮行气调其中，佐以升柴引气透表，边桂补火暖血，使以甘草协和诸药而已。此案着重强调辨证论治，婴孩体虚染痘，既辨虚证，只需补虚而治，忌清热而攻伐，免犯"虚虚实实"之戒也。

疫痘黑陷案

严继春（住绍兴安昌）

病者 朱晓翁公子，年八岁，住本镇。

病名 疫痘黑陷。

原因 素禀肌苍多火，适逢冬令温燥，天花盛行，遂传染而发病。

证候 痘已起发，间有变黑陷而不起，余尚红活。形多肥泽，身尚壮热，神烦少寐，便溏溺利。

诊断 脉左搏数，右浮洪，重按则软，舌红苔薄滑。予断之曰：痘疮红活之中，间有黑陷不起，较一身尽成黑痘者，尚为逆中之顺，然亦险矣。慎毋因循，恐渐变加多，不可救药矣。晓翁问曰：曾闻痘疮变黑归肾者不治。予曰：凡痘黑陷，约有二证。一则干枯变黑者，此名倒陷，乃疫火大炽，真水已涸，故曰归肾者不治；一则痘色变黑，未至干塌，此疫毒烁血，血色被灼而熏黯者也。令郎之痘，与第二证相类，况黑陷者尚鲜，兹蒙坚信不疑，急急挽救犹可为也。

疗法 用犀角尖、鲜生地、当归头、酒红花清透营热，活血提顶为君，银翘升蒡甘中黄等，解毒举陷，从里达表为臣。然痘色之黑者，虽由毒火熏黯而痘顶之陷者，多由元气衰弱。故佐参芪以提补元气，重用茅根为使者，取其生发最速，从下透上，从营达卫，走心肺而清导血分，较芦笋之纯走气分，为尤良也。

处方 犀角尖八分（磨汁冲） 鲜生地六钱（酒洗） 当归头钱半 藏红花七分（酒炒） 银花二钱 青连翘三钱 炒牛蒡二钱 升麻五分 甘中黄一钱（包煎） 潞党参钱半 生黄芪钱半

先用鲜茅根二两，去衣，煎汤代水。

次诊 痘黑转红，顶陷起发，渐次上浆，势将贯脓，壮热神烦已减。脉数渐缓，舌红渐淡，病势幸有转机。仿芎归保元汤为主治，参以宣气活络，不必败毒清血，致令便溏内陷。

次方 川芎五分（酒洗） 归身、须各一钱（酒洗） 太子参一钱 生绵芪钱半（生炙）、粉甘草各三分 广木香四分 广皮五分 藏红花七分 广橘络七分（酒洗） 麻菇四分

三诊 连进三剂，先贯脓者多结痂，已结痂者渐收靥，胃健喜食，气足神完。与保元异功合法，以善后而收功。

三方 潞党参二钱 清炙芪二钱 生于术钱半 清炙草四分 浙茯苓二钱 炒广皮五分 淮山药三钱（生打） 小津枣三枚

效果 连服六剂而痊。

廉按 凡痘自内不出，谓之伏；自外复入，谓之陷。痘疮黑陷，当分四证，以明辨之：一则外感风寒，肌腠闭塞，血凝不行，必身痛肢厥，痘点不长，或变黑色，或变青紫者，此为倒伏也。治宜辛温解肌，以透发之。二则痘毒太盛，内外蒸烁，毒气上冲，必心烦狂躁，气喘妄言，如见鬼神，大小便闭，腹胀足冷者，此为倒陷也。势轻者，宜利小便以解毒；重者宜表里双解以攻毒。三则阳气内虚，而不能运行营卫，出而复没，痘变黑色，或白色。证多不能饮食，二便自利，或呕或厥，此元气虚而黑陷者，谓之陷伏也。治宜保元温托为君，间有因误下之后，毒气入里而黑陷者，则宜温托而透发之。

四则被房室等杂秽恶气感触而黑陷者，则宜芳香以熏解之。此案但属黑陷之险证，尚非逆证恶候，用药的对，犹可由险转顺。案中发明病理，确切病情，头头是道，故能方方见效。善诊断者善治病，吾于此证而益信。

赏析 患儿素禀肌苍多火，加之时令不正适逢冬令温燥，感受痘毒传染而发病。冬行春令，反有非节之暖，感其气而病者，名曰冬温，较春温证尤为燥热。其治法需清，需透，需补，需活血。治用犀角尖、鲜生地、当归头、酒红花清透营热，活血提顶为君，银翘牛蒡甘中黄等，解毒举陷，从里达表为臣。然痘色之黑者，虽由毒火熏黯而痘顶之陷者，多由元气衰弱。故佐参芪以提补元气，重用茅根为使者，取其生发最速，从下透上，从营达卫，走心肺而清导血分。诸药合用，转危为安。为医之道，需理法方药，层层相依，不可擅违也。

疫痘夹痞案

严继春（住绍兴安昌）

病者 俞丹霞君之令郎，年四岁，住陶里村。

病名 疫痘夹痞。

原因 暮春痘疫盛行，适感风温而痘痞并发。

证候 身热二日，痘已见形，隐伏不透，中夹细粒，状似麻疹，如云密布，痰嗽气粗，烦躁不宁。

诊断 脉浮滑数，右甚于左，舌红，苔罩白滑。此因染疫痘时恰遇风温时气，感受其气，一时而痘痞并发也。

疗法 当先轻清透痞，痞透而痘亦随出。河间桔梗汤加减。

处方 苏薄荷七分　净蝉衣七只　瓜蒌皮一钱　苦桔梗四分　青箬叶二钱　青连翘钱半　炒牛蒡钱半　广皮红五分　生西草三分　嫩桑芽一枚

次诊 痞已发透，但有点粒，一无片片，大颗如痘略有根盘。头面多见，胸背尚鲜。头身仍热，咳嗽痰多，气粗神烦。脉舌同前。当以托痘为要，活血疏肌以透发之。

次方 紫草八分　藏红花四分　光杏仁钱半　净蝉衣七只　青连翘钱半　丹皮一钱　生赤芍一钱　广皮红六分　生葛根七分　淡笋尖两枚

三诊 时痞已回，痘亦催齐。点至足心，色多紫赤。溺赤便闭，身虽仍热，神已安静，痰嗽轻减。脉尚搏数，苔退，舌红。此血分尚有蕴毒也。治以凉血解毒，使血热痘疹，内外分消。翁氏十神解毒汤加减。

三方 鲜生地三钱 紫草钱半 蜜银花钱半 瓜蒌皮二钱 藏红花五分 丹皮钱半 青连翘二钱 汉木通八分

先用生绿豆二两煎取青汁，去渣，代水煎药。

四诊 痘顶属气，根盘属血。血充则圈红紧附，气盛则顶满滚圆，皆由气领血载，痘疮得煅炼化浆。便通溺利，身凉脉静，是为毒化之佳征。易痂易落，可预料焉。用三合汤加减，滋养脾胃，免生痘后虚证。

四方 潞党参钱半 生于术六分 浙茯苓一钱 生甘草三分 小津枣三颗 白归身一钱 生白芍钱半 细生地二钱 新会皮五分 金橘脯一枚

效果 连服五剂，痂落胃健而愈。

廉按 瘖为宁绍麻疹之俗称。痘有夹麻疹者，有夹丹疹者。麻疹多属于肺，故咳而始出，起而成粒，匀净而小，头面愈多者为佳。治以透疹为先，疹散而痘疮自发矣。丹疹多属于脾，隐在肌腠之间。发则多痒而麻木者，兼湿痰也；色红块赤，如云头而突者，兼火化也。多发于手足身背之上。治以托痘为主，痘出而丹疹自淡矣。此案痘瘖并发，先透瘖而后托痘者，盖因瘖属肺胃，易于透发，痘由肾至肝至心脾及肺，自里至外，从深及浅，全藉身中气血领载充长，以化毒为浆，必待脓厚苍老而始结痂，毒乃外泄，元气内返，始无变证。此亦一定之步骤也。初中末四方，皆轻清灵稳，深得叶氏薪传。

赏析 暮春受痘疫，再感风温而痘瘖并发。瘖为麻疹之俗称，痘有夹麻疹者，治以透疹为先，先轻清透瘖，河间桔梗汤加减。瘖透而痘亦随出。瘖已发透，次以托痘为要，活血疏肌以透发之。痘出而丹疹自淡矣。再以凉血解毒，使血热痘疹，内外分消。翁氏十神解毒汤加减。此十神解毒汤者，当出自《慈幼新书》卷四，原组成为：当归、川芎、生地、赤芍、丹皮、红花、连翘、木通、甘草、桔梗、灯心、葱白、大腹皮、淡竹叶。主治：痘疮，身热毛焦，皮燥腮红等。末用三合汤加减，滋养脾胃，免生痘后虚证。此案痘瘖并发，然治疗却有先后之别，宜先透瘖而后托痘也，所因何为？何廉臣曰“盖因瘖属肺胃，易于透发，痘由肾至肝至心脾及肺，自里至外，从深及浅。”治疗需顾及五脏，先清透，再解毒，终补养，内外兼顾，步骤井然。

疫痘夹惊案

严继春（住绍兴安昌）

病者 胡世宝之郎，年约周岁，住马回桥。

病名 疫痘夹惊。

原因 儿肌苍黑，素禀多火，三月间痘疹盛行，外感风温，陡发惊痘。

证候 发热一日，痘未见点，即现惊窜。甚则手足瘛疭，神识昏迷。头部独灼，两太阳及耳前，筋皆跳动震手。耳后已起红丝，呵欠喷嚏，腮红脸赤，睡卧不宁。

诊断 指纹青紫浮露，舌红而苔白滑。此翁氏所谓头身灼热，不时发惊搐者，痘自心经而出也。其痘疮发热之际，正心火妄动之时，切忌举动匆莽，猝作巨声。及其痘发灌脓，元气升浮，营血消耗，尤宜静摄，否则神不守舍，血不循经。轻则停浆，重则频频惊厥，最多闷痘。此皆看护要言，切宜慎重。勿执痘前惊者，多吉率尔大意焉。

疗法 平肝息风，透热发痘，痘出则惊搐自止，钱氏消毒饮加味。

处方 羚角片五分（先煎） 荆芥穗七分 炒牛蒡钱半 生甘草二分 嫩桑芽一枚 淡笋尖一枚

次诊 婴儿火体，胎毒必盛，故痘未出之先，热蕴于内，内风为外风引动，即作惊搐。幸而痘出惊止，见点徐徐而出，既出即长，热缓嗜乳，神气较静，指纹舌质渐淡。此为顺痘之佳兆。但乳孩身小元弱，全藉助身中元气，领载充长以化毒为浆。魏氏保元汤为君，略佐三豆饮以解毒。

次方 党参尖五分 生芪尖五分 生西草二分 杜赤豆五粒 小黑豆五粒 生绿豆十粒

三诊 连进两剂，浆贯脓厚苍老，其痘早见者，首先结痂。毒已外泄，元气内返，谨慎护持，可无变证。惟痂后血液必虚，当以甘润增液资养胃气为要。

三方 暹燕根四分 煎成去渣，乘热冲。蔗浆二小匙 以代糖。

效果 连服四日，诸痘痂靥干结，肌肉完固而痊。

廉按 痘疮夹惊搐，或因风热所激而发，或因心经蕴热而发，其间先发惊而后发痘者，此热在痘而不在心，为顺；先发痘而后发惊者，此热在心而不在痘，为逆，其大端也。就余所验，痘疮将出，惊搐一二次即止者，可许为顺；若惊搐十数次而报点少，其痘必密，报痘一二日而惊搐不止者，其痘多重；或短气如喘，或呕或泻者，最多闷痘，未可概以为顺。此案见点徐徐，痘出惊止，既出即长，长即灌浆，一路顺风，斯无变证。案中谆嘱病家，言言切要，方皆轻清灵稳，真儿科之三折肱者也。

赏析 周岁患儿，胎毒未清，热蕴于内，遂成内风，外风引动，内外交作，即作惊搐。何廉臣曰："疫痘夹惊，须识顺逆，先发惊而后发痘者，为顺，此热在痘而不在心；先发痘而后发惊者，为逆，此热在心而不在痘。"诚以然也。此案首方用钱氏消毒饮加味，平肝息风，透热发痘，痘出则惊搐自止，次方用参芪补元气，保元汤为君，略佐三豆饮以解毒。三豆饮乃治痘传统中药方剂，来源于《世医得效方》，主要用于天行痧痘，前已有述，此处略之；终以甘润增液资养胃气。层层递进，遂收全功。

疫痘夹疔案

严继春（住绍兴安昌）

病者 徐绍刚君之孙，年七岁，住本镇。

病名 疫痘夹疔。

原因 素禀体壮多火，适初冬痘疫盛行，遂传染而痘疔并发。第二日即延余诊。

证候 身发壮热，面赤唇红，两颧鼻准皆有黑点。心神烦躁，大叫疼痛，手足麻木，爪甲色紫。痘已见点，色多紫赤。

诊断 脉弦紧搏数，舌红且紫，间有黑刺。此叶氏所谓痘苗已长，昼夜烦躁不止者，最防隐处发疔也。况两颧有黑点，两腋必有疔；准头有黑点，四肢必有疔，余已历验不爽。一经现出，则痘毒不能宣发，痘疮不能成浆，最为痘证之险候。勿谓言之不预焉。

疗法 先除疔毒为首要，急用银针刺破四围以泄毒血。后用四圣膏贴患处，内服清毒活血汤加减。

处方 紫草钱半　生赤芍钱半　皂角刺五分　银花二钱　炒牛蒡二钱　丹皮钱半　藏红花七分　蒲公英三钱　青连翘三钱　白颈蚯蚓三钱

先用紫花地丁八钱、鲜菊叶梗根一两、灯心三分，煎汤代水。

四圣膏　真绿豆粉五分　珍珠粉一分　罗汉豆四十粒，火煅存性　血余炭一分

以上四味，共研细末，以葱头和白蜜捣匀成膏，涂之，再用桑皮纸盖之。

次诊 前于两腋及两手臂间，见有痘疔各一，用挑痘疔法逐一挑破，头

面胸前两手，痘已起发。惟两腿之疔各一，前虽刺破，仍然硬胀，手捻有核，则疔已成根。故其证仍壮热，心尚烦躁，大渴唇焦，便闭溺涩，脘腹腿足痘点隐约。舌生芒刺，脉弦洪数。病势尚在险途，急急内外并治，希望由险转顺。外用拔疔根法，内服归宗汤加减。

次方 生锦纹三钱 鲜生地六钱 藏红花八分 紫草钱半 小川连七分 生石膏八钱（研细） 蜜炙川甲一钱 皂角刺七分 炒牛蒡二钱 干地龙三钱

先用紫花地丁一两、鲜茅根一两，去皮节，灯心三分，煎汤代水，临服调下犀角粉五分。

拔疔根法 用银刀从痘疔四边剖开，以小钳钳出，其形如钉，有半寸许长，拔去其疔。外用山慈菇、蜣螂肉各一钱，捣烂涂之。

三诊 服药一剂，及疔根拔出后，痘疔四旁皆起红色细疮，毒已外泄，脘腹两腿痘已催齐起胀。大便紫黑，溺赤而利，痛止神安。舌红润，紫色退，脉虽搏数，洪弦已减。当以凉血解毒，助痘灌浆为正治。

三方 生玳瑁一钱 藏红花五分 西紫草一钱 银花钱半 活桑虫三钱 鲜生地五钱 粉丹皮钱半 生赤芍钱半 连翘二钱 青蔗浆两瓢（分冲）

四诊 叠进两剂，先起胀者，痘先灌浆，渐渐肥满，色多光泽，然间有浆行收早，或痘根紫艳，或痘皮软薄，或血泡夹杂于痘中，脘腹尚灼，口干不渴。舌色鲜红，脉尚搏数。此余热尚在血分，毒未化尽也。议仍仿前法，凉血清毒饮加减。

四方 鲜生地四钱 蜜银花钱半 真绛通一钱 毛西参一钱 生白、赤芍各钱半 青连翘二钱 丹皮一钱 暹燕根一钱

先用鲜茅根一两（去皮）、生藕肉一两（去皮节），两味煎汤代水。

五诊 浆已贯足，势将结痂。惟瘢痕干燥，根色红艳，或渴欲饮冷，或夜寐不安。脉舌如前。此尚有余毒伏热郁结于血分也。议导赤兼清滋法。

五方 鲜生地六钱 汉木通八分 濮竹叶钱半 银花露一两（分冲） 鲜石斛三钱 生甘细梢八分 灯心三小帚 地骨皮露一两（分冲）

先用鲜茅根二两（去衣）、甘蔗梢一两，两味煎汤代水。

六诊 叠进三剂，瘢转润满，色亦红活，痘痂已次序而脱。虽腿脚之痂迟落，下焦之阴尚未充足，然不足虑。所幸胃口大开，可以育阴潜阳法，以滋填之。

六方 大生地四钱 山萸肉一钱 生龟甲心四钱（打） 生白芍钱半 元参三钱 淮山药三钱（生打） 生真珠母四钱（打） 原麦冬一钱

先用熟地露八两、地骨皮露八两，代水煎药。

效果 连服八剂，血气调和，阴阳既济而痊。

廉按 疫痘夹疔，通称痘疔，由瘟毒入血，血热毒盛，气血腐坏而成也。就余所验，状有数种。有初出红点，渐变黑色，其硬如石者，此肌肉已败，气血中虚，不能载毒而出，反致陷伏也。有肌肉微肿，状如堆粟，不分颗粒者，此气滞血凝，毒气郁结也。有中心黑陷，四畔突起戴浆者，此血随毒走，气不为用也。有中心戴浆，四畔干陷焦黑者，此气附毒出，血不为使也。有头戴白浆，自破溃烂者，此气血不充，皮肤败坏也。有变为水泡，溶易破者，此温火并行，气血不能敛束也。有变为血泡，色紫易破者，此血热妄行，不能自附于气也。有疮头针孔，浆水自出者，此卫气已败，其液外脱也。似此数证，于五六日之间，但见一证，多不可治。惟痘疔生发之初终部位，亦要辨明。大抵痘初出者，痘疔多发于头面。中候出者，痘疔多发于胸背，势皆最急。末候痘疔多生于手足骨节间者，其势稍缓。一疔之外，别生小疮者，名曰应候。四围赤肿而不散漫者，名曰护场。四旁多生小疮者，名曰满天星。有此者缓，无此者急。疫痘初起，或发寒热，或发麻木，或呕吐，或烦躁，或头晕眼花，或舌硬口干，或手足青黑，或心腹胀闷，或精神沉困，或言语颠倒，宜即于偏体寻认。凡须发眼耳口鼻肩下两腋手足甲缝粪门阴户等处，先要留心细看。若不早除，势必转险为逆。此案痘疔并发，幸生于两腋四肤，尚属旁枝，非头面胸背要害处可比。开拔痘疔后，四旁续出红色细疮，瘟毒半从外泄，半从内蕴。故初中末三候，尚多险象。此证正在可顺可逆之际，非大剂清毒活血，凉血攻毒，多方急救，决难转险为顺。似此方方对症，精心结撰，真治痘疔之佳案也。

赏析 疫痘夹疔，由瘟毒入血，血热毒盛，气血腐坏而成也，状有数种。此证顺逆之际，先除疔毒为首要，急用银针刺破四围以泄毒血。后用四圣膏贴患处，内服清毒活血汤加减，清毒活血汤源自《痘疹活幼至宝》，主治痘不成脓，其色红紫干枯，或焦黑，毒炽血凝，又痘稠密红紫而陷顶者。痘不如期灌浆，板硬干黄或灰滞紫暗干枯，此毒火伤其气血而浆不行。大剂清毒活血，凉血攻毒，后续治疗依然延续外治内服法，多方急救，转险为顺。此案精妙之处，在于外泻毒血，内清热毒，内外兼施，起生活人。

疫痘夹癍案

严继春（住绍兴安昌）

病者 漏啸貌之郎，年七岁，住遗风。

病名 疫痘夹瘢。

原因 素禀体强质实，去年冬痘疫盛行，适感冬温而暴发，至第二日始延余诊。

证候 痘疮见点，出而不透。壮热烦躁，昼夜不止。口渴引饮，目睛呆瞪，眼白红丝，五心如烙。痘瘢间杂，便闭溺赤。

诊断 脉右洪盛搏数，左劲数而驶，舌紫赤有朱点。此心经血热，挟胃经袅毒暴发于肌表。所虑者，紫瘢渐起，痘反隐伏，已现闷陷之逆候，幸而天禀茁实，竭力挽救或可转危为安。

疗法 大剂清营托痘，透毒提瘢，使血分转出气分，痘能发透，瘢亦自化。犀角大青合麻杏甘膏汤加味。

处方 犀角尖五分（磨汁） 鲜大青五钱 焦山栀三钱 淡香豉二钱 生甘草四分 生石膏八钱（杵） 光杏仁钱半 净麻黄四分 陈金汁二两 鲜地龙汁两瓢（同冲）

先用鲜茅根二两、鲜青箬五钱、冬笋尖五个（切碎），三味煎汤代水。

次诊 前于大剂凉血透毒之中，反佐以一味麻黄，直达横开，互相救济。叠进两剂头煎，果能痘瘢齐发，形圆而绽，色亦鲜红。间有紫陷，痘毒尚有蕴伏，便仍闭，溺仍赤涩。幸而脉虽搏数，驶象已无，舌虽紫赤，朱点已隐，病势渐有转机。议以凉血解毒，使痘易长而贯浆。

次方 鲜生地五钱 藏红花八分 紫草二钱 银花钱半 桔梗一钱 生西草四分 青连翘三钱 制僵蚕钱半 活桑虫三钱 陈金汁二两（冲） 绿豆清煎药。

三诊 前用伍氏凉血解毒汤加金汁，善泄血中浊气，桑虫最能清血催浆。连服两剂，根盘即化，一线圈红紧附，顶满滚圆，紫陷已起清浆。亦见便通溺利，神静喜寐。脉圆，舌红渐淡。此为血毒已化之佳兆。当转机清滋气液，使血活灌脓，而成浆自易也。参燕异功煎加减。

三方 真西参一钱 光暹燕八分 细生地三钱 藏红花三分 紫草八分 川芎五分 生西草三分 炙甘草三分 生糯米五十粒（干荷叶包煎）

四诊 连服两剂，浆已贯足，脉静神安，胃动喜食，二便均调。虽有虚热，但宜扶正，正足则虚热自平。八珍汤加减以善后。

四方 潞党参钱半 光暹燕一钱 浙茯苓钱半 炙西草五分 白归身钱半 细生地三钱 生白芍钱半 淮山药三钱 小津枣三枚 金橘脯一枚（切片）

五诊 脓窠已结，胃气亦健，别无他证。略有余热。脉软微数，舌淡少津。但宜调养脾胃，以复元。《金匮》麦门冬汤加减。

五方 鲜石斛二钱 北沙参三钱 提麦冬钱半 炙西草四分 生于术八

分　生白芍钱半　苹果片三钱　甜石榴四十粒

效果　叠进四剂而痊。

廉按　痘点初出，皮肉红肿，片片如锦纹者，此痘内夹瘢也。皆由瘟毒入血，血热毒盛，乘其痘毒之热而发为瘢。红瘢易退，紫瘢稍难，蓝瘢黑瘢则不治。就余所验，服药后，其瘢渐退，痘粒坚实者吉，否则皮肤瘢烂，痘易瘙痒，皮嫩易破者凶。如紫瘢成块，其肉浮肿结硬者，又名痱瘤。其血瘀实，其毒最酷。痘未发齐而瘢先烂者，证多不治。此案初方，于大剂凉血透毒之中，反佐以一味麻黄，横开腠理，迅达皮肤，使瘟毒从表排泄，则痘易于起齐，而瘢亦随之退化，最为对症发药之妙法。第二方凉血解毒，亦不可缓，一俟瘢退血附，毒化痘齐，则血中之气液必亏，即转机而清滋气液，助痘成浆，托浆贯脓，亦属适当之方法。处方用药，井井有条，似此验案，洵堪为后学师范。

赏析　疫痘夹瘢，由瘟毒入血，血热毒盛，乘痘毒之热而发瘢也，病为难治。此案初方，犀角大青合麻杏甘膏汤加味，麻杏石甘汤乃《伤寒论》经典方剂之一。《伤寒论·太阳病上篇》第26条："发汗后，不可更行桂枝汤，汗出而喘，无大热者，可与麻杏甘石汤。"本为平喘良方，此处乃取其透疹之义。于大剂凉血透毒之中，佐以麻黄，使瘟毒从表排泄，后用《重订通俗伤寒论》之参燕异功煎补脾，八珍汤加减扶正，正足则虚热自平。《金匮》麦门冬汤加减以复元，调养脾胃。痘易起齐，瘢亦随化，先攻后补，最为辨证施药之妙法也。

痘夹瘢疹案

严继春（住绍兴安昌）

病者　沈仁斋先生郎，年二岁，尚吃乳，住本镇沈家溇。

病名　痘夹瘢疹。

原因　素禀火体，适深秋天气温燥，天花盛行，遂传染而痘夹瘢疹并发。第二日即延予诊。

证候　壮热多啼，烦躁不宁。面赤目红，咋唇弄舌。痘虽发现，一片红点，瘢疹错杂，殊难分辨。形同攒簇，又类堆聚。

诊断　指纹青紫浮露，舌红苔白，兼有朱点。予断之曰：此夹疹挟瘢，险中逆痘。由乳孩身小元弱，表气虚而时毒重，一齐奔溃而出，最怕不能上浆。急则骤变痒塌，缓则成为溃烂，勿谓言之不预焉。

疗法 凉血消毒，透解瘢疹为首要。使疹透瘢化，则痘可陆续发出。《千金》犀角地黄汤加减。

处方 黑犀角三分（先煎） 鲜生地三钱 银花一钱 净蝉衣七只 皂角针五分 羚角片五分（先煎） 粉丹皮八分 连翘钱半 牛蒡子钱半 白颈蚯蚓三钱 先用鲜茅根五钱、紫花地丁四钱、青箬尖三钱煎汤代水，临服调服三酥饼一分。

次诊 一剂后，症状脉舌如前。病势既不进行，亦不退化。皆由枭毒把持，亢阳太盛可知。便已三日不通，溺短赤涩，由热熬干血液，后恐不能上浆，深为可虑。翁氏曰：堆聚攒簇者，必用攻，姑遵其法以消息之。

次方 前方去鲜地丹皮，加光桃仁五粒，酒洗生锦纹钱半。

三诊 连进两剂头煎，大便紫赤带黑，疹透瘢化，攒簇尽散，痘已陆续起发，或里外肥红，或外黑里赤，甚或外白里黑，形色不一。证尚弄口咂唇，唇舌色绛，指纹仍紫而滞。心火太重，犹是血热毒盛之险候。病势方张，切宜慎重。且与大剂凉血败毒，毒化则痘易长而灌浆。

三方 犀角尖五分（磨冲） 鲜生地三钱 银花钱半 鲜大青三钱 桔梗八分 羚角片八分（先煎） 老紫草一钱 连翘钱半 白颈蚯蚓三钱 甘草三分（生用） 猪尾膏一小匙 药汤调下。

四诊 一剂后，大便又下，初则紫黑，继如红浆。咂唇弄舌已除，神宁喜寐。较昨日虽有起色，然痘色紫红而滞，根松壳薄，面赤唇红，指纹鲜红而紫，此血分尚有蕴毒。姑用前法，参以活血提顶。

四方 前方去犀羚猪尾膏，加生玳瑁钱半，紫花地丁二钱，三妙血（鸡冠血三滴、猪尾血一小匙、活地龙汁一小瓢，梅冰一厘，和匀同冲）一服。

五诊 进一剂后，险中逆痘，头面起发而色鲜，周身色淡，险而逆者，渐转顺境。现有行浆之势，乘此气血用事之机会，一以保和元气，助疫贯浆为主，活血解毒佐之。

五方 潞党参一钱 炙生甘草各三分 藏红花四分 桔梗七分 麻菇三分 生绵芪一钱 细生地二钱 暹燕根一钱 生糯米五十粒 鲜茅根三钱

六诊 痘虽贯浆，浆行薄弱，腰下多未结痂。便溏溺利，面唇色淡，指纹已隐。此皆儿小元弱之确征。议用回浆饮加减，助其收结。

六方 老东参一钱 清炙芪一钱 妙于术一钱 浙茯苓一钱 嫩闽姜四分 淮山药二钱（生打） 南芡实二钱 炒白芍一钱 清炙草四分 小津枣三枚

七诊 连进三剂，浆足色苍，形势圆绽，四肢陆续贯浆，皮肤扪之平和，不冷亦不过热，大势已有成功之象。但大便略滞，口舌略干，吮乳不休，此系元气虽复，津液尚亏。当用气液双补，参燕冰糖饮以善后。

七方 潞党参一钱　光暹燕一钱　奎冰糖一钱

效果 连服八日，结痂落靥，喜笑活泼而痊。

廉按 凡看痘证，专科皆谓先疏后密者，轻而多顺；先密后疏者，重而多逆。然亦有辨。如轻性痘证，作三四次出，大小不一等，先似疏而后渐密，此顺证也，结果多吉，若初出时，只见面上胸前有三五处，颗粒模糊，根脚肿硬，待至起发，则一齐涌出，故先疏而后尤密，此逆证也，结果多凶。至若先密后疏，形同攒簇者，就予所验，夹瘢夹疹者多。其初出也，看之一片红点瘢疹相杂，临证时颇难诊断，至起发时，瘢疹尽散，惟痘独在。故先似密而后实疏，不比真正堆聚攒簇之怪痘，如游蚕、燕窝、雁行、鼠迹、蟹爪、鸟迹、蛇皮、蟢窝、螺疔珠壳、叠钱、紫背、覆底环珠、覆釜、两截、蒙头托腮、锁口、锁唇、锁项、锁喉、抱鬓、披肩、攒背、蒙骱、咽关、攒胸、囊腹、缠腰、抱膝、鳞生、囊球等，为数大恶证。治之无益，徒招怨尤。此案初诊，即断其为夹疹挟瘢，首用透解瘢疹，固已扼其首要，以后多方救济，或凉血攻毒，或活血提顶，或凉血解毒，皆治血热疫痘初中期间之必要。自中以后至末期，始转机而用补法，亦属一定之步骤。

赏析 患儿素禀火体，适秋季温燥，天花盛行，遂传染而痘夹瘢疹并发。此由热毒炽盛于血分所致。心主血，又主神明，热入血分，一则热扰心神，致躁扰昏狂；二则热邪迫血妄行，致使血不循经，溢出脉外而发生吐血、衄血、便血、尿血等各部位之出血，离经之血留阻体内又可出现发斑、蓄血；三则血分热毒耗伤血中津液，血因津少而浓稠，运行涩滞，渐聚成瘀。孙真人《千金》犀角地黄汤，清热凉血经典方也，功用清热解毒，凉血散瘀。犀角为清热药，有清热凉血之功。此案首用攻毒凉血消斑之方，后用攻补兼施之法，使病危转安，确为斫轮老手。此方选用犀角，因受国际《濒危野生动植物种国际贸易公约》的约束，国家禁止使用犀牛角，今多以水牛角代之。

痘夹喉痧案

严继春（住绍兴安昌）

病者 陆世贵君之女，年九岁，住山头村。

病名 痘夹喉痧。

原因 去冬瘟毒盛行，或发疫痘，或发疫瘄，或发喉痧。此女素禀火体，一染疫而痘夹喉痧并发，第二日即延予及传医会诊。

证候 身发壮热，二日见点。痘形不大，顶圈而平，状类水痘，根反甚红，不止一线，中夹细小如粟，琐碎如沙，喉痛红肿，汤水难咽，气粗而逆。

诊断 脉浮洪滑数，两寸独大。舌尖边红，苔黄而糙。予断之曰：此痘夹喉痧之险证。《医宗金鉴》所谓痧亦热毒所发，往往夹痘而出也。幸而尚未夹瘄，否则喉烂而腐矣。惟传医谓痘毒攻喉，心胃热盛，上冲于肺。喉属肺系之口，故首当其冲。世翁无所可否，一无主张。

疗法 予谓痘初起时即见痧者，莫妙于先用透托，既可托痘，又兼透痧。痧透而痘能起胀，且使疫毒外达，而喉痛自轻。世弟传医亦赞成之。独方药则意见各殊。传则主甘桔汤加射干牛蒡银花连翘，三豆饮代水煎药。予开麻杏甘膏汤，加翘蒡蝉退重楼为主。世翁谓明日再当奉请而别。

处方 带节麻黄四分 光杏仁钱半 青连翘钱半 炒牛蒡钱半 生石膏八钱（研细） 生西草三分 粉重楼钱半 净蝉衣十只 水杨柳叶钱半 外用冰硼散吹喉

传方 生甘草三分 苦桔梗八分 射干八分 炒牛蒡钱半 金银花钱半 青连翘钱半 三豆饮一两 代水煎药。

次诊 第三日复诊，知病者先服传剂，继服予方。痧虽满布，痘未出齐，咽喉尚痛，咳痰气急，声音不清，壮热烦渴，胸闷便闭。脉舌如前。此痧虽外达，而痘毒上壅于肺也，病势正在险途。议以翁氏清金攻毒饮加减。

次方 生石膏八钱（研细） 炒牛蒡钱半 前胡钱半 净蝉衣十只 生锦纹钱半（切丝用薄荷汤浸取黄汁冲） 生枳壳一钱 制僵蚕半钱 粉重楼二钱

先用鲜茅根二两（去衣）、青箬尖五钱、灯心一分，煎汤代水。

三诊 第四日会诊，知病家除去生军，自以陈金汁二两代之，服一剂，而痰喘如前，便亦不通，咽喉干痛，黏涎满口，水谷不人，呼吸困难，势将溃烂。予曰势急矣，议先用外治法，俟痰涎瘀浊扫除，乃可进药，稍一迟误，大事去矣。方以急攻瘟毒为主，顺气开痰药佐之。蓝真人六一换花煎加减。

三方 犀角尖五分（另煎冲） 紫草钱半 栝楼仁五钱（杵） 紫菀二钱 羚角片一钱（另煎冲） 丹皮一钱 牛蒡子二钱（杵） 前胡二钱 生桑皮三钱 生甘节一钱 青连翘三钱 川贝母钱半（去心）

先用生萝卜汁两茶钟 净白蜜一调羹，开水冲两汤碗，代水煎药。

附外治法

首用开水一汤碗，生桐油半瓢。先以筷掉拨，继用鹅毛一根，蘸浮面桐油探喉，以搅去痰涎。终则蘸鲜杜牛膝汁扫喉，以除去瘀浊，俟痰涎瘀浊扫除后，再用瓜霜紫雪，化水以漱喉，乃可进药。

四诊 第五日会诊，痰涎已除，喉痛轻减，大便亦通，气急亦平，痘渐起胀，惟白似水痘。此因痧出太多，耗去血液使然。议以助血灌浆为君，兼理肺气，肺气一清，则瘟毒自彻于上矣。

四方 毛西参一钱 鲜生地五钱 拌捣淡香豉一钱 炒牛蒡钱半 桔梗八分 暹燕根一钱 全当归一钱 藏红花四分 净蝉衣七只 制僵蚕钱半

先用鲜茅根二两（去衣）、青箬尖五钱，煎汤代水。

五诊 第六日复诊，脓贯而平薄，气不充也，点红而不泽，血毒不清也。此尚属气虚毒盛之候。幸而胃动喜食，神气清宁。议用蓝真人驱热回生散，使气不燥而血以清。则痘先起胀者先灌浆，自头面以及周身，庶几至八九日，浆老则苍色如黄蜡，而显结痂之形矣。

五方 潞党参一钱 鲜生地四钱 元参一钱 青子芩五分（酒炒） 白桔梗七分 生绵芪一钱 当归钱半 丹皮七分 小川连五分（酒炒） 生甘草四分

六诊 第八日复诊，前方连服两剂，浆虽灌足，而色有苍有不苍，痘渐结痂而靥，或脱或不脱，是为收靥之险证。幸而饮食强健，二便调和，自能化险为顺，不必过虑也。议用参芪回浆饮，助其收靥以善后。

六方 潞党参钱半 生于术一钱 制首乌二钱 生白芍一钱 炒白芍一钱 清炙芪钱半 清炙草五分 浙茯苓钱半 广皮五分

效果 连服四剂，靥已收结，渐次脱落而痊。

廉按 《黄帝逸典》曰：痘有别物乎，气血中六淫之毒也。治痘有别法乎，消解六淫之毒，保全其气血也。蓝采和真人云：凡除六淫之疫毒，必先审其一岁中暴戾之气。始则溃其大势，继则散其应援，终则尽其余党，除疫痘之法尽矣。故痘于将出未出之际，与以六一换花煎，随六淫之毒而出入加减，则毒势散而不见。若过时余毒复作，再以六一换花煎加减服之。又过时恐毒不尽，更服之，服至三次则毒无不尽。毒既尽，则痘有不顺者乎。此案转险为顺，全赖六一换花煎加减。盖痘疫之为病，多由火而发。六气之中，暑燥火居其三，风湿居其二，寒居其一。故治疫痘者多以此等方药取效者，良有以也。虽然痘虽火毒居多，而虚实异禀，则攻补异宜，又多兼杂感，亦不可偏拘清凉之一说也。

赏析 此案三诊为关键所在，先二诊患者自行将生军换陈金汁替之，其泻火毒之功减弱。生军者，生大黄也，《本草新编》云：“大黄性甚速，走而不守，善荡涤积滞，调中化食，通利水谷，推陈致新，导瘀血，滚痰涎，破症结，散坚聚，止疼痛，败痈疽热毒，消肿胀，俱各如神。”此药力陈金汁孰能代之？三诊病进，痰喘如前，便秘不能，痰浊不降，黏涎满口，水谷不入，呼吸困难，邪毒壅盛而危。急用外治法治其标，祛除痰浊，开咽喉门户，则汤药可入。方以急攻瘟毒为主，顺气开痰佐之，方转危为安。一味之易，功效叠变，病势急转，诸法合用，内外兼治，先攻后补，灵活多变。

疫痘夹疳案

严继春（住绍兴安昌）

病者 王玉安先生孙女，年七岁，住本镇三板桥。

病名 疫痘夹疳。

原因 素患疳积，适染时疫而发痘。其父亦业儿科，曾进升麻葛根汤加蝉蚕蒡翘两剂，因病势颇险，第三日邀予会诊，时正二月中旬也。

证候 蒸热烦渴，面黄颊赤，肢细腹大，口生疳蚀，痘虽齐发而多不起胀，且多血泡，间有水泡，心神躁扰，昼夜不安。

诊断 脉浮洪搏数，舌纯红无苔。此血热毒盛，销烁气液。况患疳者，气液素亏，既不起胀，焉能灌浆，乃险中之逆证。惟且敬谢不敏而已。其父谓痘科书中云：素有疳而患痘者，痘多无恙。盖胎毒从久病而化，肌腠由疳热而松。且儿既黄瘦，必骨劲筋强，肾元多实，他疾虽多，而于痘疮则恒多无苦也。予曰：此但就湿热虫积肥热疳之有余者而言。若脾胃气液两亏之虚疳，又当别论。其父乃满面忧容，谓同业三分亲，务托尽心力而挽救之。予一再踌躇曰：证虽犯逆，幸而胃健善食，破格出奇以制胜，或有挽回之希望。

疗法 起胀之由，必气先至，而血乃行火上蒸，而水乃腾。蓝真人曰：血少益气，血干滋气。故以吉林参潞党参为君。又曰：血热清气，血滞通气。故以真西参、苏丹参为臣。然必佐以鸡冠血之温蒸提顶，猪尾血、蚯蚓血之活血透毒，庶痘可起胀而灌浆，使以提清鸡汤者，大滋气液以托浆也。

处方 吉林参一钱　真西参钱半　鸡冠血十滴　蚯蚓血一瓢　潞党参钱半　苏丹参钱半　猪尾血一瓢，用棉纸滤清和梅冰少许　三妙血和匀同冲。

先用提清鸡汤两碗，代水煎药。

次诊 一剂后，痘已渐次起胀，清浆如露。二剂后，渐次灌浆，浆如蜡色，或如茶色浓厚。予曰：奇哉！何药之神应如斯耶。其父喜形于色，谓方奇特，奏效当然奇特。予曰：效不更方，嘱仍服原方去鸡冠血、猪尾血，加生芪尖钱半，暹燕窝二钱，再进一剂。消息其有否变端。

三诊 痘将结痂，忽起口臭龈肿，牙齇齿疼，神烦啼哭，口渴引饮。大便闭，溺如米泔。此痘后牙疳也，乃素有疳积之余毒，上攻牙齿而然。予已早料及此。故前方去温蒸血气之鸡冠血，幸未色黑腐烂，谅不致牙齿脱落，穿腮破颊，蚀唇透鼻。然必急急救疗，以免转险为逆。内服清毒凉血饮，以泻火而攻毒，外敷人中白散，以消疳而保齿。

三方 尿浸石膏四钱　知母三钱　鲜生地五钱　生赤芍钱半　胡连四分　酒洗生川军钱半　连翘二钱　粉丹皮钱半　人中白三分　生甘草四分

外治方 人中白二钱（煅）　制硼砂一钱　上青黛一钱　儿茶一钱　腰黄八分　头梅冰四分　共为细末，搽敷患处。

四诊 大便两次，色红带黑。牙宣齿痛、烦热等证已除，胃健喜食。舌润淡红，脉转虚数。法当补气生津，养胃阴而解余毒。

四方 北沙参三钱　生玉竹钱半　蜜银花钱半　生西草四分　原麦冬钱半　甘蔗浆一大瓢（分冲）

五诊 今已回浆，十分全功。惟痂痒，便溏。脉虚不数。法当补气以实脾。仿钱氏参苓白术散加减，以善其后。

五方 米炒党参钱半　浙茯苓三钱　广木香四分　五谷虫三钱　生、炒于术各一钱　清炙草五分　生苡仁三钱　炒广皮五分

效果 连服四剂，诸证皆愈。后用饮食调补，恢复原状。

说明 此病告痊，其父虚心请益。予谓医贵实学，尤贵实验。自问数十年来，于疫痘甘苦备尝，姑以一得之见，为吾兄略言其要。

一、首辨疫痘形色

痘疮吉凶，全在形色。始出之形，尖圆坚厚；起壮之形，发荣滋长；成浆之形，饱满充足；收靥之形，敛束完固，与水珠光泽者，皆为正形。或平或陷，形之变也。若初出之时，隐如蚊蚤之迹，空若蚕种之脱，薄如麸片，密似针头，如热之痱，如寒之粟者，必不能起发而死。黏聚模糊，肌肉虚浮，溶软嫩薄，皮肤溃烂者，必不能收靥而死。痘之色，喜鲜明而恶昏暗，喜润泽而恶干枯，喜苍蜡而恶娇嫩。红不欲艳，艳则易破；白不欲灰，灰则难靥。由红而白，白而黄，黄而黑者，此始终次第渐变之正色。若出形而带紫，起发而灰白，色之变也。至于根欲其活，窠欲其起，脚欲其固，地欲其宽，四者俱顺，痘虽重而无虑；四者俱逆，痘虽轻而必险。然形色为气血之标，气血乃形色之本。气盛则痘窠圆满而周净，气虚则顶陷，气散则窠塌。亦有气虚极而不塌陷者，乃火载之故，外状虽见圆满，实空壳如水泡。血盛则痘窠光明而红活，血虚则晕淡，血惫则晕结。亦有血虚极而外面犹红者，乃火浮

之故，外状虽见圆晕，实枯槁而不润泽。至于形色相较，宁可形平塌而色红活，不可形光圆而色晦滞；宁可有色无形，不可有形无色。盖形属乎气，气可旺于斯须；色属乎血，补血难圆速效也。

二、辨疫痘部位

痘疮为阳毒，诸阳皆聚于面，吉凶善恶，但以面之部位占之即可。概其余额属心火。如印堂以上，发际以下，横两日月角位，先见点，先作浆，先结靥者，为恶候。盖心为君主，毒发于心，故先见其位。君危则十二官皆危，故凶。左脸属肝木，右脸属肺金。如两脸先见红点磊落者吉，如相聚作块其肉肿硬者死。盖肝藏魄，肺藏魄，生意既绝，魂魄将离，故不治。颏属肾水，承浆横抵两颐。先见红点，先发先靥者吉。此位虽属肾，然三阴三阳之脉皆聚于此，阴阳和，故可治。鼻属脾土，若准头先出先靥者凶。盖四脏禀命于脾土，败则四脏相随而败，必绵延日久而死。肾之窍在耳，又心开窍于耳，心肾皆少阴君火。又少阳相火之脉，行耳之前后。凡在耳轮先见红点者凶。盖君相二火用事，则燔灼之势难以扑灭。惟口唇四围先出先起先靥者吉。因阳明之脉，挟口环唇，胃与大肠主之，无物不受故也。（一说前法亦时有不应，大抵从正额间及两颧先见者多顺，人中口鼻先见者多险。或口唇目胞预为浮肿者，此脾胃受毒尤险。太阳颐颊腮耳先见者多逆。其不能先见于上而反见于下部者，此元气不振，起浆收靥亦同。凡初见点于正面吉部，相去一二寸，一颗尖细，淡淡桃红色者，其痘必稀而轻。若初见于正面凶部，二三相并，五六成丛，或赤或白，顶平而少神者，其痘必密而重。）

三、辨痘疫传变日期

痘非有外气来召，则不出，所召或非其类亦不出。出而不能逐去其毒，人即不生。欲逐其毒，悉由气血固托，元阳蒸化。气血不能出自一经，心以供血，初传在心。肝以纳之，血足实绽，二传在肝。肺以供气，气到泛白，三传在肺。肾以纳之，肾伏真火，上蒸于脾，四传在肾。脾得真火，生气化血，各经之东道主人，故五传到脾，而功成循环无端，缺一不可。传经诀自见点时算起，历一周有半是也。见点一日半，共十八时，心经主事。第二日下半日，与三日十八时，肝经主事。起胀一日半，共十八时，肺经主事。第二日下半日，与第三日十八时，肾经主事。贯脓一日半，共十八时，脾经主事，初传一遍矣。其贯脓第二日下半日，与三日十八时，心经主事，回靥一日半，共十八时，肝经主事。第二日下半日，与第三日十八时，肺经主事。结痂一日半，共十八时，肾经主事。第二日下半日，与第三日十八时，脾经主事，凡传两遍方毕。惟各经之用，有时有日，何经先到何经，后接相连不绝，危而后安，离而复合，若或离绝桥断，船败陷溺可。必所以轻重不均，吉凶不一。此传经之言，要妙微密。时者十八时也，日者一周半也。先后者，气血之程途也。到与接者，经之传也。不绝者，各经用命也。危而后安者，气血之应也。离而复合者，毒之化也。心到而肝不应，则不高耸。肝到而肺不应，则不横铺。肺到而肾不应，则干枯，或抬空亮。肾到而脾不应，则气血无来路，而诸证蜂起矣。各经互用，变化相连，毒无所容，必至消化。七日有零，而复一经有疵，气血至此而败绝，毒至此而得反攻，不亡何待。能明乎此，思过半矣。此就急性疫痘而言，若慢性疫痘，发热三日而后见标，出齐三日而后起胀，蒸长三日而后贯脓，浆满三日而后收靥，发热之初，耳尻中指俱冷，耳后起红丝，呵欠喷嚏，眼目困倦，两颧之间，有花纹见者，预知其为痘也。

四、辨疫痘用药宜忌

活血宜紫草、红花，惟见点红甚，或便滑者忌。山楂散血消积，胃虚不能食则忌。甘草解毒和中，中满则忌。陈皮健脾行气，自汗则忌。大腹皮利水治胀，发散则忌。牛蒡子疏风润色，滑窍通肌，泄泻则忌。木通疏利膀胱，溺多则忌。诃子、乌梅止泻渴敛汗，便实则忌。人参、白术扶元益胃，血燥毒盛则忌。升麻、葛根升发开提，痘密汗多，毒盛里实则忌。羌活、白芷败毒追脓，气虚则忌。当归、川芎活血补血，血热痘烂则忌。芍药、地黄凉血助阴，血寒不发则忌。辰砂定神除热却烦，灰白不发则忌。糯米暖胃实脾，气滞则忌。防风散风解热，气喘则忌。木香调气散寒，止腹痛泻青，斑黑燥渴则忌。厚朴温胃宽胀，烦渴则忌。细辛发散上行通肺，燥热则忌。柴胡发表透热，气升则忌。前胡除痰治嗽，便泄则忌。半夏消痰止嗽，燥渴则忌。麻黄、紫苏散表逐寒，表虚则忌。生姜、肉桂助胃温中，血热妄行，干红焦紫则忌。附子回阳补元，治虚寒厥冷，烦乱则忌。大黄荡涤实热，胃虚食少则忌。人牙起发肾邪陷伏，血热毒陷则忌。山栀降火下行，气虚便溏则忌。犀角凉血止衄，时值行浆则忌。牡丹皮行血归经，痘前多汗则忌。肉豆蔻健脾止泻，便实则忌。桔梗开郁发导，泻下则忌。蝉蜕驱风散毒，表虚汗脱则忌。枳壳宽胸下气，气虚下陷则忌。胡荽、乳香焚之开窍，血热毒盛，烦渴衄汗则忌。黄芪能密腠，痘未出齐则忌。

五、辨疫痘看护宜忌

痘疮自初出至收靥时，脏腑俱虚，外邪易触，饮食易伤，凡起居、饮食、服药皆宜注意。

（一）严冬多设炭火，盛暑多置冰水，务使室中寒暖和匀，卧处最要无风，又要通明，忌暗。常令亲人看守，夜中灯火莫离。若遇烈风迅雷暴雨之变，更当谨慎。帏幙洁被服，除秽气，忌见僧道师巫、孝服孕妇、生人六畜、扫地梳头等事。忌触油漆气、烧头发气、吹灭灯烛气、熏抹疮药气、硫磺脑麝诸香气、韭蒜粪秽诸浊气、鱼腥煎炒诸油气、房中淫液气、妇人月经气、狐臭气、诸疮腥臭气、死人尸厌气。忌闻哭泣詈骂呼怒歌乐及锣钹金器之声。忌洗面，恐生水入疮而酿他证，生水入目而成眼患。眼鼻部之痘痂，不可动，恐有眼吊鼻齆之患。愈后行坐勿太早，恐成腰酸脚痛之痼疾。

（二）痘初起时，宜食笋尖、鸡脑、鸡冠，饭内煮肉，酒酿桑虫。能食者，与鲫鱼白鲞之类（脾胃弱者，笋尖、鲜鱼，皆不宜食）。至酿脓时，宜食鹅尾肉、雄鸡头，煮烂莲肉、枣子，年深腌肉、圆眼肉、白黏米粥、嫩羊汁、顶大桑虫。及收靥时，惟宜清淡，忌食毒物。始终忌食葱、蒜、韭、薤、茄子、栗子、螃蟹、鲜鱼、蜜浸椒辣、时果、圆蛤、鸡鹅鸡子、糕粽、醋、酱、酒糟、鲜猪肉，及猪之心、肾、血、髓、肝、肠等物。小米麦面、火酒，瓜、柿、梨、杏、樱桃、荸荠、荔枝、橘子之类。犯之则有伏匿、焦紫喘胀声瘖之患。误食糖霜，则多发痈蚀。

六、辨疫痘应用书籍

学说惟《黄帝逸典》，最为高古，唐蓝采和真人注。自序谓立功人寰，莫如医药，乃注此书，而附撰药性药方于后。药性兼及构造之原理，药方兼及配合之方法，可为治痘之纲要。看法惟翁仲仁《痘疹金镜录》最为精确。其书总括痘疹之病源、治法及处方，颇为简明，且无偏于寒热攻补之弊。吴鞠通赞为痘科宝筏。其妙处全在于看，认证确实，治之自效。初学必须先熟读其书，而后历求诸家，方不误事。故今之研究痘疹者，多以此为入门之书。而俞茂鲲撰《痘科金镜赋集解》，取翁仲仁赋十一篇，加以注释，亦不可不参看也。又次叶天士《幼科痘疹要略》，其看法有补翁仲仁不及之条，治法则参考诸家，广收众法，集前哲之长，而融化之。徐灵胎赞为不仅名家，可称大家，良有以也。陆履安谓叶氏治痘，夙称神奇。观其案中寒热攻补，不胶于一见，如毒火深伏，气血壅遏者，藉芳香以搜逐，用紫雪丹。气滞血凝，毒重火伏者，以酒大黄、石膏、青皮桃仁、荆芥、犀角、猪尾血之类主治。肝肺毒火不宣，气血有焦燔之势者，用犀角、羚羊、紫草、丹皮、石膏、鲜生地之类。元气不支，阳虚内陷而见灰白湿烂泄泻呕恶等证者，用辛香温煦，如陈文仲之法为要。气血极虚而浆清塌痒，全无实证相兼者，当峻补气血，用参归鹿茸汤及坎炁汤之类。气虚莫外乎保元及四君子，血虚不离于四物及补血汤。又于气虚血热者，补气之中兼凉血。血虚气滞者，补血之中佐辛香。用攻法须分部位经络，用补法当辨寒热燥湿。过清则有冰伏之虑，偏热则有液涸之虞，此皆先生采择先贤之法，因人见证而施治，可谓善法。古者矣！近世小儿痘疹，多挟热疫时气而发，故费建中救偏琐言，法多中肯，必胜汤一方，《金鉴痘疹心法要诀》每采用之，以救非常之怪痘，厥功伟矣。叶氏《痘疹要略》云：近世布痘，每盛发于君相风木燥金司令，盖非火不发也。火郁发之，升阳散火是已。但前证若里热甚重，煎灼脂液，苟非苦寒下夺，佐以升表，不能用也。费建中方，颇为中的。妙在寒凉清火解毒，必佐活血疏畅，预防其凝滞气血也。乃后人不察，訾其偏任寒凉。盖未知痘疫之同于热疫也。审其为热疫，必宗其法，又可曾亦论及。近惟王清任知之。即麻疹亦多因热疫之气而发，故治法亦与温疫相埒。习幼科者，于温热暑疫诸证因，不可不细心研究也。总之书不在多，在乎精。苟能于此四种，明辨笃行，融会贯通，则于痘疫，已得其要矣。今承下问，容敢实告，愿与吾兄一商榷之。

廉按 疫痘夹疳，较寻常疫痘为难治，以其实中夹虚，虚中夹实也。况痘已发齐，多不起胀，正聂久吾所谓出齐后，当起胀而不起胀，则浆不行，而五陷之症作矣。所谓五陷者，如痘稠密，晕红紫，而顶陷下，紫陷也。甚则晕脚干枯，中有黑脐，而成黑陷，此毒热炽盛，蔽其气，凝其血而陷也。若痘出稠密，色淡白，根无红晕而顶陷者，白陷也。甚则迟一二日，转为灰陷，此血气虚寒，不能运化毒气以成浆，故陷也。又有一种痘，颗粒通红，成血泡而不成浆，此气虚不能统血，而血反上居气位也。血泡失治，别气愈虚而为血陷。此案实为血陷之证，初方出奇制胜，妙在三血合用。鸡冠居至高之分，取其阳气充足，痘顶不起者，须此透发。但系盛阳之品，故加豕蚓等血为佐。豕，阴畜，尾又居至阴，凡血皆热，惟此清凉。尾善动，故尤活血。地龙善窜，活血通经，能引诸药直破恶毒所聚之处，且鸡冠提浆，升表治上。猪尾性动，入里治下，二者更有上下表里兼顾之妙。服后速奏特效，洵非虚夸。迨至浆足结痂，忽发牙疳，虽属应有之变证，而内服、外敷二方，尤为中的。案后说明，足见学有心得，证多经验，非老成练达者不能道。至若应用书籍，如上述四种外，又有《祝氏痘科良方》，简当切用，后之学者，不可不浏览也。

赏析 此为痘疫夹疳之证，痘疫一证，由外感风热毒邪，内有湿毒蕴郁，内外相合，阻于肌肤而发为水痘。此疳者，牙疳也，表现为口臭龈肿，牙宣齿疼，腐烂溃败也。非脾胃病之疳积也，然此案患儿，确素有脾胃病之疳积，故须两辨之，不可混淆矣。患儿病发，曾进升麻葛根汤加蝉蚕蒡翘剂汤痘以透表达邪。药后痘虽齐发而多不起胀，此本由血热毒盛，灼其气血津液，气血津液已亏，加之患者素有疳积，气液素亏，故虽药用升麻葛根汤加蝉蚕蒡翘剂汤痘以透表达邪，奈何其本不足，何以起胀灌浆。固医者先以吉林参、潞党参加真西参、苏丹参以益气生血活血，再加用三妙血汤以活血透毒，加清鸡汤补其本以起胀灌浆。诸药合用攻其毒而不伐其本，故显奇效。

《黄帝逸典》痘疹专著，又名《轩辕逸典》，清代著作，不著撰人。专论痘疹，托名唐·蓝采和注释。论述痘疹发病机理、病证特点和治疗原则等，但未载医方。蓝采和者，八仙之一也，据“蓝采和序”称曾为之补撰药性、药方二论，但后者今已不传。

天痘夹痈案

陈务斋（住梧州四方井街）

病者 陈火土，年四岁，住广西容县。

病名 天痘夹痈。

原因 素因胎毒未清，食乳不洁，乳母常抱肿黄之疾，湿浊遗传，常发疥疮。诱因天花痘流行，毙者甚众，空气不洁，口鼻吸受，直接传染。

证候 全体发热，二三日发现痘粒遍体。再二三日，则现结板凹陷，形似蜂窝，黑暗干壳。数日无运水浆，全体大热，烦躁渴饮，气粗喘逆，人事昏迷，谵语。手左右曲池、足膝左右及胸背起痈十余枚，大如桃子，黑暗坚硬。

诊断 左右脉浮数无力，脉证合参，定为锡版蜂窝痘兼痘痈证也。由痘疫微菌飞扬，口鼻吸受，直接传染，直中血分，与胎毒连合，急走皮肤，发泄泡粒。时中气虚弱，不能运浆灌脓，而毒内陷，蕴聚经络，流于骨节之间，发而成痈。前医以托里透脓，不独不效，反至燥渴神昏谵语，而痘转黑黯，骨节起痈，势成危急不治之证。病家恳求甚切，不得已勉为设法。

疗法 汤剂用败毒饮子加减，取生地、红花、赤芍，凉血生新为君；黄连、犀角、羚角、莲心，清心肝火为臣；银花、牛蒡、连翘，败毒去瘀为佐；升麻、粉葛、木通，升发疏通为使。接连二服，并用锡器煎水洗后，谵语已除，人事已醒，体热已退，渴饮已止。痘新不黑，起而不陷。诊脉左右缓弱，又用保元汤加减，取其补气升提，活血生新，运脾和胃，托里运浆。连三服后，痘已运浆起顶，由首至足，逐渐成熟。又用胃脾汤加减，取其益脾和胃，安心宁神，活血补气。一连数服，逐渐结痂。惟左右手曲池，并膝背胸之痈未散。又用八珍汤加减，取其托里透脓，活血补气。连十余服后，而痈已溃破流脓水，腥臭异常。又用外洗茶甘败毒汤，则脓水已净，惟痈溃深七八分，难已结痂。又用十全大补汤，取其大补气血，生长肌肉。然后月余，始得肌肉结合，数月方能步履如常。

处方 败毒饮子加减方

生地黄三钱 西红花钱半 赤芍钱半 川黄连钱半 连翘二钱 羚羊角一钱 莲子心三钱 银花二钱 牛蒡子三钱 升麻五分 犀角尖七分（磨）粉葛根一钱 木通七分 煎服。

又方 保元汤加减方

东洋参三钱 贡白术二钱 当归身三钱 生黄芪三钱 生甘钱半 紫草茸钱半 金山虾五钱 大黄豆六钱 云茯苓二钱 红花七分

又方 胃脾汤方

贡白术钱半 远志肉钱半 酸枣仁一钱 破麦冬二钱 五味子钱半 白归身钱半 东洋参二钱 北沙参钱半 辰茯神三钱 粉甘草一钱 广陈皮七分

又方 八珍汤加减方

当归身二钱 生白芍二钱 生地黄四钱 川芎䓖一钱 大防党四钱 贡白术二钱 云茯苓三钱 粉甘草一钱 川贝母二钱 酸枣仁一钱

煎服后去川贝枣仁，加黄芪、肉桂，即十全大补汤。

又方 外洗茶甘败毒汤

当归身三钱 银花蕊四钱 陈茶叶三钱 粉甘草四钱 紫草茸三钱 五倍子三钱 片红花二钱 煎汤洗。

效果 五日全体痘新不黑，起顶不陷。十日结痂。三十日痘痈脓水已净。四十日结痂，食量已进。三月步履如常，元气复旧。

廉按 痘发夹疹者毒轻，夹斑者毒重，夹疔痛者毒尤重。此案痘疮并发，气血交蒸，方用败毒饮子，清营活血宣气透肌解毒，五者兼用，使热毒得伸越而达表，则内外有所分消，不致蹈陷痘闷痘之险。然犹恐四岁孩儿，气血不足，升散太过，或成表虚；清凉太峻，或成冰硬。故接方即改用保元汤加减，助气和血。以痘之始终，全凭气血为之主也。其余两方，亦皆稳切，非于痘科多所实验者不办。

赏析 患儿食乳不洁，乳母抱肿黄之疾，外因天花痘流行，空气不洁，口吸鼻受，直接传染。遂发痘粒遍体，大热，烦渴，喘逆，昏迷，谵语，胸背起痈，大如桃子。前医以托里透脓，反至燥渴神昏谵语，痘转黑黯，骨节起痈，势成危急不治之证。今医首用败毒饮子加减，凉血生新，清心肝火，败毒去瘀。又用保元汤加减，取其补气活血，运脾和胃。此保元汤出自《外科正宗》卷四功能助脾健胃。主治主痘痈出脓之后，脾胃虚弱，脓清不敛者。气血虚弱，痘痈留经络中，发无定处肿不红。又内用胃脾汤、八珍汤、十全大补汤，益脾胃，补气血，长肌肉，托脓毒。外洗茶甘败毒汤，内外兼治，效果显著，堪为典范。

痘毒攻心案

李伯鸿（住汕头仁安里）

病者 温和德，年岁半，暹罗图书印务公司温士贞之子，住行街德邻里。

病名 痘毒攻心。

原因 孩体壮盛，感染痘疫。前医温补太过，致痘疮黑陷，毒气攻心。

证候 痘顶黑陷，额上痘烂，失音不乳，咳喘腹泻，咬牙寒战，已危在旦夕。

诊断 额为心阳，痘毒攻心，故额上痘疮烂。失音不乳，因痘毒停蓄肺间，炎火冲上，闭塞咽喉，不能纳乳，甚至失音。肺气不能下达胃中，又有疮腐烂，故便下黑豆汁。本属不治之证，病家再三哀求，因血心想救治法。

疗法 患者危在万分，若用煎剂，缓不济急，且散又不能下，因想得一法，急用熊胆浓液，以解心毒而止便泻，继则以透解血毒，清肺化痰之品。

处方 真金丝熊胆二分　汽水小半杯　以清洁指头乳融为液。

初方 黑犀角三分　桔梗三分　生甘草一钱　葶苈子钱半　杏仁一钱　连心麦冬一钱　射干钱半　牛蒡钱半　当归尾六分　童便一钟（冲）　莲子心念支

次方 羚羊角三分　瓜蒌皮钱半　麦冬一钱　花粉钱半　桔梗五分　生甘草一钱　牛蒡子钱半　归尾六分　赤芍七分

三方 北沙参三钱　阿胶珠八分　云茯苓钱半　川贝母一钱　陈皮五分　甜桔梗五分　炙甘草五分

效果 熊胆汁入，即吐热痰半碗，声出。再灌二次，思乳，泻止。服后列数方各二帖而愈。迄今该儿健壮，痘痕亦少，无麻子相。其父在暹感余劳，由暹寄回儿科圣手匾赠余。

廉按 痘毒攻心，十难救一。今观此案，血热太盛，上蒸心肺，故用苦寒咸降，清营解毒而幸全，非真痘毒直攻心藏也。然岁半婴儿，得此危证，不救者多，勿谓此法定能获效焉。

赏析 本案为“痘毒攻心”案，秦伯未《幼科学讲义》将痘疮分为发热期、放点期、起胀期、灌浆期、结痂期，可见本病有规律可循。本案特色为“熊胆”之应用，熊胆入药，始载于唐朝苏敬《新修本草》，其功效“清热，镇痉，明目，杀虫”，本案中记载“熊胆汁入，即吐热痰半碗，声出。再灌二次，思乳，泻止”，可谓疗效显著。

时疫水痘案

何拯华（住绍兴同善局）

病者 蒋四九，年二十一岁，业商，住本城南街。

病名 时疫水痘。

原因 初夏湿热当令，水痘盛行，感染风热而发。

证候 初起见点，状如真痘相似，尖圈而大，内含清水，身热二三日而出。面赤唇红，眼光如水，喷嚏咳嗽，涕唾稠黏。

诊断 脉右软滞，左浮弦数。舌尖边红，苔腻，微黄。此时行水痘也。发于脾肺二经，由湿热酝酿而成，感风逗引而外发也。

疗法 先与疏风化湿，以透发之。荆防败毒散加减。

处方 荆芥钱半　川芎五分　羌活七分　浙苓皮钱半　桔梗八分　防风一钱　枳壳一钱　白芷八分　新会皮八分　生甘草四分

次诊 一剂即遍身起胀，但不灌浆，亦不作脓，身热已轻，面唇淡红。惟咳嗽痰多，口腻胃钝，四肢倦怠。脉右仍滞，舌红苔黄腻。此风邪去而湿热尚盛也。治以辛淡芳透，吴氏四苓汤加味。

次方 赤苓三钱　泽泻钱半　光杏仁三钱　竹沥半夏三钱　前胡钱半　猪苓二钱　广皮钱半　生苡仁四钱　丝通草一钱　桔梗八分

三诊 二剂后身热已除，痰嗽亦减，胃动思食，大便通畅。惟心烦少寐，溺短赤涩。舌红苔薄，脉转沉数，左尺尤甚。此痰湿轻而伏热独重也。治以清心利溺，导赤散加减。

三方 鲜生地四钱　汉木通一钱　赤苓三钱　淡竹叶钱半　小青皮六分　小川连六分　生甘草细梢七分　滑石四钱（包煎）　焦山栀二钱　灯心二分

效果 连服二剂，神安溺利，后以饮食调养而痊。

廉按 时行水痘，西医谓之假痘，与真痘似同实异。往往但为水疱，而不成脓疱。其热度于痘发之时，即降为常温，不再升腾。痘疱亦早就干固，不复有瘢痕之遗留。痘疮之中，凡属假痘，其预后必良。若已种牛痘者，纵罹本证，亦惟发假痘最多，发真痘甚少。故痘疫之预防法，以种牛痘为必要。此案叙证清切，治法恰当，方亦轻稳。

赏析 此案患者正值初夏湿热最盛之时复感风邪而发病。病在湿热蕴结于脾、肺二经，故脉象显右软而滞。而病为外感风邪诱发，故左脉浮而弦数，为外感热病脉象。先发表予荆防败毒散祛风化湿，以透发之。一剂后患者热退而遍身起疹，此时患者咳嗽而痰多，不欲饮食，四肢倦怠且右脉仍滞，为虽外感风邪已除，但湿热任重，再用吴氏四苓汤加味以清热利湿。两剂后痰嗽亦止，但心烦而溺短赤涩，脉转沉数，此伏热独重，故以清心利尿，随后患者转危为安。

时行水痘与真痘（天花）不同，时行水痘发生的部位，多在衣服掩盖的部位，以发际、胸背较多，四肢面部较少，手掌足底偶见，鼻、咽、口腔、外阴等部位之黏膜亦可发疹，面部和颈部也可发生，但较少；天花多在身体和皮肤露出的部位，面部，尤其是前额和手背部很显著地密集发生；水痘发疹经历斑疹，丘疹，疱疹及结痂四个阶段，而天花发疹经历丘疹，疱疹及结痂三个阶段；水痘之初，全身各部位出现大的红疹，继而红疹变为小水疱，水疱的表皮逐渐干燥形成黑褐色的结痂，结痂脱落，部分患者可因搔抓致继感染而出现脓疱，脓疱干燥结痂，但结痂而无疤痕遗留；天花之初先发突起的小红疹，继而小丘疹变为小水疱，水疱里逐渐变成浑浊状，水疱再变成脓疱，脓疱干燥逐渐结痂，结痂脱落后，皮肤上遗留痘痕（熟称麻子），永久保留。真假辨明，对证用药方可药到而病除矣。

妊痘案

孙少培（住南京仓巷）

病者 前清候补道陈公子声之次媳，年十七岁，住南京湘军公所。

病名 妊妇痘。

原因 新婚后，月事愆期未至，忽发热腰腹痛。前医以停经兼感冒治，乃病未轻减，而痘点萌芽。

证候 灼热气喘，谵语烦渴，坐卧不宁，腰腹疼痛不已。妊娠三月，忽然漏下，见痘稠密如鱼子，色紫黯弗荣。

诊断 脉右滑数搏指，左甚弦数，舌红兼紫，苔黄腻。凭脉参证，此血热毒壅之险候也。凡痘欲萌芽，固多发热，今发热而腰腹疼痛，又非寻常之痘证，发热可比，更兼三月妊娠，倏然漏下，若仅以寻常治痘之法治之，犹南辕而北辙也。审视周身痘点密布如痱如瘄，色似胭脂，热如火烙，此毒火之现于外者。至谵语发狂，大渴大饮，干呕便秘，此毒火之壅于内者。浑身痛楚，腰如被杖，此毒火之留于筋骨间者，古人所谓毒攻百窍是也。当以主治方法相告。陈公作色而言曰：聂久吾云，疹要清凉痘要温，且孕妇出痘，安胎为主。乃详告以《内经》论妇人重身，有大积大聚，其可犯也。及有故无殒，亦无殒也之义。况费建中论治痘，有云轻者不治自愈，缓者从容可图，重若忽而必败，急若懈而何追。又云痘证恶极，剂虽至重，毒其受之，毒解而胎自安矣。斯证因毒壅于胃，则呕恶不眠，毒锢于脾则便秘腹痛。若泥于孕妇百病首安胎一语，任毒火蔓延而不治，未有不伤及胎元者也。陈公闻是语首肯者。再爰用费氏必胜汤加减为法。

疗法 首当清解血毒，故以生军为君；以生地、紫草、桃红、归芍为臣，取其有凉血、生血、活血、破血之功；佐以紫花地丁、人中黄、牛蒡子，透毒败毒；使以荆芥、木通，疏散血中伏火，导热下行，蝉衣、楂肉，松肌透达，再加无地不透之地龙为引。

处方 细生地四钱 紫草二钱 赤芍钱半 紫花地丁三钱 牛蒡子二钱 蝉衣一钱二分 生山楂肉三钱 当归三钱 红花八分 桃仁泥二钱 木通一钱二分 人中黄一钱二分 荆芥穗钱半 锦纹大黄四钱（后下） 白颈地龙（即蚯蚓）七条

效果 服一剂，午后复诊，腹中辘辘有声，欲作大解，而未能剧解。爰用珠黄散四分，荸荠汤和服。有顷即得大解甚畅，继下溏解及水粪三四次。壮热即退，安睡数小时始醒。复诊，陈公喜形于色曰：我家新妇有命矣。服君之方，不独百病消除，胎亦见安。视之果然，以后悉用凉血化毒之剂，居然依期胀灌，至成痂落靥，均安然无恙。次年生一男。

廉按 娠妇出痘，平顺轻松者，以安胎为主，兼治其痘，是百病以末治之之谓也。安法不外乎保脾养血，宽气道，清子宫等项。然放标时，则以宽气为重，而带升发。气松则痘亦易透，升发亦无碍于胎，为两全无害之道。起齐候则以清子宫为重，而带凉解。清则与痘适宜，凉解与痘适合，有并行不悖之妙。行浆时，则以保脾为重，而带排脓。痘之成脓本于血，血之根本出于脾，保脾为催浆之基础。回浆时则以养血为重，而带敛阴。胎之所养，全赖乎血，血之所有，皆耗于浆，补血自得阴收之义。然此盖语其常，非所以论其变也。藉令痘犯枭毒烈火，血受其殃者，如紫艳矾红等色，失血内瘀等证。气受其虐者，如贯珠攒聚等形，躁乱燔热等证，势必制其亢，攻其毒，令气血归于和畅，乃得化而成脓。若泥于百病且安胎，惟知胎以血养，血以脾统，而不治其毒，必得胎前之毒。不治而自解则可，否则任其燔灼，听其内攻，可有身外之胎乎。如痘证本轻，妄投重剂，胎必受之，胎损则母亦随之矣。若痘证恶极，剂虽极重，则毒受之，毒解而胎自安矣。此案治枭毒烈火之疫痘，放胆用费氏必胜汤，去芦根、葛根、青皮，加人中黄一味，非胆识兼全者，不敢用此猛剂。且方中大黄、桃红、通芎，病家皆知为堕胎之药，往往易滋口实。然病当吃紧关头，不急急于对病发药，则母命必不可保，遑论胎元，岂有母先亡而胎元可保之理？如阳明热实，则膏黄必不可缺。容有大府通调而胎不碍者，即使堕胎，亦是两害取轻，当为达人所共许。惟俗子不知此中缓急，则必明告之而听其从违而已。若不明言于先，而欲权术以冀得一当，则必有窃议于其后者。且亦有胎先堕而母命随之者，更必授谗慝者以口矣。此守经行权，各有其分，尤行道者之所必不可忽者也。

赏析 妊娠之中感受毒邪，兼之妊娠三月且有漏下之象，处方用药有别于寻常治痘之法，审视临床表现及舌脉特点，可知其火热之毒壅于体内，留于筋骨之间。故出痘者应温而化之，且孕妇出痘应以安胎为主。但是接诊孙氏医家则有不同的看法，认为本例患者病情急危，毒壅滞于体内，毒壅于胃，呕恶不眠，毒锢于脾，便秘腹痛。如不及时祛除毒邪，必将危及胎元，用清解血毒之剂虽药效药量偏重，但因毒邪受之故，并不损伤胎儿。何氏归纳妊娠兼见出痘者，平顺时安胎保脾养血为主，若痘犯枭毒烈火，血受其殃气，势必制其亢，攻其毒，令气血归于和畅，乃得安好。孙氏医家大胆使用猛剂更兼堕胎之药乃因知其病当吃紧关头，必应对病发药，否则母命不保罔论胎元。

产后痘证案

孙少培（住南京仓巷）

病者 邓某氏，年三十三岁，造币厂工人邓桂生之妻，住南京施家巷。

病名 产后痘证。

原因 新产后眠食如常，逾半月忽然发热，自以为感冒，用姜葱汤取汁，继见痘发颇重，照治痘方法治之，无效。

证候 见痘十日，例届回期，乃痘不起发，更不食不眠，喉息见痰声，四肢动则发战，恶露极多，色极淡，语言微细，已有脱象。

诊断 脉浮大，按之豁然，舌质淡红胖嫩。此阴血大亏阳气外脱之危候也。凡痘证至十朝，已届成熟之期，既未见浆，且未大壮。费建中云：顺证常不及期，逆证常过期。徐灵胎氏以为痘至八九旬日以外，无浆则里毒不化，必至呛哑，瘙痒，痰涌，不食，眼开。审察斯证，逆象固见，虽语言低微，尚未至音哑闷乱，且大解亦未见泄。翁仲仁有塌陷咬牙便实，声清犹可治之论可征焉。前医断断以起发托浆为急，固未可厚非，然产后气血两虚，气虚焉能制毒外化，血虚焉能载毒成浆？此一定之理也。乃连日所服药饵，非行气即化血，实犯《内经》虚虚之戒，以致恶露日多，而色愈淡，不食不眠，四肢动则发战，是虚象毕露矣。即论产后普通治法，恶露少者固当行血，恶露多而色淡者，则当从补。张石顽谓产后半月十日之间，适遇出痘者，此气血新虚，必以大补气血为主。旨哉斯言！古人又有胃得补则纳，脾得补则行之说。若拘拘于痘证非浆无以化毒，要知补正即所以胜邪，不能通权达变，又何藉乎医哉！况翁氏原有大虚少毒之说，足为后世法。

疗法 汤液疗法。用参芪补气，归地补血为君；鹿角胶补阳，阿胶补阴为臣；茯神安神，冬术补中，甘草健脾胃为佐；杜仲、续断入肝肾，为产后要药，用以为使；再加桂元肉甘温补血为引。

处方 潞党参五钱　清炙芪三钱　当归三钱　大熟地三钱　鹿角胶三钱　陈阿胶三钱（二胶用甜酒炖化和服）　焦冬术三钱　朱茯神三钱　川杜仲三钱　续断三钱　桂圆肉一钱为引。

效果 上药浓煎，去滓温服一剂，次日即安睡思食。又二剂，恶露见少，头面见浆，四肢痘亦壮起。复诊，去鹿角胶，加柏子仁二钱，远志二钱。又二剂，食饮较旺，绕唇成痂，正身亦略含浆汁，恶露已净。即于原方加金银花三钱，浸至痂落收功。

廉按 产后出痘，多属虚证，前哲每用保元合四物汤加减。此案处方大旨相同。妙在鹿驴两胶，阴阳并补，较之专补气血者，奏效尤捷。其诊断亦颇有发明，足见研究功深。

赏析 新产妇，而发为痘证，但见痘逾十日而不起发成脓。且患者恶露多而色淡，言语微细，其为虚证，前医起发托浆为要，使本产后所致的气血虚弱更盛。孙氏分析，患者见痘后久久未灌脓，其为逆证。患妇随言语低微，尚未音哑闷暗，未显脱证。前医犯虚虚之戒而至虚象毕露。孙氏权衡变通，予大补气血之品兼以滋阴补肾，三剂后患者便已灌浆成脓。痘疹未出者不可一概发散，首当明辨其阴阳虚实，方可对证用药。

产后疫痘案

汪竹安（住绍兴断河头）

病者 鲍乡谷君令媳，年二十岁，住本城前观巷。

病名 产后疫痘。

原因 妊娠挟感化痘，热迫即产。

证候 身热口燥，呓语兼悸，头腹俱痛，恶露淋沥。

诊断 脉数，舌苔满布白腻。病势方张，最防瘀热上冲。

疗法 先开肌腠，分消瘀滞为首要。

处方 升麻四分　生甘三分　炒牛蒡二钱　光桃仁三钱　桔梗一钱　陈皮六分　防风八分　枳壳钱半（炙）　竹沥半夏钱半　佛手片八分　服两头煎

次诊 产后患痘，咽门梗滞，咳嗽更甚，面颊微肿。苔白脉数，恶露呓语，悸动较少。治以达表托里。

次方 西紫草四分　大腹皮三钱　酒炒当归钱半　杜红花三分　防风八分　光杏仁三钱　佛手花四分　白黏米四十九粒　桔梗八分

三诊 已起淡黄薄浆，昨有紫痘夹杂，今已退去，胃亦思纳。咽门尚属红肿，大便未下。数脉较减，舌苔两边微带红润，惟白腻未祛。治以升透痘毒，扶助气血为先。

三方 米炒文元参钱半　清炙甘四分　炒枳壳钱半　陈皮六分　生、炙绵芪各八分　蒲公英二钱　广郁金二钱（生打）　象贝三钱　佛手花五分　生藕肉一两　桔梗八分　通草钱半

四诊 咽门红肿稍退，腭上舌肉连带有痘，痘浆尚属黄薄。因新产血虚，且恶露未完，气血较耗。脉数大减，舌苔红白相兼。治以调和气血，充灌痘浆。

四方 细生地炭三钱　清炙甘三分　浙茯苓三钱　生、炙绵芪各六分　酒炒当归二钱　文元参钱半　陈皮六分　炒枳壳钱半　紫花地丁二钱　大腹皮三钱　丝通草一钱

五诊 黄浆尚未充灌，神门仓库不阖，肌肉焮赤，血热极重，悉因产后去血过多，以致行浆滞钝，咳痰微黄夹血。惟胃较健，脉象舌苔如昨。治以滋营养阳。

五方 别直参一钱　云茯苓四钱　抚芎五分　杜红花五分　陈皮六分　炙绵芪钱半　清炙草四分　炒枳壳钱半　酒妙当归二钱　绛通八分

六诊 昨进滋营养阳方法，面肿渐退，痘浆全躯充灌，回期一至，微发蒸热，即能结痂消回矣。惟气津血液较亏，大便虽下不畅。脉象微数，舌苔润。治以养阴润肺。

六方 东白薇钱半　京川贝一钱（去心）　忍冬藤三钱　生甘梢三分　炙橘红五分　赤芍钱半　绛通八分　炒丹皮钱半　瓜蒌皮二钱　细生炭地三钱

七诊 上部渐渐消回，四肢以及中下，痘皮已现皱纹。大便溏畅，胃气日健。脉象尚数，舌质亦润，白腻苔纹全退。病已渐趋顺境，大势无妨。治以清营分，化余毒善其后。

七方 根生地三钱　炒楂肉三钱　赤苓三钱　炙百部钱半　大腹皮三钱　赤芍钱半　盐水炒知母二钱　新会皮六分　新绛钱半　全当归二钱（酒炒）　炒银花三钱

效果 连服三剂而痊。

廉按 产后疫痘始发，欲其透，继则欲浆满，挟瘀者兼活血，无瘀者须养血。此案先后七方，大旨如斯，方皆稳健适当。

赏析 本案妊娠时感受外邪而至疫痘，随后邪迫而产。患者表证已显兼有产后瘀滞之象，予宣发腠理之剂，并予桃仁，枳壳等行气活血。次诊已有邪气入里之象，遂以达表托里之法。三诊时患者痘疮内已有薄浆但毒邪仍重，且浆液为色浅，予扶助气血，透毒外出为要。四诊时患者咽门红肿已除，表示表证已除，但患者痘浆仍稀薄且新产后恶露仍未尽，此时应以调和气血使痘疮内浆液充盈。待五诊时患者黄浆仍未充盈，再细审度盖因患妇产后血虚故知行浆困难，遂予滋营养阳之法。最后于生地、知母等清营分之热以化余毒而善其后。该案涵盖产后疫痘全病程，处方稳健，大旨皆是如此。

第十三卷　时行痦疫病案

春温时痦案

周小农（住无锡）

病者　荣成鳌次子，年八岁，住锡山。

病名　春温时痦。

原因　素因先天不足，九月而产，平日肝旺，或目赤牙痛。现因暮春痦疫盛行，传染而得。

证候　痦未齐而已回，热经二旬有余，颧红目干，鼻燥口渴，咳痰韧黄，必须以手探取，暮则气逆不舒，懊烦少寐，鼻不觉暖，按腹脐则甚痛，溲短而赤，便艰不爽，耳聋有脓。

诊断　脉数而重按无力，舌绛，苔有白糜。此由温邪夹痰夹积，留恋熏蒸，热久伤阴，瘈瘲堪虞。

疗法　宗吴鞠通法，以兜铃、天冬、焦栀、丹皮、杏仁、贝母、枇杷叶、冬瓜子、芦茅根等肃肺清热为君，元参、生地、石斛、沙参、茯神生津安神为臣，兼以珠粉、雄精月石、辰砂、竹沥、梨汁、萝卜汁等化痰润下为佐。

处方　马兜铃一钱　淡天冬一钱　焦山栀一钱　牡丹皮一钱　光、甜杏仁各一钱　浙、川贝各一钱　元参二钱　细生地二钱　鲜石斛钱半　北沙参二钱　辰茯神钱半

先用鲜茅根一两（去衣）、活水芦根一两（去节）、鲜枇杷叶一两（去毛筋净）、鲜冬瓜子一两，四味煎汤代水。

另方　濂珠粉、制雄精西月石、飞辰砂各一分，研和。用竹沥、梨汁、生萝卜汁各一瓢，重汤炖热，候温送下。

次诊　服二剂，得眠颇安，大便初坚黑，后溏，气逆已平，痰仍韧黄，鼻柱已暖，窍仍干，晡热尚久，则增烦懊，余热熏蒸，五液均干，脉数苔糜，尖红而碎，此因稚体阴气素亏，去腊少雪，目赤甚久，即其机倪。再存阴退热，清化热痰而止蒸糜。

处方　鲜沙参二钱　鲜石斛二钱　鲜生地三钱　淡天冬一钱　元参三钱　原麦冬一钱　粉丹皮钱半　冬瓜子三钱　肥知母二钱　花粉钱半　光、甜杏

仁各钱半　枯黄芩一钱　玉泉散二钱（包煎）

先用活水芦根、鲜茅根、鲜枇杷叶各一两、鲜淡竹叶三钱，煎汤代水。

另方　濂珠粉、制雄精各一分，川贝三分，共研和。仍以竹沥、梨汁、莱菔汁各一瓢，炖温调服。

三诊　连服三剂，舌糜渐化，身热得畅汗而解。惟便复闭，原方去枯芩、花粉、玉泉散，加金沸草（包煎）、紫苑各一钱、火麻仁钱半、鲜首乌钱半、瓜蒌皮三钱。

四诊　进两剂便复解，热清而苔糜净，颧红除，两目润，鼻生涕，咳大减，痰亦少，耳略聪，脓亦止。惟里热掌灼，脉静转细，舌红布新苔，可进养阴以善后。

处方　川石斛二钱　细生地三钱　鲜首乌钱半　淡天冬一钱　原麦冬一钱　元参钱半　粉丹皮一钱　苏百合一钱　天花粉一钱　火麻仁钱半　甜杏仁钱半　冬瓜子二钱　鲜枇杷叶四钱（去毛筋净）

效果　三剂而里热净，胃气醒，日渐向愈而复元。

廉按　痞为麻疹之俗称，浙江名痞子，江苏名痧子，名虽异而治则同。必先察乎四时之气候，随其时气之胜复，酌以辛胜，或辛凉，及甘凉苦辛，淡渗咸寒等法，对症发药，随机应变。名其病曰时痞者，以其因时制宜，辨其为风温，为湿温，为暑湿，为燥热，为伏邪，仍以时感法清其源耳。

赏析　痞者，麻疹也，今人已知为麻疹病毒引起之呼吸道传染病，以皮肤出现红色斑丘疹和颊黏膜上有麻疹黏膜斑为特征，主要症状有发热，上呼吸道炎、眼结膜炎等，“痧痨”出自《幼科金针》。指麻疹后久咳不止，肌肉消瘦，热留不退，发枯毛竖；病情迁延不愈，多由病儿胎禀不足，麻毒深重，热久伤津所致。患儿先天体虚，肾水不足，疗法宗吴鞠通法，肃肺清热，生津安神，扶正养阴。以吴鞠通的“三焦辨证”法为基础，“治上焦如羽，非轻不举；治中焦如衡，非降不安；治下焦如沤，非重不沉。”方中之雄精者，雄黄也。《本草纲目》：“雄黄，乃治疮杀毒要药也，而入肝经气分，故肝风，肝气，惊痫，痰涎头痛眩晕，暑疟泄痢，积聚诸病，用之有殊功。”月石者，硼砂也，外用清热解毒，消肿，防腐；内服清肺化痰。《本草经疏》：“硼砂，色白而体轻，能解上焦胸膈肺分之痰热。辛能散，苦能泄，咸能软，故主消痰，止嗽，喉痹及破症结也。”此案用二药取其杀毒化痰也。雄精月石，皆克削为用，消散为能，宜攻有余，难施不足，暂用之药，非久服之剂也。体会浅显者，不可擅用之。

风温时瘄案

何拯华（绍兴同善局）

病者 俞四姑，年六岁，住绍兴昌安门外瓦窑头。

病名 风温时瘄。

原因 暮春暴热，肺感温风而发。

证候 头痛身热，恶风自汗，继即头面项下均见红疹隐隐，咳嗽气逆，神烦少寐。

诊断 脉右浮滑数，左浮弦，舌边尖红，苔薄白。此叶天士所谓“温邪上受，首先犯肺，热入孙络”而成疹也。

疗法 从上焦治，以薄荷、蝉衣、牛蒡、连翘辛凉散风为君，桑叶、银花、蒌皮、箬叶轻清透疹为臣，佐以前胡，使以桔梗，开降疏达以宣畅肺气也。

处方 苏薄荷八分　净蝉衣七分　炒牛蒡钱半　青连翘钱半　前胡一钱　济银花一钱　栝楼皮一钱　冬桑叶钱半　青箬叶三钱　桔梗六分

效果 二日疹虽透足，而咳甚气急，口渴引饮。原方去薄荷、蝉衣、桔梗，加生石膏四钱、知母二钱、甜梨皮三钱、枇杷叶五钱。连进二剂，至第五日，热退身凉，气平咳减。前方再去石膏、牛蒡、前胡，加川贝二钱、鲜石斛二钱、蔗浆两瓢。连服三日，咳止胃动而痊。

廉按 小儿风温发疹，四时皆有，而以春冬两季为最多。其病从传染而来，吾绍谓之时瘄，又称麻疹。苏州谓之疹子，又名痧子。暇时遍查字典，并无瘄字，《辞源》谓痧为麻疹之俗称。余谓瘄亦麻疹之俗名。名称因地方而异，方药以因证而殊，同一时瘄，当按四时法治，春时用春温法，夏时用暑风法，秋时用秋燥法，冬时用冬温法。初起用辛凉开透法，液燥者佐甘寒，如鲜生地、鲜茅根之类，挟湿者佐淡渗，如生苡仁、浙茯苓之类，火盛者佐咸寒，如犀角、羚角、金汁之类。至于俗传单方，如棉丝线、樱桃核、铜板草纸等，最为大忌。奉劝病家，切勿以最怜爱之婴孩，断送生命于有百害无一利之土方也。此案风温时瘄，理当用春温法治。方亦轻清灵稳，从叶法脱化而出。惟牛蒡子为透发瘄疹之要药，若初起作呕者，用之呕更甚。然经谓“在上者，因而越之。”风痰呕出，瘄反出透，亦不必怕。若怕其呕，加白蔻仁三四分，即不呕。大便泻者，儿科方书皆禁用，以牛蒡子多油，善能作泻也。然瘄将出而作泻者，不药可愈，亦不必禁。若瘄后水泻，用甘寒复以淡渗，加银花炭最妙。慎勿用温热提补，如理中汤等，误用反危，往往咯血、便血，不可救药矣。

赏析 暮春三月，已临酷夏，天气暴热，《温病条辨·上焦篇》第二条云："凡病温者，始于上焦，在手太阴"。手太阴，肺也，肺感温风而发麻疹，病在上者，从上焦治，所谓"在上者，因而越之。"方应轻清灵稳，以辛凉散风，透疹宣肺立法。蝉蜕常与牛蒡子、薄荷同伍；用于麻疹透发不畅。蝉蜕透发而清热，因其主要为疏风热，故用于麻疹初起透发不畅者居多，《本草纲目》云：蝉蜕"治头风眩运，皮肤风热，痘疹作痒，破伤风及疔肿毒疮。"本案理法方药，皆遵循中医经典理论而行，足可为临床之范例也。

风温疫痧案

孙少培（往南京仓巷）

病者 夏玉笙之女公子，年二岁，凤阳关司事，住南京土街口。

病名 风温疫痧（即疹）。

原因 因乳食不济，饲以牛乳，又酷嗜香甜之品。风温病头面见痧，服升达剂转剧。

证候 风温七八日，热壮无汗，昼夜烦躁，饮水无度，两足逆冷，腹痛胀，得泻稍松。少顷又胀，痧点仅见于头面，自颈以下无点，气喘鼻扇，喉音干涩，血上溢。细视其面部痧点，干红焦萎，有退缩之象，周身全无点粒，身半以上发热，身半以下冰冷，腹膨气喘，目瞑眵多，鼻血咯血，时而索饮，时而下利。昼夜如是，不能安枕，逆象已见。

诊断 脉细数少神。审察前医所用方剂，类皆升发药品。费建中氏有云：放点时而升发者，理也。执升发于放点时者，障也。盖痧证本由热邪遏郁所化，古人谓痧本于阳而生于阴。《内经》曰：阳主天气，阴主地气。本乎天者亲上，本乎地者亲下。今痧点但拥于头面，而不见于正身，是但亲其上而不亲其下，用药仅执一升发为不二法门，是不明剥复之道也。经云：亢则害，承乃制。又曰：病在上，取之下。证势本属棘手，所幸两手之脉尚不散乱，而所见逆象，纯是药误，尚有一线生机。欲挽救此证，犹逆水行舟，有稍纵即逝之势。用大剂凉血清金之品，以冀挽回于万一。

疗法 汤液疗法，鲜生地有凉血止血之功，用以为君。生石膏、黄芩有涤热清金之妙，均属肺家要药，肺与大肠相表里，用以导热下行为臣。玄参清热解毒，栀子能去曲折之火，用以为佐。夏枯草能开火府之闭，用以为使。外加梨汁、藕汁各一酒杯，并鲜生地汁和入，缓缓喂之。

处方 鲜生地半斤（榨汁，和服） 生石膏一两（研细） 黄芩二钱 玄参四钱 黑山栀三钱 夏枯草三钱 梨汁、藕汁各一酒杯，和服。

效果 上药分为数次，频频灌之。服药甘之如饴，甫及半，躁乱略平。次晨药已灌完，便能熟睡，至日中始醒，知索乳。视其正身，痧点甚密，两足转热，亦有点。复诊，举家欢慰，视为奇事。拟一清化之方，为之调理。越数日痊愈。

廉按 叶氏谓春令发痧从风温湿，夏季从暑风、或从暑湿，秋令从热烁燥气，冬月从风寒、或从冬温。痧本六气客邪，风寒暑湿，必从火化。痧既外发，世人皆云邪透。孰谓出没之际，升必有降，胜必有复。常有痧虽外发，身热不除，致咽哑龈腐，喘急腹胀，下痢不食，烦躁昏沉，竟以告毙者，皆属里证不清致变。须分三焦受邪孰多，或兼别病累瘁，须细体认。此案风温疫痧，当以辛凉开肺为首要，乃服升达剂转剧者，大抵前医执用古方，如升麻葛根汤、荆防败毒散等，升散太过，痧毒上冲，以致喉干气喘，鼻衄咯血，面部痧点、干红焦萎，变证蜂起。方用大剂凉血清金，力图挽救，处方固属雄健，诊断多所发明，真胆识兼全之佳案也。

赏析 患儿食牛乳酪甘甜之物，体质偏热，易生痰湿。外感风温之邪，内为痰湿所阻，此前医不查，仍拘于古法，多用升发之剂，火热之邪升于头面而为湿邪阻遏不能出，出现身半以上发热，身半以下冰冷等逆象。升麻葛根汤、荆防败毒散等升达之剂虽透疹外出之良方，在邪有出路时，可透邪外达，但升散太过，使邪热上越，可现变证。麻为阳毒，以透为顺，故治疗本病以“麻不厌透”、“麻喜清凉”为基本法则。本案为风温麻疹，宜予辛凉之剂先以开肺，疏通道路，邪自可出，若升散太过而里热未清，所致变证，则更应大剂清热凉血方药，挽病势于危难。但须谨记：透疹忽辛散耗津伤液、清解忌过于苦寒伤正、养阴须慎防滋腻留邪。

夏热瘟疹案

张锡纯（住天津）

病者 友人朱贡九君之哲嗣文治，年五岁，住奉天北关。

病名 夏热瘟疹。

原因 素有心下作疼之病。于庚申立夏后，因传染而出疹，贪食鲜果。

证候 周身壮热，疹甚稠密，咳嗽喘逆，气粗喉疼。

诊断 脉甚洪数，舌苔白厚。舌其疹而兼瘟也。

疗法 因前一日犹觉作痛，不敢投以重剂，姑用辛凉轻剂以清解之。

处方 生石膏六钱（捣细） 元参六钱 薄荷叶一钱 青连翘二钱 蝉蜕一钱

次诊 晚间服药，至翌日午后视之，其热益甚，喉疼，气息甚粗，鼻翅扇动，且自鼻中出血少许，有烦躁不安之意。不得已，重用石膏为君，仍佐以发表诸药。

次方 生石膏三两（捣细） 玄参四钱 原麦冬四钱 薄荷叶一钱 青连翘三钱

三诊 翌日视之，则诸证皆轻减矣。然余热犹炽，其大便虽下一次，仍系燥粪。询其心犹烦热，脉仍有力，遂于前方凉解药中，仍用生石膏一两。

效果 连服两剂，壮热始退，继用凉润清解之剂，调之痊愈。

说明 疹证多在小儿，想小儿脏腑间原有此毒，又外感时令之毒气而发，一发则表里俱热。若温病初得之剧者，其阳明经府之间，皆为热毒所弥漫。故治此证，始则辛凉发表，继则清解，其有实热者，皆宜用石膏。至喉疼声哑者，尤为热毒上冲，石膏更宜放胆多用。惟大便滑泻者，石膏知母皆不宜用，可去此二药，加滑石一两、甘草三钱。盖即滑泻亦非凉证，因燥渴饮水过多，脾胃不能运化故也。故加滑石以利其小便，甘草以和其脾胃，以缓水饮下趋之势。若其滑泻之甚者，可用拙拟滋阴宣解汤，滑石一两（包煎）、甘草三钱、连翘三钱、蝉蜕三钱（去足土）、生杭芍四钱、淮山药六钱（生打），既可止泻，又可表疹外出也。然此证最忌滑泻，恐其毒因滑泻内陷，即无力托毒外出矣。是以愚用大剂寒凉治此等证时，必分三四次徐徐温饮下，俾其药长在上焦，及行至下焦，其寒凉之性已为内热所化，自无泄泻之弊也。而始终又须以表散之药辅之，若薄荷、连翘、蝉退、僵蚕之类。如清疹汤，生石膏一两（捣细）、知母六钱、羚羊角二钱、金线重楼三钱（切片）、薄荷叶二钱、青连翘二钱、蝉退钱半（去足土）、僵蚕二钱、鲜苇根四两（活水中者更佳）先煎代水，则火消毒净，疹愈之后，亦断无他患矣。至若升麻、羌活之药，概不敢用。

廉按 张氏自述云：此证初次投以生石膏、玄参各六钱，其热不但不退，而转见增加，则石膏之性原和平，确非大凉可知也。至其证现种种危象，而放胆投以生石膏三两，又立能挽回，则石膏对于有外感实热诸证，直胜金丹可知。若因心下素有痛病，稍涉游移，并石膏、玄参亦不敢用。再认定疹毒宜托之外出，而多发表之品，则翌日现证之危象，必更加剧，即后投以大剂凉药，亦不易挽回也。目睹耳闻，知孺子罹瘟疹之毒，为俗医药误者甚多，故予记此案时，而再四详为申明，愿任救人之责者，尚其深思愚言哉。观此，则凡属瘟疹，皆由口鼻感染疫气，熏蒸肺胃，故当以清解瘟毒为君，发表透疹为辅，如张氏清疹汤一方，为治瘟疹之良法。案后说明，语多精确，堪为后学师范。

赏析 本案医家张锡纯认为，小儿出疹性疾病为脏腑原有伏邪，复感时毒疫疠，内邪外因所致。患儿病之初起便见周身壮热，疹出稠密，咳嗽气喘，咽痛，脉洪数可知表里俱热，毒邪已入阳明经，故多用石膏入胃经，清解阳明热毒，辅以发表透疹，如张氏清疹汤。因患儿素有心下作疼之病，脾胃虚弱，初投小剂石膏，直到出现种种危证，高热烦躁不退，才敢投以大剂石膏，证明大剂石膏对于治疗外感实热诸证，确有显效，尤其是热毒上冲，可大胆使用，不然药轻而邪重则不足以驱邪，若惧大剂寒凉之药引起滑泄之证，无力脱毒外出，可将药汁分三四次徐徐温饮下，使其寒凉之性为内热所化，则无泄泻之弊也。张锡纯先生临证用石膏，轻则两许，重则数两，所治病例，不胜枚举，而每获捷效，故民国时有“石膏先生”之美誉，此案可窥一斑。

夏热疫点案

钱赤枫（住东台青蒲庄）

病者 沈伯阳子，年未周岁，住东台罗村。

病名 夏热疫点，俗名痧子，亦名疹子，又名麻子，又俗名痧斑。

原因 五月间发有疫点，解托未透，时隐时现。前医叠治，依然如故。

证候 遍身疫点，红而夹紫，右目焮肿，身热如灼，神烦喘喝，乳汁不进，大便秘结。

诊断 疫点系六淫之气混淆不分，变为一种疠疫。发是点者，沿门传染，若役使然。经云：丑未之岁，二之气，温疠大行，远近咸若。又云：少阳司天，客胜则丹疹外发。又云：少阴有余，病皮痹隐疹。此儿疫点初见，由前医误用燥烈温散，津被热劫，络邪未解，肺胃反受其灾，所以疹点红而夹紫，证变危笃。此时非大队辛凉苦甘咸寒急清肺胃之热，断不能化疫毒于无形，起沉疴于片晌也。

疗法 立进自制瘟疫复生汤，盖疫点久延，枭毒已甚，故用石膏、知母、黄芩、芦根直入肺胃二经，使其敷布于各脏各腑，清其疫热。再以犀角、羚羊、黄连、丹皮、山栀清心肝之疫火；蒌皮、蒌根、贝母、竹叶、竹茹清肌络之热；元参、麦冬既能清热，又有救阴；单以一味人中黄解其疫毒，使之从浊道而出，共成解疫清热之功。彼时有议其人小药重，请减分两。愚曰：杯水车薪，焉能济事，遂令急煮两头煎，陆续用茶匙灌之。

处方 生石膏八钱　黄芩钱半　犀角四分（磨服）　羚羊角四分（磨服）　小川连五分　粉丹皮三钱　生山栀三钱　连心麦冬三钱　瓜蒌皮、根各三钱　元参三钱　人中黄三钱　川贝母三钱　竹叶三十片　竹茹钱半　芦根一两同石膏煎代水

效果 服前方一剂便通，点色转红，目肿微消。二帖神安，知吮乳，点渐回靥。去犀角、羚羊，加连翘、银花各三钱。接服二帖，去黄连，加赤芍二钱。前后计进石膏八帖，后以此儿祖父禁止用石膏，并止服药，疫毒未清，臑部发痈，溃后服药，调理而愈。

廉按 此即余师愚所谓疫疹，王孟英所谓痞疫也。方亦从清瘟败毒饮加减，却是对症发药。如病势极重，已成闷痞者，必先用紫雪，辛凉芳透，始能转危为安。去年冬及今年春，吾绍此证盛行，能用此种方药者，辄多幸全。若初起误服俗传粗草纸、樱桃核、棉纱线等单方者，每不及救。

赏析 本案所患之症即麻疹，此前误用燥烈温散之剂，津液为热所伤，邪已入络，病情危重，宜先用辛凉芳透之紫雪丹，清解心肝热毒，借其芳香清透，避疫疠之秽。紫雪丹见于《太平惠民和剂局方》卷六，又称紫雪，紫雪散，源于《千金翼方》的“紫雪”，为凉开法之急救常用方之一也，言此药如法制成之后，其色呈紫，状似霜雪；又言其性大寒，清热解毒之方，犹如霜雪之性，从而称之曰“紫雪丹”。再以清热救阴解毒之自制瘟疫复生汤约八剂，患儿皮疹转红，能知饮食，疫疹毒热泻去，转危为安。而后患儿祖父不愿继用石膏，余邪未清，肘臂生痈，又经过一番调理，方病愈。疫疹之毒热甚深，故不以大剂清热不能去其热毒。在药物剂量上，辨明病因后，应大胆运用，以奏其效。

秋温疫痞案

汪竹安（住绍兴断河头）

病者 滕姓男孩，年四岁，住东陈乡。

病名 秋温疫痦。

原因 时痦失潮。

证候 患痦六日未喷，气急口燥，唇赤声嘶，便溏尿短。

诊断 脉数，舌赤。深恐内陷，病变迭出。

疗法 清宣达表以透痦。

处方 苇茎八分　安南子三枚　炒车前三钱　京川贝钱半（去心）　鲜竹茹三钱　瓜蒌皮二钱　大力子钱半　青连翘二钱　蜜炙橘红六分　青箬尖三钱

次诊 时痦至七日，尚未得喷，气急口燥，兼有臭恶，涕泪全无，便沫尿短，脉象紧盛，舌肉干赤，最防咬牙痰涌等变证。治以清透营热，开达肺气，犀羚白虎合二鲜加味。

次方 活水芦笋一两　犀角片五分　羚角片八分　三味先煎代水。

鲜生地三钱　鲜石斛二钱　生石膏三钱（研细）　生甘草三分　炒知母钱半　大力子钱半　前胡钱半　紫草四分　桔梗五分

三诊 时痦内陷，气急声哑，呕虫，涕泪仍无，神昏呓语，大便较少，脉仍数，舌肉干燥，病势仍凶，仿前法出入以消息之。

三方 肥芦笋一两　银花露半斤　二味先煎代水。

羚角片八分　鲜生地四钱　鲜石斛二钱　生石膏四钱（研细）　炒知母钱半　元参三钱　生甘草三分　西紫草五分

四诊 气急稍平，身热如恒，涕泪仍无，唇舌燥裂，大便不多。深恐痦毒凝结肺胃，陡变内闭外脱，勉拟宣上清中导下，三焦兼治。

四方 蜜炙麻黄三分　生石膏四钱（研细）　光杏仁三钱　西紫草三分　生甘草三分　京川贝钱半（去心）　紫雪丹二分（冲）　小枳实八分　栝蒌仁三钱　乌元参三钱　鲜生地六钱

银花露半斤　羚角片八分　二味先煎代水。

五诊 昨药服后，身热气急轻减，惟涕泪尚无，大便未下，舌肉红白相兼，脉象转出细数。病势稍有转机，宗前法减去羚角。

五方 蜜炙麻黄三分　鲜生地六钱　生石膏四钱（研细）　光杏仁三钱　栝蒌仁三钱（杵）　鲜石斛二钱　生甘草三分　炙枳实钱半　青连翘二钱　紫雪丹一分半（冲）　银花露一斤（代水煎药）

六诊 气急已退，身热亦轻，涕有泪少，便下较多，舌苔色赤。尚有痦毒留伏，再能发痦，庶无大碍。治以清胃滋营，解毒透伏为要。

六方 鲜生地四钱　鲜石斛二钱　金汁水一两（分两次煎冲）　炙枳实一钱　广郁金二钱（生打）　金银花三钱　焦栀子三钱　净楂肉三钱　淡芩钱半

七诊 营热虽减，肝肾起炎，发生咬牙口燥，欲睡不安，苔润脉数。治以清肝胃、救肾水。

七方 鲜大青叶三钱 鲜生地四钱 鲜石斛二钱 淡黄芩钱半 元参三钱 生白芍二钱 京川贝钱半（去心） 炒知母钱半 瓜蒌皮二钱 炒楂肉三钱

八诊 依然身热烦躁，口干咬牙，脉浮数，舌干绛。治以解毒清热。

八方 银花二钱 青连翘钱半 陈皮五分 竹沥半夏钱半 杭菊二钱 桔梗四分 大力子二钱 淡芩一钱 生甘草细梢三分 鲜竹茹三钱

九诊 痦后伏热，消烁阴液，口干咬牙，牙床兼糜，化为痦后疳证。脉仍浮数，舌仍兼绛，治以清化胃肝，制火壮水为要。

九方 羚角片八分 元参心三钱 生白芍二钱 陈山萸二分 丹皮钱半 北沙参二钱 人中白五分（杵） 盐炒麦冬钱半 鲜石斛钱半 杭菊二钱

外用珠黄散敷吹疳患处。

十诊 咬牙告退，身热亦除，鼻有涕来，牙肉尚兼糜肿，苔肉滋润，脉象数减。病无所碍，看护谨慎，静以调养可也。治以增进胃液，清化伏热。

十方 鲜生地四钱 鲜石斛二钱 北沙参三钱 生白芍钱半 通草一钱 金银花三钱 炒知母钱半 大腹皮二钱 生甘草三分

效果 连服四剂，诸症悉除而愈。

廉按 疫痦变幻不亚于疫痘。此案前后十方，虽皆对症发药，而着力全在二三四五四方，故能反掌收功，病机治法，赅括已尽，此真扼要制胜，痦疫之纲领也。

赏析 患儿痧出而六日未出全，热毒内陷，津液被劫，予清宣达表透痧之剂。二诊之时痧子仍未发透，为防热极惊厥或出现痰热迷窍等变证，予犀羚白虎合二鲜加味，以清透营热，开达肺气。到三诊时出现邪毒内陷，神昏谵语之势。四诊气急稍平，津液已竭，身热不退，大便不多，恐热毒结于肺胃，出现内闭外脱，医者急以三焦入手，宣上清中导下，至五诊时病势方稍有转机。待六诊时发热有所好转，涕有泪少，是津液渐回之兆，但痧毒未去，仍以清胃滋营，解毒透伏为要，七诊八诊以救阴为主。到痦后疳证，可见阴伤至极，仍以清化胃肝，制火壮水为要。十诊基本调理即可，治以增进胃液，清化伏热。此案变证多端，前后十诊，慎辨病机，方药详略，以二三四五方力挽狂澜，病势出现转机，可为后辈治疗麻痧之范例。

冬温麻疹案

兰谿中医专校毕业生　何益赞　蔡济川会诊

病者　沈湘渔孙女，年十三岁，住兰谿城中。

病名　冬温麻疹。

原因　勤于女工，往往深夜篝镫针凿。髫龄稚阴未充，肺胃阳邪易动，又值冬阳不藏，至节将届，一阳初萌，午夜围炉，以火引火，遂发冬温。初起身热无寒，头痛，咽喉微痛，咳嗽不扬，胸膈气懑。先延某医诊视，授疏风清热降火之剂，以病家告知大便三日不行，径投生大黄二钱，服之泄泻如水，喉痛顿瘳，而头痛益剧，身热尤炽，肺气仍闭，呼吸俱艰。

证候　肌肤色红，麻疹稠密，周身骨节痛痹，不能转侧，支节亦不能屈伸，甚至面目亦浮，手臂肤肿，指掌麻木，不可以握。

诊断　脉数且大，独右寸不显，舌色尖边皆红，中心后根黄苔颇腻。此仲景所谓"太阳病，发热不恶寒者，为温病。"成聊摄注谓发热不恶寒为阳明者，此也。查阅某医处方，用牛蒡、射干、桑叶、菊花、丹皮、蓝根、二陈等味，以大便未行，遽加生军若干。服后大便水泄，喉痛虽除，但稚龄真阴尚弱，径与直泻，阴气先伤，阳热浮越，遂令头痛加甚，体热益高，夜不成寐，证情渐剧。盖病在肺胃，法宜轻宣，而乃重浊通府，直攻其下，已过病所，原非正治。二十六日上午，乃招余二人同往视之。

疗法　只宜开宣肺郁，即能透疹解肌，佐以泄热涤痰，便是疏通胸膈，又不可寒凉直折，反致闭遏，药贵轻清，庶合分寸。

处方　瓜蒌皮钱半　白蒺藜二钱　生紫菀二钱　广郁金钱半（生打）　浙茯苓钱半　酒炒黄芩钱半　浙贝母二钱　苦桔梗钱半　光杏仁二钱（勿研）　焦栀子二钱　广陈皮一钱　路路通二钱（去刺）

次诊　廿六日午后诊视，是日节交冬至，葭管灰飞，阳气萌动，病体应之，势难退舍。午后三时，又偕同湘渔先生往视，正在阳明旺于申酉之交，体热烙手，头痛大剧，体痛且木，不可屈伸，肌肤不仁，腕臂俱肿，十指浮胀，手不能握，红疹稠密，面部亦浮。询得腹背皆红，疹俱满布，惟膝胫以下未遍。脉数且洪，弦劲搏指，右手寸部亦起，唇色鲜艳，有若涂朱，舌尖边深绛，中心后根黄浊之苔皆化，几于全舌殷红，但不燥渴引饮，齿龈红胖，颊车不利，舌本顽木，而齗亦红。可知肺家郁热，已渐透露于肌肤之表，但咳犹未爽，呼吸仍艰，则肺气犹未宣通，而阳明之胃火大炽，痰热互结，且令肝胆阳邪，乘机恣肆，升多降少，互为纠缠。总之冬令久晴，燥火用事，加以客气司天，正值阳明在泉主令，尤助燥金气火，致令肺藏失其清展之权。仲师麻杏甘膏成法，正为是证针对良剂。当援引经方，参合开痰泄壅，兼用喻氏专清肺火之意，倚重黄芩、桑皮清肃肺家燥热，弗疑支节痹著，误投风药活络，反以助桀为虐，庶几击其中坚，首尾自能互应。

次方 陈麻黄五分 生甘草四分 生石膏六钱（研细） 光杏仁三钱 天竺黄三钱 陈胆星钱半 枯黄芩四钱 生桑白皮四钱 瓜蒌皮二钱 鲜苇茎五钱 象贝母三钱 焦栀子二钱

三诊 二十七日上午诊视，表热大减，仅未全退，肤肿已减，瘄亦渐回，而足部亦已透达，臂腕赤色渐化，头痛未蠲，木火犹潜，身痛未尽，已缓十五，昨宵安眠四小时，大便仍溏，小溲已畅，均是佳境。但肺家呼吸，犹未安和，咳嗽声扬，犹未大爽，则燥金未尽清肃，气火未尽潜藏。脉之弦劲已和，惟滑数未静。舌之红艳已减，而滑泽无苔。盖津液受燥热之累，余焰犹虑复然。大府虽通，而矢气频转，则阳明气结未宣，肠中必有燥矢未去，所谓热结旁流，确有明证。仍当宣展呼吸之机，兼以涤除痰浊，和柔肝木之旺，且以顾护胃津，尤须佐之化滞以助消磨，俾两阳明府下行为顺，庶能气不升腾，火焰潜降，诸恙渐以即安。若夫脉络未和，痹著未去，则止当偶涉一笔，以为之使，聊助点缀，当能捷登泰境，就我范围。

三方 石决明八钱（生打） 金石斛三钱（二味先煎） 生紫菀三钱 象贝母三钱 苦桔梗钱半 光杏仁三钱（勿研） 炒薤白头二钱 陈胆星钱半 羌活四分 独活四分 瓜蒌皮二钱 陈麻黄三分 生甘草三分 炒神曲二钱 焦楂肉二钱

四诊 二十八日午前诊视，昨方一服，日入夜半，两度更衣，鹜溏之中，夹以坚粒数块，可知宿滞未去，恰符逆料。今虽身热未净，然已退十之八九，咳嗽清扬，颊车便利，呼吸俱顺，满闷胥蠲，是肺金已复清宣之职，痰热俱得泄化。惟胃犹未醒，矢气仍转，腹鸣漉漉，则肠中余滞，尚有留存。且支节犹痛，转侧犹未自如。红瘄已化七八，肌肤之浮，犹存一二。此为热邪痹著，络脉未和，脉虽尚数，然较之昨晨已非其比，内热退舍，一望可知。舌红不赤，滑润无苔，亦不燥渴。虽是余热未尽，却非寒凉所宜。只须清宣络脉，以化余邪，仍应稍参导滞，庶乎陈莝去而胃纳来复。

四方 左秦艽二钱 羌、独活各四分 全当归钱半 川断肉二钱 宣木瓜钱半 威灵仙钱半 生紫菀二钱 象贝母二钱 瓜蒌皮二钱 海桐皮二钱 桑寄生二钱 焦六曲二钱 焦楂肉二钱 炒麦芽钱半

五诊 二十九日服药后，自思粥饮，身痛渐安，日入时已能转侧，大便

又行，仍有坚屎，但支痛未净，尚有矢气。即以昨方去楂炭，又减神曲、麦芽各三之一。连进一剂，身热尽退，头痛胥蠲，肤肿俱消，疹亦全化，起坐便利，肢节皆和，胃纳渐醒，能啜稀粥，但微有燥咳，而不咳痰，脉已静穆，舌滑无苔，自云睡醒口燥，思得茶饮。是胃已安和，惟肺家差有余热，清养肺胃，弗遽呆补，善后良图，已为能事。但尚需暂避肥腻碍化之物，方为尽善尽美。

五方 小生地三钱 象贝母二钱 生紫菀二钱 生桑皮二钱 北沙参二钱 鲜竹茹二钱 柔白前二钱 云茯苓二钱 橘红一钱 生鸡内金钱半 炒谷芽钱半 砂仁壳五分

原支金钗斛三钱，弗炒，擘开先煎。

效果 连服四剂，诸证悉平。胃健神安而愈。

说明 此证在二十六日午后，热势最剧，身痛尤甚。苟以寻常理法言之，未有不大剂清热而兼以通经活络为要务者。然须知此皆麻疹未得透泄之时，所当应有之证，观其咳声不扬，呼吸短促，都缘肺气闭窒，皮毛卫气亦不得宣展，所以麻疹尚未外达，则肤腠壅遏，热势益炽，而脉络亦痹，此肢节疼痛之真实原因。如其专与清凉，必使肺卫之气重其闭塞，麻疹即无透达之望，病变且可翘足而待，祸将立至，安得有功。若此时专与通络，而不知开宣肺卫，则疹既不透，络脉之痹亦不能通。此乃审证图治之最宜明辨处，非泛言见病治病，遽可无投不利者也。惟能开展肺家之闭，而兼以大剂清泄阳明，并清肺火，斯麻疹无遏抑之虞，而诸恙皆迎刃自解。故第二方中，竟无一味通经舒络之药，止求腠理疏通，疹得透泄，亦不患其络痛之不松，最是切中肯綮。所谓以无厚入有间，自然游刃有余，披却道窾。直至二十八日，红疹已回，热解胸舒，诸重要证，均已锐减，而仅有肢节疼痛，脉络尚未和谐。乃始投羌、独、归、断、灵仙、木瓜、寄生等，从事疏络，则贾其余勇，一举手而奏肤功矣。要知临证时，最应识得轻重缓急，然后方寸中乃有主宰，自不为证情所眩惑，胸有成竹，目无全牛，看来四五方已收全功，措置亦属易易，然成如容易却艰辛，恐非老斫轮手，未必如是简捷。迨后同人等初三日复往视之，则已步出堂前矣，谈笑自若，而周身肤蜕，有若麸屑，亦可知此病之不为轻渺矣。

廉按 张山雷君附志：某医第一方，药味轻灵，尚属妥适，惟以耳为目，据述一端，遽投攻下，病轻药重，殊非所宜。犹幸病本温邪，早下不为大害，然因之胸膈益闷，呼吸益艰，未始非表证误下，阳邪内陷，变作结胸之一例。虽此证如麻，在乍病时已有端倪，不以误下结胸而变剧。然设使其人中气本虚，则一下之后，阳陷入阴，麻疹不能透发，害将不可胜言。以此知医家必须自有主张，认定入手方法，断不可人云亦云，姑与周旋，以为迎合计也。至二十六日上午，诊病时虽胸闷已甚，表里之热皆显，未始不合麻杏甘膏之例。然身热犹未大盛，唇舌之红未至装朱，且不渴饮，则石膏犹非针对，麻杏亦嫌峻利，不得不从事于轻灵平淡一途，盖见症治症，分寸只宜如此。不得以午后热盛，而归咎于午前一方之病重药轻，訾为不负责任者也。迨至午后阳明正旺之时，阳热大盛，而肺气犹闭遏不宣，则除麻杏甘膏汤外，必无恰对方法，加以颊车之强，舌本之顽，非仅气火上燔，实有浊痰助虐。所以竺黄、胆星、贝母、蒌皮连镳并进。而肤表肿胀，疹色鲜红，小溲不多，气粗且促，是肺为热痹，最是吃紧关头。惟一物黄芩，专清肺火，最为嘉言氏得意之笔，古人成作，可法可师。复佐之以桑白、芦根，借作麻杏之应，斯清肃之力量既专，痰热断无不降之理，而又能宣展肺气，虽是寒凉，不虞遏抑，方与麻疹之利于开发者，绝无矛盾之弊。貌视之，药量甚重，颇不免胆气粗豪，盖亦郑重经营，几经斟酌而后出此，非敢以临床为尝试之计也。至于二十七日处方之时，则证情锐减，骇浪俱平，仅有头痛未除，咳嗽未爽。治宜潜息肝火，清展肺金，踵步增损，原是寻常理法，殊不足道。惟大便通而且溏，反转矢气，是可知本有宿食，积滞在中。但前手不助运化，遽与攻逐，大府虽通，陈莝不去，选药终是未允。而今在既服生军之后，又不当再投泄剂重耗津液，惟有楂曲缓为消磨，庶乎导滞而不伤津，此又随机变化，相体裁衣，较量虚实之一定理法。又至二十八日，大便两行，燥矢自去，诸恙俱减，而惟有肢节之疼，尚无捷效。乃始专事于宣通脉络，以收全绩。此证始末，虽病状未至危险，要之前后数方，层次秩序，一丝不乱，故皆随手桴应，复杯有功，可谓一方有一方之应验，历时不过五日，果能以次即安，竟无波折，未始非审证明析，知所先后之效果也。其言如此，可谓发明尽致矣。

赏析 本案为冬季发作麻疹，系冬夜烤火燥热伤阴，又劳神针线所触发。初期予疏风清热降火之剂本是对症，然而只针对单纯大便三日未排，投以生大黄却是过猛，应以缓下之药即可。而峻下更损稚阴，阳气浮越，出现头痛身热，夜不能寐，为肺胃热盛，毒热内郁而出疹，此时应开宣肺气、解肌透疹、佐以泄热涤痰，不宜寒凉太过，药宜清灵。予以麻杏石甘汤清肺胃之热，方中黄芩专清肺火，尤为重要。再诊患儿热退疹回，唯有头痛未愈，矢气频频，医者料有燥屎滞留肠腑，虽有泻下之意而恐伤正气，于是以山楂神曲消食导滞，既不伤正，又能顾护脾胃，其他宣通脉络尽在后期调理之中。纵观全案，辨证用药，考虑周全，首尾呼应，小儿为稚阴稚阳之体，处方用药需多多斟酌。

冬温疫痧案

袁桂生（住镇江京口）

病者 孙姓子，年七岁，住本镇。

病名 冬温疫痧。

原因 腊月间疫痧盛行，适感冬温而触发。

证候 初起发热恶寒，咳嗽体倦，饮食减少，尚未见有痧点。

诊断 脉缓不数，舌边尖红起刺，苔薄白滑，此冬令寒邪外束，温邪内伏之变证也。

疗法 初用葱豉汤加味，轻清疏解。

处方 鲜葱白三枚　淡香豉钱半　苏薄荷八分　桔梗八分　杏仁钱半　甘草四分

次诊 服后，颈项及胸背等处发现痧点，犹隐约在皮肤间，尚未大现于外也。仍用原方，再进一剂。

三诊 第三日痧大现，胸背颈项手臂等处均密布而色红艳，夜间热甚，口渴。遂改用桑叶、金银花等味，清热解毒，活血透痧。

三方 冬桑叶二钱　金银花二钱　光杏仁二钱　益母草二钱　天花粉二钱　川贝母钱半（去心）　生甘草四分　青连翘三钱

四诊 第四日热仍不退，舌色红赤起刺，毫无苔垢。遂易方，用地骨皮、生地、沙参等品生津滋液，清化余热以善后。

四方 地骨皮三钱　干生地三钱　川贝母一钱（去心）　白茅根三钱（去衣）　北沙参一钱　原麦冬二钱　鲜枇杷叶一片（去毛筋净）

效果 一服热退神安，舌色亦淡而无刺矣，接服一剂痊愈。

廉按 痧疹初起，无传染性者，谓之时痧，有传染性者，谓之疫痧，疫痧较时痧重而难治。此案初则轻清疏解，使痧毒外达；继则清热解毒，活血透痧，使痧毒肃清；终则生津滋液，清化余热，为此证善后之要法。处方选药，初中末层次井然。

赏析 麻疹在初中末期的治则不尽相同，中末期较初期病情重而难治。本案先以葱豉汤加味透疹外达，轻疏卫表，予邪以出路。《医方集解》曰葱豉汤“葱通阳而发汗，豉升散而发汗，邪初在表，宜先服此以解散之。”再用清热解毒，活血透痧，驱邪外出，疹毒得清；最后养阴生津，清化余热，以救热毒所伤之阴液以善后。选方用药，层次分明，井然有序，为麻疹选方用药之典范。

冬温疫痧案

叶鉴清（住上海）

病者 陈男孩，年二岁，苏州人。

病名 冬温疫痧。

原因 痧子内隐。

证候 发热一候，热壮无汗，痧子隐没，痰多神蒙，烦躁，舌干绛无津，唇燥渴饮，便闭，溺少色赤。

诊断 脉来细数无序，纹色深紫，直透三关。襁褓质弱，邪陷津液已涸，势难挽救，防骤然厥闭。

疗法 温邪痧毒，深入胃腑，劫津烁液。故用石膏、竹叶大剂清胃，生地、石斛生津增液为君，银翘、生草清解痧毒为臣，余如象贝、菖蒲之开痰宣窍，茅根、郁金、葛根透达陷邪为佐使也。

处方 生石膏一两（研细） 鲜石斛六钱 连翘四钱 象贝四钱 生甘草五分 鲜生地八钱 生葛根钱半 银花四钱 广郁金钱半 鲜竹叶三钱 茅根肉五扎（去心） 鲜石菖蒲一钱

病家情急，药前先服炖温雪水一碗。

次诊 昨药服后，有汗津津，热灼之势已淡，渴饮唇燥烦躁等证亦见退舍，舌仍绛，尚润泽，大便色黑黏稠，小溲短赤，紫纹较淡，脉至数而有序，能寐饮乳，似有转机佳象。惟质小邪盛，最易传变，治再生津清泄。

次方 生石膏八钱（研细） 鲜石斛五钱 连翘四钱 广郁金钱半 鲜生地六钱 天花粉四钱 银花四钱 象贝母四钱 生甘草五分 大竹叶三钱 茅根肉五扎（去心衣）

三诊 表热已解，咳嗽有痰，尚渴饮，口气甚重，脉来右滑数，左手较和，右部脉隶属肺胃也，舌红润，紫纹仅至风关，色亦较淡，邪热日退，津液日回，大便畅行，小溲亦长。治再清化肺胃痰热，佐以生津，小心护持，可保无虞。

三方 鲜石斛四钱 川象贝各二钱 冬桑叶钱半 净连翘四钱 天花粉四钱 冬瓜子四钱 光杏仁二钱 金银花三钱 生竹茹钱半 生竹心卅根 茅根五扎（去心衣） 芦根一两（去节） 鲜枇杷叶三片（去毛，包煎）

四诊 脉来数象已和，右寸关尚滑大，咳嗽有痰，口渴喜饮，溺淡黄，大便带溏，舌苔红润，肺胃痰热，犹未清澈。治再生津清化，以肃余邪。

四方 西洋参一钱 川象贝各二钱 连翘壳三钱 冬瓜子四钱 鲜石斛三钱 瓜蒌皮三钱 金银花三钱 通天草三钱 生竹茹钱半 生竹心卅根 茅根四扎（去心衣） 芦根一两（去节） 鲜枇杷叶三片（去毛，包煎）

五诊 诸恙皆和，安眠安乳，脉来软滑不数，舌苔红润不绛。治再清养，以收全功。

五方 西洋参一钱 川贝母二钱（去心） 净连翘三钱 生竹茹钱半 生竹心卅根 绿豆衣四钱 原金斛三钱 瓜蒌皮三钱 金银花三钱 嫩芦根一两（去节） 灯心三扎

效果 服三剂痊愈。愈后胃火颇旺，每饮食不节，即欲发热呕吐，仍是胃病。随来寓就诊，服清化消导药一二方，至多三方，必愈。现在学校读书，颇壮健。

廉按 痧属阳腑经邪，初起必从表治，当用辛凉解肌，使痧毒外透。若七日外隐伏不透，邪反内攻，痰多气逆，烦躁神蒙，此为痧闭，证最危险。此案初则清透，继则清化，终则清养。对症发药，层次井然，临危取胜，殊为高手。

赏析 麻疹发病从卫表始，初起以辛凉透疹之法，驱邪外出。若七天以上疹出不畅，隐约不透，必会邪胜化火，内陷于里，灼炼津液，痰热郁肺，阻遏气机，阴阳逆乱，毒陷心肝，出现神昏窍闭，此为麻毒内陷之逆证，此乃今之临床麻疹并发症之麻疹脑炎也，其最为凶险。麻疹脑炎大多发生在出疹期，偶见于出疹前或疹退后，临床常有高热，头痛，呕吐，嗜睡，神志不清，惊厥，强直性瘫痪等，治之得当，大多数患者可痊愈，但失治误治，则少数可留有智力障碍，肢体瘫痪，癫痫，失明，耳聋等后遗症。故何廉臣以此案为例，提出麻疹治疗原则：初宜清凉透疹，继则清热解毒，终以养阴清热。

伏热发疹案

过允文（住宜兴徐舍）

病者 胡仲芬令孙，年五岁，住宜兴西察院。

病名 伏热发疹。

原因 伏邪内发，风热外感。

证候 身热咳嗽，口渴神烦，便溏溲赤，痧透未足，热郁不退，苔白而花，舌质干燥。

诊断 脉数，右甚于左。乃伏邪与新感同发，热郁肺络，叠用生津宣透之剂。自二月迄于三月，连透红痧三次，继透白瘖，色枯不润，进大剂甘寒养液，犹是半枯半润，时灌频溉，疹色方能晶亮。

疗法 重用生津，佐以宣透，沙参、石斛、生地、蔗汁生津为君，桑叶、豆豉、前胡、茅根宣透为臣，川贝、枇杷叶清金肃肺，蒌皮、盐夏宽运中气。惟便溏一证，既不能涩，又不能补，只入扁豆为和中健脾之用。

处方 鲜生地五钱　青蔗汁半钟　川贝母三钱　鲜石斛三钱　淡豆豉三钱　北沙参三钱　冬桑叶二钱　青盐夏钱半　生扁豆三钱　枇杷叶五片（去毛）　栝楼皮两钱　前胡二钱

先用白茅根二两（去心），煎汤代水。

次诊 服二剂，痧回热退。数日后，骤然厥逆，脉弦而滑。此乃乳食不化，生痰阻气，上壅肺气使然，急宣开痰降气。

次方 枳实　郁金　花槟榔　玉枢丹（磨冲）各五分　鲜菖蒲汁五钱　淡竹沥一两　姜汁五滴（冲）

三诊 煎服半剂，吐出胶痰二块，厥回气平。明日又大热口渴，舌红，脉数而细。治以清热生津，参以化痰。

三方 鲜铁斛三钱　川贝三钱　花粉三钱　鲜生地五钱　桑叶二钱　老竹黄二钱　银花五钱　知母三钱　杜胆星钱半

四诊 服二剂，热少平，又透痧一身，甚密。再与生津托邪法，热退痧回。后二日复厥，势较轻，即与前方。又吐出胶痰数口，厥回而身又热，复透出痧一身，而津液之枯尤甚，令频灌蔗汁。数日后，发出白瘖一身，色枯，即与大剂甘寒养液。

四方 铁皮斛五钱　北沙参三钱　栝楼皮二钱　鲜生地三钱　天麦冬、莲心各三钱　青蔗汁半钟（冲）　生甘草一钱　旋覆花钱半（包煎）

效果 服三剂，白瘖转润，五剂全亮，又五剂而愈。有患此者，他医见其厥，用羚羊角煎送牛黄丸服下，未二时即死。

廉按 痧为麻疹之俗称，杭宁绍通称曰瘄，江苏总名曰疹。此案伏热发疹，阴气先伤，较之但感风热发痧者，轻重悬殊。故叠用清透甘凉，证多反复，次方重用开痰降气，末方大剂甘寒救液，均极有力，宜乎厥疾乃瘳。此为痧疹之正法眼藏。

赏析 痧亦为麻疹也。本病案为阴气先伤、正气不足，复有外感风热，热郁肺络，痰气阻肺，气机失调而致痰厥之麻疹逆证，相比较于外感风、邪犯肺卫的麻疹顺证，病情较重。在运用甘寒养阴，生津宣透的方剂后，痧回热退。似为症状好转，实为麻疹透发不畅，致毒邪内陷，之后又出现骤然厥逆，均为麻疹逆证的征象。故次方用开痰降逆、宣肺行气之法，在吐出胶痰后厥逆之证缓解。后用大剂甘寒养阴中药调理，麻疹终愈。此案特点为叠进大剂甘寒养液之剂，除次方用开痰降宣肺法外，一，三，四大剂甘寒救液，心无旁骛，乃该病案治疗精妙之处，须得用心体会。

食积闷瘖案

周小农（住无锡）

病者 钱桂桐之侄，童年，住坝桥。

病名 食积闷瘖。

原因 伏温发瘖，因食糯米面食，内郁而不出透，至九日始延余诊。

证候 身热七日始见麻点，不出表，头面极少，手足冷，按其腹作痛，疹毒内攻，全夜不寐，气喘烦躁，发狂起坐，扬手掷足。

诊断 脉濡滞不起，舌绛，苔浮黄如糜，唇紫。此即《麻疹阐注》所谓食闭兼火闭证也。

疗法 宜治其积，其火方泄，痧立外透。用自制陆氏润字丸，先通里积，以治食闭。又遵缪仲醇清透参入温宣法，以治火闭。

处方 牛蒡子三钱（杵） 净蝉衣钱半 青连翘三钱 莱菔缨三钱 苏薄荷一钱 片郁金三钱 玉泉散七钱 浮萍一钱（同包） 鲜竹叶廿片 西河柳钱半 水芦笋尖五个 鲜茅根二两（去心）

先用陆氏润字丸一钱，开水送服。

外治方 以西河柳、樱桃核、艾叶、姜煎水，放盆熏足；后以吴萸、生矾末、鸡子白、烧酒捣敷足底，引火下趋，以治足厥。

次诊 询知润字丸仅服十粒，大便仍闭，全夜不寐，发狂起坐，气喘烦躁，扬手掷足如前，脉细如伏，苔变深黄，目封，痧点似回。此积横于中，里气不通，痧火不从外达，毒即内攻，有犯心逆肺之险。再用清透法以达邪，通血法以消积。先与润字丸二钱，督令研碎，开水服毕，方与开方。

次方 牛蒡子三钱（杵） 片郁金三钱 蝉衣一钱 地骷髅五钱 枯黄芩二钱 薄荷叶一钱 苏丹参三钱 连翘三钱 生雅七分 鲜竹叶三十片 黑山栀二钱 赤芍二钱 玉泉散九钱 浮萍草钱半（同包） 木通一钱（辰砂拌） 芦、茅根各二两另玳瑁七分、西藏红花三分（研细如霜），灯心汤下。代茶鲜茅根一两、鲜芫荽一钱、鲜西河柳钱半，水煎。

效果 服后大便通解，痧疹齐透，布满一身，坏象如扫而痊。

说明 但以大黄起瘄，如方内开出，无论贫富，万不肯服。故必自制携用，乃方便之一术。

廉按 闷瘄由瘟毒郁闭，闷而不发，其证最急。但其所以闷而不发者，必有所因。或因寒闭，或因火闭，或因痰闭，或因食闭，治必先其所因，伏其所主，而闭自开。开则闷瘄自透，病可转危为安。此案食闭兼火闭，方用汤丸并进，润字丸攻其食闭，汤药开其火闭，使里气通，表气自疏。表气疏，瘄自齐透，故坏象如扫而痊。

赏析 麻毒郁闭病因，多由于正虚不托邪外泻，邪毒内陷，郁而不发，病情危重。此病案为食积兼热盛导致麻毒内陷，医者予以汤药和丸药并用，陆氏润字丸，陆氏此方，以治湿热食积、痢疾滞下者也，以湿热、滞下，病因相近，亦异病同治之例也。方从枳术、二陈二方衍化，以复脾胃升降之用，变汤为丸，取其缓图。加大黄、槟榔者，以荡涤宿垢，一消积磨痞；加前胡、花粉者，一开肺气，一润肺燥，以肺与大肠相表里也；山楂、神曲以为消导化滞之用。与汤药配以清透温宣，消食导滞，清热解毒、凉血透疹的中药治疗里热炽盛。外治以药物煎水，放盆熏足，捣敷足底，引火下趋，使患儿里热宣散，透疹达邪，皮疹齐透，症状全消。其治法也，汤剂、丸药、熏洗、外敷，四箭齐发，箭箭中的，为医之多面手之典范也。

麻疹痰闭案

周小农（住无锡）

病者 外科郑鹤琴之侄，年甫龆龄，住日晖巷。

病名 麻疹痰闭。

原因 孩体乳痰上壅，以致麻疹不出表，温邪熏蒸，咽喉肿痛。

证候 麻疹隐而未透，咳嗽气急，痰多，喉关有声，咽喉红碎。

诊断 指纹隐隐。此即张廉《麻疹阐注》所谓痰闭之证，痧火不得外泄，或延烂喉。

疗法 商用宣痹通血，化痰透达法。（通血为孙复初《麻疹要诀》，近贤梁达樵亦时用之。）

处方 广郁金三钱（生打） 泡射干七分 光杏仁三钱 牛蒡子三钱（杵） 丹参二钱 鲜薄荷四钱 象贝母三钱 赤芍二钱 元参三钱 制僵蚕三钱 鲜枇杷叶五片（去毛） 鲜茅根一两（去心） 紫菀三钱

另用西月石三分 月雄精二分 猴枣一分 研细末，茅根汤送下。

效果 一剂而痰降气平，二剂而麻疹透足，继用清肃而瘳。

廉按 此开痰闭以透闷瘖之一法。另方月石、猴枣同雄精并用，豁痰解毒，最为着力，故能奏效如神。

赏析 麻疹出现皮疹隐退，咳嗽气急，咽喉肿痛，咳声如吠，为麻疹后痰闭之证，即麻疹逆证中邪毒攻喉的证型。治则以清热解毒，利咽消肿为主。用玄参，射干，牛蒡宣肺利咽。本病案中方月石、猴枣、雄精同用，豁痰解毒功效最强。月石者，硼砂也，《本草纲目》云硼砂："治上焦痰热，生津液，去口气，消障翳，除噎膈反胃，积块结瘀肉，阴溃，骨硬恶疮及口齿诸病。"猴枣功能：清热镇惊；豁痰定喘；解毒消肿。主治：痰热喘咳；咽痛喉痹；瘰疬痰核。雄精者，雄黄也，有解毒杀虫，燥湿祛痰之功能。三药合用，对于麻疹后痰闭之证疗效显著。此案属今之麻疹合并喉炎之重证，麻疹过程轻度喉炎，气管炎颇为常见，有时可发展成严重急性喉炎或喉气管支气管炎，出现声音嘶哑，哮吼，频咳，呼吸困难，缺氧及胸部三凹征等，呼吸道严重阻塞时必须及早进行气管切开或插管，进行抢救。而本案医者仅以中药取显效，令人叹为观止。

疫痧内隐案

叶鉴清（住上海）

病者 朱孩，年二岁，太仓人，寓新闸路福康里。

病名 疫痧内隐。

原因 因冒风致痧子内隐。

证候 寒热无汗，四日痧见，两日胸颈两手虽稠，而面颧额部隐约不透。痧为阳邪，头面属阳，尤为要紧。咳声不扬，目红多眵，脘闷，气急微喘，泛呕乳汁，便溏溺少。

诊断 紫纹已至气关。此由风邪重受，痰热交阻，抑遏肺气，有痧陷昏喘之险。拟以宣透，必得痧达，邪势向外，方有转机。

疗法 风痧为肺病，红痧是胃病。今风痧内隐，当宣肺发表为首要。方中荆、蒡、苏、薄、葛根辛散透发为君，天虫、蝉衣祛风泄热为臣，甘、桔、枳壳开肺宣喉，象贝、前胡解肌化痰为佐使，外用香菜汤揩者，亦取其辛香松肌，瘄易透达也。

处方 荆芥穗一钱 紫苏叶八分 炒天虫钱半 熟牛蒡三钱 生甘草四分 薄荷叶八分（后入） 煨葛根一钱 净蝉衣八分 象贝母三钱 苦桔梗五分 生枳壳一钱 嫩前胡钱半

外用香菜煎汤，用毛巾绞干揩面颈。

次诊 身已有汗，肤腠已松，面额两颧瘄子渐透，色赤，肢体尤稠，尚脘闷烦躁，啼哭泪少，咳嗽有痰，口干干恶，目红多眵，溺短，便溏、日行一二次，关纹色紫。此瘄未透发，痰热交阻，肺失清肃之令。慎防昏喘变端，治再宣泄。

次方 炒牛蒡三钱 炒天虫钱半 象贝三钱 生甘草四分 生枳壳一钱 薄荷叶八分（后下） 净蝉衣八分 光杏仁二钱 苦桔梗五分 嫩前胡钱半 广郁金钱半

仍用香菜煎汤，乘热揩面、颧、颈及两手。

三诊 瘄子齐布，红润尖透，邪势已从汗外达，佳象也。咳频，声音较扬，便溏溺赤，脘闷泛恶虽减，尚烦躁少寐，啼哭有泪，紫纹色淡，脉来滑数，右部较甚。痰热熏蒸，肺不清肃，慎防传变，再以清化治之。

三方 炒牛蒡三钱 蝉衣八分 光杏仁二钱（勿研） 生甘草四分 嫩前胡钱半 炒天虫钱半 象贝三钱 青连翘三钱 生枳壳一钱 茅根肉三扎（去衣）

四诊 表热已解，瘄子渐回，交一候病势转松，最为正当。烦躁较平，夜寐较安，惟咳嗽尚甚，痰多艰咯，便溏溺畅，舌尖边红，苔腻口秽。此肺邪未清，胃热亦盛，脉来右部滑数，当两清之。

四方 炒牛蒡二钱 冬桑叶钱半 净连翘三钱 茅根三扎 芦根八钱 生竹茹钱半 象贝三钱 炒蒌皮三钱 冬瓜子三钱 嫩前胡钱半 枇杷叶三片（去毛）

五诊 瘄子渐回，诸恙均平，惟咳嗽痰多，脉来数象已和，当再清肃肺胃。

五方 冬桑叶钱半 炒蒌皮三钱 金银花三钱 生竹茹钱半 茅根三扎 芦根八钱 象贝四钱 净连翘三钱 冬瓜子三钱 嫩前胡钱半 枇杷叶三片（去毛）

六诊 咳嗽较减，邪势渐化，脉来右滑。滑属痰邪，痰与余热，尚流连肺胃，仍主清化。

六方 象贝四钱 嫩芦根七钱（去节） 生苡仁三钱 净连翘三钱 通草一钱 瓜蒌皮三钱 冬瓜子三钱 生蛤壳四钱（打） 生竹茹钱半 鲜地栗三枚

效果 服二剂，咳嗽仍未平，即停药。旬日后，咳始痊愈。

廉按 凡发疫痧，最怕冒风内隐。隐则痧毒内攻，势必痰热交阻，气喘神迷，险象蜂起。此案内外并治，仍使痧毒外达，幸而痧子齐布，红润尖透。后用两清肺胃，转危为安，的是儿科能手。

赏析 麻疹最忌感受风寒，正气受损，麻毒内陷，隐而不透之证。麻疹透发不畅，容易出现热毒内陷，痰热交阻，高热不退，烦躁谵妄，热陷厥阴，引动肝风的症状。本病案为麻疹逆证合并肺炎，麻疹引起的继发性肺炎为麻疹最常见并发症，多见于出疹期，以婴幼儿患病为重，临床上于皮疹出齐后发热持续不降，气急缺氧症状加重，肺部啰音增多，中毒症状加剧，尚可出现吐泻，脱水，酸中毒等代谢紊乱，甚至出现昏迷惊厥，心力衰竭等危重症状为引起麻疹死亡最主要之原因。医者予以荆芥、牛蒡、苏子、薄荷、葛根辛散发表，外用香菜汤辛香透疹，内外同治，使得毒邪外达，麻疹透齐。香菜者，芫荽也，《医林纂要》云芫荽："升散阴气，辟邪气，发汗，托疹。"继以清肺化痰、清泻胃热之药，清解余邪，使正盛邪退，疾病痊愈。

瘖后受风夹食案

汪竹安（住绍兴断河头）

病者 梁姓男孩，年三岁，住本城观音弄。

病名 瘖后受风夹食。

原因 时瘖回后，不忌风寒，恣食油腻而发。

证候 咳嗽痰多，咬牙弄舌。

诊断 脉浮弦，苔纹干腻，最防陡变惊痫。

疗法 宣肺化痰，兼消食滞。

处方 生桑皮钱半 地骨皮三线 生甘草梢四分 杭菊二钱 生鸡金钱半（打） 茎苇八分 佛手片六分 炒枳壳一钱 丝通一钱 嫩前胡钱半

次诊 弄舌虽止，咬牙未除，咳痰渐减，惟脘满胸逆，脉象仍弦，腻苔未祛，慎防化为惊痫。治以宣肺清肝，佐以益肾。

次方 羚角片五分（另炖，和冲） 杭茶菊二钱 生甘草梢五分 生桑皮钱半 前胡钱半 甘杞子四分 捣生东芍钱半 陈皮六分 桔梗八分

三诊 咳嗽更甚，仍然咬牙，惟大便已下，神识较清，弦脉稍退，舌肉转润。病势略有转机，治守前法出入。

三方 甘杞子六分　捣生东芍二钱　陈皮五分　清炙甘草三分　辰染茯神三钱　白滁菊二钱　北沙参二钱　破麦冬二钱　羚角片五分（煎透，分冲）

四诊 咬牙较缓，神识已清，咳嗽亦减，惟潮热往来，舌苔微黄。尚有余邪逗留营分，恐再病变。治以参、麦益胃，参敛肝救肾法。

四方 北沙参二钱　玄参二钱　原麦冬二钱　清炙甘草三分　生东芍钱半　川石斛钱半　佛手片五分　陈皮六分　鲜竹茹二钱　细生地炭三钱

五诊 咬牙潮热均除，咳嗽未瘳，肺胃尚有积热，舌苔微黄兼腻。治以清润肺胃，并疏厥阴，分消余积。

五方 北沙参二钱　生玉竹一钱　大腹皮三钱　炒楂肉二钱　清炙甘三分　生东芍钱半　炙橘红六分　破麦冬二钱　白滁菊一钱　丝通草八分

效果 连服三剂，余热肃清而愈。

廉按 万氏密斋曰：凡瘖初收，要避风寒，勿食煎炒荤腥酸咸之物，宜淡滋味，至一月，可少与鸡鸭肉食之物。若食荤太早者，外毒虽泄，内毒复萌，再出者亦有之，或屡出者亦有之。若误食酸咸，则增痰咳，迟延日久而难愈也。若误食煎炒，则生毒热，或变余热。冒触风寒者，或咳而加喘，或生壮热，或成疟疾，变证百出，难以治疗矣。此案病因，适犯此弊。故必多方救济，始奏全功。凡病后调其饮食，适其寒温，为善后切要之良图。

赏析 凡热病之初退，饮食皆应清淡，勿进食荤腥油腻食物，《素问·热论篇》中云："帝曰：病热当何禁之？岐伯曰：病热少愈，食肉则复，多食则遗，此其禁也。"麻瘖亦热疾，常有壮热之症，故其消退初期，应避风寒，禁荤腥。此患儿麻瘖初回，竟不忌风寒，恣食油腻，故而发病。症见咳嗽痰多，咬牙弄舌，急需防陡变惊痫也。先以宣肺化痰，兼消食滞为法。再治以宣肺清肝，以防惊痫，继之以敛肝救肾法。收之以清润肺胃，分消余积。全案警示后学，饮食适宜，寒温调节，于疾病瘥愈尤为重要。"病热少愈，食肉则复，"须谨记之。

时瘄夹斑案

严继春（住绍兴安昌）

病者 娄丽生令郎，年五岁，住本镇西市。

病名 时瘖夹斑。

原因 冬应寒而反温，瘖疫盛行，有瘖痘夹发者，有瘖斑并发者。今感染疫气，而瘖与斑夹发。

证候 初起憎寒壮热，喷嚏流涕，腮红眼赤，咳嗽气急。继则蒸蒸内热，现形成片，并无头粒，色红带紫，神识烦躁，腹满便闭。

诊断 脉右洪盛而数，左三部沉实，舌鲜红带有紫光。诊毕，先有傅医在座，谓：近来出瘖夹痘者甚多，先宜透发，不可凉遏，方用升麻、葛根、荆芥、薄荷、牛蒡、蝉蜕、桔梗、甘草等味。予谓：一齐涌出，粒粒可数者，瘖也。颗粒分明，先稀后稠者，痘也。成片现形，或稀或密，或痒或麻，以手抚摩平坦而无头粒者，斑也。病由吸受瘟毒，犯肺则发瘖，入胃则发斑，必然之势也。

疗法 当以清营解毒，透瘖化斑为主治。病家极口赞成傅方，予遂不开方而出。

傅氏处方 升麻五分　生葛根七分　荆芥八分　苏薄荷六分　炒牛蒡钱半　净蝉衣十只　桔梗七分　生甘草三分

次诊 据述服傅方一剂，身发大热，谵语发狂，扬手踯足，痰声如锯，气尤急促，不时昏晕，手足厥冷，脉两寸沉伏，关尺滑数，舌绛且干。此瘟毒胃热，上蒸于肺，痰随气上而昏厥也。病势甚危，急用犀羚白虎汤，加紫雪西黄以挽救之。

次方 犀角汁五分（磨冲）　羚角片八分（先煎）　生石膏八钱（先煎）　白知母三钱　生甘草四分　紫雪四分　西黄一分（二味和匀，汤药调下）

三诊 服后，厥回神清，斑瘖透齐。惟咳喘痰多，便闭溺涩，脉甚滑数，按之沉实，舌绛转红，中心现黄浊苔。此肺气为痰热所阻，不能下输大肠也。仍以清热降痰为治。

三方 生石膏八钱（先煎）　白知母三钱　栝楼仁四钱（杵）　竹沥半夏钱半　济银花二钱　青连翘三钱　滚痰丸二钱　拌滑石三钱（包煎）

四诊 服后腹痛异常，即解燥粪十余枚。继则白痰稠积齐下，诸证大减，脉之滑数亦轻。遂于前方去丸药，加鲜生地五钱、鲜石斛三钱、雅梨汁两瓢冲。

五诊 热势复剧，气又喘急，甚至痰壅发厥。原方去二鲜，又加丸药。如是者二次，大便又下如胶漆者颇多，脉证渐和，险浪始息。改用竹叶石膏汤，甘凉濡润，充津液以搜余热。

五方 鲜竹叶三十片　毛西参一钱　竹沥半夏钱半　青皮甘蔗两节　生石膏四钱（先煎）　原麦冬一钱　生甘草五分　鲜白茅根六十支（去衣）

效果 连进两剂，诸证渐瘥，胃能纳粥。后用鲜石斛三钱，煎汤代茶频饮，调养旬余而痊。

廉按 痦因时疫而发，故谓之时痦。其发虽由于瘟毒，传染多吸自口鼻，鼻通于肺，肺受瘟毒则发痦，口通于胃，胃受瘟毒则发斑。正治之法，当以清营解毒，透痦化斑为主，随证佐以他药，其大要也。奈病家无医药常识，反信用治痦套方，直至变端蜂起，遂敢服大剂凉解，近世俗见，大抵皆然。幸而犀羚白虎汤加紫雪西黄挽救着力，第三方白虎合小陷胸加减合滚痰丸跟踵急进，始得转危为安。可见瘟毒势重者，清瘟败毒之药亦不得不重用也。孙氏《千金方》曰：胆欲大而心欲细。斯言也，不但医家当作模范，即病家亦当奉为圭臬。

赏析 麻疹瘟毒也，鼻为肺之窍，麻疹从口鼻而入，肺胃受之，肺受瘟毒而出现发热、皮疹之症状。口通于胃，胃感受瘟毒，出肺则发疹，入胃则发斑。服前医方一剂，身大热，谵狂，扬手掷足，气促，不时昏晕，手足厥冷，此瘟毒胃热，上蒸于肺，痰随气上也。属今麻疹脑炎也，麻疹脑炎大多发生在出疹期，临床常有高热，头痛，呕吐，嗜睡，神志不清，惊厥，强直性瘫痪等。病势甚危，急用犀羚白虎汤，加紫雪西黄以挽救之。紫雪丹，中医之急救药，清热开窍，止痉安神。用于热入心包、热动肝风证，症见高热烦躁、神昏谵语、惊风抽搐、斑疹吐衄、西黄丸清热解毒，和营消肿。用于痈疽疔毒，瘰疬，流注，癌肿等。该案中，患者初诊时已成麻疹逆证邪毒闭肺，邪陷心肝证型，属今麻疹脑炎，严氏明察，及时挽救了逆势，病情方能转危为安。

痦夹喉痧案

严继春（住绍兴安昌）

病者 汪元洪之令侄，年七岁，住大义。

病名 痦夹喉痧。

原因 去年冬痦疫盛行，轻者但发时痦，重者或夹斑，或夹痘，极重者夹烂喉痹痧。今儿感染疫毒而并发。

证候 一起即壮热烦渴，咳嗽气喘，先发痦疹，色赤如丹。继则痧密肌红，宛如锦纹，咽喉肿疼，神昏谵语。

诊断 脉右洪盛滑数，左沉弦小数，舌赤且紫，刺如杨梅。此疫毒外窜血络，瘄与痧瘀并发，乃瘄疫最重极险之恶候也。

疗法 凉解血毒为首要。上午先进普济消毒饮加减，以透其瘄疹；下午续进清营解毒汤，以化其痧瘀。

处方 苏薄荷一钱 炒牛蒡二钱 青连翘三钱 金银花二钱 西紫草二钱 鲜大青五钱 粉丹皮钱半 元参心二钱（直擘去皮）

先用活水芦笋二两、鲜茅根二两，去皮，煎汤代水。

次方 鲜生地八钱 拌捣淡香豉二钱 金银花二钱 粉丹皮钱半 连翘心一钱 元参心二钱 粉重楼二钱 甘中黄一钱

先用野菰根尖二两、紫背浮萍五钱（藕池中取），煎汤代水。

次诊 前方各进两头煎，均无大效。而面色青晦，神昏不语，惟烦躁阵作，发躁时将臂乱挖，若不知痛，挖破处血出紫黯不流，喉间紫赤，间有白腐，舌仍如前，脉浮诊混糊，沉按细数，左寸搏劲而躁。此瘟毒郁于营中，半从外溃，半攻心肺，其寿可立而倾也。欲图急救，必使瘟毒有外泄之机，乃有挽回希望。姑以紫雪芳透于前，神犀丹清解于后，再用大剂清营逐毒汤。

三方 紫雪一钱 叶氏神犀丹一颗

均用鲜卷心竹叶三钱、灯心五分、鲜石菖蒲根叶钱半（剪碎后煎），煎取清汤调下。

四方 犀角尖八分（磨汁） 鲜生地四两（磨汁） 生川军四钱（开水浸半点钟，绞取清汁） 生玳瑁三钱（剪碎） 金银花三钱 元参心三钱 粉重楼三钱 羚角片钱半（先煎） 青连翘三钱（带心） 陈金汁二两（分冲）藏红花一钱

三诊 陆续频灌，从上午至黄昏，仅得大便溏黑者一次。灌至次日清晨，尽药两剂，又得黑溏极秽臭不可闻者两次，神识时清时昏，昏少清多，舌上翻出浮腻黄苔，喉间白腐，时退时起，颈肘腰腿，发现紫痕硬块，大小不一，脉皆浮洪搏数。此血毒虽从下泄，而营中之伏火尚炽也。姑用伍氏清血解毒汤合绛复汤、叶氏神犀丹，凉透血毒，宣络清神，以消息之。

五方 鲜生地一两 粉丹皮二钱 藏红花八分 青连翘三钱（带心） 老紫草三钱 真新绛二钱 旋覆花钱半（包煎） 拌神犀丹三颗

先用紫花地丁八钱、银花露一斤，煎汤代水。

四诊 一日夜药尽两剂，大便又秘，小溲赤涩，神识多昏少清。凡上部如颈肩手臂，下部如腰脊膝胭等处，从前有紫痕硬块者，亦皆红肿作脓，不特咽喉溃烂，并肛门亦溃烂流脓，脉仍搏数、按之有力。血毒虽从外溃，病势总在险途。急拟救阴活血、败脓逐毒，背城一战，以图幸功。用仲景败脓散合大黄牡丹汤加味。

六方 生锦纹三钱 粉丹皮二钱 小枳实钱半 生赤芍五钱 元明粉二钱（后入） 光桃仁钱半 桔梗一钱 鲜生地一两

先用冬雪水、银花露各一汤碗，代水煎药。

五诊 药仍陆续频灌，灌至一昼夜，约服四五汤碗，二便始畅。惟粪带脓血杂下，一节黄燥，一节溏黑。从此神识清醒，时时叫痛，咽喉肛门溃烂均减，六脉搏数已转弦软。治以养阴活血，败脓化毒，与五汁饮加味。外用紫金锭一钱、制月石三分，和以净白蜜，时时扫喉，清化其毒。

七方 鲜生地二两（开水浸，捣汁） 雅梨汁各两瓢 甘蔗汁、生藕汁各一瓢 陈金汁二两（分冲）

先用鲜茅根二两（去皮）、金银花五钱，煎取清汤；再炖四汁，滚十余沸；冲金汁，时时灌之。

六诊 连服三日，咽喉及遍身溃烂处，均已渐次收功，便中亦无脓瘀，胃纳绿豆清汤，舌转嫩红，脉转虚数。此瘟毒虽皆外泄，而血液已经两亏，与五鲜汤滋养以善其后。

八方 鲜生地六钱 鲜梨肉一两 鲜建兰叶五钱 鲜石斛五钱 鲜茅根一两

效果 连服六日，胃健纳谷，喜笑语言如常。嘱其用北沙参四钱、光燕条一钱、奎冰糖三钱，日进一剂，以调补之。

廉按 此种瘟毒瘄疫，十中难救一二。设病家胆小如鼷，医家迟回审慎，不敢连用峻攻大剂，无论如此重笃之病，不能挽救于垂危。即使幸而转机，而后半如此风浪，亦不敢冒险担任，则不能收全功于末路。况大便一节黄燥，一节溏黑，此等疫证，其宿垢最不易清，即毒火亦不易净，往往有停一二日再行，有行至五六次至十余次者，须看其病情如何，以定下与否，切勿震于攻下之虚声，遂谓一下不可再下，因致留邪生变，而酿功亏一篑之慨也。此案胆识兼全，非确有经验，博历知病者，断不敢担此重任，背城借一以图功。

赏析 此瘄夹喉痧病案，即麻疹合并猩红热病证，然细观全案，恐仅是猩红热病也，皮疹为猩红热最重要症状之一。患者均有皮疹，多数皮疹在第2病日出现，始于耳后、颈底及上胸部，数小时内延及胸、背、上肢，24小时左右到达下肢。典型皮疹表现为在全身皮肤充血发红的基础上散布着帽针头大小，密集而均匀之点状充血性红疹，压之退色，去压后红色小点即出现，随之融合成一片红色，绝大多数患者皮疹呈全身分布，皮疹多为斑疹。猩红热病神昏谵语，属中毒型猩红热，病死率颇高，医者辨证属瘟毒郁于营中，半从外溃，半攻心肺之证，应及时运用清营凉血，败毒逐脓的方药，如紫雪丹、神犀丹、大剂清营逐毒汤等。此麻疹合并猩红热的病证，疫毒外窜血络之时，瘄与丹痧并发，辨证属瘟毒郁于营中，半从外溃，半攻心肺之证，应及时运用清营凉血，败毒逐脓的方药，如紫雪丹、神犀丹、大剂清营逐毒汤等。该案中大便时干时稀夹黑便，为毒热之邪不能清肃，间隔一二日再现，大便每日五六次甚至十余次，应观察病情，决定是否攻下。不应慑于峻下致虚，而不能继续攻下，而致闭门留寇，病邪生变，功亏一篑。

瘄夹水痘案

严继春（住绍兴安昌瑞安桥）

病者 徐子青之令媛，年十四岁，住遗风。

病名 瘄夹水痘。

原因 素禀体肥多湿，适逢春末夏初，瘄疫盛行，感染其气。先发瘄，后发水痘。

证候 身热烦闷，咳嗽鼻塞，面目有水红光，喉痛气急，指尖时冷，二日即现瘄点，色鲜红，头面先见，颗粒分明。

诊断 脉右浮洪搏数，左弦小数，舌红，苔白腻。此虽时瘄之顺证，而湿热内郁，所防者水痘之夹发耳。

疗法 先用防风解毒汤加减，发表透瘄。

处方 防风八分 炒牛蒡钱半 光杏仁钱半 前胡一钱 生甘草三分 荆芥八分 青连翘钱半 广皮红七分 桔梗七分 青箬尖一钱

次诊 第三日下午赴诊，据述一日三潮，潮则热势盛而烦躁，逾时方退。三日共作九潮，瘄已透齐。现已徐徐回退，惟面目手足微肿，小溲短热，渴不喜饮，便溏不爽，脉右软滞，左微弦带数，苔白微黄。此瘄毒虽出，而湿热为患也。姑以杏苏五皮饮消息之。

次方 光杏仁钱半 新会皮钱半 冬瓜皮三钱 丝通草一钱 嫩苏梗钱半 浙苓皮三钱 大腹皮钱半 生姜皮一钱

三诊 连服两剂，身又发热，皮肤觉痒，水痘先现于头面，渐及周身四肢，小如蚕豆，大如碗豆，状如水泡，中多凹陷，脉浮滑沉缓，舌苔黄白相兼。此内蕴之湿热，化为水痘而发泄也。治以七叶芦根汤透解之。

三方 藿香叶钱半 佩兰叶钱半 炒黄枇杷叶五钱（去毛筋净） 薄荷叶

一钱　青箬叶二钱　淡竹叶钱半

先用活水芦笋一两、鲜荷叶一钱、北细辛五分，煎汤代水。

四诊　一剂而水痘色淡浆稀，二剂而干燥成为灰色，势将结痂，身热大减，胃动思食，便黄而溏，溺亦渐利，脉转缓滑，舌苔黄薄。此湿热从肌皮而出也。治以调中开胃，兼利余湿。

四方　新会皮一钱　浙茯苓二钱　川黄草二钱　生谷芽一钱　炒谷芽一钱　生薏苡三钱　金橘脯一枚（切片）　陈南枣一枚

效果　胃能纳谷，精神复旧而瘥。

廉按　色淡浆稀，故曰水痘。多由湿热兼风，郁于肌表而发。约有黄赤二种：色黄而含有气水者，曰黄痘，一出如豆壳水疱，东医名含气性水痘；色赤而含有血液者，曰赤痘，一出有红点水疱，东医名出血性水痘。始初为透明浆液，继则变为不透明乳液状，且带脓性，皆从水疱脓疱而结痂，然总不如正痘之根窠圆净紧束也。其间有夹疹而出者，亦有夹正痘而出者，间有夹喉痧而出者。此案先出痞，后发水痘，其痞及痘皆轻者，因病毒从双方排泄。故前后四方皆属寻常药品，能奏全功。

赏析　此案名曰痞夹水痘，实应为水痘一证也。水痘临床前驱期有低热或中度发热，头痛，肌痛，关节痛，全身不适，食欲不振，咳嗽等症状；起病后数小时，或在1～2天，即出现皮疹，而此案患者身热烦闷，咳嗽鼻塞，面目有水红光，喉痛气急，指尖时冷，二日即现痞点，色鲜红，头面先见，完全符合水痘之临床表现。本案先用防风解毒汤透发解毒之，防风解毒汤出之《麻症集成》卷三，原方为防风、连翘、薄荷、前胡、木通、荆芥、牛蒡子、枳壳、甘草。主治时温初期，斑疹未明发者。次以杏苏五皮饮消息之。再治以七叶芦根汤透解之，终以调胃利湿收之。其法其方，透消解收，于今之临床亦多有裨益。

疫痞化疳案

汪竹安（住绍兴断河头）

病者　罗姓男孩，年五岁，住本城。

病名　疫痞化疳。

原因　先患泄，继发痞，后化疳。

证候　痞虽消回，泄泻半月未痊，目鼻赤烂作疼，口喷臭恶。

诊断 脉紧数，舌苔糜白。犹恐喉烂穿腮等变迭起。

疗法 泻肝胃郁热，以存津液。

处方 龙胆草四分（酒炒） 生石膏四钱（研细） 盐水炒知母二钱 根生地三钱 猪苓三钱 木蝴蝶五对 生白芍二钱 浙茯苓四钱 清炙甘草三分 淡竹叶钱半

次诊 疳烂身热均减，便泄未愈，苔糜亦轻，脉兼滑数。尚防热毒下移，转化便血脱肛等证。治以清化胃肠，并退伏热。

次方 酒炒川连三分 炙百部一钱 焦栀子三钱 炒楂肉三钱 汉木通一钱 炒知母钱半 地骨皮四钱 人中白五分 生桑皮钱半 陈皮六分 浙苓五钱

三诊 疳烂渐瘳，惟咽门糜赤，声音尚嘶，脾泄久困，右寸仍兼滑数，苔糜未尽，预后恐无良好结果。拟清胃热，司化膀胱。

三方 木蝴蝶五对 炒车前三钱 浙苓四钱 赤芍钱半 细生地四钱 元参三钱 尿浸石膏四钱 淡竹叶廿四片 淡子芩钱半 福泽泻二钱 陈皮六分

四诊 久泻虽瘥，咽门等处糜烂又起，脉数苔糜。痞后最怕患疳，医颇棘手，治用玉女煎加减。

四方 生石膏四钱（杵） 人中白五分（杵） 金银花三钱 中生地四钱 焦栀子二钱 地骨皮四钱 生白芍钱半 盐水炒牛膝钱半 炒楂肉二钱 乌元参二钱 淡竹叶廿四片 陈金汁二两（分冲） 鲜建兰叶三钱（后入）

效果 连服三剂，咽烂已愈。后以燕窝、柿霜等代药，调养而痊。

廉按 瘖后化疳，叶氏谓之痧疳。多由里证不清，湿盛热蒸，酿生细菌，或化微虫，上则腐蚀七窍，下则腐败胃肠，尤以眼疳生翳为难治，牙疳穿腮为最急。其药如鸡内金之杀虫磨积，胆草、川连、乌梅、胡连之清肝杀虫，生地、石斛、元参之甘凉养胃，白术、苓、陈之健运脾阳，金汁、人中白、尿浸石膏之防腐制烂，皆治斯证不兆之要药。此案前后四方，大半用此等药品配合为剂，故能消疳以收功，惟外治法必不可少，尚需平时预备以应用。

赏析 此疫瘖化疳案，疳者，口疳也，走马疳也，即口腔腐溃义也；非脾胃病之疳积也，不可混淆之。麻疹引起喉炎、气管炎颇为常见，忽视口腔卫生，引发口腔炎，有时发展成严重急性喉炎或喉气管支气管炎，甚至发生走马疳等严重并发症，多属细菌继发感染，可出现声音嘶哑，哮吼，频咳，口腔腐溃，呼吸困难，缺氧及胸部三凹征等，今之医疗，如见此呼吸道严重阻塞时，必须及早进行气管切开或插管，进行抢救，可见今日亦属危重之证。本病案为疳证重证之口疳，治以泻肝胃热，以存律液，所用中药如龙胆草、黄连、乌梅、酸甘养阴清肝杀虫；生地、石斛、玄参甘凉清润，养胃滋阴等，并伍以祛腐生新之药，共奏奇功。

瘖后痢案

汪竹安（住绍兴断河头）

病者 金姓女，五岁，住本城咸欢河沿。

病名 瘖后痢。

原因 时瘖回期太早，多食生冷而化痢。

证候 口燥腹痛，里急后重，大便滞下，脓血稠黏。

诊断 脉沉紧，舌苔白。此积滞移于大肠也。

疗法 疏中扶脾，消食祛积。

处方 浙茯苓四钱 炒楂肉二钱 小青皮八分 焦鸡金钱半 猪苓二钱 广木香五分 清炙甘草三分 小川连三分（姜炒） 炒芍钱半 土炒于术八分

次诊 口燥肢冷，皮灼气急，唇裂，仍痢，舌焦且胖。此津液内耗，最防木横则惊。治以清营润燥，扶土泻木。

次方 鲜生地三钱 鲜石斛钱半 木蝴蝶五对 清炙甘草三分 元参二钱 炒知母钱半 浙茯苓二钱 新会白六分 生东芍钱半 条芩一钱

三诊 气急稍平，涕泪已有，滞下亦松，苔转黄润，脉尚弦涩。治以清肺润燥，拯津消滞为妥。

三方 生桑皮钱半 鲜生地四钱 鲜石斛二钱 淡芩八分 地骨皮三钱 元参二钱 赖氏红六分 安南子三枚 丹皮钱半 佛手片五分

四诊 气逆而喘，滞下尚重，口干脉数，积热纠缠，终非善果。治以清宣肺胃，通润府气。

四方 牛蒡子一钱 光杏仁三钱 鲜生地三钱 鲜石斛钱半 栝蒌仁三钱（杵） 炒枳壳一钱 丝通草一钱 元参二钱 淡竹茹二钱 炙橘红六分

五诊 气急虽已渐瘳，痢疾尚未痊愈，舌苔干，脉细数，气液两亏之候。且与救津液以拯胃脾，兼消余积。

五方 甜石莲二钱（杵） 鲜生地三钱 鲜石斛钱半 陈皮六分 炒知母钱半 莱菔缨钱半 生东芍三钱 毛西参八分（另炖冲）

效果 三剂后，痢除胃健，后以饮食调养复元。

廉按 瘄后成痢，或因热毒内陷，或因热积下移，均忌升提补涩。叶氏治法，初则分利宣通，终则甘润增液。此案大旨近是，方亦清稳。

赏析 麻疹后继患痢，医者认为因回期太早，多食生冷而化痢。症见腹痛，里急后重，便下脓血。似是痢疾也。然今日对麻疹之研究已大有提高，此便血之症，却与出血性麻疹类似，诊断上一元化诊断更科学。出血性麻疹又称黑麻疹，不仅仅表现为其皮疹自一开始出现即为出血性的，压之不退色，而且还可以有结膜下出血、呼吸系统出血，消化系统出血，泌尿生殖系统出血等。此便下脓血，可视为消化系统出血。治法上其疏中扶脾，清营凉血，扶土泻木，救津拯脾等，确为得当，盖脾统血，脾气虚则血溢脉外，扶脾拯脾则脾气复而血归经；肝藏血，肝气旺则血不藏而妄行，泻木则肝气平复而血藏矣；热入营血则血行妄为，清营凉血历来为治疗出血之大法。诸法叠施，用药精准，则效力显矣。

妊娠疫疹案

罗端毅（住台州）

病者 徐姓妇，年三十岁，住台州。

病名 妊娠疫疹。

原因 妊娠六月，患疫疹，邀毅诊视。

证候 头目浮肿而赤，遍身疼痛，胸腹郁闷，头脑剧痛，疹形略见头面，狂躁不安。

诊断 脉数，舌红。家人惶恐，祈神许愿。毅曰：神鬼之事，何足信哉。盖热毒盘踞于中，则烦躁不安，热气上蒸，则头脑剧痛。疫疹欲出不能出，正在战出之候，则遍身疼痛。妊娠患是证者，最为危险。何则？母病热疫则胎亦热，胎热则动，疫火煎熬，恐有堕胎之患。少顷，疫疹通身遍出，邻人在旁云：麻疹全身既已出齐，虽有烦躁，亦无妨害。余曰：汝等不知本年患是证者，皆非真正之麻疹，古人所谓瘟疫流行者，即此等之证候是也。虽全身出齐，而亦有异同之点，疹形松浮者轻，紧束者重，红活者轻，紫黑者重。况伊之证，疹形紧束而兼紫黑，形虽见于外，而毒根深藏于内，故胸腹郁闷不安，前人谓胃热将烂之候，指斯时也。若不急治，危在顷刻。

疗法 用余师愚清瘟败毒饮加紫草茸，大剂凉血以消毒。

处方 生石膏六两（研细） 小生地一两 乌犀角二钱 小川连四钱 焦栀子四钱 肥知母六钱 淡黄芩三钱 苦桔梗钱半 赤芍三钱 生甘草一钱 元参心四钱 青莲翘四钱 牡丹皮二钱 紫草茸二钱 鲜竹叶四十片

次诊 服后片时，即小产一女。产后瘀血不行，腹大如未产之状，患者似觉尚有一胎在内，少顷又产一男，但腹痛如前。家人随向邻家寻觅姜来煎汤与服（吾台风俗产后必食姜炒米饭等）。余闻其言，竭力阻止，若服此等热物，人必狂躁，不可疗救，不但目前不可服，即至数日，亦切勿一滴沾唇。再拟一清热去瘀之方。

次方 全当归三钱 芎劳八分 鲜生地六钱 粉丹皮钱半 光桃仁钱半 泽兰三钱 淡黄芩钱半 益母草五钱 制香附二钱 紫草茸一钱 生赤芍二钱 生甘草八分

效果 嘱服数剂，余即返舍。随后伊母家请一专科痳痘之老医求诊。病家即将余之言告曰：不可服姜等云云。老医曰：产后无姜，不能去瘀，不妨服下。幸病家素信鄙人，且观其证果系热病，老医之言似欠妥当，姜等未敢与饮。老医书方与服（未知拟何等方），服后烦躁。仍用毅所拟清热去瘀之原方，服数剂而愈。

说明 本年瘟疫流行，正月起至今尚未断绝，如疫痘、疫疮、疫疹、疫咳等病证，东南未平，西北又起。死于非命者，不知凡几，殊深惨痛，如吾黄之新桥管、廓屿岙、上云墩数村为尤甚。患疫痘死者十之八九，疫疹死者十之三，医者作正痘麻疗治，用温补顶托、错药而死者，亦十之二三。惟疫咳侵于小儿，村村俱有，极其繁多，父母不知，以小人咳嗽为平常之证，不服药可愈，至咳久医不及而死者，亦十之二。鄙人诊治，见有疫气传染，不论痘疮麻疹之属，如遍身疼痛，有汗烦躁，其脉浮沉皆数，则用清瘟败毒饮加减；无汗烦躁，遍身疼痛，胸腹胀闷，脉数便结，憎寒壮热，则用防风通圣散加减；若轻证，但寒热咳嗽发疹，用银翘散加减，或用荆芥穗、防风、连翘、牛蒡、桔梗、杏仁、前胡、葛根、甘草之属。如用加味，或生地、丹皮、紫草，或花粉、银花之类相出入，治愈者约十之八九。观此，医者必须随机达变，切不可拘泥于专科之书明矣。

廉按 台州所谓疫疹，杭宁绍谓之疫瘄，江苏则称疫痧。王孟英曰：麻也，痧也，疹也，瘄也，各处方言不同也，其实一也。其辨证首要，端在形色。先论疹形，松浮洒于皮面，或红或赤，或紫或黑，此毒之外现者，虽有恶证，不足虑也：若紧束有根，如从皮里钻出，其色青紫，宛如浮萍之背，多见于胸背，此胃热将烂之征，即宜大清胃热，兼凉其血，以清瘟败毒饮加紫草、红花、桃仁、归尾，务使松活色淡，方可挽回，稍存疑虑，即不能救。

次论疹色，血之体本红，血得其畅，则红而活，荣而润，敷布洋溢，是疹之佳境也。淡红有美有疵，色淡而润，此色之上者也。若淡而不荣，或娇而艳，干而滞，血之最热者。深红者，较淡红而稍重，亦血热之象，凉其血，即转淡红。色艳如胭脂，此血热之极，较深红而更恶，必大用凉血始转深红，再凉其血而淡红矣。紫赤类鸡冠花而更艳，较艳红而火更盛，不急凉之，必至变黑，须服清凉败毒饮加紫草、桃仁。细碎宛如粟米，红者谓之红砂，白者谓之白砂，疹后多有此症，乃余毒尽透，最美之境，愈后蜕皮。若初病未认是疫，后十日半月而出者，烦躁作渴，大热不退，毒发于颔者，死不可救。至若妊娠疫证，母之于胎，一气相连，盖胎赖母血以养，母病热疫，毒火蕴于血中，是母之血即毒血矣，苟不亟清其血中之毒，则胎能独无恙乎。须知胎热则动，胎凉则安，母病热疫，胎自热矣。竭力清解以凉血，使母病去而胎可无虞，若不知此，而舍病以保胎，必至母子两不保也。至于产后以及病中适逢经至，当以类推。若云产后经期禁用凉剂，则误人性命，即在此言。此皆余氏师愚实地经验独出心裁之名论也。此案诊断颇有发明，方法悉宗余氏，胎虽不保，而产妇生命幸赖此以保全，即产后清热去瘀，亦属适当之疗法，似此危证，幸收全功，盖不执产后宜温之谬说，对症发药之效能耳。案后说明，确有见地。

赏析 此妊娠疫疹案，其医者认为母病热疫，则胎亦热，胎热则动，疫火煎熬，恐有堕胎之息，确与今之临床契合，值今日临床认为，孕妇患麻疹病情相对较重，多因原发麻疹、肺炎及其他呼吸道并发症而致病，孕妇患麻疹虽不像患风疹易使胎儿发生畸变，但常在妊娠早期引起死胎，稍晚可引起自然流产或死产和早产，患麻疹的孕妇分娩前可经胎盘将病毒传给胎儿，万万不可信邻人云：麻疹全身既已出齐，虽有烦躁，亦无妨害之论。清瘟败毒饮，见于余师愚《疫疹一得》卷下。具有气血两清，清热解毒，凉血泻火之功效。主治温疫热毒，气血两燔证。《疫疹一得》云："此十二经泄火之药也。斑疹虽出于胃，亦诸经之火有以助之。"今之大家冉小峰先生著《历代名医良方注释》云："本方为大寒解毒之剂。方中综合白虎、犀角地黄、黄连解毒3方加减，合为1方。白虎汤清阳明经大热，犀角地黄汤清营凉血，黄连解毒汤泻火解毒，加竹叶清心除烦，桔梗、连翘载药上行。共奏清热解毒，凉血救阴之功。"此处用之真可谓良药起沉疴，挽母子命悬一线之既断矣，险甚幸甚。

第十四卷　时行鼠疫病案

肺鼠疫案

张锡纯（住盐山西门内）

病者　施兰孙，年三十余，浙江人，奉天中国银行经理。

病名　肺鼠疫。

原因　庚申冬令，黑龙江哈尔滨一带，鼠疫流行。奉天防范甚严，疫毒之传染，未尝入境。惟中国银行，与江省银行，互有交通，鼠疫之毒菌，因之有所传染，而发生鼠疫。

证候　神识时明时愦，恒作谵语，四肢逆冷，心中发热，思食凉物，小便短赤，大便数日未行。

诊断　脉沉细，左右皆然，且迟甚，一分钟五十八至，舌上无苔，干亮如镜。此证虽有外感传染，实乃因寒生燥（香港之地有时鼠疫流行，又是因热生燥），因燥生热，肾气不能上达，阴阳不相接续，故证象脉象如此，其为鼠疫无疑也。此证若燥热至于极点，肺叶腐烂，咳吐血水则不能治矣。幸犹未至其候。急用药调治，尚可挽回。

疗法　治此证当以润燥清热为主。又必须济其肾气，使之上达，与上焦阳分互相接续，则脉变洪大，始为吉兆。

处方　生石膏三两（研细）　知母八钱　元参八钱　生怀山药六钱　野台参五钱　甘草三钱

此方即拙著《衷中参西录》白虎加人参以山药代粳米汤，又加玄参也。本方后所载治愈寒温病脉虚热实之证甚夥，可参观。煎汤三茶钟，分三次温饮下。

效果　将药服尽一剂，身热，脉起，舌上微润，精神亦明了。又按原方再服一剂，大便亦通下，病从此遂愈。

廉按　鼠疫为八大传染病之一，西医名黑死病，又名配斯笃，有肺配斯笃、腺配斯笃等之别。吾国《鼠疫汇编》、《鼠疫集成》，专发明此病而设，大旨以清解血毒为君。此案疗法润燥清热，从人参白虎汤加减，乃治肺配斯笃清燥救肺之方法，为治鼠疫者别竖一帜。虽然鼠疫之毒由鼻入肺则为肺鼠疫，其证比腺鼠疫重而且速，甚者有一二日即死。湖北冉雪峰君曰，丁巳戊午冬春之交，归绥鼠疫蔓延，浸浸南下，而晋而鲁而宁，武汉亦有此项疫证发现。除粮道街黄姓少东、后长街夏姓内眷误药在前，肺部溃烂，已吐脓血不救外，其余候补街宋姓、府后街朱姓、百寿巷袁姓等多人均以一二剂起之。经此番实验，似有把握。夫肺鼠疫为阴燥，阴燥体阴用阳，纯是一派热象。即兼外感，不可用辛温发表，且热虽甚，亦不可用苦寒荡涤。盖肺位最高，燥先伤肺，肺主气，当治气分。倘邪未入营，开手即用连翘、红花、丹皮、桃仁之类，是凿空血管，引贼入室。必也清芳润透，不温不烈，不苦不燥，不黏不滞，其庶几乎。爰制二方于后，为世之治肺鼠疫者进一解。一太素清燥救肺汤（冬桑叶三钱、杭菊花二钱、薄荷叶一钱、栝楼皮三钱、甜杏仁三钱、鲜石斛三钱、鲜芦根六钱、生甘草一钱、真柿霜三钱，津梨汁二茶匙冲。以上十味，除柿霜、梨汁，以水三杯微煮，以香出为度，去滓，入柿霜、梨汁温服。身热或入暮发热，本方薄荷再加一钱，或加麻绒六分至八分，取微似汗，得汗去麻绒）。此方治燥气怫郁之在气分者。桑叶、菊花、薄荷芳香轻透，清肺热，解肺郁，利肺窍，俾燥邪外泄皮毛；蒌皮、杏仁利膈导滞，内气得通，则外气易化；石斛、芦根凉而不滞，清而能透；柿霜、梨汁柔润而不滋腻；甘草补土生金，和诸药，解百毒，合之为清凉透表，柔润养液，绝不犯上论各弊。有热加薄荷麻绒者，肺合皮毛，开之以杀其势，勿俾久遏而令肺脏发炎也。二急救通窍活血汤。（川升麻钱半、青蒿叶三钱、藏红花二钱、净桃仁三钱、犀角尖一钱、生鳖甲三钱、真麝香五厘，绢包、鲜石斛三钱、鲜芦根六钱。以上九味，以水五杯，先煮升麻等七味，令汁出，再入芦根、石斛，微煮五六十沸，去滓温服。外窍闭加麻绒一钱五分，如内窍未闭，去麝香，势缓亦去麝香。得微似汗微吐者愈。急刺足委中穴以助药力。）此方治燥邪怫郁，直袭血分，气血交阻，面目青，身痛如被杖，肢厥，体厥，脉厥，或身现青紫色。倘仅气分郁闭，未可误用，界限务宜分明，青蒿、升麻透达气分之邪，红花、桃仁透达血分之邪；犀角、鳖甲直入血分而攻之；石斛、芦根转从气分而泄之；而又加麝香以利关节，以期立速透达。合之为由阴出阳，通窍活血，而仍不落黏滞，犯以上各弊。不用柔润者，急不暇择，以疏通气血为要务也；外窍闭加麻绒，亦闭者开之之意也；内窍未闭及势缓去麝香，恐耗真气也；急刺足委中穴，恐药力缓不济，急刺之以助其疏利也。或问石斛、芦根后煮，取其轻透气分，固已，升麻、青蒿亦气分药，何以不后煮。曰石斛、芦根原取清轻，过煮则腐浊，失其功用若升麻、青蒿混合久煮，取其深入血分，透出气分，若亦后煮，则两两判然，安能由阴出阳乎噫，微矣。

赏析 此为鼠疫至高热痉厥之证，其神志时清时寐，谵语时作，发热，热郁肺中，阳气不能达四肢，故四肢逆冷，心中热盛，故喜食凉物，小便短赤为内热之征象。辨证为鼠疫病毒热邪耗伤气阴证，为高热，大渴，烦躁等三大病症，符合白虎汤证四大症状中的三大病症，缺脉洪大一症，皆因热盛伤阴气虚毒淤所致，故张锡纯大师用之加减。其使用滋养清热，清芳润透。强调不可用辛温发表而耗伤阴液，使外毒入里，亦不可用苦寒荡涤伤及脾胃。何氏详细分析该病案中使用的二方剂：即清燥救肺汤和急救通窍活血汤加减，并强调石斛、芦根后煮轻透气分，升麻、青蒿先煮入血分，而透出气分鼠毒。气分药物血分煎法收效大不相同。深得奇妙。

肺鼠疫案

吴兴南（住辽阳城南戴二屯）

病者 巴宏钧，年二十一岁，奉天省辽阳县人，住巴家岗子。

病名 肺鼠疫。

原因 苦寒劳力，居室不洁，每多鼠患，适哈埠长春盛行鼠疫。时届深冬严寒，微觉背寒而发，于民国二年腊月二十日夜间病作。

证候 四肢逆冷，胸部反温，心神恍惚，遽不知人，面现灰暗，目不能视。

诊断 左右三部脉均散乱、乍大乍小、若有若无，满舌浊垢，若白若黄若灰若黑，黏滑殆遍。呼问久之，微言咽痛、心烦，次即昏去，遂断为肺鼠疫证。其先有杏花村苏某新从长春归，遽患类此，延余诊治，谓为鼠疫，均非笑之，未曾用药，下午即死。今巴宏钧系属至戚，年迈孀母仅此孤儿，死即绝嗣矣。余壮胆诊断，问得痛在咽喉，必有疙瘩，此鼠疫之一；自言心烦，为邪壅心房，此鼠疫之二；面现灰白，目不能视，又鼠疫之三。审断已谛，余晓之日，势迫难缓，正在生死关头矣。

疗法 先以手法按摩其四肢，使气血微活，即以银针卧刺百会、直刺神庭、土星、印堂左右、太阳等穴，再放两尺泽之血与十宣劳宫。虽取红汗，惟所出之血均黑紫毒重。刺毕，患者知人矣。遂用加减二花解毒汤。金银花性善解毒，人所共知，且功专入肺。肺属娇脏，最易感邪，用至二两使肺金清肃，咽痛疫邪开矣。性凉下降，与地丁合用，下降之力愈速，使邪不少留。得大力子、苦桔梗，顺胸中之气，解咽喉之危，其疙瘩立化。红花少则养血，多则破血，正藉其破血大力，使心房之紫血，回管之黑血排泄，以清新血复原，神明出矣。人之左右心房一司出、一司入，排泄跳动，瞬息不止。红花重用五钱，犹恐其力薄，佐以生桃仁三钱，尤能破瘀生新，直入心经使邪无遗留，少入麝香，善行善窜，周身之经络不为毒壅，四肢返温暹逻角直透心脏，性最解毒，为治疫毒内陷之特效药。

处方 金银花二两 南红花五钱 生甘草三钱 生桃仁三钱（捣） 苦桔梗三钱 青连翘三钱 野菊花三钱 大力子三钱 紫花地丁五钱

加入暹逻角一钱（磨汁）、麝香三厘，入药内冲服。

效果 服此一帖，病去大半。次服各减其半。继用太乙紫金锭二钱作四次服，幸庆更生。后于新正节近，治此证十有余人，无不奏效。噫，世事变迁，灾殃亦异。遭斯证而死者，形体黑紫，谓为黑死证，但指其形色而言，实则皆由血毒。必先放血泄毒，药则活血逐毒，庶几白血轮不致为毒菌吞灭，其人方免立毙矣。

廉按 鼠疫既染，危险万状，大要分肺鼠疫（肺百斯笃）、腺鼠疫（腺百斯笃）两种。其为证也，先犯心脏，使心力衰弱，凡脉搏如丝即为疫毒由鼻入肺侵犯心脏惟一之确据；其次体温速升，头痛眩晕，或作呕吐，渐渐神识朦胧，陷于昏睡谵语，状态痴呆，步行蹒跚，眼白纯红，舌苔白色如石灰撒上，或污紫如熟李头，腺液窝、大腿上、近阴处起肿胀疼痛剧烈者，一二日即死，其神气清，核每作痛，亦迁延数日而死。初起以宣透秽毒为第一妙法。闽省梁君达樵云，病者发热头痛，四肢倦怠，骨节禁锢，或起红点，或发丹疹，或呕或泻，舌干喉痛，间有猝然神昏，痰涌窍闭者，此系秽毒内闭，毒气攻心。宜用芳香辟秽，解毒护心，辟秽驱毒饮主之（西牛黄八分研冲、人中黄三钱、九节菖蒲三分、靛青叶一钱五分、银花五钱，鲜者蒸露亦可，野郁金一钱，水煎成取出，调牛黄服）。如见核子，或发斑，或生疔（加藏红花八分、单桃仁三钱、熊胆四分）；大渴引饮，汗多（加犀角金汁）；神昏谵语（宜用至宝丹或安宫牛黄丸开水和服），先开内窍。按此方乃透秽之良剂。疫核虽重病，初起不可即下，审其口燥神昏热炽有下证者，先辟秽解毒，然后议下，每每获效。下法用大黄三钱泡紫雪丹五分最良。案系肺鼠疫，其毒菌从口鼻传染，首先犯肺，逆传心脏之危笃急症。识病既明，方亦颇有大力，惟麝香不如用太乙紫金丹，即吾浙胡庆余堂辟瘟丹，皆有逐秽杀菌之作用，吾友离尘山人在奉天时，曾亲见其效如神。

赏析 患者家境贫寒，卫生条件差，病发冬季，且其亲属来自疫区患鼠疫已故后发病，明显接触史，加之患者身体躯干发热，四肢反而冰冷，神志恍惚，面灰暗，眼睛视物不清，符合中医辨病因，辨属地，辨气候和辨证候等，诊断为肺鼠疫，热毒内郁。何氏诊察该患者为鼠疫病提出三个临床症状要点：第一，咽喉疼痛，伴颌下淋巴结肿大；第二，心中烦热，即发热；第三，面色苍白，视力突然丧失。结合疫病史，确实与现代医学肺鼠疫相近，说明何氏观察极其细致而准确。予以五味消毒饮加减，并以麝香为引经药，畅达经络，使药达病所。犀牛角粉顿挫热毒，现今中医急救已不用，而改用羚羊角粉，犀牛角的使用只能从文献略窥一二。

肺鼠疫案

刘蔚楚（住上海邢家桥路祥余里）

病者 族叔荫庭之母，年近古稀，住什湖乡。

病名 肺鼠疫。

原因 素有哮喘证，因媳妇患鼠疫病，不免劳苦，遂感染而哮喘复作。

证候 初起但热不寒，神昏嗜卧，目不欲开，口不思食，而又无核。

诊断 脉不浮不沉、中按洪长滑数、右手反盛于左手，舌边尖红、苔黄而滑，此疫邪引动宿病。其神昏嗜卧者，痰迷清窍也；热虽盛而无核者，疫毒首先犯肺也。病在高年，最防恶注而骤变疫厥。

疗法 解毒活血为君，参以顺气开痰，鼠疫经验方加减。

处方 光桃仁二钱　全当归一钱　青连翘三钱　鲜竹茹三钱　藏红花一钱　真川朴一钱　生赤芍二钱　小枳实钱半　栝蒌仁四钱（杵）　川贝母四钱（去心，擘）

效果 一剂而平。次日复发，连服二剂而愈。

廉按 此案感疫无核，显系肺鼠疫之明征。惟老年气衰质弱，虽同一患疫而用药轻重各殊，就使认证已确，峻猛之药只可用至四分之一，和平之药亦不得过十成之五，吾愿医之志在安老者，幸毋忽诸案中断证处方，虽不越王氏活血解毒之范围，而善为加减、酌斟用量，即能三剂奏功，宜乎粤医公推为鼠疫之经验方也。同社友余伯陶君，谓江南岭表两地，地形之卑湿虽同，而地气之寒温迥别，是以人之体质亦随地而异，即药之分量亦因人而殊。罗氏所定之加减活血解毒汤，即吴又可所谓急症急攻法也，施之于壮体重病，谁曰不宜。第强弱有相悬，阴阳有偏胜，或老或幼，或其人本有夙疾，或病后元气未复，是在用药者神而明之，变而通之也。爰是权其轻重之宜，增补加减治法数条：如肝阳素盛者，去柴胡、葛根，加桑叶、菊花；肺阴素虚者，去柴胡、葛根、厚朴，加桑叶、贝母、知母；肾阴素虚者，减去柴葛、加知母、稆豆；气分素虚者，去柴胡，微加防风；血分素虚者，去柴胡、葛根，加桑叶、丹皮，幼稚纯阳者同；胃热素重者，生地干者易鲜；痰湿素重者，佐以平胃二陈；大病之后，去柴胡、葛根，加丹参、苏梗，老年气衰者同；亡血之后，去柴胡、葛根、桃仁、红花，加丹参、桑叶、侧柏、白薇；产后血去过多者，去桃仁、红花、柴胡、葛根，加荆芥穗，苏丹参；产后血枯生风者，去柴胡、葛根、桃仁、红花，加苏丹参、荆芥穗、天麻、稆豆。

赏析 此为一老年患者，因接触鼠疫患者加之劳累而发病，既往有哮喘咳嗽病史，此次发病症状为哮喘，不咳，精神差，嗜睡，纳呆，发热不畏寒。辨证为鼠疫毒邪（即鼠疫杆菌）引发哮喘，辨证热毒血瘀，痰浊内蕴。予以解毒活血，佐以顺气导痰为法。连服二剂而愈。何氏强调素体亏虚时易发病，并且强调应因时因人年龄而异调整剂量和用药不同。而笔者认为：本患者为鼠疫极轻病证。现代医学认为鼠疫由野鼠携带的鼠疫杆菌传染人类的烈性传染病，常表现为肺鼠疫（出血性肺炎），腺鼠疫（皮肤淋巴结炎）等，二者均可引起脓毒血症败血症危及生命。病情凶险。上述患者为疫区，可能多次接触病患有一定的免疫力，所以表现轻微，治疗效果极佳。

腺鼠疫案

陈务斋（住梧州四方井街）

病者 梁建廷，年五十岁，广东南海县，住广西容县友记店，商界。

病名 腺鼠疫（又名核疫证、西名百斯笃证、又名黑死证、传染病）。

原因 素因不究卫生，饮食不节，过食辛辣酸咸，肠胃蓄湿生热。诱因鼠疫流行，城市疫毙甚众，菌毒飞扬，由口鼻吸受直接传染而发。

证候 骤然头痛，恶寒发热，颈股腋下发结核十余枚，灼热疼痛，全体大热，昼夜不休，面色紫黑，目赤血丝敷盖，唇色瘀黑焦肿，气逆粗喘，呃逆频频，神识昏迷，皮肤发赤，灼热如焚。

诊断 左右六脉洪大弦数，一吸已动七至，体温升腾达一百零六度。脉证合参，断为腺鼠疫证。其菌毒侵逼诸腺，故颈股腋下结核肿实，坚如铁石，灼热疼痛，势甚凶猛，危在旦夕。是日延医十余会诊，无一立方，本在不治之证，今承病家恳求甚切，不得不力图援救也。

疗法 内外并治。先用竹茹刀柿汤以止呃平喘，取竹茹、柿蒂、刀豆降逆下气，开胸快膈为君；胆草、白芍降肝胆之冲逆为臣；钗斛、知母、生地平胃逆，凉阴血为佐；花粉、杏仁润肺降逆，生津化痰为使。服后呃逆已除，气平不喘。又用除疫羚犀败毒汤，取羚羊、犀角、川连、胆草、黄芩泻心肝伏火而清三焦，生地、红花凉血去瘀，石膏、知母平胃清热，大青、地丁、中白、银花、真珠败毒灭菌，芦笋、茅根透解毒热，连进五服。并外敷清热败毒之药，常热常换。疼痛已除，人事渐醒，体热略退，始能瞬息。惟皮肤多现结核，大者如指，小者如豆，全体布满，形似熟荔枝状。诊脉洪大已减，只现弦数。又用羚犀桃花败毒汤，取清热降火，凉血解毒，去瘀生新，连进五服后，则结核俱消，体热已除，能起立，略进食。惟睡眠不宁，咽干口燥，头部微晕，体中内热，诊脉仍数。又用犀角地黄汤合人参白虎汤加杭菊花，取其清热凉血，润燥生津，解表和里也。

处方　竹茹刀柿汤

柿蒂三钱　马刀豆仁二十枚（烧存性）　鲜竹茹五钱　龙胆草三钱　生白芍三钱　知母四钱　鲜生地六钱　鲜钗斛三钱　天花粉四钱　苦杏仁四钱（去皮）

次方　除疫羚犀败毒汤

羚羊角二钱　犀角尖三钱（磨冲）　鲜生地六钱　鲜大青四钱　紫地丁三钱　人中白一钱　生石膏一两（研细）　肥知母五钱　金银花三钱　西红花三钱　川黄连三钱　龙胆草三钱　淡黄芩四钱　真珍珠五分（研末冲服）

先用活水芦根三两（去节）、鲜茅根二两（去皮），煎汤代水。

三方　羚犀桃花败毒汤

羚羊角二钱　犀角尖三钱　光桃仁五钱　金银花三钱　西红花二钱　生石膏一两（研细）　粉葛根五钱　生赤芍三钱　鲜生地五钱　鲜大青四钱　牛蒡子四钱（杵）　人中白三钱　淮木通二钱　莲子心五钱　煎服。

四方　犀角地黄汤合人参白虎汤加杭菊花

犀角尖二钱（磨冲）　鲜生地五钱　生白芍三钱　牡丹皮二钱　生甘草一钱　生石膏五钱（研细）　西洋参三钱　杭菊花二钱　肥知母四钱　生粳米五钱

五方　外敷拔毒消核膏方

生锦纹一两　鲜生地一两五钱　赤芍一两　鲜桃叶四两　生芭蕉根八两　生蒲公英二两　生蒲水莲二两　鲜地丁一两　人中白一两　生苎麻根两半　生狼毒根二两　生白颈蚯蚓二两　山慈姑六钱　西红花四钱　木鳖仁一两（去壳）

共捶匀如膏，入大梅片三钱、麝香一钱，复捶和，分三十贴敷各核，随热随换，至不热痛止消尽为度。

效果　十日核消热退，人事已醒。二十日燥平渴止，食量已进。三十日食量进至如常，元气回复而痊。

说明 是年丙辰夏末秋初，容县城区鼠疫流行，几至无人来市。所起症状个个如是，骤然起核疼痛，后则恶寒发热，烦躁谵语，或先恶寒发热、然后起核疼痛者有之。倘医药罔效而证变坏，全体起黑粒黑泡，或现一二者，毒盛正败，而血先死，即不救之证。是役毙者数百人。余所医治数十，依上列方法，内服外敷后，多起红粒，毒散正复而血复活，幸而一一痊愈。

廉按 腺鼠疫初起，用王孟英治结核方合神犀丹，多服累效（银花二两、皂角刺钱半、蒲公英二两、粉甘草一钱）。呕者去甘草，加鲜刮竹茹一两；便秘热重者加生锦纹三钱，水煎，和神犀丹服；如呕仍不止，用真熊胆二分、藏红花二钱、水煎服，即止。此方用蒲公英、金银花、角刺合神犀丹，不但解毒，兼解血热，以蒲公英为疮毒发汗良剂，神犀丹为解血毒之圣药也。若白泡疔，本方去角刺，加白菊花一两，有效。兼黑痘，用神犀丹紫金锭间服，均效。（神犀丹见温热）此案确系腺鼠疫，方从王勋臣解毒活血汤脱化而来，然较王氏原方力量尤强，病重药重，病峻药峻，本不必拘守成方也。其余两方，随证加减，大旨相同。至若外治一方，解毒消核，凉血泻火，亦极有效力。案后阅历之谈殊堪深信。

赏析 陈务斋临床诊断颇有心得，明确提出肺鼠疫和腺鼠疫，前者为出血性肺炎，后者为皮肤淋巴结炎，二者均可至脓毒血症和败血症，危及生命，此患者为来自疫区，以发热神昏淋巴结肿大疼痛纳差等症状，诊断明确。何氏中医治疗采用外敷结合内服中药的治疗方法，内服药物十分考究，先是用竹茹刀柿汤开胃止呃，保证患者能够进服汤药，再用除疫羚犀败毒汤清热泻火，透解热毒，顿挫疫毒，再次用羚犀桃花败毒汤，在解毒基础上，加上活血祛毒，由于后期热邪耗伤阴液，久病淤血内生之故，再次用犀角地黄汤合人参白虎汤加杭菊花，清热凉血，润燥生津，解表和里，恢复元气而愈。外用清热解毒中药外敷，直达病所。

腺鼠疫案

陈务斋（住梧州四方井街）

病者 陈瑞彬，年二十九岁，广西容县人住乡。

病名 腺鼠疫。又名核疫，西名百斯笃、又名黑死证。

原因 远行劳苦过度，血气乍伤，适乡村鼠疫流行，杆菌传播，由口鼻吸受直接传染。

证候 骤然股阴腺起核三枚、胫腺起核二枚、灼热极疼。恶寒发热，头目均痛，肢麻腰疼，烦躁口渴。继则全体大热，目赤深红，朦黯不见，谵语狂躁，乍醒乍昏，面唇紫黑，气逆喘急，肌肉脱落，形枯黑瘦，危在旦夕。

诊断 脉左沉伏、右浮洪数，用温度针检验热度，升腾达一百零七度。脉证合参，鼠疫危证也。总由菌毒直入血分，血伤络郁，凝瘀不运，故左脉伏，神识昏乱异常。证本不治，但一息尚存，岂能坐视，不得不立方援救。

疗法 汤剂并外敷法。用除疫羚犀桃花汤加北柴胡、丝瓜络，取羚、犀、莲心、赤芍、生地、桃仁、红花清心平肝，凉血逐瘀为君；生石膏、粉葛、柴胡平胃清热，疏表解肌为臣；银花、大青、人中白、牛蒡败毒灭菌为佐；木通、丝瓜络利水通窍为使。

处方 羚羊角二钱　磨犀尖三钱　光桃仁四钱　西红花二钱　川柴胡二钱　银花三钱　莲子心五钱　生石膏一两　粉葛根二钱　赤芍药三钱　丝瓜络三钱　鲜生地八钱　大青叶五钱　人中白三钱　淮木通二钱　牛蒡子四钱

次诊 连进二服并外敷后，热退体和，人事已醒，核亦略消。惟燥渴仍前，脉左起而弦数、右亦洪数，舌苔枯黑。用凉膈散加犀角、石膏、葛根、桃仁，取其推荡大肠，清热生津，平肝润胃，开胸利膈。

次方 犀角片四钱　生山桅四钱　生锦纹四钱　薄荷叶钱半　黄芩三钱　粉葛根一钱　生石膏六钱　光桃仁三钱　淡竹叶钱半　粉甘草一钱　连翘三钱　芒硝三钱

三诊 连服五剂后，大便下黑燥粪，兼下瘀血，燥渴已减，目赤黑苔已退，结核亦消。惟不能安眠，诊脉数而微弦。用犀角地黄汤加柴芩，取其清热降火，凉血润燥，兼和表里。

三方 犀角片三钱　鲜生地五钱　生白芍三钱　粉丹皮二钱　北柴胡二钱　黄芩三钱

四诊 连进五服后，燥渴已除，食进眠安。惟肢体麻倦，步履困难，诊脉滑数，舌苔胶黄。用荣筋活络汤，宽其筋络。

四方 川木瓜三钱　桑寄生五钱　威灵仙二钱　归须钱半　生薏苡六钱　云茯苓四钱　汉防己三钱　川黄柏二钱　丝瓜络四钱　生淮牛膝二钱　杨柳枝四钱

外治方 外敷拔毒消核膏

生锦纹一两　生地两半　赤芍一两　西红花四钱　生桃木叶四两　芭蕉根八两（生）　蒲公英二两（生）　蒲水莲二两（生）　生狼毒根二两　生地丁一两　苎麻根两半（生）　人中白一两　木鳖仁一两　山慈姑一两　白头蚯蚓二两

共捶匀，加入大梅片钱半、麝香一钱、真珠粉钱半，复捶和，分四十贴，敷核处，随热随换，至热退痛止、消尽为度。

效果 五日人事已醒，热退体和，核减痛止。十五日躁平渴止，结核俱消，食量略进。一月食量大进，元气已复，蒙赠横额“鼠疫良医”四字。

廉按 鼠疫见症不一，轻重悬殊，江浙两省，殊鲜见闻，故鼠疫素乏专书。惟广东罗氏芝园，经验宏富，细心揣摹，剖察病情，如老吏断狱，罗列治法，如名将谈兵，以活血去瘀之方，划清鼠疫主治界限，允推卓识，爰为节述其因证方药，俾后学有所取法。

一探原因。城市污秽必多，郁而成沴，其毒先见；乡村污秽较少，郁而成沴，其毒次及。故热毒熏蒸，鼠先受之，人随感之，由毛孔气管入，达于血管，所以血壅不行也。血已不行，渐红渐肿，微痛微热，结核如瘰疬，多见于颈、胁、腌、膀、大腿间，亦见于手、足、头、面、腹、背，尔时体虽不安，犹可支持，病尚浅也。由浅而深，愈肿愈大，邪气与正气相搏而热作矣，热作而见为头痛身痹，热甚而见为大汗作渴，则病已重矣。

二辨证候。鼠疫初起，有先恶寒者，有不恶寒者，既热之后即不恶寒；有先核而后热者，有先热而后核者；有热核同见者，有见核不见热者，有见热不见核者；有汗有不汗者；有渴有不渴者；皆无不头痛身痛，四肢酸痹。其兼见者，疔疮、斑疹、衄、嗽、咯、吐，甚则烦躁懊侬、昏谵癫狂、痞满腹痛、便结旁流、舌焦起刺、鼻黑如煤、目瞑耳聋、骨痿足肿、舌裂唇裂、脉厥体厥，种种恶证，几难悉数，无非热毒迫血成瘀所致。然其间亦有轻重。核小色白，不发热，为轻证；核小而红，头微痛，身微热，体微酸痹，为稍重证；单核红肿，大热大渴，头痛身痛，四肢酸痹，为重证；或陡见热渴痛痹四证，或初恶寒，旋见四证，未见结核，及舌黑起刺，循衣摸床，手足摆舞，脉厥体厥，与疫证盛时，忽手足抽搐，不省人事，面身红赤，不见结核，感毒最盛，坏人至速，皆至危证。

三论治法方药。古方如普济消毒饮、银翘败毒散，近方如银翘散、代赈普济散等，虽皆能清热解毒，而无活血去瘀之药，用之多不效。惟王清任活血解毒汤（桃仁八钱去皮尖打、红花五钱、当归钱半、川朴一钱、柴胡一钱、连翘三钱、赤芍三钱、生地五钱、葛根一钱、生甘草一钱），方以桃仁为君，而辅以归，去瘀而通壅，翘芍为臣，而兼以地清热而解毒，朴甘为佐使，疏气而和药，气行则血通，柴葛以解肌退热而拒邪，邪除则病愈。惟其对症用药，故能投无不效。盖此证热毒本也，瘀血标也，而标实与本同重，故标本未甚者，原方可愈；标本已甚者，传表宜加白虎，传里宜加承气，毒甚宜加羚犀。如连追后，汗出热清，可减除柴葛；毒下瘀少，可减轻桃红，其他当随证加减。轻证照原方一服，稍重证日夜二服，加银花、竹叶各二钱，如口渴微汗，加石膏五钱、知母三钱。重证、危证、至危证，初起恶寒，照原方服，柴胡、葛根各加一钱；若见大热，初加银花、竹叶各三钱，西藏红花一钱，危证钱半，或加紫草三钱、苏木三钱；疔疮加紫花地丁三钱、洋菊叶汁一杯冲；小便不利加车前草三钱；痰多加川贝母三钱、生莱菔汁两瓢冲；若痰壅神昏又非前药可治，当加鲜石菖蒲汁一瓢冲，鲜竹沥两瓢冲，或礞石滚痰丸三钱包煎；若见癫狂，双剂合服，加重白虎，并竹叶心、羚角、犀角、西藏红花各三钱；血从上逆见衄咯等证，加犀角、丹皮各三钱，鲜茅根、鲜芦根各四两；见癍加石膏一两、知母五钱、元参三钱、犀角二钱；见疹加银花、牛蒡子各三钱，竹叶、大青叶、丹皮各二钱。老弱幼小，急追只用单剂，日夜惟二服，加石膏、大黄减半，所加各药，小儿皆宜减半，五六岁一剂同煎，分二次服，重危之证，一剂作一服。幼小不能服药，用针刺结核三四刺，以如意油调经验涂核散（山慈姑三钱、真青黛一钱、生黄柏钱半、浙贝钱半、赤小豆二钱共研细末），日夜频涂十余次可愈。妇女同治，惟孕妇加黄芩、桑寄生各三钱以安胎，初起即宜急服，热甚尤宜急追，热久胎必坠。若疑桃仁、红花堕胎，可改用紫草、紫背天葵各三钱，惟宜下者除朴硝。以上诸法，俱从屡次试验得来。证以强壮者为多，故于人属强壮，毒盛热旺，家资有余者，每于重危之证，必加羚角、犀角、西藏红花，取其见效较捷耳，无如人情多俭，富者闻而退缩，贫者更可知矣。兹为推广，分别热盛毒盛两途，随症加药，亦足以治病。如初起系热盛之证，加石膏、知母、淡竹叶、或螺靥菜（或名雷公根）、龙胆草、白茅根之类，便可以清热；如兼有毒盛之证，加金银花、牛蒡子、人中黄之类，便可以解毒；若热毒入心包，羚角、犀角、藏红花虽属紧要，然加生竹叶心、生灯心、黄芩、栀子、麦冬心、莲子心、元参心之类，便可除心包之热毒；若热毒入里，加大黄、朴硝、枳壳以泻之，便可去肠胃之热毒。如此，到贫者亦所费无几矣。

此案辨证处方与罗氏疗法大同小异，所用药品尤为清纯无疵，足征学验兼优。

赏析 何氏以本医案为例，从发病原因症状辨证临诊方剂等多方面来评价鼠疫，详细论述发病原因，主要是它的传染性，人口密集的城市高发，从征候学来讲明淋巴结肿大与发热的关系，疾病的轻证与重证不同点，为我们诊断和判断愈后提供了帮助。另外还从中医药常见的普济消毒饮、银翘败毒散，银翘散、代赈普济散作了较为详尽的诠释，特别是热毒入心包所需用羚羊角犀角等贵重药的应用。

鼠疫血瘀结核案

刘蔚楚（住上海邢家桥路祥余里）

病者 陈君花埭之妻黄氏，年二十余，住福建泛船浦。

病名 鼠疫血瘀结核。

原因 余年三十外，到闽省亲时，鼠疫大作，死人如麻。有不结核者，结则多在腋下髀。鼠疫同而治法仍不尽同。黄氏病发于春日下午。

证候 微热头痛，肢瘦焦渴，夜即两腋结核，壮热尸厥，唇面色紫，其状如死。犹微有息，陈诸正寝。

诊断 次晨邀余往诊。脉沉大，舌尖黑而滑。余曰，此疫毒血瘀也。由鼠先受毒，传染于人。是毒由地气矣，毒气游溢于空气之间，则地气而及于天气矣。气由口鼻传入，则毒中于人矣。今核结两腋，属肺经部位，然核结于颈项别处较少，结于腋下髀厌者较多。意腋厌皆大枝血管所经，旋曲易于阻梗。既现状纯是血瘀，似不必拘定腋下属手太阴肺，髀厌属足少阳胆也。

疗法 总以通其血瘀为主要，内治，如王清任血府逐瘀汤加减；外治，用山慈姑、红芽大戟末各五钱，芦荟末一两，冰片五分，雄黄八分，捣神仙掌，葱汁开涂。另生蛤蟆开腹，小雄鸡连毛开背，俱入研冰片二分，再贴之。

处方 川柴胡三钱　原桃仁三钱　生赤芍二钱　生甘草一钱　大黄二钱　紫花地丁三钱　紫背天葵三钱　小蓟三钱　王不留行三钱

另先煎蝉蜕二两、僵蚕一两、皂角刺一两，去渣熬药。又取广东万年青根汁一杯冲。

叠次往诊，灌药不外前方加减。诊治六日，所有紫雪、紫金锭、牛黄至宝、飞龙夺命诸丹，凡可以助其穿通经络者皆用，而效力犹甚微焉。余思鼠疫最重者，猝然倒毙，及一起但见微烧头晕，神志昏昏，不数时亦毙。其次结核，多死于三四日。病发稍轻者，能延过一来复，便可希望生全。此病重甚，然姑用麝香六分，分十余次，用前方药水调灌。大穿经络，作背城借一之谋。幸夜半核消，能转侧，能顾视，若注意其左足也者。陈君检视，则左足心起一血泡，如小莲子，奔告余曰，血毒下行，现于涌泉穴，未始非吉兆。银针挑破，挤去恶血为宜。

第七日诊，人大醒，能坐言，述其昨夜左足心作痛矣。小水通，无大便，左腹胀。与调胃承气汤，大黄四钱、芒硝三钱、甘草八分，加皂荚仁三钱，服后得下。

第八日诊，脉转长大，多汗，恶热引饮。与白虎汤，生石膏二两、知母一两、旧稻谷五钱、甘草六分，加鲜竹茹四钱。

第九日诊，渴不少止，舌干红。遂加至每剂生石膏一斤余，知母四两、鲜竹茹八两、全麦冬四钱、旧稻谷一两，熬水，长日与之。半月后，渴始渐止。以后多用鲜竹茹五钱，茅根、芦根各一两，青天葵钱半，板蓝根、小蓟、知母、稻谷各四钱。

效果 共逾月余，热乃清而病愈。甚矣毒火之可畏也。

说明 西人发明鼠疫原因，由微生虫，其形如杆，发于鼠死虱飞，吸入传染。又发明鼠疫起于鼠族本体之杆菌。吸入人之黏膜器、口鼻、生殖器及淋巴腺，发为急性热疫之传染病。考验极真，防护法亦最密。然我国每年一埠中，如初现于某处者，转移于别处，则前处消灭，历历不爽。谁画其界线耶，或地力亦有转运耶，抑鼠族亦有迁移耶。以此疑点，屡由译者请教外国大医，其说明尚少的解。

廉按 天津张寿甫君曰：孙真人《千金方》，谓恶核病者，肉中忽有核累，大如梅李核，小如豆粒，皮肉瘮痛，壮热瘖索恶寒是也。与诸疮根瘰疬结筋相似。其疮根瘰疬因疮而生，似缓无毒。恶核病猝然而起有毒，若不治，入腹烦闷杀人。皆由冬受温风，至春夏有暴寒相搏，气结成此毒也。观此论所谓恶核，似即系鼠疫之恶核。观其所谓冬受温风，至春夏又感寒而发，又似愚所谓伏气化热，下陷少阴，由寒温而变为鼠疫也。盖伏气化热之后，恒有因薄受外感而激发者，由斯知鼠疫之证，自唐时已有，特无鼠疫之名耳。然鼠疫之名，非起自西人也。德州李保初《药言随笔》曰：滇黔两粤，向有时疫痒子证，患之者，十中难愈二三，甚至举家传染，俗名耗子病，以其鼠先感受。如见有毙鼠，人触其臭气则病，室中或不见鼠时，证必流行。所感病象，无论男女壮弱，一经发热，即生痒子。或在腋下，或现两胯两腮，或痛而不见其形，迟则三五日，速则一昼夜即毙。辛丑夏，邑适有患此证者，诊之，其脉轻则细数，重则伏涩，遂悟时证之由，其所以鼠先感受者，非有奇异之毒，实感天地之气偏耳。以鼠穴居之性，昼伏夜动，藉地气以生存，如地气不达，阴气失职，鼠失其养，即不能居，是以他徙，不徙则毙。人居阴阳气交之中，必二气均调，脏腑始顺适无病。设或二气有偏，其偏之极，更至于孤独，人处其间，即大为所累。是以天地之气，通则为泰，塞则为否，泰则万物生，否则万物枯，此自然之理也。今即物性以证人病，则知二气何者偏胜，补偏救弊，必能奏效。观《药言随笔》之所云云，知滇黔两粤，早有鼠疫之病，亦早知其病起点于鼠，而有鼠疫之名也。民国十二年春，哈尔滨防疫官赵含章君报告原文，斯年鼠疫之病状，染后三日至七日，为潜伏期。

先有头痛眩晕，食欲不振，倦怠呕吐等前驱证。或有不发前驱证者，继则恶寒战栗，忽发大热，达三十九至四十度以上，或稽留，或渐次降下，淋巴管发生肿胀，在发热前，或发热后之一二日内，概发肿块一个，有时一侧同发两个，如左腋腺与左腋窝腺而并发是也。该肿块或化脓，或消散，殊不一定。大部沉嗜眠睡（此即少阴证之但欲寐也）。夜间每发谵语。初期多泄泻二三次，尿含蛋白（此伤少阴之征）。病后一二日，肝脾常见肥大，轻证三四日，体温下降可愈，重证二日至八日，多心脏麻痹难愈。（心脏麻痹其脉象细微同于少阴病脉可知）此证可分腺肿性，败血性，肺百斯笃（西人名鼠疫为百斯笃）三种。腺肿、百斯笃，最占多数。一处或各处之淋巴管，并其周围组织，俱发炎证。其鼠蹊腺，及大腿上三角部之淋巴腺，尤易罹之，腋窝腺及头部腺次之。又间侵后头腺、肘前后腺、耳前后腺、膝腘腺等。其败血性百斯笃，发大如小豆之斑，疼痛颇甚，且即变为脓疱，或更进而变坏疽性溃疡。又有诱起淋巴腺炎者，肺百斯笃之证，剧烈殊甚。一如加答儿性肺炎，或格鲁布性肺炎，咳出之痰，中含有百斯笃菌，乃最猛恶者。按上段述鼠疫之情状，可为详悉尽致，而竟未言及治法。想西医对于此证无确切之治法也。且其谓轻证三四日，体温下降可愈；至其重证，体温不下降，岂不可用药使之下降；至言重证垂危，恒至心脏麻痹，其脉因心脏麻痹，必沉细欲无可知。推其麻痹之由，即愚所谓肾气不上达于心，其阴阳之气不相接续，心脏遂跳动无力，致脉象沉迟细弱也。此证若当其大热之初；急投以拙拟坎离互根汤（生石膏三两，轧细、元参八钱、知母八钱、野台参五钱、生怀山药五钱、甘草三钱、生鸡子黄三枚，将前六味煎汤三茶杯，分三次温服下，每服一次，调入生鸡子黄一枚，上方乃取《伤寒论》少阴篇黄连阿胶汤，与《太阳篇》白虎加人参汤之义，而合为一方也。黄连阿胶汤，原黄连、阿胶、鸡子黄并用，为此时无真阿胶，故以元参代之，为方中有石膏知母，可以省去黄连。西人谓鸡子黄中，含有副肾髓质之分泌素，故能大滋肾中真阴，实为黄连阿胶汤中主药，而不以名汤者，以其宜生调入，而不可煎汤也）。既能退热，又能升达肾气，其心脏得肾气之助，不至麻痹，即不难转危为安也。又其谓大部沉嗜眠睡，与愚所经历者之状似昏睡，皆有少阴病但欲寐之现象，亦足征愚谓此证系伏气化热，入肾变成者，原非无稽之谈也。至西人之说，则谓肺百斯笃，由鼻腔、肺、胃肠中，而吸收其毒于血中。其症状因种类而殊多，有陡然恶寒，继以发热，一二日间，或头疼，或有剧烈之脑证，发狂而死者；有状似昏睡，而起呕吐腹痛雷鸣，或大便泄泻，或便秘，或便血者，腺百斯笃，病毒首侵股腺、鼠蹊腺而发肿痛，或先犯腋下腺，而后及他，其他该肿腺邻近之皮肤，潮红灼热，终则呈败血症状而死。无论何地，苟发生此种病，当尽力防其传染。观此论言肺鼠疫毒侵脏腑，由口鼻传入，而腺鼠疫止言其毒侵人身之腺，而未言其侵入之路。以愚断之，亦由口鼻随呼吸之气传入。盖人身之腺，为卫气通行之路，卫气固与肺气相贯通者也，其人若先有伏气之邪在内，则同气相招，疫毒即深入脏腑；其人若无伏气之邪，疫毒由口鼻入，即随卫气流转，侵入腺中，发生毒核。其果发生毒核也，固宜用吴君锡璜所言消核逐秽解毒诸方；其非结核而内陷也，如西人所谓状似香睡，及赵君所谓心脏麻痹，吴君所谓热甚口渴无津者，皆与愚所论少阴证变鼠疫之状况相似，又当参用拙拟之方；若其人腺鼠疫、肺鼠疫并见者，则愚与吴锡璜君之方，又当并用，或相其所缓急，而或先或后，接续用之亦可也。惟时贤刘蔚楚君，治鼠疫结核之剧者，曾重用麝香六分，作十余次，用解毒活血之药煎汤，连连送下而愈。至冉君治鼠疫方中，亦有用药汤送服麝香，以通络透毒者，又可补吴君方中所未备也。

赏析 鼠疫之为病，谓水不济火则为阳燥，火不蒸水则又为阴燥，火衰不交于水固为阴燥，水凝自不与火交亦为阴燥。鼠疫之病，阴凝成燥，燥甚化毒之为病也。又谓：他证以脉洪数为热进，微弱为热退，此证则以微弱为热进，洪数为热退，因此从病因病机来讲，少阴证亦可变鼠疫，故其病情脉状在一定阶段非常吻合。

鼠疫结核案

郑肖岩（住福州）

病者 钱业王君，年三十余，住后洋里牛肉衖内。

病名 鼠疫结核。

原因 四月间得核疫证，因误药而重，于昏乱中忽呼家人曰，速延中州郑先生来治。因昔年其母病重，系予救治得愈，渠偶忆及。其戚即来请诊，讳言发核。

证候 大热神昏，瘢核并见，烦躁谵语，不省人事，口渴喉燥，便秘溺赤。

诊断 脉沉数，舌紫赤，苔焦厚。此《千金》所谓恶核，现今所谓核疫也。非大剂凉血逐毒，不能急救，而家又清贫，无力服犀角，更形棘手。

疗法 急疏凉膈散，加元参、牛蒡、紫草、紫地丁，冲金汁水，并佐叶天士神犀丹。嘱其连服二剂。

处方 苏薄荷钱半 青连翘四钱 元参三钱 牛蒡子三钱生军四钱 焦山梔三钱 青子芩三钱 紫草三钱 紫地丁四钱 芒硝三钱（冲） 鲜竹叶三钱 净白蜜一两（冲） 叶氏神犀丹一粒（研细，药汤调下）

次诊 是晚服一剂，证不减。翌晨始再服一剂，又服神犀丹一粒，午后下酱粪数次，神识清爽，肌热悉退。脉数大减，舌苔亦净。继以前方去硝黄，加鲜生地五钱、银花三钱。

效果 病虽愈，尚有八核肿甚，大腿后肿如黄瓜，色带紫，按之甚软。嘱其速针，溃去脓水两大碗，胯缝之核渐消。后以凉解收功。

说明 其时未得《鼠疫汇编》，然叶氏神犀丹中有犀角、生地、元参、银翘、紫草、粪清等味，皆活血行瘀，解毒清热之品，与是书活血解毒之意，若合符节。同时盐仓前又用此法，复救两人，附识于此，足见下焦发核，邪结厥阴血络，非活血行瘀，透邪解毒，万难大奏奇功。

廉按 鼠疫之毒，盘据血分为巢穴，传染甚易，转变甚速。初见证势尚轻，继则忽变为重症，每致猝不及救。闽粤诸名医，每用王氏活血解毒汤加减，毒重势猛者加犀羚金汁，大渴烦躁者加石膏知母，腹胀便秘者加硝黄枳实，其势稍轻者用王氏原方单剂急服，势甚猛烈者用原方双剂急追。据广东石城罗芝园氏报告统计见效之处；石城以陀村石岭一方为最，城内安铺及各乡次之；化州以新安一方为最，州城及各乡次之；廉府以城厢内外为最，山口北海及各乡次之；琼府以海口为最，海田及府城次之；雷府以平石为最，城月及各乡又次之，救人不知凡几矣。厦门梁君达樵，亦以此法治之，愈者不下十万人，实为中医治疫之成绩，足胜西医也。此案虽不用王氏成方，而清热攻毒、凉血行瘀等法，恰合清任原方，故能竟奏全功。由此类推，轻则驱瘟化核汤（西牛黄、人中黄、金银花、大青叶、蒲公英、紫地丁、鲜菊叶、鲜石菖蒲根、鲜竹茹、象贝、制僵蚕、赤芍、皂角刺），重则清瘟攻毒饮（犀角、羚羊角、川黄连、黄芩、连翘、牛蒡、紫草、紫花地丁、紫背天葵、桃仁、红花、枳实、厚朴、大黄、芒硝、泽泻、车前），随病者强弱轻重为加减，亦皆治腺鼠疫之良方。

赏析 何廉臣按语中描述了鼠疫发病的分布，据广东石城罗芝圈氏报告统计见效之处；石城以陀村石岭一方为最，城内安铺及各乡次之；……城月及各乡又次之。探其原因，城市污秽必多，郁而成，其毒先见。乡村污秽较少，郁而成，其毒次及。故热毒重蒸，鼠先受之，人随感之，由毛孔气管入达于血管，所以血壅不行也。血已不行，渐红渐肿，微痛微热，结核如瘰，多见于颈、胁、腌、膀、大腿之间，亦见于手足头面腹背，尔时体虽不安，犹可支持，病尚浅也。由浅而深，愈肿愈大，邪气与正气相搏，而热作矣。热作而见为头痛身痹，热甚而见为大汗作渴，则病已重矣。其二，在辨证方面：鼠疫初起，有先恶寒者，有不恶寒者，既热之后即不恶寒，有先核而后热者，有先热而后核者，有热核同见者，有见核不见热者，有见热不见核者，有汗有不汗者，有渴有不渴者，皆无不头痛、身痛、四肢酸痹，其兼见者疔疮、疹、衄、嗽、咯、吐，甚则烦躁、懊、昏谵、癫狂、痞满、腹痛、便结旁流、舌焦起刺、鼻黑如煤、目瞑耳聋、骨痿足肿、舌唇裂裂、脉厥体厥，种种恶证，几难悉数，无非热毒迫血成瘀所致。然其间亦有轻重：核小、色白、不发热，为轻证。核小而红、头微痛、身微热、体微酸，为稍重证。单核红肿、大热、大渴、头痛、身痛、四肢酸痹，为重证。或陡见热渴痛痹四证，或初恶寒旋见四证，未见结核，及舌黑起刺，循衣摸床，手足摆舞，脉厥体厥，与疫证盛时，忽手足抽搐，不省人事，面身红赤，不见结核，感毒最盛，皆至危证。

鼠疫结核案

陈务斋（住格州四方井街）

病者 黄树文，年三十九岁，广西容县，住乡。

病名 鼠疫结核，西名腺百斯笃，又名黑死病。

原因 素因饮食不节，过食辛辣酸咸，及生冷物质，消化不良。诱因各乡鼠疫流行，杆菌传播，由口鼻吸受而传染。

证候 骤然恶寒发热，头目骨节皆疼，四肢麻木。继则全体大热，狂躁谵语，目白深红，血丝敷盖，朦黯不见，面唇紧黑，耳聋声嗄，燥渴异常，小便赤涩，神识昏迷，气逆喘急。后现胫腺起核三枚，赤肿坚实，疼痛灼热。

诊断 左右六脉皆浮大数，大则满指，数则九至，按之则散，检验体温，升腾达一百零七度。脉证合参，鼠疫之结核症也。由微菌热毒，直中血分，则血瘀不行，阻遏神气。其瘀血热毒，势将攻心，病已危而不治，惟一息尚存，不得不议方救治。

疗法 汤剂用除疫羚犀败毒汤。取羚、犀、芩、连、胆草，泻心肝伏火，清透毒疫为君，生地、红花、石膏、知母，凉血去瘀，平胃清热为臣，大青、地丁、人中白、银花、真珠，败毒灭菌，镇心安魂为佐，紫葛解表透毒，生津润燥为使。

处方 羚羊角二钱 磨犀尖三钱 鲜生地六钱 紫地丁三钱 葛根二钱 鲜大青四钱 人中白四钱 生石膏一两（杵） 肥知母五钱 金银花三钱 西红花二钱 真珠粉五分（冲） 川黄连三钱 龙胆草三钱 川柴胡二钱 黄芩二钱

次诊 连三服后，人事始醒，体热略减。惟胫腺起核，灼热疼痛，燥渴仍前。诊脉浮大已除，现转洪数。用羚犀桃花败毒汤，取其去瘀凉血，清热平心肝，生津平胃，败毒灭菌。

次方 羚羊角二钱 原桃仁五钱 金银花三钱 鲜生地五钱 生石膏一两 犀角尖三钱（磨） 西红花二钱 牛蒡子四钱 赤芍药三钱 人中白三钱 大青叶四钱 粉葛根二钱 淮木通二钱 莲子心五钱

三诊 连五服，并外敷拔毒膏后，痛止核消，燥渴亦减，惟不能安眠，诊脉弦数。用犀角地黄汤合白虎汤，取其清泄心肝，凉血润燥，平胃生津。

三方 犀角尖二钱 生白芍三钱 生石膏五钱 粳米五钱（荷叶包） 川柴胡二钱 鲜生地五钱 牡丹皮二钱 肥知母四钱 甘草一钱 青子芩三钱

四诊 连五服后，燥平渴止能眠，食量略进，惟咳嗽频频，声破而嘎，诊脉弦涩。用百合固金汤，加黄柏、杏仁、桑白皮，取其润肺降逆，清热泻火，生津化痰。

四方 野百合三钱 生地五钱 归身钱半 元参四钱 苦桔梗三钱 原麦冬三钱 熟地三钱 白芍三钱 川贝二钱 生甘草一钱 川黄柏三钱 光杏仁五钱 桑白皮四钱

外治方 外敷拔毒消核膏。

生大黄一两 赤芍药一两 生地丁一两 生蒲公英二两 生地黄两半 西红花四两 木鳖仁一两（去壳） 生蒲水连二两 山慈姑六钱 桃木叶四两 芭蕉根八两（生用） 生狼毒根二两 生苎麻根两半 生白颈蚯蚓二两

上药共捶匀，入大梅片三钱、麝香一钱、珍珠粉钱半，复捶和匀，分三十贴，敷各核，随热随换，至不热痛止消尽为度。

效果 五日人事已醒，体热略退。十日核消痛止。二十日燥平渴止，食量已进。一月咳止体健，元气已复而痊。

说明 是年庚申，市镇乡村，鼠疫盛行，传染甚众，医药不效者，死亡数百人。所起症状，大略相同，或先起核疼痛，后则全体大热，谵语昏迷；或先全体大热，后则起核疼痛。倘医治不及，或医药不效，而证变坏，全体起黑粒黑泡，或现二三，而血已死，不治之症，顷刻而亡。余是役医治百余人，依案内方剂，内服外敷，证量大小，药分轻重。倘证之标本不同，用药须加详察。胎前产后，尤当酌量，加减施治，幸而一一痊愈。特录数案，以便研究。

廉按 鼠疫结核，其热毒由血分直窜肝络。肝为全体一大腺，故凡肝络所到之处，辄多发见结核。结核即西医所为腺，故通称为腺鼠疫。治必以活血解毒、清热透络为主。初起若体强证重，非如此案初二三三方，重剂急服，万难挽回。迨由血分转出气分，证见咳嗽频频，声破而嗄，外象虽由于疫毒窜肺，而内因实由于痰火，此时尚宜肃肺解毒，知天竺黄、川贝、广郁金、牛蒡、桑叶、连翘、银花、山慈姑、竹沥、莱菔汁、金汁、枇杷露等品，为清源洁流之计。第四方百合固金汤加减，中有麦冬、熟地，未免滋腻留邪，恐遗后患。

赏析 鼠疫之证初起，其心莫不烦躁也；其脉不但微细，恒至数兼迟（间有初得脉洪数者乃鼠疫之最轻者）；其精神颓败异常，闭目昏昏，不但欲睡，且甚厌人呼唤；其口舌不但发干，视其舌上，毫无舌苔，而舌皮干亮如镜；其人不但咳嗽咽痛，其肺燥之极，可至腐烂，呕吐血水（奉天人言辛亥年此证垂危时多呕吐血水）。由此而论，鼠疫固少阴热证之至重者也。虽其成鼠疫之后，酿为毒菌，互相传染，变证歧出，有为结核性者，有为败血性者。而当其起点之初，大抵不外上之所述。

鼠疫结核案

郑肖岩（住福州）

病者 京茶庄司账方姓，年三十余，住塔亭观音佛衖内。

病名 鼠疫结核。

原因 今夏六月初，晨起头痛发热，口渴胸闷，即来请诊，午后赴视。其东人云，昨夕饮酒啖荔，今早始病。

证候 大热神昏，人已身僵，不能转侧，左胯边核大如李。

诊断 脉右洪大有力，舌苔黄浊，此核疫证也。病重势猛，非病家信任，一手医治，万难挽回。

疗法 急当内外并治。内服活血解毒汤，因无恶寒，去柴胡，加竹叶、银花，外治用经验涂核散。

处方 光桃仁五钱　藏红花三钱　当归钱半　赤芍三钱　生葛根一钱　真川朴一钱　鲜生地五钱　金银花五钱　青连翘三钱　鲜竹叶三钱　生甘草一钱

外治方 经验涂核散。

飞辰砂五钱 木鳖仁八钱 雄黄五钱 生川军五钱 上冰片二钱 真蟾酥二钱 紫地丁五钱 山慈姑八钱

上药共研细末，用小磁瓶分贮数十罐。琼州鲍游府，用此散调如意油频涂，甚效。须先四面轻针结核后涂药。凡小儿不能服药，用此法涂，甚妙。

次诊 翌日复诊，渠能起坐。自述病情，视其手有斑点，令脱衣细验，上半身皆有红斑，再以前方加犀角钱半、牛蒡子三钱、元参五钱、陈金汁三两分冲。

三诊 第三日赴诊，斑透身凉，脉转缓。再以前法去柴葛加减与之，并佐叶氏神犀丹数粒代茶，病去有八。

四诊 因渠不喜服药，停三天后再赴诊，左喉边结肿甚大，幸喉里不痛。予改用普济消毒饮去升柴，加浙贝、牡砺、元参、银花、天葵之属，外涂手定化核散。

四方 青连翘一两 苏薄荷三钱 马勃四钱 僵蚕五钱 苦桔梗一两 牛蒡子六钱 荆芥穗三钱 黄芩一两 黄连一两 生甘草五钱 板蓝根五钱 元参一两 金银花一两 浙贝五钱 生牡蛎一两（打） 紫背天葵一两

上药共为粗末，每服六钱，重者八钱，鲜芦根汤煎去渣服，约二时一服。重者一时许一服。

外治方 手定经验化核散

山慈姑三钱 真青黛一钱 生黄柏钱半 浙贝钱半 赤小豆二钱

共研细末，调麻油涂，日涂三四次，以消为度，甚效。

效果 服完，结核肿消过半，胯边核破，出黄水甚多。孰料腋下又发一核，幸不甚痛。足见停药误事，致余毒走窜。再以解毒活血汤去柴葛，桃仁用五钱，西藏红花用三钱，加紫花地丁五钱，车前草一两，浙贝三钱，渠连服六剂，诸核均消，即能搦管司账，料理生意。

廉按 鼠疾由于死鼠腐烂之毒气，酿成鼠疫恶菌。有腺鼠疫、肺鼠疫之分。腺鼠疫由鼠蚤传染，肺鼠疫由空气传染。此案前后皆用活血解毒汤加减，足见此方为治腺鼠疫之神剂。第四方普济消毒饮加减，亦用得恰当。

赏析 鼠疫之证，发生之初，可用少阴伤寒中之热证类来解释。笔者认为，少阴伤寒之热证至极点始酝酿成毒，互相传染，即为鼠疫初起之证。《伤寒论》少阴篇言，寒水之气直中于少阴，则为寒证；自三阳传来，则为热证。若当时窜入阴为少阴伤寒之寒证。其寒气侵人之轻者，伏于三焦脂膜之中，不能使人即病，而阻塞气化之流通，暗生内热，后因肾脏虚损，则伏气所化之热即可乘虚而入肾。或肾中因虚生热，与伏气所化之热相招引，伏气为同气之求，亦易入肾，于斯虚热实热，相助为虐，互伤肾阴，致肾气不能上潮于心，多生烦躁（此少阴病有心中烦躁之理）。再者，心主脉，属火，必得肾水之上济，然后阴阳互根，跳动常旺；今既肾水不上潮，则阴阳之气不相接续，失其互根之妙用，其脉之跳动多无力（此少阴病无论寒热其脉皆微细之理）。人身之精神与人身之气化原相凭依，今因阴阳之气不相接续，则精神失其凭依，遂不能振作而昏昏欲睡（此少阴病但欲寐之理）。且肾阴之气既不能上潮以濡润上焦，则上焦必干而发热，口舌无津，肺脏因干热而咳嗽，咽喉因干热而作痛，此皆少阴之兼证，均见于少阴篇者也。《内经》谓“冬伤于寒，春必病温”，此言伏气化热为病也。然其病未必入少阴也。《内经》又谓“冬不藏精，春必病温”，此则多系伏气化热乘虚入少阴之病，因此病较伏气入他脏而为病者难于辨认，且不易治疗，故于冬伤于寒春必温病之外，特为明辨而重申之也。盖同是伏气发动，窜入少阴为病，而有未届春令先发于冬令者，则为少阴伤寒，即系少阴伤寒之热证，初得之即宜用凉药者也；其感春阳之萌动而后发，及发于夏，发于秋者，皆可为少阴温病，即温病之中有郁热，其脉象转微细无力者也。其病虽异而治法则同也。

鼠疫吐血案

高玉麟（住黑龙江南门退思堂）

病者 朱星五，年四十八岁，直隶临榆人，前黑龙江大赉厅右堂，病时住省城直隶会馆。

病名 鼠疫吐血。

原因 运蹇抑郁，素有内伤，前清宣统二年正月间，江省鼠疫流行，星五因契友李云亭染疫而亡，未获面诀，哀痛过甚，肝火妄动，复感疫气而不支。

证候 头痛如破，吐血盈盆，身热如焚，神昏不语。

诊断 脉左手弦数而大，右手洪数而滑，脉证合参，断为鼠疫热毒，由胃冲脑，故头痛如破，胃血管开裂，故吐血甚多，舌根为肾所司，肾藏智，瘟毒窜肾，故神昏而舌不能言，毒菌满布血管，如火燎原，不可响尔。故身热如火。据当时皆称患鼠疫，头痛见血即毙者，其证大率类此。兹更吐血过多，神昏不语，诚险急之危候也。

疗法 仿《金匮》泻心汤治吐血法，用黄连泻犯心之邪热为君，黄芩泻肺之邪热为臣，大黄之通而不守，使其血不停瘀，又加羚羊角去恶血为佐，僵蚕、蝉蜕、银花、连翘、栀子、赤芍、石膏，解瘟毒以清邪热为使，日二服。

处方 小川连四钱 黄芩五钱 大黄六钱 羚羊角二钱 僵蚕三钱 蝉蜕二钱 生石膏五钱（研细） 银花五钱 连翘四钱 焦栀子三钱 赤芍五钱

接方 白僵蚕三钱 蝉蜕二钱 全当归三钱 鲜生地四钱 木通三钱 金银花三钱 川连二钱 焦栀子三钱 淡黄芩二钱 泽兰二钱 肥知母三钱 丹皮三钱 原麦冬三钱 车前子三钱

水煎入蜂蜜元酒各一匙，温服。

效果 服一剂，约三小时，大泻三次，头痛若失。吐血减半，二剂服后，血即不吐。嗣用大清凉散，二剂而愈。

廉按 断证发明甚确，处方斟酌亦精，洵治鼠疫血溢之佳案也。

赏析 鼠疫，病名。疫疠之一。一名核瘟，见《鼠疫抉微》。由感染疫鼠之秽气，疫毒侵入血分所致。患者时运不佳，心情抑郁。因遇契友染疫而亡，哀痛过甚，肝火妄动，复感疫气，疫毒侵入营血。热毒炽盛，上扰清空，故头痛如破；热毒为火，侵犯胃府，灼伤胃络，故吐血甚多；瘟毒窜肾，故神昏而舌不能言；毒菌满布血管，如火燎原，不可响尔，故身热如火；脉左手弦数而大，右手洪数而滑，为火热疫毒炽盛之像。治以清热泻火，解毒消瘟。仿《金匮》泻心汤治吐血法，用黄连泻心之邪热，黄芩泻肺之邪热，大黄之通而不守，使其血不停瘀，又加羚羊角去恶血，僵蚕、蝉蜕、银花、连翘、栀子、赤芍、石膏，解瘟毒以清邪热。继用川连、淡黄芩泻火解毒，僵蚕、蝉蜕、银花、丹皮、栀子解瘟毒以清邪热；木通、车前子清热利湿，使热毒从小便而排泄；全当归、泽兰活血养血，生地、知母、麦冬养阴清热。再以蜂蜜、元酒，恢复元气，清除瘀浊。全方贯彻六腑以通为用，通腑泻热，使热毒从大小便中而排，釜底抽薪，再以扶正祛邪。

附　中药计量新旧单位对照换算

十六进位旧制单位与法定计量单位（克）换算

1 厘 =0. 03125	3. 5 钱 =10. 9375
5 厘 =0. 15625	4 钱 =12. 5
1 分 =0. 3125	4. 5 钱 =14. 0625
5 分 =1. 5625	5 钱 =15. 625
1 钱 =3. 125	6 钱 =18. 75
1. 5 钱 =4. 6875	7 钱 =21. 875
2 钱 =6. 25	8 钱 =25
2. 5 钱 =7. 8125	9 钱 =28. 125
3 钱 =9. 375	1 两 =31. 25

图书购买或征订方式

关注官方微信和微博可有机会获得免费赠书

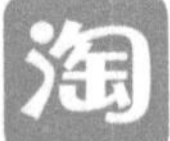

淘宝店购买方式：

直接搜索淘宝店名：**科学技术文献出版社**

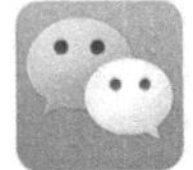

微信购买方式：

直接搜索微信公众号：**科学技术文献出版社**

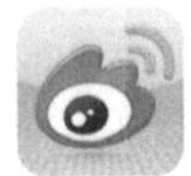

重点书书讯可关注官方微博：

微博名称：**科学技术文献出版社**

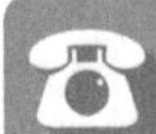

电话邮购方式：

联系人：王　静

电话：010－58882873，13811210803

邮箱：3081881659@qq.com

QQ：3081881659

汇款方式：

户　名：科学技术文献出版社

开户行：工行公主坟支行

帐　号：0200004609014463033